普通高等教育"十二五"规划教材
全国高等医药院校规划教材

病理生理学

主　编　刘　昕　令亚琴　王生兰

清华大学出版社

北京

内 容 简 介

本书内容除包含经典的水、电解质、酸碱平衡紊乱，缺氧，发热，应激，休克，DIC及四大衰竭外，还包括细胞信号转导与疾病、细胞增殖、凋亡异常与疾病等与细胞和分子生物学密切相关的新知识，以及脑功能不全等与临床紧密相关的内容，努力做到内容与人才培养目标相一致，力求层次分明，条理清楚，内容新颖，深入浅出，以本科教学为主，突出"三基"（即基础理论、基本知识和基本技能），体现"五性"（即思想性、科学性、先进性、启发性和适用性）。本教材可供临床、预防、口腔、影像、检验等各专业学生使用。

图书在版编目（CIP）数据

病理生理学/刘昕，令亚琴，王生兰主编.—北京：清华大学出版社，2014　（2018.1重印）
普通高等教育"十二五"规划教材·全国高等医药院校规划教材
ISBN 978-7-302-37240-0

Ⅰ.①病…　Ⅱ.①刘…　②令…　③王…　Ⅲ.①病理生理学－医学院校－教材
Ⅳ.①R363

中国版本图书馆 CIP 数据核字（2014）第 154099 号

责任编辑：罗　健　王　华
封面设计：戴国印
责任校对：刘玉霞
责任印制：刘海龙

出版发行：清华大学出版社
　　　　网　　　址：http://www.tup.com.cn，http://www.wqbook.com
　　　　地　　　址：北京清华大学学研大厦 A 座　　　　邮　　编：100084
　　　　社 总 机：010-62770175　　　　　　　　　　邮　　购：010-62786544
　　　　投稿与读者服务：010-62776969，c-service@tup.tsinghua.edu.cn
　　　　质 量 反 馈：010-62772015，zhiliang@tup.tsinghua.edu.cn
印 装 者：北京密云胶印厂
经　　销：全国新华书店
开　　本：185mm×260mm　　　印　　张：20.25　　　字　　数：571 千字
版　　次：2014 年 8 月第 1 版　　　　　　　　印　　次：2018 年 1 月第 5 次印刷
印　　数：8001～10000
定　　价：48.00 元

产品编号：051410-01

编者名单

主　编　刘　昕　令亚琴　王生兰

主　审　徐长庆

副主编　陈新年　刘永年　买买提祖农·买苏尔　刘忠　邓峰美

编　者　（以姓氏拼音排序）

陈　健（桂林医学院）

陈　玮（成都医学院）

陈新年（兰州大学基础医学院）

旦增顿珠（西藏大学医学院）

邓峰美（成都医学院）

姜怡邓（宁夏医科大学基础医学院）

景志敏（西北民族大学医学院）

李桂忠（宁夏医科大学基础医学院）

李鸿珠（哈尔滨医科大学）

李能莲（甘肃中医学院）

令亚琴（兰州大学基础医学院）

刘　昕（兰州大学基础医学院）

刘永年（青海大学医学院）

刘　忠（西藏大学医学院）

买买提祖农·买苏尔（新疆医科大学基础医学院）

孙　湛（新疆医科大学基础医学院）

王晶宇（兰州大学基础医学院）

王生兰（青海大学医学院）

吴　穹（青海大学医学院）

吴秋慧（桂林医学院）

扎　桑（西藏大学医学院）

章　乐（石河子大学医学院）

钟　华（石河子大学医学院）

前　言

　　病理生理学是重要的基础医学课程之一，也是基础医学和临床医学之间的桥梁学科，在医学教育中占有十分重要的地位，是临床医学、口腔医学、预防医学、护理学、影像医学、麻醉医学等各专业医学生应掌握的一门基础医学课程。病理生理学主要探讨疾病发生、发展的规律和机制，对这些规律和机制的深入认识不但是上述各专业学生掌握本专业知识的重要基础，而且是医学工作者跟上医学飞速发展步伐的重要工具。学好病理生理学将显著拓宽各专业学生的视野，为同学们学习专业课程打下坚实的基础。

　　本教材在内容上基本沿用了病理生理学的传统内容，即以临床上最常见的基本病理过程为主线，使学生在进入临床、接触患者之前能对常见的病理过程有一个较清晰的理性认识。每章中增加了"知识链接"部分，将与本章相关的知识背景、人物故事、执业医师考试考点、典型病例等穿插在内容中，拓宽读者的知识面，增强同学们学习的兴趣，是本教材的一大亮点。

　　本教材虽然经过反复讨论、修改和审阅，但限于水平、能力、时间等各方面的不足，错误、缺点在所难免，欢迎使用本教材的读者批评、指正，以使本教材能逐步完善。

编　者

2014 年 6 月

目 录

第 1 章

绪　　论

病理生理学（pathophysiology）是应用自然科学的方法，研究疾病发生、发展规律和机制的科学。在医学教学中，它是由病理学发展并衍生、多学科渗透形成的独立学科，属医学基础课程。

第 1 节　病理生理学的任务和内容

一、病理生理学的任务

疾病是一个极其复杂的过程，在致病因子和机体反应功能的作用下，患病机体有关部位的功能、代谢和形态结构都会发生种种变化。作为研究患病机体的生命活动规律与机制的医学基础理论学科，病理生理学的主要任务是以患病的机体（人或动物）为对象，研究疾病的病因学、发病学和疾病发生、发展、转归的规律，进而揭示并阐明疾病的本质，为疾病的防治提供理论基础。

二、病理生理学的内容

人类的疾病种类繁多，并且临床任一疾病都存在病理生理学问题，因此病理生理学涉及的范围非常广泛。尽管不同的疾病有其各自不同的病因和独立的特征，有特定的发生、发展和转归的规律，但在多种疾病的进程中又可能存在一些相似的变化和共同的机制。具体疾病独特的病理生理学问题，分别在临床相关学科中论及，而这些共同的规律和机制则属病理生理学的教学范畴，可概括为以下三大部分。

1. 病理生理学总论　病理生理学总论又称疾病概论（general concept of disease），主要研究疾病的普遍规律性问题，包括健康、疾病等基本概念，疾病发生的病因学和发病学及疾病发展的经过和转归。病因学研究疾病的原因和条件；发病学研究疾病时出现的稳态（homeostasis）调节紊乱等疾病发生、发展的一般规律及疾病发生时神经、体液、细胞、分子等参与的基本调节机制。

2. 基本病理过程　基本病理过程又称病理过程（pathological process），指多种疾病中可能出现的共同的、成套的功能、代谢及形态结构的变化，如水、电解质代谢紊乱，酸碱平衡紊乱，缺氧，发热，应激，细胞信号转导障碍，弥散性血管内凝血，休克，缺血-再灌注损伤，细胞增殖与凋亡障碍等。病理过程与疾病密不可分，深入了解其发病机制，有利于进一步掌握疾病的本质。

3. 病理生理学各论　病理生理学各论又称各系统病理生理学（systemic pathophysiology），主要研究各系统的许多疾病在其发展过程中可能出现的一些常见的共同的病理生理变化，例如心血管系统疾病时的心力衰竭、呼吸系统疾病时的呼吸衰竭、严重肝脏疾病时的肝性脑病和肝肾综合征、泌尿系统疾病时的肾衰竭、中枢神经系统疾病时的脑功能不全以及全身各器官系统功能不全时的多器官衰竭等。

通过对以上内容的学习，医学生应掌握与疾病相关的基本概念，充分了解各种基本病理过程和各系统的不同疾病在病情演进中可能出现的共同的病理生理学变化是怎样发生和发展的，在其发展过程中有哪些主要的功能和代谢变化，学会应用这些基本理论对具体疾病的病理生理学问题进行分析综合，为临床医学的学习和实践打下必要的理论基础。

第2节　病理生理学的学科性质和研究方法

一、病理生理学的学科性质

1. 病理生理学是一门与基础医学多学科密切相关的综合性边缘学科　当前，医学各个学科在其原有专业范围和本身特点的基础上越来越明显地互相依赖、互相渗透、互相促进。病理生理学便是一门既拥有本学科完整的特征和体系，又与基础医学多个学科密切相关的综合性边缘学科。为更好地了解疾病过程中患病机体复杂的功能、代谢变化及其发生、发展的机制，病理生理学需要人体生理学和生物化学的理论知识作为基础，同时又因疾病所表现出的多种变化与人体解剖学、组织胚胎学、生物学、遗传学、免疫学、病理解剖学、病原学及药理学等有密切的关系，因此，病理生理学又必须运用相关学科的基础理论和方法。这些基础医学学科的每一重大进展，都有力地促进了病理生理学的发展。对于医学生来说，熟悉这些基础学科的有关理论和方法，也是学好病理生理学的前提条件之一。

2. 病理生理学是一门与临床医学各学科密切相关的桥梁课程　在临床各学科的医疗实践中，都需要用病理生理学的理论诠释疾病的发生、发展规律，从而做出正确的诊断和改进防治措施。病理生理学的研究成果，如疾病原因和条件的深入探索、发病机制的阐明、诊疗和预防措施的改进等，使人们对临床各种疾病的认识更正确、更全面，从而不断改进、不断提高、不断深化、不断完善对这些疾病的防治。由于主要的研究对象是疾病，病理生理学在病因和发病机制方面的研究成果常常使疾病的防治发生重大的变革。例如对休克发病机制的认识，在很长一段时期，人们一直认为各种原因所导致的小动脉、微动脉等小血管扩张所引起的动脉血压下降是休克的主要发病环节，因而临床上广泛采用的治疗措施之一是用血管收缩药来收缩血管回升血压，但这种疗法在有些情况下疗效并不理想，有时甚至反而使得病情恶化。直到20世纪60年代，人们对休克进行了深入研究，发现多数休克动物或休克患者的共同发病环节不是小血管的扩张而是小动脉、微动脉、后微动脉、毛细血管前括约肌的痉挛性收缩，使组织的血液灌流量急剧减少，提出了休克微循环衰竭学说。基于这一学说的观点，临床上纠正了既往的治疗方法，改用结合补液基础上应用血管扩张药来治疗休克，收到了较为理想的疗效。因此，病理生理学的研究成果，能有力地促进临床医学不断发展。通过学习病理生理学这门课程，学生可从学习正常人体的有关知识逐渐过渡到对患病机体的认识，应用已掌握的正常机体中形态、功能、代谢方面的知识去综合认识和分析患病机体的异常变化。因而可以说，病理生理学在基础课程与临床内科学、外科学、妇产科学、儿科学等各学科间架起了"桥梁"，起到了承前启后的作用。因此，病理生理学又是一门沟通基础医学和临床医学的桥梁课程。对于医学生来说，学好病理生理学，也是学好临床学科的重要条件之一。

二、病理生理学的研究方法

病理生理学不仅是理论性很强的学科，同时也是一门实验性学科。为了深入研究疾病发生的原因和条件、揭示疾病的规律，病理生理学必须进行科学研究，常用的研究方法包括临床实验研究、动物实验研究和流行病学研究。

1. 临床实验研究（clinical study） 除必须进行周密的临床病情的观察外，从伦理道德的角度考虑，临床实验研究可在不损害患者健康、不延误病情诊治和患者知情的前提下，采用一些无创技术和仪器（如心电观察、超声波检查、影像及内镜检查等）获取数据，对比实验前后的差异以论证疗效。

2. 动物实验研究（animal study） 因为有关疾病的实验研究可能会造成损伤，故大部分不能在人体中进行，而急、慢性动物实验因其可突破人体研究的限制而成为病理生理学首选的研究疾病的主要手段。在动物身上复制人类疾病模型，或者利用动物的某些自发性疾病，人为地控制实验条件，从各个方面对疾病时机体的功能、代谢及形态结构的变化进行深入的动态观察和研究。此外，尚可对复制的疾病进行实验性治疗，并探讨其机制。近些年来，除经典地利用整体动物复制模型和体外培养离体器官、组织或细胞等进行实验研究外，分子生物学实验研究方法（如聚合酶链反应、核酸探针、DNA 凝胶电泳、蛋白质印迹等）和放射免疫技术、免疫荧光技术、流式细胞仪检测技术等先进的实验方法也被广泛应用于动物实验研究中。尽管动物实验的结果可以成为临床医学借鉴和参考的重要理论依据，但应该指出的是，人类与实验动物不仅在结构、功能和代谢上存在差异，而且由于人类神经系统的高度发达，在语言、思维、心理活动和社会行为上与动物有着本质的区别，因此，动物实验研究的结果不能不加分析地直接应用于临床患者的治疗。

3. 流行病学研究（epidemiologic study） 人类的某些疾病在不同的人群和地域其发生率、发展趋势及分布规律各不相同，为了从宏观和微观世界中揭示这些疾病的本质，群体流行病学调查和分子流行病学研究也已成为病理生理学重要的研究方法和手段，目的在于为疾病的预防和治疗提供依据。

第3节 病理生理学的历史、现状及发展趋势

在整个医学的漫长发展史中，病理生理学是一门比较年轻的学科，是科学发展和实践需要的必然产物。18 世纪意大利解剖学家莫尔加尼（Morgagni）创建了器官病理学（organ pathology），19 世纪德国病理学家鲁道夫·魏尔啸（Rudolf Virchow）创建了细胞病理学（cellular pathology），分别通过解剖尸体和对病变器官组织、细胞的观察，认识到不同疾病是由器官形态学变化引起的，这些形态学变化与其临床表现密切相关，细胞病理学成为现代医学理解疾病的病因、过程和结局的基础。但在医疗实践过程中人们逐渐认识到，仅仅用观察尸体解剖和器官形态学变化的方法，还不足以全面、深刻的认识疾病的本质。在 19 世纪中叶，法国生理学家克劳德·伯尔纳（Claude Bernard）开始倡导以活体疾病为主要研究对象，在动物身上复制人类疾病模型，研究疾病发生、发展过程中功能、代谢的动态变化，形成了病理生理学的前身——实验病理学（experimental pathology），进一步揭示了疾病过程中各种临床表现和体内变化的内在关系，阐明了许多疾病发生的原因、条件、机制和规律，使人们对疾病本质的看法提高到理性认识阶段。

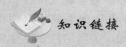

名家简介

莫尔加尼（图 1-1）：意大利解剖学家。从事解剖研究时发现的尸体异常变化促使他去探究解剖学变化与疾病症状之间的关系，通过对数百例尸体解剖的观察及对病例的临床表

现、死亡原因和尸解发现的比较、整理，莫尔加尼证实了疾病的症状与器官病变的密切关系，确立了通过观察器官解剖学的变化可判定疾病性质和症状产生原因的观念，被誉为"病理学之父"。

魏尔啸（图1-2）：德国病理学家、政治家和社会改革家，细胞病理学的创立者。魏尔啸认为疾病组织的细胞是由普通组织的正常细胞演变而来的，强调"细胞皆源于细胞"，所有的疾病都是细胞的疾病，这一理论推翻了当时占统治地位的体液病理学，使人们得以在常规光学显微镜下观察疾病的组织病变，显著提高了诊断准确率，为疾病的病理学诊断和病理学自身发展做出了举世公认的、划时代的重大贡献。他编写的《细胞病理学》成为医学经典。

伯尔纳（图1-3）：法国生理学家，现代医学的奠基人之一。伯尔纳以其熟练的活体解剖技巧、敏锐的观察和独创的思维，在正常生理学、病理生理学、药理学和毒理学等方面做出了卓越贡献，为现代生理学和实验医学奠定了基础，其名著《实验医学研究导论》是医学方法论的经典著作；他一生的实验研究几乎遍及生理学的各个领域，提出的"内环境恒定"概念是他最伟大的贡献之一。

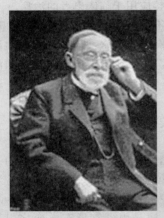 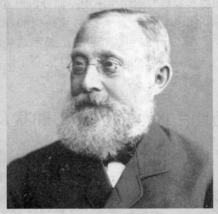 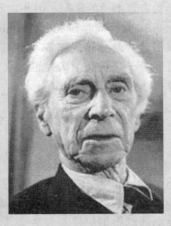

图 1-1　意大利解剖学家　　　图 1-2　德国病理学家魏尔啸　　　图 1-3　法国生理学家伯尔纳
　　　　莫尔加尼

俄国喀山大学于1879年率先成立了病理生理学教研室，并开设了病理生理学课程。这门新兴学科一经诞生就显示出旺盛的生命力，德国等多个国家相继成立病理生理学教研室，陆续开始讲授本门课程。但各个医学院校对病理生理学教学的安排不尽相同，在苏联和部分东欧国家，病理生理学在医学院校成为一门独立的课程，同时还开设一些实验课；第一次世界大战以前，德国的医学院校也开设病理生理学课程，在内科学课程学习结束后由内科学教授承担教学工作，因此内容也基本上限于内科学的范围；在其他西方国家，虽然也进行大量的病理生理学研究工作，也有不少病理生理学的大型参考书和专著，但是在医学院校中，并未普遍开设病理生理学这门课程，有关病理生理学的内容，是在各有关的基础和临床课程中讲授的，例如，美国的许多医学院校都向医学生开设临床病理生理学，内容主要涉及临床疾病的病理生理学，属于病理生理学各论的范畴。

在我国，自1956年开始各医学院校相继开设病理生理学课程，病理生理学学科和队伍不断壮大，广大病理生理学工作者在教材建设、教学改革等方面，经过反复探索和研究，形成了具有中国特色的病理生理学教学模式。1980 年成立了中国生理科学会病理生理学会，1985 年获准正式成立了国家一级学会——中国病理生理学会（Chinese Association of Pathophysiology，CAP），下设肿瘤、心血管、动脉粥样硬化、微循环、休克、缺氧和呼吸、炎症、发热、感染、低温、实验血液学、消化、受体、中医、免疫、动物病理生理、大中专教育及危重病等多个专业委员会，在医学遗传学、免疫病理学、移植免疫学、肿瘤病因学和发病学、冻伤、烧伤、休克、微循环障碍、高山病、缺氧、发热、炎症、放射病、心血管疾病、血液病、内分泌系统疾病、中西医结合治疗急腹症以及某些传染病、地方病（如钩端螺旋体病、克山病、低血钾麻痹）等研究领域，取得了令世人瞩目的成果。1986 年创办了《中国病理生理学杂志》，在国内、外学术交流中做出了重要贡献。1993 年我国成为国际病理生理学会（International Society for Pathophysiology，ISP）的成员国和组建国，与英国、美国、加拿大、德国、法国、日本、澳大利亚等多个国家的相关学者进行了广泛的学术交流和科研协作。近年来，许多高等医学院校的病理生理学教研室和一些高级医学研究机构的病理生理研究室已为国家培养了大批硕士研究生和博士研究生，这些年轻的新一代病理生理学工作者，在教学和科学研究中发挥着生力军的作用。以上这些重大进展充分显示了我国历代病理生理学工作者半个世纪以来前赴后继、不懈努力所取得的可喜成果。

　　20 世纪以来，特别是最近一二十年以来，随着自然科学和医学基础学科的飞跃发展以及各种先进技术的广泛采用，极大地促进了病理生理学教学和科研中的发展，要求人们对许多医学基础理论问题和许多疾病机制的认识提高到一个新的水平，如全球疾病谱（spectrum of disease）的改变要求病理生理学的研究领域更多地关注心、脑血管疾病和肿瘤等严重危害人类健康的疾病；医学模式（medical model）的转变要求病理生理学的教学内容要更多体现"生物-心理-社会医学模式"，注重心理、社会、环境等因素在疾病发生、发展、转归及防治中的作用；另外，随着近年来循证医学（evidence based medicine）的兴起，要求病理生理学工作者除了在实验研究中进一步遵循随机、对照和重复等基本原则外，教学中有关疾病防治原则的讲授亦应更好地体现循证医学的基本原则和研究成果。总之，在我国几代病理生理学工作者的努力下，我国病理生理学这门学科从无到有，从小到大，发展迅速，在教学、科研、师资培养等各个方面取得长足进步，学科发展生机勃勃、欣欣向荣，今后一定能为社会主义祖国的现代化建设，特别是为医学科学的现代化做出更大的贡献。

（刘　昕　王晶宇）

参 考 文 献

陈主初. 2005. 病理生理学［M］. 北京：人民卫生出版社.

金惠铭，王建枝. 2008. 病理生理学［M］. 北京：人民卫生出版社.

金惠铭. 2005. 病理生理学［M］. 上海：复旦大学出版社.

王迪浔，金惠铭. 2002. 人体病理生理学［M］. 北京：人民卫生出版社.

王建枝，金惠铭. 2007. 病理生理学（英文版）［M］. 北京：人民卫生出版社.

王建枝，殷莲华. 2013. 病理生理学［M］. 北京：人民卫生出版社.

张启良. 2000. 新编病理生理学教程［M］. 上海：上海科学技术出版社.

MASORO E J. 2001. Physiology of aging［J］. Int J Sport Nutr Exerc Metab, 11 Suppl：S218-222.

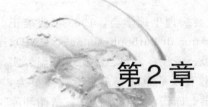

第2章

疾病概论

第1节　健康、疾病及亚健康的概念

一、健康

健康（health）是医学中一个重要的概念，"无病即是健康"是长久以来传统的健康观念，这一观念只是单一关注了人的躯体健康，忽略了人丰富的精神世界和人的社会性。随着医学模式逐渐由生物-医学模式转变为生物-心理-社会医学模式，健康的内涵也发生了根本的变化。近年来，生命科学和医学的进步使人们对健康的认识有了质的飞跃。现代人的健康观是整体健康，提倡正常机体内部各器官系统之间相互协调、机体与其外部自然环境之间相互协调以及机体与其所处社会环境之间相互协调。

世界卫生组织（World Health Organization，WHO）提出"健康是躯体上、精神上和社会适应能力上的完好状态，而不仅是没有疾病或衰弱状态（infirmity）"。这一概念概括出了现代人的健康理念所包括的三要素：① 躯体上的完好状态：指身体内各组织器官的形态结构、功能和代谢均无任何异常；② 精神上的完好状态：指人的情绪、心理、学习、记忆及思维等均处于正常状态，要有充沛的精力，积极向上，精神饱满，情绪稳定，能从容担负日常工作、学习及应对紧急事件，处理任何复杂问题；③ 社会适应上的完好状态：指人的行为符合社会道德规范要求，能承担合适的社会角色并保持良好的人际关系。事实上心理和社会上的健康与躯体健康可相互影响，有健康身体的人常精神饱满，与人为善，有良好的社会行为和社会关系，乐观面对并勇于克服困难。心理和社会上的不健康则可能伤害身体，引发躯体上的疾病。健康是人的基本权利，也是每个公民的义务，更是全社会的责任，在日常生活中，每个人都应自觉预防和抵制诸如吸烟、酗酒、赌博、生活工作懒散等不健康行为，注意个人卫生，保持个体健康，这有利于避免社会中许多疾病的发生。

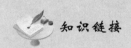 **知识链接**

世界卫生组织

世界卫生组织是联合国下属的专门机构，只有主权国家才能参加，是国际上最大的政府间公共卫生组织，总部设在瑞士日内瓦，有近 200 个会员国。1946 年国际卫生大会通过了《世界卫生组织组织法》。1948 年 4 月 7 日，世界卫生组织宣布成立，于是每年的 4 月 7 日就成为全球性的"世界卫生日"。世界卫生组织的宗旨是使全世界人民获得尽可能高水平的健康，主要职能包括促进流行病和地方病的防治；提供和改进公共卫生、疾病医疗和有关事项的教学与训练；推动确定生物制品的国际标准。

尽管目前健康的概念已由单一的体格健全发展为要拥有在身体、精神和社会上均处于完好状态的统一体，但随着医学科学的发展，特别是"人类基因组计划"及"后基因组"工作的逐渐完成，人们对健康的认识还将会有进一步的发展。

二、疾病

疾病（disease）的概念是人们对疾病本质认识的概括，随着医学模式的不断变化，人类对疾病的认识也经历了漫长的过程，古代神灵主义医学模式认为疾病是鬼神作怪，机械论医学模式认为疾病犹如机器部件的失灵，中国古代医学认为疾病是气、胆、痰三种体液的失衡，现代祖国医学则认为疾病是气血、阴阳失衡的结果，而当前新医学模式的建立不仅使健康的内涵发生了根本变化，而且新的疾病的概念也随之产生，认为疾病是机体在一定病因的作用下，因自稳调节（homeostatic control）紊乱而发生的异常生命活动过程。在多数疾病，机体针对病因所引起的损伤发生一系列抗损伤反应。自稳调节紊乱及损伤和抗损伤反应，表现为疾病过程中各种复杂的功能、代谢和形态结构的异常变化，这些变化又可使机体各器官、系统之间以及机体与外界环境之间的协调关系发生障碍，从而引起各种症状、体征和行为异常，特别是对环境适应能力和劳动能力的减弱甚至丧失。

疾病这一概念概括了如下基本特征：疾病是一个有规律的发展过程，病因是其发生必不可少的因素，不仅如此，疾病的发生与机体的反应特征和诱发疾病的条件也有密切关系。因此研究疾病的发生，应从病因、条件、机体反应性三个方面来考虑。疾病时，体内会发生一系列相互联系和相互影响的功能、代谢和形态结构的变化，并由此产生各种症状和体征，这是我们认识疾病的基础。就其性质来说，这些变化可以分为两类：一是由病因造成的损伤性变化；另一类是机体对抗损伤而产生的代偿适应防御性变化。疾病发生后，机体内各器官、系统之间的平衡关系和机体与外界环境之间的平衡关系遭到破坏，机体对外界环境适应能力降低，劳动力减弱或丧失，是疾病的又一个重要特征。治疗的着眼点应放在重新建立机体内、外环境的平衡，恢复患者劳动力上。

另外，疾病与病理过程之间存在十分密切的关系，一种疾病中可包含数种不同的病理过程，病理过程本身不会独立存在，但它是疾病的重要组成部分。相同的病理过程可存在于不同的疾病之中，如大叶性肺炎、细菌性痢疾和流行性脑脊髓膜炎分别是三个独立的疾病，尽管其病因各不相同，主要病变出现的部位各不相同，疾病的发生、发展规律亦各不相同，但在这三种疾病中都会出现炎症，发热，水、电解质及酸碱平衡紊乱等相同的基本病理过程。

三、亚健康

从健康到疾病是由量变到质变的过程，苏联学者布赫曼在 20 世纪 80 年代提出，在健康与疾病之间存在着非病亦非健康的中间状态，称为亚健康（sub-health）状态。亚健康又有"次健康"、"第三状态"、"中间状态"、"游移状态"、"灰色状态"等称谓，祖国医学称其为"未病"。世界卫生组织的调查表明，人群中真正健康者（第一状态）约占 5%，患疾病者（第二状态）约占 20%，而处于亚健康（第三状态）的约占 75%。亚健康状态者机体生理功能低下，有向疾病发展的倾向，如果处理得当，则身体可向健康转化，反之则患病。

处于亚健康状态的人可有各种不适的自我感觉，表现形式多种多样：① 躯体性亚健康状态：感觉疲乏无力、头昏脑涨、精神不振；② 心理性亚健康状态：表现为焦躁、易怒、失眠，不关心社会，无生活热情，冷漠待人，思想脆弱不坚定，容易接受外界刺激而改变自我，"心理领空"越来越狭小，产生被社会遗弃和遗忘的孤独感；③ 青少年成长期亚健康状态：表现为营养不均衡，体质较弱，常有逆反心理、反复心理、自卑心理、厌学心理等，抗压、抗挫折能力差，容易产生偏激行为。

亚健康状态的产生与很多因素有关，如人体自老化可表现出体力不足、精力不支和社会适应能力降低；不良的生活习惯和环境污染可导致机体功能失调、体质下降；过重的工作、学习负荷导致的过度疲劳可造成精力、体力透支；长久的不良情绪可引起的心理应激等，这均可作为导致亚健康的原因。

处于亚健康状态的人，虽然没有明确的疾病，但却出现精神活力和适应能力的下降，如果这种状态不能得到及时纠正，非常容易引起身心疾病。目前，由于来自于工作、学习、生活、社会等方面的压力，亚健康状态者越来越多，所以，预防和治疗亚健康已成为医学研究的热点之一。

第2节　病　因　学

病因学是研究疾病发生的原因和条件以及其作用规律的科学。

一、疾病发生的原因

（一）病因的概念和在疾病中的作用

疾病发生的原因即病因（disease cause），指作用于机体的众多因素中，能引起疾病发生并赋予该疾病以特征（或特异性）的因素。

在疾病发生中，病因的主要作用：

1. 病因是引起疾病发生必不可少的因素　任何疾病都有原因，正如没有接触并感染结核杆菌就不可能发生结核病一样，病因是引发疾病必不可少的因素。目前虽然有些疾病如动脉粥样硬化、肿瘤等确切致病因素尚未被人们所认识，但随着医学科学的发展，这些疾病的病因必将会被陆续阐明。

2. 病因是决定疾病特异性的因素　病因的种类和特性决定该疾病的特异性，例如感冒病毒侵犯机体后，决定机体所患的疾病是感冒，患者表现出鼻塞、流涕、打喷嚏等上呼吸道卡他症状和咳嗽、咽部不适及畏寒、低热等局部和全身症状，感冒病毒不会引起痢疾或结核病。

（二）病因的分类

依据其本身的性质，可将体内外致病因素分为以下几类：

1. 生物性因素　生物性致病因素指病原微生物（细菌、螺旋体、真菌、立克次体、衣原体、支原体、病毒）以及寄生虫（原虫、蠕虫）等，这是引起感染性疾病的最常见病因。这类因子对机体的致病作用与其侵袭力（invasiveness）、毒力和抵抗、逃避宿主攻击的能力有关。侵袭力指其侵入机体并在体内扩散和蔓延的能力，如对皮肤、黏膜的穿透力等，毒力主要指病原微生物产生内、外毒素的能力，有的病原微生物本身侵袭力虽然不强，但因其所产生的内、外毒素的毒性强，也可成为致病性很强的生物性致病因素。这一类致病原因致病的特点：

（1）病原体有一定的入侵门户和寄生、繁殖部位：如甲型肝炎病毒由消化道黏膜侵入后，经门静脉入肝，在肝细胞内寄生、繁殖；伤寒杆菌尽管同样也是由消化道侵入，但它们首先是在小肠淋巴组织内大量繁殖；有的病原微生物可以直接穿透完好的皮肤、黏膜入侵，如梅毒螺旋体；

而有的则可分泌水解酶破坏组织结构后侵入体内，如某些链球菌能产生透明质酸酶，通过水解结缔组织进入机体。

（2）病原体必须与机体相互作用才能引起疾病：即只有机体对病原体具有感受性时它们才能发挥致病作用。

（3）病原体作用于机体时，在改变机体的同时其自身亦发生改变：例如一些致病微生物入侵后往往可以在激发机体免疫反应的同时其自身也发生某些抗药性、遗传性和物理性状的变异。

2. 物理性因素　物理性致病因素种类繁多，所引起的疾病和症状也各不相同，往往在造成局部损伤的同时引起全身的改变。

机械暴力可引起创伤、挫伤、骨折、脱臼等局部损伤，由于疼痛和失血严重的外伤还可引起创伤性休克这一全身性病理过程。

过高或过低的温度变化均可引起组织损伤，高温作用于局部会产生局部组织烫伤、烧伤，由于疼痛、血浆丧失等原因，大面积烧伤可导致烧伤性休克；高温（过高环境温度或过长时间处于直射烈日下）作用于全身引起热射病，患者的中枢神经系统、呼吸系统、循环系统先过度兴奋而后发生衰竭，最终可导致死亡。低温作用于局部会使组织细胞发生冻伤，作用于全身则可致全身体温过低，持续性全身体温过低可因氧代谢障碍影响机体的基础代谢率，严重时抑制生命重要器官的功能而导致死亡。

电流可引起电击伤，其损伤作用取决于它的物理参数、作用的途径以及机体的生理状态。在众多的因素中，决定电击伤严重程度的是位于电流通道中的生命重要器官，如电流通过心脏可以引起心室颤动或骤停，电流横贯脑干可引起呼吸中枢麻痹，呼吸停止。

电离辐射是一切能引起物质电离的辐射的总称，它们可直接使组织中生物大分子发生电离，激发某些不稳固的化学键断裂，产生自由基，并可破坏线粒体，引起放射损伤甚至放射病和高患癌率。

气压的降低和升高分别会致高原病和潜水员病的发生，因气压降低而发生的高原病主要见于由海拔较低的地区快速进入较高海拔区域，由于空气稀薄，气压及氧分压降低，组织发生低张性缺氧；潜水员病发生在长时间深水作业后快速升水的潜水员。

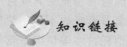

知识链接

高原病和潜水员病

高原病：指从海平面或平原地区初进海拔3000m以上的高原后数小时或一两天内，发生严重的头痛、头晕、疲乏、烦躁、失眠、心悸、气短、胸部闷胀、食欲减退、恶心、呕吐、腹胀、腹泻、眼花、耳鸣、鼻出血、手足发麻或双手抽搐等症状，一般经1周左右症状逐渐消退，但也有持续较久或迁延成慢性高原病的。

潜水员病：潜水员由深水区快速升水时，由于气压骤升，使其体内溶解于血中的氧、氮等气体分压增高。氮易溶于脂，故当氮分压增高时过多的氮可溶于富含脂质的神经细胞中，造成神经系统功能障碍（由兴奋到麻痹）；而氧分压的过高则使氧合血红蛋白难于解离，同时又可促进氧自由基的形成；另外，由高压迅速转向常压时，溶解于血中的气体不能迅速由肺排出，因而形成气泡造成气体栓塞。

此外，高分贝噪声也是常见的物理性致病因素，除可造成听力下降甚至噪声性耳聋外还可损伤中枢神经系统。

一般而言，物理因素是否引起疾病以及引起疾病的严重程度，主要取决于这些因素的强度、作用部位、作用范围、作用持续的时间等。如温度越高，作用面积越大，引起的损伤越严重；同样强度的交流电通过肢体时，可只引起灼伤，但如通过心脏，则可引起心室颤动而致死。物理性致病因素致病的特点：

（1）大多数物理性致病因素在引起疾病发生时只发挥一次性效应，对疾病的进一步发展不再继续起作用；

（2）所引起的疾病潜伏期较短，有的甚至根本没有潜伏期；

（3）对机体各器官、组织的损伤作用大都没有选择性。

3. 化学性因素　化学性致病因素包括无机和有机的化学毒物，如强酸、强碱、汞、酒精等；某些治疗用药物，如四氯化碳、氯仿、巴比妥类的过量应用等；动物和植物毒素，如蛇毒、蕈毒等。化学性致病因素的致病作用与这些毒物本身的性质和接触的剂量有关，达到一定剂量时可使机体中毒甚至死亡。化学性因素的致病作用有下述的重要特点：

（1）化学毒物（不包括强酸、强碱及腐蚀剂）对机体的作用往往具有器官、系统选择性：如四氯化碳主要损害肝，一氧化碳与血红蛋白结合，氟主要作用于骨及肌肉，而巴比妥类药物主要作用于中枢神经系统。

（2）虽然化学性致病因素在整个发病过程中都可起一定的作用，但因机体肝、肾具有强大的生物转化和排泄功能，化学性致病因素进入机体后其致病性常发生改变，可被体液稀释、中和或被机体肝、肾等器官解毒，即其致病作用除与毒物性质、剂量有关外，还取决于机体的功能状态。因此对患肝、肾疾病的患者用药须特别注意，当肝、肾功能发生障碍时易发生中毒。

（3）某些化学物质虽微量不致引起中毒，但有蓄积作用，长期摄取可致慢性中毒，如职业性铅中毒、镍中毒、地方性氟中毒等。

（4）除慢性中毒外，其致病作用的潜伏期一般较短。

4. 营养性因素　营养素为机体生命活动所必需的物质，包括糖、蛋白质、脂肪、各种维生素、水和无机盐以及某些微量元素（铁、铜、氟、锰、硒、锌、碘等）。营养不足或营养过多均能成为疾病发生的原因或条件。

临床常见的营养不良症是各种原因导致的营养不足所引起的，常见于因营养物质缺乏或过度节制饮食使人体必需营养素摄入不足、胃肠道疾患时机体消化功能障碍使营养素吸收不足、孕妇及处于生长发育期的儿童和少年需求增加或甲状腺功能亢进及发热的患者消耗过多等情况下营养素摄入相对不足等。营养不足包括总热量不足、蛋白质不足、各种维生素及微量元素的不足、必需氨基酸和必需脂肪酸的不足等。机体营养不足会引起组织细胞代谢和细胞功能的变化，从而发生相应的疾病，如维生素 B_1 缺乏可致脚气病，维生素 C 缺乏可致坏血酸病，缺碘可致地方性甲状腺肿病及克汀病，缺钙可致佝偻病，缺锌可使生长停滞和大脑发育不良等。氧虽然不属于营养物质，但氧是机体生存不可或缺的物质，缺氧影响线粒体氧化磷酸化过程，使 ATP 产生减少或生成停止，这往往是细胞损伤常见的原因；严重缺氧可致机体在短时间内死亡。另外，营养不良本身又可作为发病的条件促使肺结核等疾病的发生。

健康的生命是处于动态平衡状态下的，营养及能量的摄入也不例外，过多营养物质的摄入也是导致疾病发生的原因之一，如果机体摄入的能量超过了机体消耗的能量，可产生一些非传染性的流行病，如便秘、肥胖、高血脂、动脉粥样硬化、冠心病、糖尿病、脑中风等。过多的能量往往以脂肪的形式储存于皮下组织、内脏器官的周围以及腹部网膜上，男性的体脂肪率超过 25%，女性体脂肪率超过 30%，即认为其发生了肥胖。目前，肥胖已成为世界性的社会问题，引起了营养学家的高度重视，肥胖与动脉粥样硬化等心脑血管疾病的发生密切相关；过多的脂肪堆积和体重的增加还增加了身体的负担，使心肺功能减弱，并对身体尤其是下肢各关节造成极大的压力，继而出现身体退行性改变；同时，过多的脂肪还会妨碍蛋白质、钙、铁等其他营养素的吸收。过量摄入的某些营养素如果不能及时在体内代谢掉，就有可能引起中毒，如果摄入过多脂溶性维生素，如维生素 A、维生素 D、维生素 E 及维生素 K 等，不及时排出体外就会造成中毒；过多的蛋白质摄入也会增加肝、肾代谢负担并阻碍铁的吸收。

5．遗传性因素　能引起遗传性疾病的因素称为遗传性病因，是由于遗传物质的改变造成的。遗传因素的直接致病作用主要包括遗传基因突变和染色体畸变，遗传易感性在疾病发生中也起了一定的作用。

（1）基因突变（gene mutation）：基因突变是基因的化学结构 DNA 分子中碱基序列发生了改变，出现碱基对的增添、缺失或替换，由于基因结构的改变影响其所表达的蛋白质的结构和功能而导致诸如血友病、白化病等疾病的发生。以血友病为例，就是由于 X 染色体上的基因发生突变，造成凝血因子Ⅷ缺乏，导致凝血障碍。引起基因突变的原因可以是物理性的（各种射线的作用）、化学性的（细胞生长抑制剂，DNA 合成抑制剂，巯基嘌呤，烷化剂，酚、醛、嘌呤及吡啶化合物，某些抗生素，自由基以及抗代谢药等）以及生物性的（主要是病毒）。

（2）染色体畸变（chromosomal aberration）：人类染色体的畸变包括染色体数目异常和结构畸变两大类。数目异常是由于染色体在减数分裂或有丝分裂时不分离，因而不能平均地分到 2 个子细胞内。若减数分裂时不分离就会出现两种配子，一种配子缺乏某一号染色体，而另一种配子则多了一个染色体，这种配子与正常配子结合时，就可以产生子代的该号染色体的单体病或三体病，如先天愚型（mongolism 或 Down's 综合征）。如果是整个染色体组都不分离，就会使受精卵具有多倍染色体，多倍体的遗传信息极度异常，多数流产。染色体结构畸变发生的基础是断裂，临床上常见的结构畸变有缺失、易位、倒位、插入、环状染色体和等臂染色体等。染色体某一片段的丢失和重复，常引起严重病变，甚至死亡。

（3）遗传易感性（genetic predisposition）：遗传易感性指由于遗传因素的影响，或由于某种遗传缺陷，使其后代的生理代谢具有容易发生某些疾病的特性，即具备易患某种疾病的遗传素质。临床上有些疾病，如糖尿病、高血压、消化性溃疡、缺血性心脏病、精神分裂症等往往好发于同家族的成员，这些疾病的发生在很大程度上取决于外界环境因素的影响，但对患上述疾病的同卵双生儿的研究证明，它们有遗传因素的作用参与，即具有遗传易感性。

6．先天性因素　与遗传性因素不同，先天性因素指那些能够损害胎儿生长发育的有害因素。胎儿在子宫内发育的一定阶段对环境中的某些化学物质、射线、微波、药物、病毒、环境污染物等的作用极为敏感，这些损伤因子可作用于胎儿引起某种缺陷或畸形，如妊娠早期感染风疹病毒可致胎儿先天性心脏病；孕前或孕期母体缺乏叶酸、妊娠早期体温升高等可影响胎儿大脑发育，严重时可形成无脑儿；父亲吸烟导致精子畸形或母亲怀孕时营养缺乏、服用某些药物、病毒感染、接触放射性物质及遭受重大精神创伤等均是导致唇腭裂患儿的原因。另外，胎儿在子宫内发育障碍的原因还可能是外伤，胎位不正，母亲吸烟、酗酒等不良生活习惯所致。

7．免疫性因素　免疫系统是机体最主要的防御体系，免疫性因素指因免疫功能异常而导致疾病发生的因素。免疫系统功能异常表现为两种情况：一为免疫系统对一些抗原的刺激发出异常强烈的反应从而导致组织、细胞的损伤和生理功能的阻碍。其中对外来抗原发生异常强烈的反应称为变态反应（allergy）或超敏反应（hypersensitivity），异种血清蛋白（如破伤风抗毒素等）、某些药物（特别是青霉素）可能引起某些个体的过敏性休克；某些花粉，甚至虾、牛乳、蛋类等食物可以使某些个体发生过敏性鼻炎、支气管哮喘、荨麻疹等变态反应性疾病。如果免疫系统对自身抗原发生异常强烈的免疫反应并引起自身组织损害则称为自身免疫病（autoimmune disease），自身免疫病的发生也与遗传有密切关系，常见的自身免疫性疾病有全身性系统性红斑狼疮（systemic lupus erythematosus，SLE）、类风湿性关节炎（rheumatoid arthritis，RA）、溃疡性结肠炎（ulcerative colitis）、毒性弥漫性甲状腺肿（Graves 病）等。免疫系统功能异常的另一表现为免疫系统对抗原的刺激不做出任何反应，称为免疫缺陷病（immunodeficiency disease）。各种免疫缺陷病的共同特点是容易发生致病微生物的感染；细胞免疫缺陷的另一后果是容易发生恶性肿瘤。免疫缺陷病可以由遗传性因素引起，如遗传性的补体成分的缺乏等；也可以由先天性因素引起，如先天性胸腺发育不全（Di George 综合征）等；也可以由后天因素引起，如感染，特别是艾滋病病毒（human immunodeficiency virus，HIV）的感染，长期应用免疫抑制药治疗、大量蛋白质丢失（如慢性肾小球肾炎或肾病综合征患者随尿丧失大量蛋白质）等。

8. 精神、心理和社会因素　　长期的忧虑、悲伤、恐惧、沮丧等不良情绪和强烈的精神创伤等在某些疾病的发生、发展中可能起重要的作用，长期的思想矛盾或精神负担可能使某些人发生神经官能症，在遗传因素的共同作用下，可进而使某些人发生消化性溃疡、高血压、甲状腺功能亢进等疾病。

心理健康是躯体健康的基本保障，病态心理是心理与行为的异常表现，既可导致人格瓦解，又可成为某些躯体疾病的原因。

德国病理学家魏尔啸（Virchow）早年就指出大众健康的恶化应归咎于恶劣的社会环境，现在，随着医学模式的转变，社会因素在病因学中的地位显得越来越重要，其与疾病发生的关系体现在社会经济、社会政策及文化教育水平上。一般来说，生产力发展水平高，科学技术进步，劳动条件优越，营养、居住条件好的国家和地区，疾病的控制较好，平均寿命长，死亡率低。我国现行的卫生工作方针以及计划生育这一基本国策等，对消灭疾病、提高人口素质、降低死亡率起着重要的作用。总体上发展中国家国民生产总值低、人口相对过剩、就业率低、能源紧张、卫生较差，故对疾病的控制较差，人民的健康水平也因而较低。另外，社会因素对疾病和健康的影响也与文化教育有关，文化教育水平较高的地区，人们对疾病的认识和防病、治病的自觉性较高，疾病的控制较好，平均寿命也较长。

总之，病因在疾病发展中的作用，视病因的种类不同而不同，有的病因继续推动疾病的发展，而有的对疾病的进程不再产生影响（表 2-1）。例如，致病微生物不但引起特定的感染性疾病，病原体在体内的生长、繁殖还不断推动疾病的发展与恶化，因此，消除病因是这类疾病治疗的重要措施；而机械暴力造成创伤后不再作用于机体，这类疾病是遵循创伤或失血的发展规律向前发展的，故消除病因在这类疾病的治疗中不太重要，应针对发病过程中的主导环节来进行治疗。

表 2-1　病因的分类

分类	病因	疾病举例
生物性因素	各种致病微生物及其产物、寄生虫	肺炎、肝炎、包虫病、血吸虫病
物理性因素	机械力、温度、气压、电流、电离辐射、高噪声	创伤、挤压伤、骨折、烧伤、冻伤、放射病、高原病、噪声性耳聋
化学性因素	无机及有机物、动植物毒素	
营养性因素	各类必需营养物质缺乏	营养不良、佝偻病、甲状腺功能低下
	各类营养物质过剩	肥胖，维生素 A、维生素 D 中毒
遗传性因素	基因突变	白化病、血友病、苯丙酮尿症
	染色体畸变	唐氏综合征、习惯性流产
	遗传易感性	糖尿病、高血压、消化道溃疡
先天性因素	化学物质、射线、微波、药物、病毒、环境污染物、母亲的不良生活习惯	先天性心脏病、无脑儿、唇腭裂、脊柱裂、先天性白内障

续表

分类	病因	疾病举例
免疫性因素	免疫反应过强	
	对外来抗原——变态反应性疾病	药物过敏、花粉过敏症、过敏性休克
	对自身抗原——自身免疫性疾病	红斑狼疮、类风湿性关节炎
	免疫反应过弱	
	免疫缺陷病	获得性免疫缺陷综合征（艾滋病）
精神、心理和社会因素	不良情绪、强烈精神创伤、过度紧张、恶劣劳动条件、生活环境过差	消化性溃疡、高血压、甲状腺功能亢进、结核病、性病

二、疾病发生的条件

（一）疾病发生条件的概念和在疾病发生中的作用

疾病发生的条件（condition）指与病因同时存在的，能够影响疾病发生、发展的各种体内、外因素，包括年龄、性别等体内条件和气温、地理环境等自然条件。虽然条件本身不是疾病发生所必须的因素，不能直接引起疾病，但条件影响许多疾病的发生、发展，起着至关重要的作用，因为仅有病因存在，机体并不一定必然会发生疾病。致病微生物作用于机体时，是否引起疾病与机体当时的营养情况、防御免疫力等条件有密切的关系。例如，结核杆菌是引起结核病的病因，但体外环境中存在的结核杆菌并不会使每个人都发生结核病，这时条件往往影响疾病的发生率，在营养不良、过度疲劳或空气污浊的条件下，机体对结核杆菌的抵抗力明显降低，结核病的发生率便明显增高。又如细菌和病毒在正常人的鼻咽部都是存在的，但并不是每一个人都会发生呼吸道感染，只有在机体抵抗力降低或受凉等情况下，呼吸道感染才会发生，说明疾病发生除一定要有病因存在外，还取决于条件的作用。不仅如此，在某些物理因素的致病作用中，条件也起一定的作用。例如，在空气干燥、风速较大等利于发汗、散热的条件下，人体可以经受得住 50～60℃的环境高温，而在空气湿度大、风速小等不利于蒸发、对流散热的条件下，30～35℃的气温就可能引起中暑甚至热射病。此外，缺氧对机体的影响也取决于一些条件，中枢神经系统的抑制、代谢率的降低、长期的锻炼和适应等都能提高机体对缺氧的耐受性。

条件作用的对象是病因和（或）机体，可以增强或削弱病因的致病力，也可以增强或削弱机体的抵抗力。条件在疾病发生中的作用是促进或阻碍疾病的发生。例如，夏季高温、潮湿既可以通过促进食物的腐败和细菌的繁殖增强肠道致病菌的致病力，又可以通过抑制肠道蠕动和消化液分泌降低机体的抵抗力，因此，夏季肠道传染病发生率高。利用条件在疾病发生中的作用，人为地改变条件可延缓或阻止疾病的发生，使用头部冷敷降温或人工冬眠以增强中枢神经系统对缺氧的耐受性、接种麻疹疫苗或接种牛痘以获得对麻疹和天花的免疫力等便是最好的例证。

在条件中，能够促进疾病发生、发展的因素又称诱因（precipitating factor）。诱因是条件中的一部分，能够加强病因的作用，从而促进疾病或病理过程的发生。氨中毒是肝性脑病发生的重要机制之一，而食管静脉破裂出血是肝性脑病的重要诱因，因为大量血液进入肠道后，在肠道细菌、酶的作用下，血液中的蛋白质、氨基酸分解产生大量的氨并弥散入血循环，因而可使血氨水平突然显著增高而诱发肝性脑病。又如，高血压是脑血管意外的病因，但情绪激动、寒冷刺激、酗酒等诱因的存在，往往促进血压突然上升而使原有病变的脑血管破裂。可见，病因是在一定条件下发挥致病作用的，因此，在疾病的病因学预防中，必须考虑条件的重要影响，积极消除诱因。

还应当指出，年龄和性别因素在某些疾病的发生、发展中也起一定的作用。在年龄因素方面，目前国内、外特别重视老年性因素在一些疾病的发生、发展中作为条件所起的作用。除了老年以外，其他的年龄阶段也可作为条件而影响疾病的发生、发展。例如，小儿易患呼吸道和消化道传染病，这可能与小儿的解剖生理特点和防御功能不够完善有关。就性别而言，已知妇女易患胆石病、癔症、红斑狼疮和甲状腺功能亢进等自身免疫性疾病，而男性则易患动脉粥样硬化、胃癌等疾病。

（二）条件与病因的关系

对于病因和条件之间的关系，必须明确下列概念：

（1）条件在许多疾病的发生上占有重要地位，对于这些疾病而言，病因必须在一定条件下才能致病，如结核病只发生在少数具备营养不良、免疫功能减弱或过度劳累等条件的个体，大多数人因为不具备上述条件，所以虽有结核菌侵入机体，也不会发生结核病。可见，在结核病是否发生的问题上，条件起着极为重要的作用。但是，无论条件怎样重要，病因是引起疾病、决定疾病特异性的必不可少的因素，如果没有病因，相应的疾病就不可能发生，正如没有结核菌的存在，即使上述的条件全部具备，仍不可能发生结核病。

（2）尽管条件对许多疾病的发生非常重要，但也有不少疾病，不需要任何条件，只要有病因的作用便可发生，例如机械暴力、过高或过低的温度、大量剧毒化学制剂作用于机体可立即引起创伤、烧伤、冻伤及中毒。

（3）病因和条件是相对的，同一因素对一种疾病来说是原因，而对另一种疾病则为条件，例如营养不足是引起营养不良症的病因，而营养不足造成的机体抵抗力降低却又是结核病等其他疾病发生的重要条件之一。一种疾病所引起的机体的某些变化，可以成为其他疾病发生的条件，例如，糖尿病引起的机体抵抗力的降低，可以成为疖、痈等局部感染性疾病发生的条件。

（4）有些疾病的发生存在所谓"危险因素"（risk factor），例如肥胖、吸烟、运动过少、应激、糖尿病、高血压等常被认为是动脉粥样硬化的"危险因素"。这些"危险因素"有可能是疾病的原因或条件，也可能是该疾病的一个环节。从病因学的角度来看，它不是一个很确切的概念，但它可以帮助我们从众多的内、外因素中，找出那些与疾病的发生密切相关的因素。

（5）条件与病因的另一重要区别在于，条件之间是可以互相置换的，一种条件不具备时，另一些条件也可以决定疾病是否发生。例如，没有过度劳累，那么营养不良也足以成为决定结核病发生的条件，而病因不具备这一特性。

第3节 发 病 学

发病学（pathogenesis）是研究病因作用后，疾病发生、发展及转归的普遍规律和机制的科学。病因作用于机体使疾病发生以后，疾病便作为一个运动发展的过程不断向前演变、推移，经过一定的时间或阶段后，最终趋于结束，因此，疾病发展、经过的全过程应当包括它最终的结局，即疾病的转归，恢复健康或死亡。这便是发病学研究的问题。

病因作用于机体后，疾病的发生、发展并不是杂乱无章地进行的，而是在原始病因的作用下，机体首先出现自稳调节的紊乱，然后遵循多种疾病发生、发展的一般规律和基本机制，出现一系列连锁反应，推动疾病向前发展。

一、疾病发生、发展的一般规律

（一）疾病时自稳调节的紊乱

机体能够在不断变动的内、外环境因素作用下，维持各器官、系统功能和代谢的正常进行，维持内环境的相对动态稳定，主要依赖于神经和体液的调节，这就是自稳调节控制下的自稳态或称内环境稳定（homeostasis）。正常机体的血压、心率、体温、代谢强度、腺体分泌，神经系统和免疫功能状态以及内环境中各种有机物质和无机盐类的浓度、体液的 pH 等，均有赖于自稳调节的影响而被控制在一个狭窄的正常波动范围内。两类互相拮抗而又互相协调的自稳调节作用是整个机体的正常生命活动所必不可少的，以糖代谢和血糖水平的调节为例，交感神经兴奋，肾上腺素、高血糖素、糖皮质激素、腺垂体生长激素等可分别间接或直接地通过促进肝糖原分解和糖的异生等环节使血糖升高，而迷走神经兴奋和胰岛素则可分别间接或直接地促进肝糖原合成、抑制糖的异生以及促进组织摄取利用糖而使血糖降低，这两方面的因素，作用相辅相成，维持着机体正常的血糖水平。疾病发生、发展的基本环节就是各种病因通过其对机体的损伤性作用而使体内自稳调节的某一个方面发生紊乱，而自稳调节任何一个方面的紊乱，不仅会使相应的功能或代谢活动发生障碍，而且往往会通过连锁反应，牵动其他环节，使自稳调节的其他方面也相继发生紊乱，从而引起更为广泛而严重的生命活动障碍。例如，在上述糖代谢和血糖水平的调节中，当某些病因使胰腺受损或使腺垂体功能亢进以致胰岛素分泌不足或生长素分泌过多时，均可使糖代谢发生紊乱，血糖水平显著增高，而糖代谢紊乱的进一步发展将导致脂类代谢自稳调节的紊乱，表现为脂肪酸的分解占优势而发生酮症酸中毒，即酸碱平衡的自稳调节也继之发生紊乱。

在自稳态的维持中，反馈调节起着重要作用。例如当糖皮质激素分泌过多时，可反馈地抑制下丘脑和腺垂体，从而使促肾上腺皮质激素释放激素（corticotropin-releasing hormone，CRH）和促肾上腺皮质激素（corticotropin，adrenocorticotropic hormone，ACTH）的分泌减少，进而使糖皮质激素的分泌降至正常水平。反之，当血浆中糖皮质激素减少时，上述的反馈抑制作用减弱，CRH 和 ACTH 的分泌随即增加而使糖皮质激素在血浆中又升至正常水平。可见，依靠上述反馈调节可使正常人血浆糖皮质激素浓度维持在一个相对恒定的水平，当反馈调节发生障碍时，自稳态就会发生紊乱而引起一系列异常变化，最终导致疾病的发生。总之，在病因的作用下，自稳调节紊乱是疾病发生的基础。

（二）疾病时的损伤-抗损伤规律

病因作用于机体使机体的自稳调节发生紊乱，引起一系列功能、代谢与结构的变化。这些变化可分为两类：一类是由原始病因直接引起的和在之后连锁反应中继发出现的损伤性变化；另一类是机体调动各种防御和适应功能产生的用以对抗这些损伤性变化的代偿性抗损伤变化。例如发生炎症损伤时，机体往往表现出渗出、增生及发热、白细胞数目增加等局部和全身性抗损伤变化；当一侧肾脏受损功能完全丧失时，对侧健康肾可代偿性加强做功来维持正常的泌尿功能；组织发生缺氧时，糖酵解过程加强，氧合血红蛋白释放氧的能力和组织利用氧的能力代偿性增强；某些组织细胞损伤、坏死后很快出现的代偿性再生等。损伤和抗损伤两者相互对立又相互依存的复杂关系始终贯穿于疾病的全过程之中，它是推动疾病不断向前发展演变的基本动力。损伤变化是促使疾病进展恶化的力量，而抗损伤变化则是促使疾病好转痊愈的力量，损伤与抗损伤力量的对比往往决定着疾病发展和转归的方向。例如在机械暴力的作用下，组织被破坏，血管破裂出血，导致血压下降、组织缺氧等损伤性变化，此时机体反射性兴奋交感神经系统，出现心率加快、心肌收缩力加强、心排血量增加；激活凝血机制止血以减少出血；血管收缩维持动脉血压在一定水平等一系列有利于心、脑动脉血液供应的抗损伤反应。如果损伤较轻，通过上述抗损伤反应和适当的及时治疗，机体逐渐恢复健康；但如损伤严重，上述抗损伤反应不足以抗衡损伤性变化，又无适当的治疗，则患者可因创伤性或失血性休克而走向死亡。由此可见，损伤和抗损伤力量的对比在疾病的发展方向和转归上的重要性。

然而，损伤与抗损伤反应虽然是相互对立的两个方面，但两者之间并无绝对的界限，且在一定的条件下可互相转化，有些变化本身具有损伤和抗损伤的双重意义（图 2-1）。仍以机械暴力引起的创伤为例，创伤的机体发生的血管收缩具有减少出血、维持血压的抗损伤意义，但持续广泛

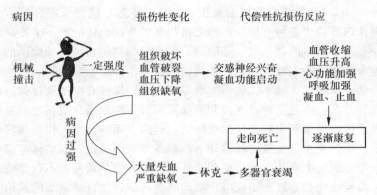

图 2-1　损伤-抗损伤力量对比决定着疾病发展和转归的方向

的血管收缩可造成微循环障碍而使回心血量锐减，组织缺血、缺氧，最终导致重要脏器功能障碍，即原本有抗损伤意义的血管收缩，转化成了对机体有严重损伤作用的变化。又如致病微生物感染引起的发热，一定程度的体温升高可以增强单核-吞噬细胞系统的功能，有助于增强机体的抗病能力；但体温过高或发热时间过长，则造成机体多个系统的功能及代谢紊乱，由抗损伤反应转变成损伤反应。因此，在疾病的过程中正确区分损伤与抗损伤性反应，有重要的意义，有利于在临床实践中扶持和增强机体的抗损伤反应，削弱或消除体内的损伤性变化，但当抗损伤性反应转化为损伤性变化时，就应当排除或减轻这种变化，控制疾病的进展。

应当指出的是，损伤和抗损伤的斗争诚然是许多疾病发生、发展中的一个重要问题，但是，在红绿色盲、唇裂、腭裂、多指症、先天愚型、睾丸女性化（testicular feminization）、先天性睾丸发育不全（Klinefelter's syndrome）以及由遗传缺陷所引起的种种严重畸形的患者，有明显的功能、代谢和形态结构上的异常变化，但在他们身上似还很难找出令人信服的损伤与抗损伤反应的斗争；即使存在这种斗争，但能否作为决定疾病发展方向的主要矛盾，尚属疑问。

（三）疾病过程中的因果转化规律

因果转化规律指在原始病因的作用下，使机体发生了损伤性变化，这些变化又作为发病学原因（pathogenetic cause）引起另一些变化，而后者又可作为新的发病学原因引起更新的变化，如此，原因和结果不断交替，推动疾病不断向前发展。

正常机体内各器官、系统的功能和代谢活动互相依赖、互相制约，在各种自稳调节的控制下，体现了极为完善的协调关系。由此理解，当某一器官、系统的一个部分受到病因的损害作用而发生功能、代谢紊乱，自稳态不能维持时，就有可能通过连锁反应而引起本器官、系统其他部分或者其他器官、系统功能和代谢的变化，表现为疾病中的因果转化。当糖尿病患者血糖升高超过肾糖阈值时，体内原本主要用来产生能量的葡萄糖会大量随尿排出，为了维持能量代谢机体只好分解脂肪产生能量，在体脂分解的过程中产生大量中间代谢产物酮体，酮体中的乙酰乙酸和 β-羟丁酸将导致患者发生代谢性酸中毒，这是大家熟悉的糖尿病时由于糖代谢的紊乱造成脂类代谢和酸碱平衡相继发生紊乱的一个因果转化例子。

又如，原始病因机械暴力作用于机体，可使组织受损、血管破裂而导致大出血，大出血使心排血量减少和动脉血压下降，血压下降可反射性地使交感神经兴奋，皮肤、腹腔内脏的小动脉、微动脉等因而收缩，这种血管收缩虽可引起外周组织缺氧，但却可减少出血，在一定时间内又可维持动脉血压于一定水平，故有利于心、脑的动脉血液供应。外周组织（主要是皮肤和腹腔内脏）持续的缺血、缺氧将导致大量血液淤积在毛细血管和微静脉内，其结果是回心血量锐减，心排血量进一步减少和动脉血压进一步降低，组织缺氧就更严重，于是就有更多的血液淤积在循环中，回心血量又随之而更加减少。可见，组织缺血、缺氧，毛细血管和微静脉内大量血液淤积，回心血量减少，动脉血压降低等几个环节互为因果，循环不已，而每一次因果循环都能使病情更加恶化，故这种循环称为恶性循环（vicious circle）（图 2-2）。

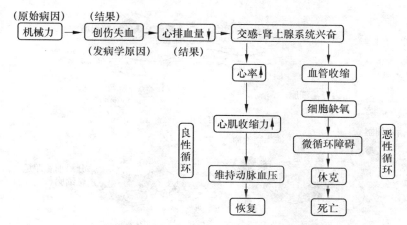

图 2-2　因果转化规律示意图

认识疾病发展过程中的因果转化以及在某些疾病、某些情况下可能出现的恶性循环，对于正确地治疗疾病和防止疾病的恶化具有重要意义。在上述的严重外伤发展过程中，如能及时采取有效的止血措施和输血、输液，就可以阻断上述连锁反应的发展，从而防止病情的恶化。如果恶性循环已经出现，则可通过输血、补液，正确使用血管活性药物，纠正酸中毒等措施来打断恶性循环，使病情向着有利于机体康复的方向发展。

二、疾病发生的基本机制

疾病发生的基本机制（mechanism）指参与很多疾病发病的共同机制。

（一）神经机制

神经系统在调控人体生命活动中起重要作用，神经机制参与了大多数疾病的发病，致病因素通过神经机制导致疾病发生是多途径的，直接或间接损害神经系统，通过改变神经系统的功能而导致疾病的发生；通过刺激机体感受器，经神经反射引起相应器官组织的功能、代谢变化；抑制神经递质的合成、释放和分解；促进致病因子与神经递质的结合，减弱或阻断正常递质的作用造成大脑皮质与皮质下功能紊乱等均是致病因子通过神经机制导致疾病发生的途径。例如，失血引起的反射性交感神经兴奋，患者精神紧张、焦虑、烦恼，是通过导致大脑皮质功能紊乱、皮质与皮质下功能失调，出现心血管等内脏器官功能障碍；而流行性乙型脑炎的发生则是流行性乙型脑炎病毒直接损害神经系统，影响了神经系统的功能。

（二）体液机制

疾病中的体液机制主要指致病因素引起体液的质和量的变化，体液调节的障碍最后造成内环境紊乱而致疾病发生（图 2-3）。体液调节紊乱常由各种体液因子（humoral factor）含量或活性变化引起。全身作用的体液因子有组胺、去甲肾上腺素、前列腺素、激活的补体、活化的凝血与纤溶物质等，局部作用的体液因子有内皮素、某些神经肽等。另外，一些细胞因子（cytokines），如白介素（interleukin，IL）、肿瘤坏死因子（tumor necrosis factor，TNF）等也属体液因子的范畴。体液因子常通过三种方式作用于靶细胞：①内分泌（endocrine）：由特殊的分泌细胞分泌的各种化学递质，通过血液循环输送到身体的各个部分，被远距离靶细胞上的受体识别并发挥作用，各种激素便是通过这种方式发挥作用的；②旁分泌（paracrine）：由某些细胞分泌的信息分子由于很快被吸收、破坏，故只能对邻近的靶细胞起作用，采用这种方式的有神经递质及一些生长因子等；③自分泌（autocrine）：细胞能对它们自身分泌的信息分子起反应，即分泌细胞和靶细胞为同一细胞，许多生长因子能以这种方式起作用。

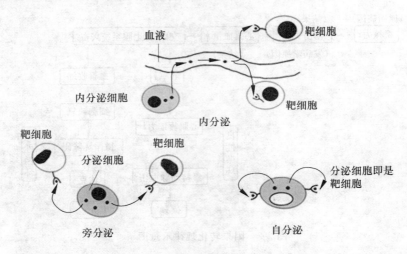

图 2-3　体液因子的作用方式

在很多疾病中都存在体液调节紊乱，主要是通过内分泌激素起作用的，而内分泌腺的功能活动又是受神经机制调节的。应当指出的是，在许多疾病的发生、发展过程中，体液机制与神经机制常常同时发生、共同参与，故常称其为神经体液机制，两者密不可分。例如，某些人受精神或心理的刺激可引起大脑皮质和皮质下中枢的功能紊乱，使调节血压的血管运动中枢的反应性增强，此时交感神经兴奋，末梢释放去甲肾上腺素增多，导致小动脉紧张性收缩，同时，交感神经活动亢进，刺激肾上腺髓质兴奋而释放肾上腺素，使心率加快，心排血量增加，并且因肾小动脉收缩，促使肾素释放，血管紧张素-醛固酮系统激活，共同构成了血压升高的神经-体液机制。

（三）细胞机制

细胞是生物机体最基本的结构单位，致病因素作用于机体后可以直接或间接作用于组织细胞，造成细胞功能、代谢和形态结构变化而引起疾病发生，如病毒性心肌炎时病毒直接损伤心肌细胞、疟原虫感染直接破坏红细胞、艾滋病病毒感染直接损伤淋巴细胞等。除直接的细胞损伤和破坏外，致病因素有时还可引起细胞膜和细胞器功能障碍。细胞膜功能障碍中最受关注的是膜上的各种离子泵如钠泵、钙泵等，当这些泵功能失调时，造成细胞内、外离子失衡，细胞内 Na^+、Ca^{2+} 大量积聚，细胞水肿，甚至死亡，这是导致相关器官功能障碍的重要机制。细胞器功能异常主要表现为线粒体功能障碍，能量生成不足，造成严重的细胞功能障碍。此外，ATP 生成减少使依赖 cAMP 这一第二信使的激素不能发挥其调节作用，最终导致细胞死亡。

另外，数以亿万的细胞群组成的高等生物，其生命活动的正常与协调高度依赖于细胞信号转导的准确有效，即特定的细胞释放信息物质到达靶细胞，与靶细胞的特异性受体结合并激活靶细胞的信使系统产生生物学效应。若细胞间信号转导障碍，必将导致机体发生代谢紊乱、功能失调，许多致病因素便是通过影响细胞信号转导而导致疾病发生的，如心脏负荷过重或心肌损伤时，由于心排血量减少，引起儿茶酚胺、血管紧张素、内皮素及 TNF-α 等大量产生、释放，这些因子作用于其各自相应的受体，激活多条细胞内信号转导通路，使得心肌组织中蛋白质合成增多或发生蛋白质变性，导致心肌重构及心力衰竭的发生。

（四）分子机制

细胞的全部生命活动都是由分子来完成的，因此，从分子水平来研究生命现象和解释疾病的发生机制越来越受到广泛关注。各种病因无论通过何种途径引起疾病，都会以各种形式表现出分子水平上大分子多聚体与小分子的异常，反之，分子水平的异常变化又会在不同程度上影响正常生命活动。所谓分子病（molecular disease）指由于 DNA 遗传变异引起的一类以蛋白质异常为特征的疾病。它主要分成以下几类。

1. 酶缺陷所致的疾病　主要指因 DNA 遗传变异引起的酶蛋白异常所致的疾病。Ⅰ 型糖原沉积病就属此类疾病，由于编码 6-磷酸-葡萄糖脱氢酶的基因发生突变，致使该酶缺乏，使 6-磷酸-葡萄糖无法酶解为葡萄糖，反而经可逆反应转化为糖原，并沉积于肝细胞。

2. 血浆蛋白和细胞蛋白缺陷所致的疾病　如镰刀细胞性贫血，由于血红蛋白的珠蛋白分子中 β-肽链氨基端第 6 位的谷氨酸被缬氨酸取代，血红蛋白的稳定性被破坏，在血氧分压降低时容易形成棒状晶体，红细胞扭曲呈镰刀状，容易破坏发生溶血。

3. 受体病　受体病指由于受体基因突变使受体缺失、减少或结构异常而致的疾病，可分为遗传性受体病（如家族性高胆固醇血症等）、自身免疫性受体病（如重症肌无力等）及继发性受体异常。

4. 膜转运障碍所致的疾病　这是一类由于基因突变引起的特异性载体蛋白缺陷而造成膜转运障碍的疾病。目前了解最多的是肾小管上皮细胞转运障碍，表现为肾小管重吸收功能失调，例如，胱氨酸尿症患者的肾小管上皮细胞对胱氨酸、精氨酸、鸟氨酸与赖氨酸转运的载体蛋白发生遗传性缺陷而发生转运障碍，氨基酸不能被肾小管重吸收，随尿排出，形成胱氨酸尿症。

由于某些疾病（如糖尿病、高血压等）的相关基因（disease-associated gene）或易感基因（susceptibility gene）已被发现，因此出现了基因病（gene disease）的新概念。基因病主要是指因基因本身突变、缺失或其表达、调控障碍引起的疾病，由一个致病基因引起的基因病称为单基因病（mono-gene disease，single gene disorder），如多囊肾，主要是由于常染色体 16p13.3 处存在有缺陷的等位基因 PKDI 所引起的显性遗传病，由多个基因共同控制其表型性状的疾病称多基因病（polygenic disease，multigene disease），此时多个基因的作用可以相加、协同或相互抑制，由于这些基因的作用也受环境因素的影响，因此多基因病也称多因子疾病（multifactorial disease），高血压、冠心病、糖尿病等均属此类疾病。

三、疾病发生、发展过程中应关注的两对关系

（一）局部与全身的关系

疾病有局部的和全身的，这是相对而言的，实际上任何疾病都有局部表现和全身反应。局部病变通过神经和体液途径影响整体；机体的全身功能状态也通过神经和体液途径影响局部病变的发展和转归。医师在处理疾病的局部与全身的关系中，应当力求找出主导方面。如疖肿是局部的化脓性炎症，一般来说进行局部的处理就可以治愈，但疖肿如果是糖尿病的并发症，那么就必须首先矫正全身代谢障碍，即治疗糖尿病。局部变化和全身变化随病程的进展又可以相互转化，例如，疖肿是局部的，但如引起疖肿的细菌侵入血液则可引起全身性败血症。因此，只有正确认识疾病发生中的局部和全身关系，才能无误地采取有效措施。

（二）形态与功能的关系

疾病总有这样或那样的形态学变化，这是疾病发生、发展的物质基础，所谓功能性疾病只是其形态特征尚未被认识而已。有关疾病形态、结构基础的理解不断更新，早在魏尔啸从解剖尸体开始直至用显微镜认识了疾病时器官、组织及细胞的形态学改变，而今人们应用电子显微镜，得以在亚细胞水平上了解疾病的结构基础，时至今日，随着分子生物学的飞速发展，使医师有可能从分子水平上进一步了解疾病的物质基础。在上述的任何一个水平上，形态、结构与功能的变化总是相互联系而且往往是互为因果的，以肢体病变为例，肌肉甚至骨骼在形态结构上的损害（肌

肉挤压伤、骨折）必然严重地影响该肢体的运动功能，反之，肢体的功能障碍也将引起该肢体的形态改变。例如，骨髓灰质炎引起一侧下肢瘫痪时，随着时间的推移，该肢体的肌肉也将逐渐发生萎缩。

第 4 节　疾病的经过与转归

一、疾病的经过

疾病从开始到终结是一个过程，可将疾病发展的过程分成 4 个期，即潜伏期、前驱期、临床症状明显期和转归期。

1. 潜伏期　潜伏期指病因侵入到该病出现前的一段时期，此期患者没有任何临床症状。传染病的潜伏期比较明显，而有些疾病如创伤、烧伤等可无潜伏期。潜伏期的长短依病因的特异性、疾病的类型和机体的自身素质而不一，可从几天到几年。这一时期正是机体本身的防御或代偿功能与致病因子斗争的时期，如果机体的防御能力能够战胜病因，疾病即告终止，否则将继续发展，而呈现疾病征象。正确认识疾病的潜伏期有很重要的意义，如确定或怀疑某些个体已经感染某种传染病时，就应当及早进行隔离和（或）预防治疗。

2. 前驱期　前驱期指从潜伏期之后到开始出现明显的症状之前的一段时期。这个时期所表现的并不是该病所特有的、并能用以鉴别诊断的临床症状，而是像不适感、倦怠、食欲不振、微热等一般的症状，这应该是提醒患者及时就医的信号。前驱期的发现有利于早期诊断和早期治疗。

3. 症状明显期　此期出现疾病的特征性临床表现，即出现该疾病所特有的大部分或全部症状和体征，如大叶性肺炎可出现咳嗽、胸痛、发热、寒战、咳铁锈色痰等，糖尿病出现多食、多饮、多尿、体重减轻等。患者特殊的症状和体征是疾病诊断的重要依据。这一病期持续的时间，对多数急性病来讲较易确定，但在慢性疾病（肺结核、梅毒等）则随病情的轻重和个体的特点而各不相同。

4. 转归期　相同的疾病结局可不相同，而不同的疾病却可有相同的结局，任何疾病最后的结局均不外乎是康复或死亡这两种形式。疾病转归的方向取决于病因的损伤作用和机体抗损伤反应力量的对比，而及时、正确的治疗也可影响疾病的转归。

二、疾病的转归

（一）康复

康复分为完全康复（complete recovery）与不完全康复（incomplete recovery）两种。完全康复的机体应该具备：① 致病因素已经清除或不起作用；② 疾病时所发生的损伤性变化及其表现出的各种症状和体征已完全消失；③ 机体的自稳调节恢复正常。但病后康复的机体并不意味着"复原"，而是成为一个新质的机体，如罹患过某种传染病如天花、伤寒等后，该机体在康复后获得了终身免疫，不再罹患同种疾病。与完全康复相比，不完全康复：① 疾病时出现的损伤性变化得到了控制；② 患者的主要症状、体征和行为异常虽已消失，但体内的某些重要病理变化并未消失甚至持续终生，故机体的功能、代谢和形态结构并未完全恢复正常；③ 可遗留后遗症，需通过机体的代偿才能维持内环境的稳定。例如，因心脏瓣膜病变引起的心力衰竭经药物治疗后，患者的主要症状、体征和行为异常虽已消失，但因心瓣膜的病变依然存在，所以患者是靠机体的代偿功能维持着相对正常的生命活动，在心脏负荷过重或代偿失调时，心力衰竭即可重现。另外，器官切除后或残疾（如截肢后）的状态也属于不完全康复。

（二）死亡

如果疾病时的各种严重损伤占优势而机体防御、代偿等抗损伤反应相对不足，或者自稳调节的紊乱十分严重，不能建立新的平衡，又无及时和正确的治疗，患者就可能发生死亡（death）。死亡作为疾病的一种转归，是指生命活动的终止，是生命的必然规律。死亡有生理性和病理性两种，因机体各器官的自然老化而致的生命自然终止只是极少数，人类绝大部分都死于疾病。因病死亡的原因大致可分为 3 类：① 由于脑、心、肝以及双侧肾、肺及肾上腺等重要生命器官发生了严重的、不可恢复的损害；② 由于恶性肿瘤、严重肺结核、重度营养不良等慢性消耗性疾病导致的机体极度衰竭和恶病质，以致代谢的物质基础极度不足、各系统正常功能不能维持；③ 没有明显的重要器官器质性损伤的急死，如电击、中毒、溺水、窒息、过敏、麻醉过量、冻死等。急性症状发生后即刻或者在 24 小时内发生的意外死亡称为猝死（sudden death），猝死占全部非暴力死亡的 25% 左右，成人猝死的主要原因是心脑血管病变，儿童则主要为各种传染病。

近年来，由于医疗技术的进步，心肺复苏术的普及，人们对死亡的认识也发生了某些重要的变化。按照传统理念，人们把呼吸、心脏功能的永久性停止视为死亡的标志，认为死亡是一个生物学过程，将其分为濒死期、临床死亡期和生物学死亡期 3 个阶段。但是机体作为一个整体的功能永久停止，并不意味各个器官组织同时均死亡，因此产生了关于"死亡"概念更新的问题，提出了脑死亡的概念，认为全脑死亡才是死亡的标准。一旦出现脑死亡，就意味着人的实质性死亡，"脑死亡"的概念正逐渐被人们接受。

1. 传统死亡理念　按照传统概念，死亡被认为是一个生物学过程，经历了下述 3 个阶段。

（1）濒死期：机体各系统的功能产生严重的障碍，中枢神经系统脑干以上部分处于深度抑制状态，表现为意识模糊或消失、反射迟钝、心跳减弱、血压降低、呼吸微弱或出现周期性呼吸；由于缺氧，糖酵解过程占优势，乳酸等酸性中间代谢产物增多；同时，ATP 形成不足，能量供应锐减，各种功能活动愈益减弱。濒死期的持续时间因病而异，例如因心跳或呼吸骤停的猝死患者，可以不经过或无明显的濒死期而直接进入临床死亡期；因慢性疾病死亡的患者，其濒死期一般较长，可持续数小时至 2～3 昼夜。

（2）临床死亡期：该期的主要标志为心跳和呼吸完全停止，此时反射消失，延髓处于深度抑制状态，但各种组织仍然进行着微弱的代谢过程。临床死亡期的持续时间一般为 5～8 分钟，即血液供应完全停止后大脑所能耐受缺氧的时间，超过这个时间，大脑将发生不可逆的变化。

在濒死期或临床死亡期，重要器官的代谢过程尚未停止，如果这种情况是由于失血、窒息、触电等原因引起，若能及时采取一系列有效的紧急抢救措施，患者就有可能复苏或复活。

（3）生物学死亡期：该期是死亡过程的最后阶段，此时从脑皮质开始到整个神经系统以及其他各器官、系统的新陈代谢相继停止并出现不可逆的变化；整个机体已不可能复活，但某些组织在一定时间内仍可有极为微弱的代谢活动。此期中逐渐出现尸冷、尸僵、尸斑，最后尸体开始腐败。

2. 现代死亡理念　脑死亡（brain death）的概念首先产生于法国，1959 年，法国学者 P. Mollaret 和 M. Goulon 在第 23 届国际神经学会上首次提出"昏迷过度"的概念，同时报道了存在这种病理状态的 23 个病例，并开始使用"脑死亡"一词。他们的报道提示，凡是被诊断为"昏迷过度"的患者，苏醒可能性几乎为零，医学界接受并认可了该提法。此后，关于这种"昏迷过度"的研究重点是如何确定脑死亡的诊断标准和排除"脑死亡样状态"，同时提出在确诊脑死亡之前，必须排除深低温和药物过量的影响。从 1966 年开始，法国即明确了"脑死亡"为死亡标志；同年美国也提出脑死亡是临床死亡的标志，在 1968 年第 22 届世界医学大会上，美国哈佛大学医学院脑死亡定义审查特别委员会将脑死亡定义为"枕骨大孔以上全脑功能不可逆性的永久丧失"。

脑死亡的患者可表现：① 大脑功能停止：除运动、思考、感情等精神活动功能外，意识也永久性丧失，脑电波消失。② 脑干功能停止：脑干有网状结构、脑神经核、延髓血管运动中枢、呼吸中枢等重要结构，因此脑干功能丧失意味着上述结构的功能均停止。网状结构功能丧失导致昏迷；脑神经核功能丧失则对光反射、角膜反射、眼球反射、前庭反射、咽反射、咳嗽反射等颅神经反射消失；延髓功能停止，则自主呼吸停止，血压急剧下降。③ 其他表现：由于体温调节功能丧失，患者体温随环境温度变化而变化；脊髓反射保留，且由于中枢性抑制解除，有时脊髓反射反而亢进；另外尚有自觉运动、去皮质强直、去大脑强直、肢体痉挛等反应均消失等表现。

据此，脑死亡的判断标准：

(1) 不可逆性深昏迷，大脑对整个环境应答反应完全消失；

(2) 呼吸停止，进行人工呼吸 15 分钟后仍不出现自主呼吸；

(3) 脑干神经反射消失（如角膜反射、咳嗽反射、吞咽反射等消失，瞳孔散大、固定、对光反射消失）；

(4) 肌张力消失，无自主性肌肉活动；

(5) 脑电波消失，给予强刺激脑电图仍呈平直线，即出现大脑电沉默；

(6) 脑血液循环完全停止（脑血管造影证实）。

宣告脑死亡应十分慎重，凡符合以上标准，并在 24 小时或 72 小时内反复测试，多次检查结果无变化，即可宣告死亡，但需排除体温过低（低于 32.2℃）者或刚服用过巴比妥类或其他中枢神经系统抑制剂的情况。

用脑死亡作为死亡的标志是社会发展的需要，也是对死者的尊重，临床工作中采用脑死亡概念的意义首先在于可正确判定死亡时间，确定终止复苏抢救的界限，减少经济及人力消耗。脑死亡者是人工维持着的暂时"一息尚存"的死体，作为整体的生命已经不可逆转地永远停止，维持一个脑死亡躯体，需要耗费相当多的费用，而且医护人员及家属还要消耗很多的精力，如以脑死亡为标准，宣告其死亡，就可以停止不必要的无效"抢救"，从而可以免去这些负担。其次，可为器官移植创造条件，由于脑死亡后在一定时间内通过人工呼吸等措施可以维持血液循环，故除脑以外的各器官仍然存活且未处于缺血状态，有利于提供最新鲜的器官移植材料。用脑死亡者的躯体材料挽救可挽救的患者的生命，是这些死者对人类的最后奉献，活的器官、组织或细胞还可用于器官灌流、组织和细胞培养等实验研究工作。因此应该制定严格的脑死亡的标准甚至法规，并加以宣传和推广应用。

（王晶宇　刘　昕）

参 考 文 献

陈主初. 2005. 病理生理学［M］. 北京：人民卫生出版社.

金惠铭，王建枝. 2008. 病理生理学［M］. 北京：人民卫生出版社.

金惠铭. 2005. 病理生理学［M］. 上海：复旦大学出版社.

王迪浔，金惠铭. 2002. 人体病理生理学［M］. 北京：人民卫生出版社.

王建枝，金惠铭. 2007. 病理生理学（英文版）［M］. 北京：人民卫生出版社.

王建枝，殷莲华. 2013. 病理生理学［M］. 北京：人民卫生出版社.

张启良. 2000. 新编病理生理学教程［M］. 上海：上海科学技术出版社.

MASORO E J. 2001. Physiology of aging［J］. Int J Sport Nutr Exerc Metab, 11 Suppl：S218-222.

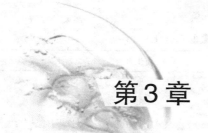

第3章
水、电解质代谢紊乱

    水是机体内含量最多的组成成分和生命活动的必需物质。人如果无水摄入，7～10天即会威胁生命。体内并无纯水，体内的水与溶解在其中的物质共称为体液（body fluid），其化学组成类似于海水，反映人类进化的起源。分布于细胞内的液体称细胞内液（intracellular fluid，ICF），它的容量和成分与细胞的代谢、生理功能密切相关；细胞周围的是组织间液（interstitial fluid），其与血浆共同构成细胞外液（extracellular fluid，ECF）。细胞外液构成了人体的内环境，是沟通组织细胞之间和机体与外界环境之间的媒介。

    体液中的溶质包括电解质与非电解质两大类。非电解质在溶液中不解离，因而是不带电荷的溶质，包括尿素、葡萄糖、氧、二氧化碳和有机酸等。各种盐在水中解离为带一个或多个电荷的离子，称为电解质（electrolyte），体内主要的电解质有 Na^+、K^+、Ca^{2+}、Mg^{2+}、Cl^-、HCO_3^-、HPO_4^{2-}、SO_4^{2-} 等。

    疾病、外界环境的剧烈变化、医源性因素等常会引起机体发生或伴有水、电解质代谢紊乱（disturbances of water and electrolyte metabolism），从而导致体液的容量、分布、电解质浓度和渗透压的变化。如果得不到及时的纠正，水、电解质代谢紊乱又可引起全身各器官、系统特别是心血管系统、神经系统的生理功能和机体的物质代谢发生相应的障碍，严重时常可导致患者死亡，故水、电解质代谢紊乱在临床上具有十分重要意义。通过了解水、电解质的生理调节机制与产生水、电解质平衡紊乱的病理生理机制可帮助医务人员提高对它们的识别与处理能力，对临床防治实践有很大帮助。

第1节　水、电解质的正常代谢

一、体液的容量与分布

    正常成年男性的体液总量占其体重的60%，但是体液总量会因年龄、性别、体内脂肪组织含量的不同而有一定的变化（表3-1）。从婴儿到老年人，体液量占体重的比例逐渐减少。新生儿体液量约占体重的80%，婴儿占70%，学龄儿童约占65%，成年人占60%，而老年人的体液量则仅占体重的40%～50%，相对减少的体液总量使老年人更容易发生脱水。婴幼儿体液虽然占体重比例大，但其中细胞外液尤其是组织间液占的相对密度较大；且小儿体表面积大，代谢旺盛，肾脏的浓缩功能差，故小儿水的交换率较高，即水的摄入多，尿量亦多，每日水的交换量达细胞外液总量的50%，而成人仅为14%；加上小儿不显性失水比成人多，且婴幼儿的神经、内分泌、呼吸、泌尿系统等发育尚不完善，对体液容量变化非常敏感，因此婴幼儿在疾病过程中更容易发生水、电解质代谢紊乱。

表 3-1　正常人体液的分布和容量（占体重的百分比）　　　　　　　　　　%

	成人（男）	成人（女）	儿童	婴儿	新生儿	老年人
体液总量	60	55	65	70	80	52
细胞内液	40	35	40	40	35	27
细胞外液	20	20	25	30	45	25
细胞间液	15	15	20	25	40	20
血浆	5	5	5	5	5	5

　　肥胖者与肌肉发达者体液含量也有明显的不同，由于脂肪组织含水量为 $10\%\sim30\%$，而肌肉组织的含水量为 $75\%\sim80\%$，体液总量随脂肪的增加而减少，因此肥胖的人体液总量占体重的比例较少，对缺水的耐受性较差；因女性皮下脂肪组织较为丰富，所以成年男性的体液量比女性平均多约 6%。

　　细胞膜将体液分隔成细胞内液（占体重的 40%）和细胞外液（占体重的 20%），而毛细血管壁又将细胞外液分隔为血浆（占体重的 5%）和组织间液（占体重的 15%）。细胞外液中还有一些特殊的分泌液，如胃肠道消化液、脑脊液、关节囊液等，是细胞消耗能量完成一定的化学反应分泌出来的，称为透细胞液或跨细胞液（transcellular fluid），由于这部分液体分布于一些腔隙，如胃肠道、颅腔、关节囊、胸膜腔、腹膜腔中，又称为第三间隙液，虽然它仅占细胞外液极小一部分（占体重的 $1\%\sim2\%$），但这部分体液大量丢失也会引起细胞外液容量减少，如腹泻、胸腔积液、腹水等。此外，存在于结缔组织、软骨和骨质中的水也属于细胞外液，但它们与细胞内液的交换十分缓慢，称为慢交换液（slow exchange fluid），在生理情况下变化不大，临床意义相对较小（图 3-1）。

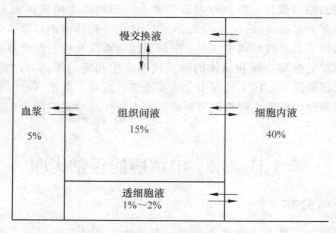

图 3-1　体液的分布

二、体液中主要电解质及其分布

　　体液中主要的电解质有 Na^+、K^+、Ca^{2+}、Mg^{2+}、Cl^-、HCO_3^-、HPO_4^{2-} 和 SO_4^{2-} 等。细胞内液和细胞外液不仅在容量上存在差别，而且在组成成分上也明显不同（表 3-2）。细胞外液主要的阳离子是 Na^+，主要的阴离子是 Cl^-，其次是 HCO_3^-、HPO_4^{2-}、SO_4^{2-}、有机酸和蛋白质；组织间液和血浆电解质的主要区别在于血浆含有较高的蛋白质（7%），而组织间液蛋白质含量较低，仅为 $0.05\%\sim0.35\%$，这与蛋白质不易透过毛细血管进入组织间液有关，其对维持血浆胶体渗透压、稳定血容量有重要意义。细胞内液主要的阳离子是 K^+，其次是 Mg^{2+}，主要的阴离子是

HPO_4^{2-} 和蛋白质，Na^+ 的浓度远远低于细胞外液。细胞膜两侧的电荷梯度为神经及肌肉动作电位的产生所必需，细胞膜两侧 K^+ 和 Na^+ 浓度的悬殊差异依靠细胞膜上的 Na^+-K^+-ATP 酶的作用得以保持，钠泵每分解 1 分子的 ATP 可将 2 个 K^+ 移入细胞内，同时将 3 个 Na^+ 移出细胞外。不同部位体液中电解质的组成及各自的浓度各不相同，但正常情况下，所含阴、阳离子数的总量是相等的，并保持电中性，处于动态平衡，保持相对稳定。

表 3-2　体液中电解质的分布及浓度

电解质	细胞内液（mmol/L 水）	细胞间液（mmol/L 水）	血浆	
			（mmol/L 水）	（mmol/L 血浆）
阳离子				
总量	194	155.5	167	154
Na^+	15	147	154	142
K^+	150	4	5.4	5
Ca^{2+}	2	2.5	5.4	5
Mg^{2+}	27	2	2.2	2
阴离子				
总量	194	155.5	167	154
Cl^-	1	114	111.8	103
HCO_3^-	10	30	29.3	27
HPO_4^{2-}	100	2	2.2	2
蛋白质负离子	63	1	17.3	16
有机酸根	—	7.7	5.4	5
SO_4^{2-}	20	1	1	1

三、体液的渗透压

细胞膜是一种半透膜，对水具有高度通透性，而其他多数溶质则不具有这种性质。水能通过细胞膜到达溶质浓度较高的一侧，此现象称为渗透作用（osmosis）。为阻止水经过半透膜进入浓度较高的溶液，在溶液一侧所施加的压力称为渗透压，它是一切溶液所固有的一种特性，是由溶液中溶质的微粒所产生的渗透效应形成的。在一定温度下，溶液的渗透压取决于溶液中渗透活性颗粒（溶质分子或离子）数目，而与颗粒大小、电荷、质量无关。溶质产生渗透作用和渗透压的能力可用"渗量或渗透摩尔（osmole）"来衡量。1 摩尔非渗透、不电离的物质相当于 1 渗量。因此，在讨论渗透压问题时，临床上有时用渗透摩尔浓度（osmolality）即毫渗量/升（mOsm/L）来衡量溶液的渗透压。对于非电解质溶液（如葡萄糖溶液）来说，1mOsm/L 等于 1mmol/L；对电解质溶液来说，1mOsm 则等于 1mmol 离子，如 1mmol/L NaCl 电离成 1mmol/L Na^+ 和 1mmol/L Cl^-，故其渗透摩尔浓度为 2mOsm/L。

体液内主要起渗透作用的溶质是电解质，血浆和组织间液的渗透压 90%～95% 来源于 Na^+、Cl^- 和 HCO_3^-，剩余的 5%～10% 由其他离子、葡萄糖、氨基酸、尿素以及蛋白质等构成；细胞内液的渗透压大约 50% 来源于 K^+，其次是 HPO_4^{2-}。由于水分子可以自由通过细胞膜，因此血浆、组织间液和细胞内液的渗透压是相同的，通常维持在 280～310mmol/L 之间。渗透压在此范围的溶液称为等渗液，如 0.9% 的 NaCl 溶液。在此种溶液中，细胞内、外没有渗透压梯度，因此，细胞既不会肿胀也不会皱缩。渗透压高于 310mmol/L 的为高渗溶液，细胞在高渗溶液中会发生皱缩。例如，在细胞外加入高渗的 Na^+ 溶液，提高细胞外液的渗透压，细胞内的水分将会沿着渗透压梯度流出，从而减少细胞内液的体积，引起细胞皱缩；相反，渗透压低于 280mmol/L 的为低渗溶液，如果将细胞置于低渗溶液中，水将沿着渗透压梯度从细胞外流入，导致细胞肿胀。由蛋白质等大分子（胶体颗粒）形成的渗透压，称为胶体渗透压（colloid osmotic pressure）；而由 Na^+、K^+ 等离子（晶体颗粒）形成的渗透压，称为晶体渗透压（crystalloid osmotic pressure）。血浆蛋白质所产生的胶体渗透压极小，仅占血浆总渗透压的 1/200，与血浆晶体渗透压相比微不足道，但由于其不能自由通透毛细血管壁，因此对于维持血管内、外液体的交换和血容量具有十分重要的作用。

四、水、电解质的生理功能

（一）水的生理作用

1. 促进物质代谢　水既是一切生化反应进行的必需物，又是良好的溶剂，能够溶解物质，加速化学反应，有利于营养物质及代谢产物的运输和代谢废物的排泄。

2. 调节体温　水能维持产热与散热的平衡，1g 水在 37℃ 完全蒸发时需要吸收 2407J 热量；水的流动性大，体液各部分中水的交换非常迅速，因而对体温调节起重要作用。

3. 润滑作用　泪液、唾液、关节囊的滑液、胸膜腔和腹膜腔的浆液对所在部位可起到润滑作用，如防止眼球干燥有利于眼球转动、保持口腔和咽部湿润有利于吞咽、减少组织间的摩擦有利于关节转动等。

4. 体内的水有相当大的一部分是以结合水的形式存在（其余的是以自由水的形式存在）　结合水与蛋白质、黏多糖和磷脂等结合，发挥复杂的生理功能。各种组织、器官含自由水和结合水的比例不同，因而坚实程度不同，心脏含水 79%，比血液仅少 4%，但由于心脏主要含结合水，故它的形态坚实、柔韧，而血液则循环流动。

（二）机体的电解质

分为有机电解质（如蛋白质）和无机电解质（即无机盐）两部分。无机盐的主要金属阳离子为 Na^+、K^+、Ca^{2+}、Mg^{2+}，主要阴离子则为 Cl^-、HCO_3^-、HPO_4^{2-} 等。电解质的主要功能：

1. 维持体液的渗透压和酸碱平衡　例如钾是细胞内主要的阳离子，是维持细胞内渗透压的基础；K^+ 又能通过细胞膜与细胞外液中的 H^+、Na^+ 进行交换，参与细胞内、外的渗透压和酸碱平衡的调节。

2. 维持神经、肌肉、心肌细胞的静息电位，参与其动作电位的形成　从以下公式可看出，神经、肌肉和心脏的兴奋性与上述各种离子的关系十分密切。例如，高钾血症可导致心律失常和使心脏停搏于舒张期，在临床上，人们可采用静脉注射葡萄糖和胰岛素来降低血钾浓度，还可采用静脉注射葡萄糖酸钙拮抗高钾的方法加以治疗。

$$神经、肌肉应激性 \propto \frac{[K^+] \cdot [Na^+] \cdot [OH^-]}{[Ca^{2+}] \cdot [Mg^{2+}] \cdot [H^+]} \quad \begin{array}{l}（应激性离子）\\（瘫痪性离子）\end{array}$$

$$心肌应激性 \propto \frac{[Ca^{2+}] \cdot [Na^+] \cdot [OH^-]}{[K^+] \cdot [Mg^{2+}] \cdot [H^+]} \quad \begin{array}{l}（应激性离子）\\（瘫痪性离子）\end{array}$$

3. 参与新陈代谢等生理活动　多种无机离子作为金属酶或金属活化酶的辅助因子，在细胞水平对物质代谢进行调节。例如羧肽酶含锌、黄嘌呤氧化酶含锰、多种激酶需镁离子激活、淀粉酶需氯离子激活；钾离子参与糖原和蛋白质的合成，每合成 1g 糖原有 0.15mmol/L 钾离子进入细胞，每合成 1g 蛋白质有 0.45mmol/L 钾离子进入细胞，反之，当糖原或蛋白质分解时，也有等量钾离子返回血浆。

4. 构成组织的成分　如钙、磷、镁是骨骼和牙齿的组成成分。

五、水、钠的平衡及其调节

正常人每天水的摄入和排出处于动态平衡之中，一般情况下，24 小时水摄入量在 2000ml 到 2500ml 之间，水的来源有饮水、食物水、代谢水，成人每天饮水量波动于 1000～1300ml 之间，食物水含量为 700～900ml。糖、脂肪、蛋白质等营养物质在体内氧化生成的水称为代谢水，每天约 300ml（每 100g 糖氧化产生 60ml 水，每 100g 脂肪可产生 107ml 水，每 100g 蛋白质可产生 41ml 水）。在严重创伤如挤压综合征时，大量组织破坏可使体内迅速产生大量内生水，每破坏 1kg 肌肉约可释放 850ml 水。

机体排出水分主要有 4 条途径，分别为消化道（粪）、皮肤（显性汗和非显性汗）、肺（呼吸蒸发）和肾（尿）。每天由皮肤蒸发的水（非显性汗）约 500ml，通过呼吸蒸发的水分约 350ml，这一过程往往不被我们所察觉，因此被称为不感蒸发或不显性失水（insensible water loss），经皮肤蒸发的非显性汗仅含少量电解质，而通过呼吸蒸发的水中几乎不含电解质，故这两种蒸发排出的水分可以当作纯水来看待；显性出汗（sensible perspiration）时，汗液是一种低渗溶液，含 NaCl 约为 0.2%，并含有少量的 K^+。因此，在炎夏或高温环境下活动导致大量出汗时，会伴有电解质的丢失。健康成人每日经粪便排出的水分约为 150ml，尽管在正常情况下通过此途径排出的水分很少，但在腹泻时，通过此途径可丢失大量的水分，导致严重的水、电解质代谢紊乱。由尿排出的水分为 1000～1500ml，需要指出的是，正常成人每天至少排出 500ml 尿液才能清除体内的代谢废物。因为成人每日尿液中的固体物质（主要是蛋白质代谢终产物及电解质）一般不少于 35g，尿液最大浓度为 6g%～8g%，所以每天排出 35g 固体溶质的最低尿量为 500ml，再加上非显性汗、呼吸蒸发以及粪便排水量，每天最低排出的水量为 1500ml。要维持水分出入量的平衡，每天需水 1500～2000ml，称日需要量。正常情况下每日的出入量保持平衡，尿量则视水分的摄入情况和其他途径排水的多少而增减。

正常成人体内含钠总量的 40% 与骨骼的基质结合，是不可交换的；另外 50% 在细胞外液，10% 在细胞内液，是可以交换的。血钠浓度的正常范围为 130～150mmol/L，细胞内液中的 Na^+ 浓度仅为 10mmol/kg 水左右。成人每天所需的钠为 4～6g（100～200mmol/L），天然食物中含钠甚少，故人们摄入的钠主要来自食盐。每天从食物（食盐）中得到的钠往往超过机体的需要，摄入的钠几乎全部由小肠吸收，多余的钠经肾随尿排出。摄入多，排出亦多，摄入少，排出亦少。如果无钠饮食数天至数十天，则尿钠排出几乎为零。此外，汗液虽为低渗液，随汗液亦可排出少量的钠，如大量出汗，也可丢失较多的钠，而钠的排出通常也伴有氯的排出。

细胞外液容量和渗透浓度相对稳定是通过神经-内分泌系统的调节实现的，与机体内水与盐（NaCl）的平衡紧密相关。水的平衡主要由渴感（thirst）及血管升压素（antidiuretic hormone，ADH）调节，主要维持血浆等渗；而钠平衡则主要受醛固酮（aldosterone，ALD）调节，主要维持细胞外液的容量及组织灌流。

（一）渴感中枢

渴感中枢位于下丘脑视上核侧面，与渗透压感受器相邻，并有部分交叉、重叠；近来认为第三脑室旁的穹隆下部和终板血管器也与渴感有关。血浆晶体渗透压升高和血容量减少都可以引起渴感中枢兴奋而导致渴感；血管紧张素 II 增加也可以引起渴感，其机制可能与降低渴感阈值有关。

（二）血管升压素

ADH 由下丘脑视上核和室旁核的神经元合成，并沿着这些神经元的轴突下行到垂体后叶储存。正常渗透压感受器阈值为 280mmol/L，当成人细胞外液渗透压有 1%～2% 变动时，就可影响血管升压素的释放。非渗透性刺激，即血容量和血压的变化可通过左心房和胸腔大静脉处的容量感受器和颈动脉窦、主动脉弓的压力感受器而影响 ADH 的分泌，细胞外液容量要有 10% 减少才能刺激渴感和 ADH 释放，但是后者的作用一旦激发，作用更强。临床上，当血容量严重减少时，尽管渗透压不高，ADH 分泌仍很多。其他非渗透性因素如疼痛、精神紧张、吸烟、恶心、呕吐等也可刺激 ADH 分泌。

在生理状况下，不会因为饮水和盐摄入的多少而使细胞外液的渗透压发生显著的改变。只有当机体内水分不足或摄入较多的食盐而使细胞外液的渗透压升高时，才能刺激下丘脑的视上核渗透压感受器和口渴中枢产生兴奋，使机体主动饮水而补充水的不足，促使 ADH 的分泌增多，加强肾远曲小管和集合管对水的重吸收，减少水的排出，使体内水的容量增加，血浆渗透压恢复正常。反之，当体内水分过多或摄盐不足而使细胞外渗透压降低时，抑制渴感和 ADH 的释放，减弱肾远曲小管和集合管对水的重吸收，使水分排出增多，使已降低的细胞外液渗透压增至正常（图 3-2）。

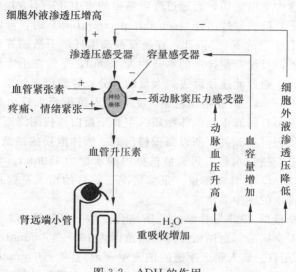

图 3-2　ADH 的作用

（三）醛固酮

醛固酮合成于肾上腺皮质，主要作用是促进肾小管和集合管对 Na^+ 的重吸收，同时通过 Na^+-K^+ 和 Na^+-H^+ 交换而促进 K^+ 和 H^+ 的排出，随着 Na^+ 的主动重吸收增加，Cl^- 和水的重吸收也增多。醛固酮的分泌主要受肾素-血管紧张素系统和血浆 Na^+ 浓度的调节。血容量和血钠浓度降低均能刺激醛固酮的分泌、释放，前文已提到正常人体血钠浓度受渴感和 ADH 的调节保持相对稳定，血钠浓度的降低对醛固酮的影响相对较小，即便存在低钠血症，它对醛固酮的影响也常常被同时存在的血容量的改变所产生的影响掩盖。血容量减少，醛固酮分泌增多；血容量增多，醛固酮分泌则减少（图 3-3）。

（四）心房钠尿肽

近年还证明，心房钠尿肽（atrial natriuretic peptide，ANP）也是影响水、钠代谢的重要体液因素。心房钠尿肽是一组由心房肌细胞产生的多肽，由 21～33 个氨基酸组成。当心房扩张、血容量增加、血 Na^+ 浓度增高或血管紧张素增多时，将刺激心房肌细胞合成释放 ANP。ANP 释放入血后，将主要从 4 个方面影响水、钠代谢：① 减少肾素的分泌；② 抑制醛固酮的分泌；③ 对抗血管紧张素的缩血管效应；④ 拮抗醛固酮的滞 Na^+ 作用。反之，当限制钠和水的摄入、血容量减少、血管紧张素减少时，心房钠尿肽分泌、释放减少。因此，有人认为体内可能有一个 ANP 系统与肾素血管紧张素-醛固酮系统一起担负着调节水、钠代谢的作用。

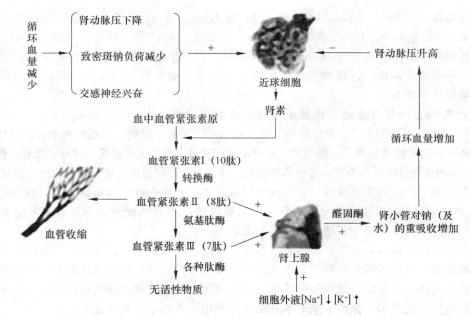

图 3-3　醛固酮系统的调节

（五）水通道蛋白

水通道蛋白（aquaporins，AQP）是一组构成水通道与水通透有关的细胞膜转运蛋白，广泛存在于动物、植物及微生物界。目前在哺乳动物组织中鉴定出的 AQP 有二十余种，每种 AQP 有其特异性的组织分布，不同 AQP 在肾和其他器官的水吸收和分泌过程中有着不同的作用和调节机制。参与水平衡调节的有 AQP1、AQP2、AQP3、AQP4。AQP1 位于近曲小管亨氏襻降支管腔膜和基膜、降支直小血管腔膜和基膜，对水的运输和通透发挥调节作用。此外，AQP1 也位于红细胞膜上，

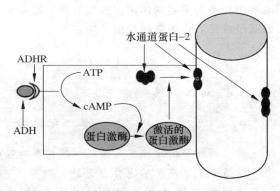

图 3-4　水通道蛋白的作用

生理状态下有利于红细胞在渗透压变化的情况下，如通过髓质高渗区时得以生存。AQP2、AQP3 位于集合管，在肾浓缩机制中起重要作用，当 AQP2 发生功能缺陷时，将导致尿崩症。拮抗 AQP3 可产生利尿反应。AQP4 位于集合管主细胞基质侧，可能提供水流出通道。有研究证实，AQP5 主要分布于泪腺和颌下腺，可能的作用是提供分泌通道。在肺泡上皮 I 型细胞中也有 AQP5 分布，其对肺水肿的发生有一定作用。AQP0 是眼晶状体纤维蛋白的主要成分（占 60%），现认为其对水通透的特性是维持晶状体水平衡的机制，改变 AQP0 可能会导致晶状体水肿和白内障。

（六）肾脏的作用

肾脏是在维持内环境稳定中起关键作用的重要器官，通过滤过流经肾脏的血液，选择性重吸收水、电解质、非电解质并排出尿液而调节机体的体液、电解质及酸碱平衡，还排出代谢废物（如尿素、肌酸、尿酸等）和外源性化学物质。除这些调节和排泄功能外，肾脏还分泌肾素、前列腺素、活化型维生素 D_3 和促红细胞生成素等。

肾脏的主要功能是维持细胞外液的容量与组成于正常范围之内，这是通过肾小球的滤过与肾小管及集合管的重吸收与分泌而完成的。

1. 肾小球的超过滤　尿的形成开始于肾小球的滤过。肾血流量（renal blood flow，RBF）

约等于心排血量（cardiac output，CO）的 1/4，即 1200ml/min；正常血细胞比容约为 45%，故肾血浆流量（renal plasma flow）为 660ml/min，其中 1/5 可经肾小球滤过，即 125ml/min，称为肾小球滤过率（glomerular filtration rate，GFR），相当于每天有 170～180L 液体（原尿）滤过肾小球。尽管如此，这一过程却完全是依赖于肾小球毛细血管与肾小管之间的压力梯度完成的，并不消耗任何能量。

2. 肾小管的重吸收与分泌　在肾小球有 3 类物质滤出，分别为电解质（Na^+、K^+、Ca^{2+}、Mg^{2+}、Cl^-、HCO_3^-、HPO_4^{2-}）、非电解质（糖、氨基酸、尿素、尿酸、肌酸）和水。尿形成的第二步是滤过物质的选择性重吸收，一些物质又从肾小管回到肾小管周围的血管。此外，还有一些物质则从肾小管周围的血管分泌至肾小管。这种选择性重吸收及分泌过程通过主动与被动两种机制完成。

（1）近曲小管中的等张重吸收：肾小球滤过液刚进入近曲小管时与血浆等渗，在近曲小管有多达 80% 的滤过液被等张重吸收至肾小管周围毛细血管，约 20% 滤过液保留在肾小管内，在作为终尿排出体外之前还需进一步通过浓缩机制来调节。

（2）尿的浓缩与稀释：正常个体尽管饮水与排尿的量变化很大，但体液中总的溶质浓度维持恒定，这是通过排出浓缩或是稀释的尿来调节的。摄入大量液体，导致体液稀释，尿亦稀释，大量的水迅速排出体外；相反，饮水短缺或摄入溶质过量，导致体液中溶质浓度增高，则尿高度浓缩，使溶质的排出超过水，保留下来的水有助于体液中溶质的浓度趋于正常。

肾脏中有皮质肾单位与近髓肾单位两类不同的肾单位。近髓肾单位的亨利襻长得多，在尿的浓缩中起更为重要的作用。经浓缩后，原尿中 99%～99.5% 的水均被重吸收，仅有 0.5%～1% 的滤过液最后作为终尿排出体外。

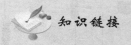

知识链接

等渗液与等张液的区别

某两种溶液用理想半透膜（理想半透膜的特点是只允许溶剂水分子即小分子自由通过，而溶质分子或离子不能自由通过）隔开，若无渗透现象产生则互称为等渗液，而医学上的等渗液是指该液与血浆所产生的渗透压相等。一般认为血浆总渗透压范围在 280～310mmol/L 之间，渗透压在上述范围内的溶液均为等渗液。

药剂学上一些实验结果提示，某溶液运用冰点下降法求得的渗透压属于等渗范围，但不一定是等张，因为该液可引起溶血现象。这说明等张与等渗是有区别的，渗透压浓度与等渗液的前提是理想半透膜，而张力浓度与等张液的条件是红细胞膜。红细胞膜并非理想半透膜，一些物质分子或离子能自由通过，某溶液放在血液中若不发生各种不同程度的溶血者，均可认为是等张液。

等渗液与等张液间既有联系又有区别，等张概念可认为是在等渗概念的基础上发展起来的，等渗液不一定是等张液，而等张液一定是等渗液。等渗指体外而言，等张指体内而言，两者计算标准也有所不同。

第2节　水、钠代谢紊乱

细胞外液中的主要阳离子为钠离子，水、钠代谢障碍总是同时或先后发生，导致体液容量和渗透压的改变，临床上常将两者的代谢障碍合并讨论。根据体液容量变化不同将其分为脱水和水过多，二者又可根据细胞外液渗透压的不同分为高渗性、低渗性和等渗性；根据血钠浓度的变化可分为高钠血症、低钠血症（表 3-3）。本节主要按照以容量变化为主线的分类，讨论临床上常见的水、钠代谢障碍。

表 3-3 水、钠代谢障碍的分类

血清钠	ECF 降低	ECF 升高	ECF 正常
血清钠降低	低容量性低钠血症（低渗性脱水）	高容量性低钠血症（水中毒）	等容量性低钠血症
血清钠升高	低容量性高钠血症（高渗性脱水）	高容量性高钠血症（盐中毒）	等容量性高钠血症
血清钠正常	血清钠正常的细胞外液减少（等渗性脱水）	正常血性钠水过多（水肿）	正常状态

一、脱水

脱水（dehydration）指体液容量的明显减少，根据脱水时水钠丢失的比例不同分为 3 种类型：以失水为主者，即失水多于失钠，称为高渗（原发）性脱水；以失钠为主者，称为低渗（继发）性脱水；水、钠按其在血浆中的含量等比例丢失者，称为等渗性脱水。

（一）高渗性脱水

高渗性脱水（hypertonic dehydration）的特点是失水多于失钠，血清钠浓度大于 150mmol/L，血浆渗透压大于 310mmol/L，细胞外液量和细胞内液量均减少，而以细胞内液量减少更甚。

1. 原因和机制

（1）水摄入不足：见于水源断绝的各种情况，如沙漠迷路、海难、地震灾难；患者不能或不会主动饮水，如频繁呕吐、昏迷和极度衰弱的患者等；口渴中枢障碍，如下丘脑病变可损害口渴中枢；在有些并不引起失语症的大脑皮质脑血管意外的老年患者，也可发生渴感障碍。

（2）水丢失过多

1）经肾丢失水过多：① 中枢性或肾性尿崩症时，因 ADH 产生和释放不足或肾远曲小管和集合管对 ADH 缺乏反应，远端肾小管对水的重吸收减少，排出大量稀释尿；② 以肾间质损害为主的肾脏疾病，因肾浓缩功能障碍，排出大量稀释尿；③ 静脉输入甘露醇、山梨醇、尿素、高渗葡萄糖或长期静脉外营养使用高蛋白流质饮食以及糖尿病酮症酸中毒时，因肾小管液高渗而致渗透性利尿，失水多于失钠。

2）经消化道丢失水过多：严重的呕吐、腹泻，尤其是婴幼儿慢性腹泻排出大量低钠浓度的水样便，也可经胃肠道丢失大量低渗液体，如部分婴幼儿腹泻，其粪便钠浓度在 60mmol/L 以下。

3）经皮肤失水：在高温环境、剧烈运动、高热、甲状腺功能亢进时，通过皮肤的不感蒸发丢失几乎不含电解质的纯水或低渗汗液；大量出汗时，汗为低渗液，大汗时每小时可丢失水分 800ml 左右。

4）经呼吸道丢失水过多：任何原因引起的过度通气都可使呼吸道黏膜的不感蒸发增加以致大量失水。

通常单纯由于水丢失过多很少引起高渗性脱水，因为血浆渗透压稍有增加，就会使口渴中枢兴奋，机体饮水后血浆渗透压降至正常，往往同时存在水摄入不足才会引起明显的高渗性脱水。在临床实践中，高渗性脱水的原因常是综合性的，如婴幼儿腹泻导致高渗性脱水的原因除了丢失肠液、摄入水不足外，还有发热出汗、呼吸增快等因素引起的失水过多。

2. 对机体的影响

（1）口渴：失水多于失钠，由于细胞外液渗透压增高，刺激口渴中枢（渴感障碍者除外），

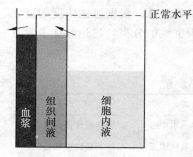

图 3-5 高渗性脱水时
体液的分布改变

患者渴感显著，可促进患者主动饮水补充体液。

（2）细胞脱水：细胞外液渗透压增高，水由细胞内向细胞外移动，细胞外液量得到补充，而细胞内液量明显减少，致细胞脱水（图 3-5），导致细胞功能代谢障碍，尤以脑细胞脱水的临床表现最为明显，可引起嗜睡、昏迷等一系列中枢神经系统功能障碍，甚至导致死亡。由于颅腔容积固定，脑体积的缩小可使介于颅骨与脑皮质之间的血管被牵拉，故尸检可见脑出血（特别是蛛网膜下隙出血）、脑血循环障碍以及脑软化。

（3）尿的变化：细胞外液渗透压升高，促进 ADH 分泌、释放，肾小管重吸收水增多，尿量减少，尿比重升高。在轻症或早期，血钠升高可抑制醛固酮的分泌释放，尿中仍有钠排出且其浓度因水重吸收增多而升高；在重症或晚期，由于血容量明显减少，机体优先维持血容量，醛固酮分泌、释放增多致尿钠减少。

（4）脱水热：严重脱水时，从皮肤蒸发的水分减少，散热受影响，而小儿体温调节中枢发育尚不完善，兼之细胞脱水，易出现体温升高，称为脱水热。

高渗性脱水患者细胞外液可由饮水、细胞内水的外移、肾小管重吸收水增多三方面得到补充，故不容易发生休克。

根据脱水程度可将高渗性脱水分为：①轻度：失水量相当于体重的 2%～5%，患者黏膜干燥，汗少，皮肤弹性减低，口渴，尿量少，尿渗透压通常大于 600mmol/L，尿比重大于 1.020（肾脏浓缩功能障碍者如尿崩症患者等除外），可出现酸中毒，但不发生休克；婴幼儿患者啼哭无泪，前囟凹陷，眼球张力低下。②中度：失水量相当于体重的 5%～10%，表现为患者严重口渴、恶心，腋窝和腹股沟干燥，皮肤弹性缺乏，血液浓缩，心动过速，直立性低血压，中心静脉压下降，表情淡漠，肾功能低下，少尿，血浆肌酐和尿素氮水平增高，血清钾浓度可在正常范围的上限或稍高，尿渗透压通常大于 800mmol/L，尿比重大于 1.025（肾脏浓缩功能障碍者如尿崩症患者等除外），发生酸中毒。③重度：失水量相当于体重的 10%～15%，患者经常发生休克，临床主要表现有少尿或无尿，血压下降，脉搏快而弱；肾脏功能受损害，血浆肌酐和尿素氮上升；血清 K^+ 升高，代谢性酸中毒严重。重度脱水常可导致死亡，脱水程度超过此界限时，很少人能够耐受。

3. 防治原则　首先应防治原发疾病。高渗性脱水时因血钠浓度高，故应给予 5% 葡萄糖溶液，严重者可静脉内注射 2.5% 或 3% 葡萄糖溶液。应注意，高渗性脱水时虽血钠浓度高，但患者仍有钠丢失，故还应补充一定量的含钠溶液。

（二）低渗性脱水

低渗性脱水（hypotonic dehydration）的特点是失钠多于失水，血清钠浓度小于 130mmol/L，血浆渗透压小于 280mmol/L，细胞外液减少，细胞内液视脱水的低渗程度可减少、不减少或轻度增加。

1. 原因和机制

（1）经皮肤丢失：见于大面积烧伤或大量出汗后只补充水分而不补钠，因为汗虽为低渗液，但大量出汗也可伴有明显的钠丢失（每小时可丢失 30～40mmol 钠），若只补充水分则可造成细胞外液低渗。

（2）丧失大量消化液而只补充水分：这是临床最常见的失钠原因，见于腹泻、呕吐，部分是因胃、肠吸引术丢失体液而只补充水分或输注葡萄糖溶液。

（3）经肾丢失

1）肾实质性疾病使肾间质结构受损，肾脏浓缩功能障碍，水、钠排出增加。

2) 急性肾衰竭多尿期，肾小管液中尿素等溶质浓度增高，可通过渗透性利尿作用使肾小管上皮细胞对钠、水重吸收减少。

3) 在所谓"失盐性肾炎"的患者，由于受损的肾小管上皮细胞对醛固酮的反应性降低，故远侧肾小管（近年有人认为是集合管）细胞对钠重吸收障碍。

4) 水肿患者长期使用排钠利尿剂，如呋塞米（速尿）、依他尼酸（利尿酸）、噻嗪类利尿剂等均能使肾小管重吸收钠减少而排出增多；如再限制钠盐摄入，则钠的缺乏更为明显。

5) 肾上腺皮质功能不全时，常见于 Addison 病，主要是因为醛固酮分泌减少，故肾小管对钠重吸收减少，肾排出钠增多。对上述经肾失钠的患者，如果只补充水分而忽略了补钠盐，就可能引起低渗性脱水。

由此可见，低渗性脱水的发生，往往与治疗措施不当（失钠后只补水而不补充钠）有关，这一点应引起充分的注意。但是，即使没有这些不适当的措施，大量体液丢失本身也可以使有些患者发生低渗性脱水，这是因为大量体液丢失所致的细胞外液容量的显著减少，可通过对容量感受器的刺激而引起 ADH 分泌增多，结果是肾脏重吸收水分增加，因而引起细胞外液低渗（低渗性脱水）。

2. 对机体的影响

（1）口渴不明显：轻症或早期患者不会出现渴感，重症或晚期患者由于血容量明显减少可引起口渴中枢兴奋产生轻度渴感。

（2）细胞水肿：细胞外液渗透压下降，水由细胞外向细胞内移动，使细胞外液进一步减少，渗透压下降明显时可出现细胞水肿（图 3-6），细胞水肿导致细胞功能代谢障碍，以脑细胞水肿的临床表现最为明显，出现头痛、意识模糊、惊厥、昏迷等一系列中枢神经系统障碍症状。

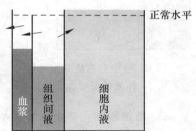

图 3-6　低渗性脱水时体液的分布改变

（3）尿的变化：细胞外液渗透压下降，抑制 ADH 分泌释放，肾小管对水重吸收减少，轻症或早期患者尿量一般不减少；而重症或晚期患者由于血容量明显减少，机体优先维持血容量，ADH 分泌、释放增多，尿量减少。由肾外原因所致低渗性脱水，因醛固酮分泌、释放增多，尿钠减少；而肾性原因所致脱水患者尿钠增多。

（4）休克倾向：低渗性脱水时丢失的体液主要是细胞外液，使低血容量进一步加重，表现为静脉塌陷、动脉血压下降，在 3 型脱水中最易出现休克，这是本型脱水的主要特点。

（5）脱水外貌：由于细胞外液减少，血液浓缩，血浆胶体渗透压升高使组织液的生成相对减少，组织液明显减少，表现为皮肤弹性明显降低、黏膜干燥、眼窝和婴儿囟门凹陷等脱水外貌，在 3 型脱水中最为明显。

根据缺钠程度和临床症状，可将低渗性脱水分为：①轻度：相当于成人每公斤体重缺失氯化钠 0.5g，患者常感疲乏、头晕，直立时可发生昏倒（昏厥），尿中氯化钠很少或缺如；②中度：每公斤体重缺失氯化钠 0.5~0.75g，此时患者可有厌食、恶心、呕吐、视力模糊、收缩压轻度降低、起立时昏倒、心率加快、脉搏细弱、皮肤弹性减弱、面容消瘦等表现；③重度：每千克体重缺失氯化钠 0.75~1.25g，患者可有表情淡漠、木僵等神经症状，最后发生昏迷，并有严重休克。

3. 防治原则　去除病原因（如停用利尿药），防治原发疾病，一般应用等渗氯化钠溶液及时补足血管内容量即可达到治疗目的。如已发生休克，要积极抢救。

（三）等渗性脱水

等渗性脱水（isotonic dehydration）指患者水、钠等比例丢失，或经过机体调节，血清钠浓度仍维持在 130~150mmol/L，血浆渗透压为 280~310mmol/L 的等渗状态，主要是细胞外液减少，细胞内液减少不明显。

1. 原因和机制

（1）经消化道丢失：所有小肠分泌液、胆汁和胰液的钠浓度都在 120～140mmol/L，为等渗液，因此肠炎、小肠瘘、小肠梗阻等可引起等渗体液丧失。

（2）经皮肤丢失：见于大面积烧伤、创伤等丢失血浆。

（3）体腔内大量液体潴留：见于大量胸腔积液、腹水的形成。

2. 对机体的影响

（1）口渴：轻症或早期患者不会出现渴感，重症或晚期患者由于血容量明显减少可引起口渴中枢兴奋产生轻度渴感。

（2）尿液改变：由于细胞外液减少，血容量下降，可促进 ADH 和醛固酮分泌释放而使肾对钠、水的重吸收增加，因而细胞外液得到一定的补充，同时尿钠含量减少，尿比重降低。

（3）休克倾向：介于高渗性脱水与低渗性脱水之间。

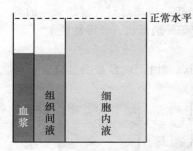

图 3-7　等渗性脱水时体液的分布改变

（4）脱水外貌：介于高渗性脱水与低渗性脱水之间。

（5）细胞外液容量减少而渗透压在正常范围，故细胞内、外液之间维持了水的平衡，细胞内液容量无明显变化（图 3-7）。若细胞外液容量减少迅速而严重，患者也可发生休克。

必须注意，脱水的性质并不是一成不变的，它与引起脱水的原因、速度、程度、水钠丢失的比例、治疗的情况密切相关。例如，肠炎导致等渗性小肠液的丢失，为等渗性脱水，如不予治疗，患者的皮肤和呼吸道不感蒸发不断失水后可转变为高渗性脱水，如大量饮水或输入葡萄糖溶液不补充电解质则可转变为低渗性脱水，以上 3 种类型的脱水各有特点，其区别参见表 3-4。

3. 防治原则　防治原发病，输注渗透压偏低的氯化钠溶液，其渗透压以等渗溶液渗透压的 1/2～2/3 为宜。

表 3-4　3 类脱水的比较

	低容量性低钠血症（低渗性脱水）	低容量性高钠血症（高渗性脱水）	正常容量血钠水过少（等渗性脱水）
原因	失水＜失钠	失水＞失钠	等渗性液体大量丢失
血清钠浓度（mmol/L）	＜130	＞150	130～150
血浆渗透压（mmol/L）	＜280	＞310	280～310
主要失液部分	细胞外液（细胞间液）	细胞内液	细胞内、外液
口渴	早期无，重度脱水者有	明显	有
脱水貌	明显	早期不明显	明显
外周衰竭	早期可发生	轻症无	早期不明显
血压	易降低	正常，重症者降低	易降低
尿量	正常，重症者减少	减少	减少
尿氯化物量	极少或无	正常，重症者减少	减少
治疗	等渗或高渗盐溶液	5%葡萄糖液	2/3 等渗的盐溶液

二、水过多

水过多（water excess）指体液容量增多，按照细胞外液渗透压不同可分为低渗、高渗和等渗性水过多。

（一）低渗性水过多（水中毒）

低渗性水过多（hypotonic water excess）的特点是体液容量增加，伴血清钠浓度小于130mmol/L，血浆渗透压小于280mmol/L，又称为水中毒（water intoxication）。从钠代谢失调角度看，属于稀释性低钠血症。正常人摄入较多的水时，由于神经-内分泌系统和肾脏的调节作用，可将体内多余的水很快经由肾脏排出，故不致发生水潴留，更不会发生水中毒，但给 ADH 分泌过多或肾脏排水功能低下的患者输入过多的水分时，则可引起水在体内潴留，并伴有包括低钠血症在内的一系列症状和体征，即出现水中毒。

1. 原因和机制 水中毒临床多见于急、慢性肾衰竭少尿期患者被输入过多液体时，或是 ADH 分泌过多。

（1）肾排水功能不足：见于急、慢性肾功能不全少尿期和严重心力衰竭或肝硬化，由于肾脏排水功能急剧降低或有效循环血量和肾血流量减少，肾脏排水明显减少，若增加水负荷易引起水中毒。

（2）ADH 分泌异常增多：由于 ADH 可促进肾脏远曲小管和集合管上皮细胞重吸收水，故各种原因引起的 ADH 分泌过多均可使水分经肾排出减少，从而使机体易于发生水中毒。可见于：

1）急性应激状态（外伤、手术）时可刺激下丘脑的视上核使 ADH 分泌增多。

2）某些药物，如镇痛剂、异丙基肾上腺素、某些抗癌药、口服降血糖药、前列腺素抑制剂、降脂药等可促进 ADH 的释放或增强 ADH 对肾远曲小管和集合管的作用。

3）肾上腺皮质功能低下，肾上腺皮质激素分泌减少，对下丘脑分泌 ADH 的抑制作用减弱致 ADH 分泌增多。

4）ADH 分泌异常增多综合征（syndrome of inappropriate ADH secretion，SIADH）：该类疾病包括恶性肿瘤，如肺燕麦细胞癌、胰腺癌、霍奇金淋巴瘤等；中枢神经系统疾病，如脑脓肿、脑肿瘤、硬脑膜下出血、蛛网膜下隙出血、脑血管血栓形成、病毒性或细菌性脑炎、细菌性或结核性脑膜炎以及阿尔茨海默病等；肺疾患，如肺结核、肺脓肿、病毒性及细菌性肺炎等。患者体内常可检出高水平 ADH 或 ADH 样物质，可能与肿瘤合成并释放较多的类似 ADH 的多肽类物质有关，或由某些病变刺激下丘脑分泌 ADH 过多所致。

（3）医源性 ADH 用量过多：临床上在治疗尿崩症时，过量使用 ADH 或在使用 ADH 后未注意控制水的出入平衡，可引起水潴留。

（4）低渗性脱水晚期：由于细胞外液向细胞内转移，可造成细胞内水肿，若此时输入大量水分就可引起水中毒。

2. 对机体的影响

（1）细胞外液量增加：水中毒患者细胞外液量增加，但早期潴留在细胞间液中的水分尚不足以产生凹陷性水肿，晚期或重度患者方可出现凹陷症状。实验室检查可见血液稀释，血浆蛋白、血红蛋白和血细胞比容降低，尿比重下降（肾功能障碍者例外）。

（2）细胞水肿：由于细胞外液低渗，水自细胞外向细胞内转移，过多的水大部分存在于细胞内，造成细胞内水肿，严重者将影响器官功能。细胞水肿导致细胞功能代谢障碍，尤其是脑细胞水肿致中枢神经系统功能障碍最突出，可出现头痛、恶心、呕吐、视神经乳头水肿、定向力障碍、意识障碍，甚至可出现小脑幕裂孔疝、枕骨大孔疝，导致呼吸、心跳停止而死亡。

（3）低钠血症：血钠浓度下降可出现厌食、恶心、呕吐、腹泻、肌无力等症状。

（4）尿液变化：尿量减少，尿钠增多。尿量减少系原发病所致。虽然细胞外液的渗透压降低可促进醛固酮（aldosterone，ALD）的分泌、释放，使尿钠减少，但由于血容量的增多可抑制

ALD 的分泌、释放，使 ANP 的分泌、释放增多并减少近曲小管对钠的重吸收，所以总的来说尿钠的排出是增加的。

（5）体重增加：因过多水分在体内潴留致患者体重增加。

3. 防治原则 治疗原发病，急性肾衰竭、术后及心力衰竭的患者，应严格限制水的摄入；轻症患者停止或限制水分摄入，造成水的负平衡即可自行恢复；重症或急症患者，除严格禁水外，应适当给予高渗盐水，迅速纠正脑细胞水肿，或静脉给予甘露醇等渗透性利尿剂或呋塞米等强效利尿剂以促进体内水分的排出。

（二）高渗性水过多（盐中毒）

高渗性水过多（hypertonic water excess）的特点是血容量和血钠均增高，血清钠浓度大于 150mmol/L，血浆渗透压大于 310mmol/L，又称为盐中毒（salt poisoning）。

1. 原因和机制 高渗性水过多临床上较少见，主要见于治疗低渗性脱水或酸中毒时输入过多高渗盐溶液所致。

（1）医源性盐用量过多：临床上在治疗低渗性脱水或酸中毒时，过量使用高渗盐水或碳酸氢钠溶液，可引起水钠潴留；

（2）原发性钠潴留：原发性醛固酮增多症患者，因醛固酮持续过量分泌，导致肾小管水钠重吸收增加，引起血钠含量和细胞外液容量的增加。

2. 对机体的影响 高渗性水过多时，细胞外液渗透压增高，水由细胞内向细胞外移动，导致细胞脱水，严重者可引起嗜睡、昏迷等一系列中枢神经系统功能障碍。

3. 防治原则 防治原发病；使用利尿剂，肾功能正常者可用强效利尿剂，如呋塞米，以除去过量的钠；透析治疗，肾功能低下以及对利尿剂反应差者，或血清钠浓度大于 200mmol/L，可进行腹膜透析，但需连续监测血浆电解质水平，以免透析过度。

（三）等渗性水过多（水肿）

等渗性水过多（isotonic water excess）可分为两种情况，过量的体液潴留在血管内称高容量血症，通常见于容量依赖性高血压；过多体液潴留在组织间隙或体腔则称水肿（edema）。在水肿的范畴内，习惯上又将液体积聚在体腔的病理变化称为积水或积液（hydrops）。

1. 水肿的分类

（1）按水肿波及的范围：可分为局部性水肿（local edema），如炎性水肿；全身性水肿（anasarca），如心性水肿、肾性水肿、肝腹水等。

（2）按发病原因：可分为肾性水肿、肝性水肿、心性水肿、营养不良性水肿、淋巴性水肿等。

（3）按发生水肿的器官、组织：可分为皮下水肿、脑水肿、肺水肿等。

（4）根据皮肤有无凹陷：分为凹陷性水肿（pitting edema），又称为显性水肿（frank edema）；非凹陷性水肿（nonpitting edema），又称为隐性水肿（recessive edema）。

水肿不是独立的疾病，是多种原因引起的一种体征。全身性水肿多见于充血性心力衰竭（心性水肿）、肾病综合征（肾性水肿）以及肝脏疾病（肝性水肿），也见于营养不良（营养不良性水肿）和某些内分泌性疾病。有的水肿至今原因不明，称"特发性水肿"。局部性水肿常见于器官、组织的局部炎症（炎性水肿）、静脉阻塞及淋巴管阻塞（淋巴性水肿）等情况。

2. 水肿的发生机制 在生理情况下，组织间液量保持相对恒定有赖于血管内、外液体交换和身体内、外液体交换的平衡，上述动态平衡遭到破坏，则可发生水肿。其基本机制可概括为两大方面，即血管内、外液体交换障碍（组织液的生成大于回流）和身体内、外液体交换异常（水钠潴留）。

（1）血管内、外液体交换平衡失调——组织液生成增多：组织间隙的液体有两种存在形式，其中 1% 是游离的，具有流动性，即游离态液体，能与血液和淋巴液迅速交换；其余 99% 的液体存在于胶原网状物（化学成分是透明质酸、胶原和黏多糖等）中，即凝胶态液体，其更新速度比较缓慢。

正常情况下，血浆与组织液之间通过毛细血管壁不断进行着液体交换，使组织液的生成和回流保持动态平衡（图 3-8）。

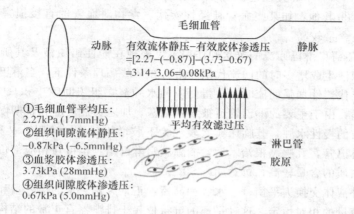

图 3-8　血管内、外液体交换平衡的决定因素

这种平衡主要决定于以下几个因素：① 驱使血管内液滤出的力量是有效流体静压：有效流体静压＝毛细血管平均压 [2.27kPa（17mmHg）]－组织间隙流体静压 [－0.87kPa（－6.5mmHg）]＝3.14kPa（23.5mmHg）。② 促使液体回流至毛细血管内的力量是有效胶体渗透压：有效胶体渗透压＝血浆胶体渗透压 [3.73kPa（28mmHg）]－组织间液胶体渗透压 [0.67kPa（5mmHg）]＝3.07kPa（23mmHg）。③ 平均有效滤过压＝有效流体静压 [3.14kPa（23.5mmHg）]－有效胶体渗透压 [3.07kPa（23mmHg）]＝0.08kPa（0.5mmHg），可见，正常情况下组织液的生成略大于回流。④ 淋巴回流：组织液回流的剩余部分由淋巴系统回流进入血液循环，由于淋巴管壁的通透性较高，还可将细胞代谢生成或经毛细血管漏出的蛋白质等大分子物质，也输入体循环。生理情况下，即组织间隙的流体静压为 －0.27kPa（－2mmHg）时，淋巴回流为每小时 0.1ml/100g 组织，回流的液体约为每小时 120ml 左右，当组织间隙流体静压增高至 0 时，淋巴回流可增加 10～50 倍。同时组织间隙的胶原网状物对液体也具有强大的吸附能力。如果上述因素同时或相继失调，都可能成为水肿发生的重要原因。

1）毛细血管内流体静压增高：可导致有效流体静压增高，平均实际滤过压增大，组织液生成增多，当超过淋巴回流的代偿能力时，便可以引发水肿。毛细血管流体静压增高常见的原因是全身或局部的静脉压升高，逆向传递到毛细血管静脉端和微静脉，使毛细血管内有效流体静压增高。如右心衰竭时体静脉压增高，可导致全身性水肿的发生；左心衰竭时肺静脉压增高，可导致肺水肿发生；肿瘤压迫静脉或静脉血栓形成也会导致局部水肿的发生；动脉充血也可引起毛细血管内流体静压增高，成为炎性水肿的机制之一。

2）血浆胶体渗透压下降：血浆胶体渗透压主要取决于血浆清蛋白含量。当血浆清蛋白含量降低时，血浆胶体渗透压下降，平均实际滤过压增大，组织液生成增多，超过了淋巴回流的代偿能力而引起水肿。导致血浆清蛋白含量下降的因素：① 蛋白质合成障碍：清蛋白主要合成于肝脏，若长期禁食、胃肠功能障碍或肝功能障碍，都可使清蛋白合成减少，常见于肝硬化和严重营养不良；② 蛋白质丧失过多：如肾病综合征时，大量蛋白质从尿中丧失；③ 蛋白质分解代谢增强：常见于慢性消耗性疾病，蛋白质被大量动用，如恶性肿瘤、慢性感染等。

3）微血管壁通透性增加：正常情况下，毛细血管壁仅允许微量的蛋白质滤出，从而保持了血管内、外的胶体渗透压梯度。生物性及理化性的致病因素可直接损伤微血管壁，或通过释放炎性介质使管壁通透性增加，使血浆蛋白从毛细血管和微静脉壁滤出，造成血浆胶体渗透压下降，组织间胶体渗透压升高，导致有效胶体渗透压下降，促使溶质及水分滤出。见于：① 各种炎症性疾病：炎症灶内释放组胺、5-羟色胺（5-hydroxytryptamine，5-HT）、激肽、缓激肽、前列腺素（prostaglandins，PG）等炎性递质造成血管通透性增加；② 过敏性疾病：过敏局部产生组胺、激肽等物质；③ 其他：如某些血管神经性疾病、毒物对血管的直接损害都可发生水肿。此类水肿液中蛋白质含量较高。

4）淋巴回流障碍：淋巴回流的抗水肿作用不仅表现在能使组织液及其所含蛋白质回收入循环，且具有在组织液生成增多时的回流代偿能力。在某些病理条件下，当淋巴管道被阻塞时，淋巴回流受阻或不能代偿性加强回流时，含蛋白质的水肿液在组织间隙中积聚，形成淋巴性水肿。常见原因：丝虫病，由于主要的淋巴管道被成虫堵塞，加之炎症反应和长期慢性水肿及结缔组织增生，可引起下肢的慢性水肿，其临床典型表现为下肢增粗，形同象腿，又称"象皮腿"；恶性肿瘤侵入并堵塞淋巴管，乳腺癌根治术后，摘除腋窝淋巴结，也可在相应部位发生水肿。这类水肿液的特点是蛋白质的含量较高，可达 40～50g/L。

（2）体内、外液体交换失平衡——水、钠潴留：正常人钠、水的摄入量和排出量处于动态平衡，从而保持体液量的相对恒定。这种平衡的维持依赖于排泄器官正常的结构和功能、体内的容量及渗透压的调节。肾在调节钠、水平衡中起重要作用，正常时经肾小球滤过的水和钠，有99%～99.5%被肾小管重吸收，只有0.5%～1%由尿排出，其中60%～70%由近曲小管主动重吸收，远曲小管和集合管对钠、水重吸收主要受激素的调节，这些调节因素保证了球-管平衡（glomerulo tubular balance），即肾小管重吸收率的多少始终随着肾小球滤过率的高低而相应变化。如果任何因素破坏了这种平衡，而使肾脏排泄水、钠减少，导致体内水、钠潴留，则称为球-管失衡（glomerulo tubular imbalance）。目前研究认为球-管失衡可能与下列3种情况相关：① 肾小球滤过率下降，肾小管重吸收不变；② 肾小球滤过率不变，肾小管重吸收增加；③ 肾小球滤过率降低的同时，肾小管重吸收增加（图3-9）。

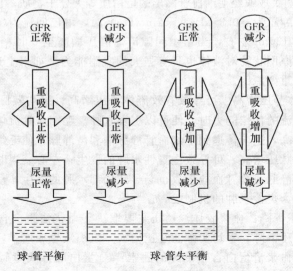

图 3-9　球-管失平衡类型

上述3点说明导致体内、外液体交换障碍——水、钠潴留的主要因素是肾小球滤过率下降和（或）肾小管重吸收增加导致的球-管失衡，从而成为水肿发生的重要原因。

1）肾小球滤过率下降：当肾小球滤过率减少，不伴有肾小管重吸收相应减少时，就会导致水、钠潴留。肾小球滤过率的高低取决于肾小球的有效滤过压、滤过膜的通透性和滤过面积的大小，引起肾小球滤过率下降的常见原因：① 广泛的肾小球病变：如急性肾小球肾炎时，炎性渗出和内皮细胞肿胀，或慢性肾小球肾炎时，肾单位大量破坏，滤过面积明显减少。② 有效循环血量明显减少，使肾血流量下降。充血性心力衰竭、肾病综合征、肝硬化伴腹水时，有效循环血量不足，使肾血流量下降，肾小球滤过率降低，这是发生水肿的一个重要原因，而继发性的交感-肾上腺髓质系统和肾素-血管紧张素系统的兴奋，可使肾血流量进一步减少。

2）肾小管重吸收增加：包括近曲小管、远曲小管和集合管重吸收水、钠增多。

当有效循环血量减少时，近曲小管重吸收水、钠增多使肾排水减少，成为某些全身性水肿发病的重要原因。主要与以下几点有关：① 心房钠尿肽分泌减少：心房钠尿肽由心肌细胞释放，它可抑制近曲小管重吸收钠，还可抑制醛固酮的分泌。正常人血液循环中存在低浓度的心房钠尿肽，当血容量、血压、血钠含量等因素发生变化时，就会影响心房钠尿肽的分泌和释放。例如，有效循环血量明显减少时，心房的牵张感受器兴奋性降低，使心房钠尿肽分泌减少，近曲小管重吸收水、钠增多，导致或促进水肿的发生、发展。② 肾小球滤过分数（filtration fraction，FF）增加：FF 增加是肾内物理因素的作用。FF 是肾小球滤过率（125ml/min）与肾血浆流量（660ml/min）的比值，正常值为 19%（15%～20%）。有效循环血量减少时，如充血性心力衰竭或肾病综合征等，肾血浆流量与肾小球滤过率均减低，由于出球小动脉收缩比入球小动脉更明显，使肾小球滤过压增高，滤过率相对增加，则滤过分数增高，同时无蛋白滤液由肾小球滤出相对增多，进入肾小管周围毛细血管血液中血浆蛋白浓度相对增高，血浆胶体渗透压升高，而肾小管周毛细血管因血流量减少而使流体静压又下降，从而促进了近曲小管重吸收水、钠增多而致水、钠潴留。

远曲小管和集合管对水、钠的重吸收主要受激素的调节：① 醛固酮增多：醛固酮增加的原因有分泌增加和灭活减少。当有效循环血量下降，或其他原因使肾血流减少时，肾血管灌注压下降，可刺激入球小动脉壁的牵张感受器，另外，肾小球滤过率降低使流经致密斑的钠量减少，均可使近球细胞肾素分泌增加，肾素-血管紧张素-醛固酮系统被激活，醛固酮增多，对钠和水的重吸收增加，即肾保留钠和水，试图恢复循环血量，临床上见于充血性心力衰竭、肾病综合征及肝硬化腹水。肝硬化患者肝细胞灭活醛固酮的功能减退，也是血中醛固酮含量增高的原因，使水、钠重吸收增多。② ADH 增多：ADH 主要促进对水的重吸收。充血性心力衰竭发生时，有效循环血量下降使左心房和胸腔大血管的容量感受器所受的刺激减弱，反射性的引起 ADH 分泌增加；肝功能障碍时，ADH 灭活减少，使血中 ADH 水平增高。

当有效循环血量减少时，发生肾血流重新分布，即大量的血流转移到近髓肾单位，而通过皮质肾单位的血流明显减少。近髓肾单位因髓襻长，其肾小管深入髓质高渗区，故对水、钠的重吸收功能较皮质肾单位要强，结果使肾小管对水、钠的重吸收增多。肾血流重新分布的机制可能是：① 肾皮质交感神经丰富；② 肾皮质肾素含量较高，形成的血管紧张素也较多。

以上是水肿发病机制中的基本因素，其中水、钠潴留是形成全身性水肿的基本机制，组织液生成大于回流是局部水肿形成的必要机制。在各种不同类型的水肿发生、发展中，通常是多种因素同时或先后发挥作用，同一因素在不同的水肿发病机制中所处的地位也不同。因此，在治疗实践中，必须对患者具体问题具体分析。

3. 水肿的特点

（1）水肿液的性状：水肿液呈等渗，根据其蛋白质含量不同分为漏出液和渗出液（表 3-5）。① 漏出液（transudate）：水肿液的相对密度低于 1.015，蛋白质的含量低于 2.5g/L，细胞数少于 500/100ml，② 渗出液（exudate）：水肿液的相对密度高于 1.018，蛋白质含量可达 3～5g/L。

渗出液是由于毛细血管通透性增高所致，多见于炎性水肿。

表 3-5　漏出液与渗出液的区别

	漏出液	渗出液
原因	非炎症性	炎症反应性
外观	淡黄、透明水样	混浊、血性、脓性
相对密度	<1.015	>1.018
凝固	不凝	自凝
蛋白质定量（g/L）	<25	>40
细胞计数（10^6/L）	<100	>200
细胞分类	淋巴细胞为主	中性粒细胞为主
细菌	无	正常阳性

（2）水肿的皮肤特点：皮下水肿是全身性水肿和体表局部水肿常见的体征，易出现在组织疏松的部位（如眼睑、阴囊部）和身体的下垂部（如足踝部）。局部一般表现为肿胀，弹性降低，皱纹浅平，温度降低，在皮下组织较少的部位以手指按压片刻，移开后可见凹陷，且经久不易复原，称为凹陷性水肿，又称为显性水肿。事实上，全身性水肿患者在出现凹陷之前已有组织液的增多，但此时用手指按压并无凹陷，又称为隐形水肿，这是由于机体的抗水肿能力在发挥代偿作用，即分布在组织间隙中的胶体网状物（化学成分是透明质酸、胶原及黏多糖等）对液体的强大吸附能力和膨胀性。也就是说只有当组织间液体的积聚超过胶体网状物的吸附能力时，才形成游离态液体，当游离态液体积聚到一定量时，用手指按压该部位皮肤，游离的液体向周围散开，形成凹陷，数秒钟后凹陷自然平复。

（3）全身性水肿的分布特点：最常见的全身性水肿是心性水肿、肾性水肿、肝性水肿。一般来说，心性水肿首先出现于低垂部位；肾性水肿首先表现为眼睑或面部水肿；肝性水肿则以腹水为多见。水肿液的这个分布特点主要与下列因素有关：

1）重力效应：毛细血管流体静压受重力影响，距心脏水平面垂直距离越远的部位，外周静脉压与毛细血管流体静压越高，所以，右心衰竭时体静脉回流障碍，首先表现为下垂部位的流体静压增高与水肿。

2）组织结构特点：一般来说，组织结构疏松、皮肤伸展度大的部位容易容纳水肿液，因此，肾性水肿由于不受重力的影响容易发生在组织疏松的眼睑部。

3）局部血流动力学因素参与水肿的形成：肝硬化时由于肝内广泛的结缔组织增生与收缩，以及再生肝细胞结节的压迫，肝静脉回流受阻，进而使肝静脉压和毛细血管流体静压增高，成为肝硬化时易伴发腹水的原因。

（4）水肿对机体的影响：除炎性水肿具有稀释毒素、运送抗体等抗损伤作用外，其他水肿对机体都有不同程度的不利影响。

1）引起细胞营养障碍：过量的液体在组织间隙中积聚，使细胞与毛细血管间的距离增大，增加了营养物质在细胞间的弥散距离；另外，受骨壳等坚实的包膜限制的组织和器官，急速发生重度水肿时，常压迫微血管使营养血流减少，导致细胞变性，如脑水肿时的神经细胞水肿等。

2）导致器官、组织功能障碍：水肿对器官、组织功能活动的影响，取决于水肿发生的速度及程度。急速发展的重度水肿因来不及适应及代偿，可能引起比慢性水肿重得多的功能障碍。若为生命活动的重要器官，则可造成更为严重的后果，如脑水肿引起颅内压升高，甚至脑疝，常危及生命；喉头水肿可引起气道阻塞，严重者窒息死亡；而双下肢水肿的影响较小。

4. 肺水肿与脑水肿

（1）肺水肿：过多的液体积聚在肺组织内称为肺水肿（pulmonary edema）。水肿液可以积聚在肺间质，也可以积聚在肺泡腔。肺水肿的主要机制：

1）肺毛细血管流体静压增高：正常毛细血管流体静压平均为 0.93kPa（7mmHg），肺静脉回流受阻或肺血容量急剧增加，可使肺毛细血管流体静压增高，超过 3.99kPa（30mmHg），即可导致肺水肿的发生，见于：①左心衰竭：肺静脉回流受阻；②严重休克：肺静脉明显收缩及白细胞黏附、嵌塞在微小静脉；③纵隔肿瘤：压迫肺静脉、左心房；④肺血容量急剧增加：如大量输入非胶体溶液。

2）肺毛细血管壁通透性增加：肺毛细血管内皮细胞因各种理化因素、生物因素等作用而受损，导致肺毛细血管壁通透性增加，见于大叶性肺炎、氧中毒等。

3）血浆胶体渗透压下降：肺组织具有强大的抗水肿的能力，当重度血浆胶体渗透压降低同时存在引起肺水肿的其他因素时，才能发生肺水肿。

4）肺淋巴回流障碍：肺间质纤维化或癌细胞肺淋巴道转移可导致淋巴管阻塞，也是引起或促进肺水肿发生的因素之一。

（2）脑水肿：脑组织液体过多引起的脑体积增大、重量增加，称为脑水肿。根据脑水肿的发生原因、机制和部位不同，可分为 3 种类型：

1）血管源性脑水肿（vasogenic cerebral edema）：血管源性脑水肿是最常见的类型，主要是由于细菌毒素或氧自由基的直接损伤以及炎症介质等因素的作用使脑毛细血管壁通透性增加，使组织间隙液体过多而导致水肿，可见于脑外伤、颅内肿瘤、脑血管意外等。

2）间质性脑水肿（interstitial cerebral edema）：间质性脑水肿主要是因为先天性或后天性原因，压迫或阻塞导水管或脑室孔道引起的，如颅内肿瘤等。

3）细胞毒性脑水肿（cytotoxic cerebral edema）：细胞毒性脑水肿多见于缺血或中毒引起的细胞损害，由于细胞膜的钠-钾依赖性 ATP 酶失活，细胞内水、钠潴留，引起细胞（神经细胞、胶质细胞、内皮细胞）肿胀，细胞外间隙减少；此型水肿可同样累及灰质和白质。

5. 水肿的防治原则

（1）防治原发病：对心力衰竭、肾病综合征的预防和治疗。

（2）对症处理：对于全身性水肿，选用适当的利尿药，必要时限制水、钠的摄入；对局部性水肿，通过引流和改变体位缓解水肿。

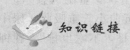 **知识链接**

高原肺水肿和脑水肿简介

高原肺水肿（high altitude pulmonary edema，HAPE）通常是机体在 2~4 天内上升到 3000m 高原即可发生，常与上升速度有关，发病率为 1‰~2‰，部分快速上升到 4500m 的人，发病率可达 10‰，从高原下到平原再次返回高原时亦可发生。HAPE 发病个体差异很明显，具有上呼吸道疾患或感染者更易发生，有缩窄性肺循环如单侧肺动脉缺失者更加危险。HAPE 主要症状是呼吸困难，高原运动的耐受力降低，先出现干咳，进而咳泡沫痰甚至血痰，呼吸急促、心率加快甚为常见，有中等发热，听诊可闻捻发音。

高原脑水肿（high altitude cerebral edema，HACE）发病率为 0.1%~4.0%，远低于急性高山病（acute mountain sickness，AMS）和 HAPE，但发病时症状更加凶险，患者可

发生精神紊乱、共济失调、意识不清、幻觉，严重时昏迷甚至死亡。

一氧化氮（NO）合酶 mRNA 表达减少，使 NO 合酶活性降低、NO 生成减少，是导致高原肺水肿最重要的因素；其次是肺动脉高压-毛细血管壁高压，造成毛细血管内皮和肺泡表皮层断裂，液体及内含物渗漏；胃肠黏膜损伤，细菌及内毒素入血，引发炎性介质释放，形成肺部炎症及水肿。

毛细血管压升高和血管内皮生长因子的作用使大脑毛细血管通透性增加是导致高原脑水肿的主要因素；其次是缺氧使 Na^+-K^+-ATP 酶活性降低，脑细胞内 Na^+、Cl^- 和水分增加；肺通气量增加，H^+ 浓度下降以及炎性介质释放亦是引起脑水肿的因素。

治疗：吸入低浓度的 NO 可治疗 HAPE；口服硝苯地平；静脉给氨茶碱或口服 β_2-受体激动剂；口服乙酰唑胺或呋塞米利尿脱水，严重的 HACE 用高渗葡萄糖或甘露醇静脉滴注脱水；地塞米松口服或静脉滴注，HAPE 和 HACE 都适用；预防或轻症可选用中药单方或复方。

第3节　钾代谢紊乱

一、正常钾代谢及其生理功能

（一）钾的体内分布

钾离子是细胞内分布的主要阳离子，其平衡电位就是神经、肌肉细胞的静息膜电位。正常机体内 K^+ 的动态平衡和细胞内、外 K^+ 的分布平衡对于维持细胞的正常代谢功能乃至机体生命活动极为重要。成人体内含 K^+ 总量为 $50\sim55mmol/kg$，其中细胞内 K^+ 约占 90%，细胞内液 K^+ 浓度为 $140\sim160mmol/L$；细胞外液 K^+ 约占 1.4%，细胞外液 K^+ 浓度为 $3.5\sim5.5mmol/L$，细胞内、外 K^+ 浓度差异十分显著，比例可达 35∶1。如此悬殊的细胞内、外 K^+ 浓度差的形成，主要依靠细胞膜上的 Na^+-K^+-ATP 酶，通过消耗能量的主动转运过程来实现，每消耗 1 分子 ATP，从细胞内泵出 3 个 Na^+，同时泵入 2 个 K^+，从而保证 K^+ 成为细胞内液中的主要阳离子，Na^+ 成为细胞外液中的主要阳离子。另外骨 K^+ 约占总 K^+ 量的 7.6%，跨细胞液（消化液等）K^+ 约占 1%。

（二）钾的平衡调节

人体钾的来源全靠食物获得，蔬菜、水果等天然食物中富含钾盐，成人每天随饮食摄入的钾为 $40\sim120mmol$（$2\sim4g$）。进入体内的钾，90% 在约 4 小时内经肾从尿中排出，少量随粪便（$5\sim10mmol$）、汗液（$0\sim10mmol$）排出体外。从肾小球滤出的钾几乎全部在近曲小管重吸收，尿中排出的钾主要是远曲小管分泌的。肾脏排钾的特点是"多吃多排，少吃少排，不吃也排"。在钾摄入量极少甚至不摄钾的情况下，肾脏每天仍能排出 $20\sim40mmol$ 的钾，两周后，每天还有 $5\sim10mmol$ 的钾排出，因此低钾血症是临床上常见的病理过程。

正常人摄入或静脉内输入钾需经 15 小时左右，细胞内、外 K^+ 才能达到平衡，而在病理情况下（如心力衰竭时），因 Na^+-K^+-ATP 酶活性降低，平衡所需要的时间则更长（约 45 小时）。在此种情况下，低钾血症时补钾需要有耐心。K^+ 的平衡主要是通过 K^+ 的跨细胞转移和肾调节两大基本机制来完成的。

1. K^+ 的跨细胞转移　K^+ 的跨细胞转移的基本机制为泵-漏（pump leak）机制，泵指钠泵，即 Na^+-K^+-ATP 酶，逆浓度差将 K^+ 转运入细胞内；漏指 K^+ 顺浓度差通过各种 K^+ 通道流出细胞。影响细胞内、外 K^+ 分布的主要因素如下。

（1）胰岛素：胰岛素促使 K^+ 转移到细胞内，主要通过活化细胞表面 Na^+-H^+ 逆向转运体，

将细胞外的 Na^+ 转运到细胞内，细胞内 Na^+ 浓度升高又激活 Na^+-K^+-ATP 酶，将 Na^+ 泵出细胞外，K^+ 泵入细胞内。此外，胰岛素还可使 Na^+-K^+-ATP 酶合成增加，使葡萄糖转运体增多，间接使血钾降低。

（2）儿茶酚胺：儿茶酚胺对 K^+ 分布的影响因受体不同而异。兴奋 α 受体，能降低细胞对 K^+ 摄取，促进 K^+ 自细胞内移出。兴奋 β 受体，可通过受体偶联的酪氨酸蛋白激酶信号通路激活细胞膜上的 Na^+-K^+-ATP 酶，促进细胞摄取 K^+，使 K^+ 进入细胞内；儿茶酚胺还可促进糖原分解而刺激胰岛素分泌，间接促进 K^+ 进入细胞内。肾上腺素由于具有激活 α 和 β 两种受体的活性，其作用表现为首先引起一个短暂（1～3 分钟）的高钾血症，随后出现持续较长时间的血钾浓度轻度下降。

（3）血钾浓度：血钾浓度升高可直接激活 Na^+-K^+-ATP 酶，促进 K^+ 进入胞内；相反，低钾血症时，K^+ 从细胞内溢出以维持血钾浓度。

（4）酸碱平衡状态：酸中毒时，细胞外液 H^+ 浓度增加，为了维持细胞外液 pH 不变，H^+ 进入细胞内，交换出细胞内的 K^+，使细胞外液 K^+ 浓度升高。相反，碱中毒时，细胞外液 H^+ 浓度减小，细胞内 H^+ 代偿性地释出，给予补偿，为了维持体液电中性，必然同时换入相应量的 K^+，从而使细胞外液 K^+ 浓度降低。一般认为血液 pH 每升高和降低 0.1 单位，血清钾浓度将降低或升高 0.6mmol/L。因此，酸中毒时常伴有高钾血症，而碱中毒时则常伴有低钾血症。

（5）物质代谢状况：细胞在摄取葡萄糖合成糖原时，每合成 1g 糖原约有 0.33mmol 的 K^+ 进入细胞。细胞在摄取氨基酸合成蛋白质时，每合成 1g 蛋白质约伴有 0.45mmol 的 K^+ 进入细胞内。相反，在糖原和蛋白质分解过程中，细胞内释出相应量的 K^+。因此，在组织生长、创伤修复或长期应用胰岛素时，由于合成代谢增强，K^+ 进入细胞增多，可能发生低钾血症。当组织破坏、溶血、肿瘤细胞坏死、挤压综合征时，尤其当肾功能不全出现少尿或无尿时，K^+ 可从细胞内释出，容易发生高钾血症。

（6）渗透压与运动：细胞外液渗透压的急性升高促进 K^+ 从细胞内移出。这可能是因细胞外液高渗引起水向细胞外移动时将 K^+ 也带出，且高渗引起的细胞脱水使细胞内 K^+ 浓度升高也促进 K^+ 外移。反复的肌肉收缩使细胞内 K^+ 外移，而细胞外液的 K^+ 浓度升高可促进局部血管扩张，增加血流量，这有利于肌肉的活动。运动所引起的血清 K^+ 升高通常是轻度的，但在极剧烈运动时，血清 K^+ 的升高也可非常迅速而明显。如在极限量运动时，血清 K^+ 可在 1 分钟内升高至 7mmol/L。

（7）机体总钾量：机体总钾量的不足或增高也可引起体钾跨细胞分布的改变。一般来说，机体总钾量不足时，细胞外液 K^+ 浓度的下降比例大于细胞内液的 K^+ 浓度下降比例。须注意的是，从绝对量上，细胞内 K^+ 丢失量仍明显大于细胞外液的失钾量，但从相对量上比，细胞外液 K^+ 浓度下降量更显著，因此，K_i/K_o 的比值增大，使静息膜电位的负值增大，甚至出现骨骼肌兴奋性的超极化阻滞。反之，体内总钾量过多时，通常也表现为细胞外液 K^+ 浓度相对较明显地升高。

此外，某些药物、毒物、细胞膜的损伤等病理因素亦会对 K^+ 的跨细胞转运产生明显影响。

2. 肾对 K^+ 的排泄　肾排钾的过程可大致分为 3 个部分：肾小球的滤过、近曲小管和髓襻对 K^+ 的重吸收、远曲小管和集合小管对 K^+ 排泄的调节。

K^+ 可自由通过肾小球滤过膜，因此，除非发生肾小球滤过率的明显下降，肾小球滤过作用不会对 K^+ 的平衡产生影响。近曲小管和髓襻重吸收滤过 K^+ 的 90%～95%，该吸收比通常属非调节性吸收，即无论机体缺钾或钾过多，该段肾小管对 K^+ 的重吸收率始终维持在滤过钾量的 90%～95%。对不断变动的钾摄入量，机体主要依靠远曲小管和集合小管对 K^+ 的分泌和重吸收的调节维持体钾的平衡。

远曲小管、集合小管调节 K^+ 平衡的机制：根据机体的 K^+ 平衡状态，该两段小管即可向小管液中分泌排出 K^+，在极端高钾膳食的情况下，分泌排泄的 K^+ 量甚至可超过肾小球滤过的排钾量；也可重吸收小管液中的钾，最低可使终尿中的钾排出量降至肾小球滤过量的 1% 以下。

（1）远曲小管、集合小管的 K^+ 分泌机制：正常情况下，有 1/3 左右的尿钾是由远曲小管和集合小管分泌出来的。K^+ 的分泌由该段小管上皮的主细胞（占上皮细胞的 90% 左右）完成，主细胞基底膜面的 Na^+-K^+ 泵将 Na^+ 泵入小管间液，而将小管间液的 K^+ 泵入主细胞内，由此形成的主细胞内 K^+ 浓度升高驱使 K^+ 被动弥散入小管腔中。主细胞的管腔面胞膜对 K^+ 具有高度的通透性。影响主细胞钾分泌的因素通过以下 3 个方面调节钾的分泌：

1）影响主细胞基底膜面的 Na^+-K^+ 泵活性；

2）影响管腔面胞膜对 K^+ 的通透性；

3）改变从血到小管腔的 K^+ 的电化学梯度。

（2）集合小管对 K^+ 的重吸收：由于正常膳食含有较丰富的钾，一般情况下，远曲小管和集合小管对 K^+ 平衡的主要功能是泌钾，只在摄钾量明显不足的情况下，远曲小管和集合小管才显示出对钾的净吸收。该段小管对 K^+ 的重吸收主要由集合小管的闰细胞（intercalated cells）执行。闰细胞的管腔面分布有 H^+-K^+-ATP 酶，也称质子泵，向小管腔中泌 H^+ 而重吸收 K^+。缺 K^+ 时，闰细胞肥大，腔面胞膜增生，对 K^+ 的重吸收能力增强。

（3）影响远曲小管、集合小管排钾的调节因素

1）细胞外液的 K^+ 浓度：细胞外液的 K^+ 浓度升高可明显增加远曲小管和集合小管的泌钾速率，因其对主细胞泌钾的 3 个调节机制都有促进作用，即细胞外液 K^+ 浓度升高可刺激 Na^+-K^+ 泵的活性；增大管腔面胞膜对 K^+ 的通透性；降低肾间质液 K^+ 浓度与小管细胞内液 K^+ 浓度的差，从而也减少小管细胞内液 K^+ 向肾间质的反漏。

2）醛固酮：醛固酮促进肾排泌钾增加的机制在于激活细胞膜上 Na^+-K^+-ATP 酶，通过消耗 ATP 的过程，重吸收 Na^+ 增加，细胞内 Na^+ 浓度增加，有利于肾小管上皮细胞内 K^+ 排入管腔；肾小管对 Na^+ 重吸收增加，管腔内负电荷增大，有利于肾小管上皮细胞内的 K^+ 进入管腔；增加肾小管上皮细胞管腔膜上 K^+ 通道开放的数量。近年还证明醛固酮能促进机体由粪便和汗液排钾。

3）远曲小管和集合管中尿液的流速和流量：K^+ 主要由远曲小管和集合管排泌，远端肾小管内液体流速及流量增加，可降低小管内液体中 K^+ 浓度，扩大了肾小管中尿液和肾小管细胞内液中 K^+ 的浓度差，从而促进 K^+ 的排泌，如利尿药（呋塞米、依他尼酸、噻嗪类、乙酰唑胺等）的长期、大量应用。

4）肾小管细胞管腔面跨膜电位：肾小管上皮细胞排泌 K^+ 受管腔膜面跨膜电位的影响，皮质集合管钾排泌细胞的正常跨膜电位（管腔负电位）为 $-35 \sim -50 \text{mV}$，当小管液中的 K^+ 被大量重吸收，或管腔内滞留大量不易吸收的阴离子，如 HCO_3^-、SO_4^{2-}、HPO_4^{2-}、乳酸根、乙酰乙酸根、β-羟丁酸根等，或肾小管上皮细胞内 K^+ 和 H^+ 浓度增高时，都可使跨膜电位差增大，促使肾小管上皮细胞内 K^+ 顺此电位梯度被排泌。

5）酸碱平衡状态：H^+ 浓度升高可抑制主细胞的 Na^+-K^+ 泵，使主细胞的泌钾功能受阻，因此，急性酸中毒时肾排钾减少；碱中毒时则肾排钾增多。但慢性酸中毒患者却常显示尿钾增多，其原因系慢性酸中毒可使近曲小管的水、钠重吸收受抑制，从而使远曲小管的原尿流速增大，该作用可超过 H^+ 对远曲小管、集合小管主细胞 Na^+-K^+ 泵的抑制作用，从而出现慢性酸中毒时肾排钾反增多的现象。

3. 结肠的排钾功能　正常时摄入的钾 90% 由肾排出，10% 的钾由肠道排出，该部分钾主要由结肠上皮细胞以类似于远曲小管上皮主细胞泌 K^+ 的方式向肠道分泌，因此，结肠泌 K^+ 量亦受醛固酮的调控。在肾衰竭、肾小球滤过率明显下降的情况下，结肠泌 K^+ 量平均可达到摄入钾

量的 1/3（34%），而成为重要的排钾途径。

此外，汗液中也含有少量的 K^+，为 5～10mmol/L，经汗的排钾量通常很少，但在炎热环境、重度的体力活动情况下，也可经皮肤丢失相当数量的 K^+。

（三）K^+ 的生理功能

1. 维持细胞新陈代谢　K^+ 参与多种新陈代谢过程，与糖原和蛋白质合成有密切关系。细胞内一些与糖代谢有关的酶类，如磷酸化酶和含巯基酶等必须有高浓度 K^+ 存在才具有活性。

2. 保持细胞静息膜电位　K^+ 是维持细胞膜静息电位的物质基础，静息膜电位主要取决于细胞膜对 K^+ 的通透性和膜内、外的 K^+ 浓度差。由于安静时细胞膜只对 K^+ 有通透性，随着细胞内 K^+ 向膜外的被动扩散，造成内负外正的极化状态，形成了静息电位，此电位对神经肌肉组织的兴奋性是不可缺少的。

3. 调节细胞内、外的渗透压和酸碱平衡　由于大量 K^+ 储存于细胞内，不仅维持了细胞内液的渗透压和酸碱平衡，也影响了细胞外液的渗透压和酸碱平衡。

二、钾代谢障碍

钾代谢障碍通常按血钾浓度的高低分为低钾血症和高钾血症。测定血钾可取血浆或血清，血清钾通常比血浆钾浓度约高 0.4mmol/L，这主要因凝血过程中血小板释放一定数量的钾所致。血清钾的正常值为 3.5～5.5mmol/L，基本上能反映体内 K^+ 的水平，但在异常情况下，两者之间并不一定呈现平行关系（如低钾血症型周期性麻痹，有低钾血症，但机体可不缺钾），而临床上的症状和体征主要取决于血清 K^+ 浓度异常变化的速度和程度。所以钾代谢紊乱主要是指细胞外液中 K^+ 浓度的异常变化，尤其是血清 K^+ 浓度的变化，它包括低钾血症和高钾血症，是水、电解质代谢紊乱中的一种常见的病理过程。

（一）低钾血症

血清钾浓度低于 3.5mmol/L，称为低钾血症（hypokalemia）。低钾血症时，机体的含钾总量不一定减少，如细胞外 K^+ 向细胞内转移时，就属于此种情况。但多数情况下，低钾血症常伴有体内钾总量的减少。

1. 原因和机制

（1）摄入不足：由于天然食物富含钾，因钾摄入不足引起钾缺乏的病例较为罕见。只有在不能进食，如胃肠道梗阻或昏迷；禁食，如胃肠手术后；胃肠外营养时没有同时给予钾或补钾不够，才会导致缺钾和低钾血症。

（2）排出过多

1）经消化道丢失：大量消化液丧失是小儿低钾血症最常见的原因，见于腹泻、呕吐、胃肠减压等，其发生机制：① 因消化液富含钾（唾液 18.9mmol/L、胃液 14mmol/L、肠液 6.2～7.2mmol/L、胆汁 6.6mmol/L、胰液 4～5mmol/L），消化液丧失即丢失钾；② 大量丧失消化液导致血容量减少时，可引起醛固酮分泌增加，醛固酮可促使肾排钾增多；③ 滥用灌肠剂或缓泻剂，致胃肠道功能紊乱，钾在小肠的吸收减少；④ 呕吐时丢失酸性胃液使细胞外液呈代谢性碱中毒，K^+ 进入细胞增多，且碱中毒时肾排 K^+ 也增多。

2）经肾丢失：这是成人失钾最重要的原因，见于：① 长期、大量使用髓襻或噻嗪类利尿剂，利尿剂抑制髓襻升支粗段及远曲小管起始部对 Cl^- 和 Na^+ 的重吸收，使到达远曲小管内的 Na^+ 量增多，K^+ 与 Na^+ 交换量随之增加，因而导致 K^+ 排泄量增多。② 内、外源性渗透性利尿作用（如高渗甘露醇等）也可使机体失钾。③ 抑制近曲小管碳酸酐酶活性的利尿剂也能通过使远曲小管中 K^+ 与 Na^+ 交换增多，促进 K^+ 排出。④ 肾小管性酸中毒：肾小管性酸中毒可由遗传性因素、肾实质疾病或药物导致的肾损害引起，分远曲小管性酸中毒和近曲小管性酸中毒。远曲小管性酸中毒系集合小管质子泵（H^+ 泵）功能障碍使 H^+ 排泄和 K^+ 重吸收受阻，致酸潴留而 K^+ 丢失；近曲小管性酸中毒系近曲小管重吸收 HCO_3^- 和 K^+ 障碍所致，若再合并其他物质的重吸收障碍，则称为范科尼（Fanconi）综合征，除尿 K^+ 和 HCO_3^- 丢失过多外，还出现糖尿、氨基酸尿、磷酸盐尿等。⑤药物损害（如两性霉素）可导致小管上皮对 H^+ 的通透性增加，致使管腔液中的 H^+ 反流回血中，加重酸中毒。⑥醛固酮分泌过多：原发性醛固酮增多症、继发性醛固酮增多症、库欣综合征（Cushing syndrome）、异位性 ACTH 分泌增多等时，肾排钾增多。⑦渗透性利尿：如急性肾衰竭的多尿期、糖尿病高血糖时所致的渗透性利尿以及甘露醇的应用，随着远曲小管内尿液流速加快，导致尿钾增多。⑧镁缺失：髓襻升支的 K^+ 重吸收有赖于肾小管上皮细胞的 Na^+-K^+-ATP 酶，而此酶又需 Mg^{2+} 的激活。缺镁时，可能因为细胞内 Mg^{2+} 不足而使此酶失活，K^+ 重吸收障碍 K^+ 引起 K^+ 丢失。⑨肾脏疾患：如肾盂肾炎等亦可使肾排钾增多。⑩远曲小管中难以重吸收的阴离子增多：如 SO_4^{2-}、HPO_4^{2-}、HCO_3^-、β-羟丁酸、乙酰乙酸、青霉素以及羧苄青霉素等在远曲小管液中增多时，可增大肾小管液的负电荷，带正电荷的 K^+ 易从肾小管上皮细胞内向管腔中转移，从而使 K^+ 排泌增多。

3）经皮肤丢钾：大量出汗，如在炎热环境下的剧烈体力活动，排汗量可达 10L/d 以上，其累积缺钾量可在 7～10 天达到 500mmol，为机体总钾量的 1/8～1/7。

（3）K^+ 向细胞内转移增多：因细胞外 K^+ 向细胞内转移而引起低钾血症，但体内总钾量未变，主要见于以下情况：

1）急性碱中毒：细胞外液 K^+ 急剧转入细胞内，因而可引起低钾血症。pH 每上升 0.1 单位，血钾浓度可下降 10%～15%。

2）糖原合成增强：如应用大剂量胰岛素治疗糖尿病酮症酸中毒时，血钾随葡萄糖大量进入细胞内以合成糖原（每合成 1g 糖原需要 0.33mmol 的 K^+），因而血钾降低。

3）β 肾上腺素能受体活动增强，增加细胞膜上 Na^+-K^+-ATP 酶的活性，促进 K^+ 进入细胞内。

4）某些毒物，如钡、粗制棉籽油（主要毒素为棉酚）可引起 K^+ 通道的阻滞，使 K^+ 细胞外出受阻，K^+ 在细胞内潴留，而细胞外低钾。

5）低钾血症型周期性麻痹是常染色体显性遗传疾病，常在剧烈运动、应激、给予胰岛素或肾上腺素时发作，K^+ 突然进入细胞内使血浆 K^+ 浓度急剧下降，临床表现为周期性反复发作的肌麻痹。如不予治疗，6～48 小时后 K^+ 返回细胞外，血浆 K^+ 浓度恢复正常，肌张力可自行恢复。其机制与骨骼肌膜上电压依赖型钙通道的基因位点突变有关，基因位点突变导致一个组氨酸被精氨酸取代，使 Ca^{2+} 内流受阻，肌肉的兴奋-收缩偶联发生障碍，出现瘫痪。此外，部分甲状腺毒症患者可出现与家族性低钾性周期性麻痹相似的临床表现。此类患者的低钾性麻痹系由于甲状腺素过度激活 Na^+-K^+-ATP 酶，使细胞摄 K^+ 过多所致。

2. 对机体的影响　低钾血症可引起机体代谢功能变化，其临床表现与血钾降低的速度、程度以及机体的个体差异密切相关。一般而言，血浆 K^+ 浓度低于 2.5～3.0mmol/L 时才出现严重的临床症状；低钾血症的临床表现也常被原发病和水、钠代谢紊乱所掩盖；慢性失钾者，虽然血钾浓度也降低，但临床症状不明显。低钾血症主要临床表现是神经和肌肉（横纹肌、平滑肌、心肌等）的功能障碍（表 3-6）。

表 3-6　钾代谢紊乱的原因和对机体的影响

	低钾血症	高钾血症
原因		
钾的摄入	不足：不能进食或禁食，胃、肠外给无 K^+ 溶液	过多：常为医源性，尤其肾功能不全时较快补给 K^+

续表

	低钾血症	高钾血症
钾的丢失	过多：呕吐、腹泻、肠瘘；使用保钠、渗透性利尿剂；肾功能不全、间质性肾疾患；醛固酮增多	减少：肾衰竭和某些肾疾患、肾上腺皮质功能不全、保钾利尿药应用
钾分布异常	细胞外液 K^+ 进入细胞内（碱中毒、胰岛素治疗、家族性周期性麻痹）	细胞内 K^+ 逸出细胞外（酸中毒、严重缺氧、周期性麻痹、溶血或严重组织细胞损伤、洋地黄的使用）
临床表现	软弱无力，软瘫，呼吸肌麻痹	肌肉震颤、肌痛、肌肉软弱、弛缓性麻痹
心肌		
自律性	增高	降低
兴奋性	增高	轻度：增高；重度：降低
传导性	降低	降低
收缩性	增高	降低
心电图特点	P-R 间期延长，QRS 综合波增宽，S-T 段压低，T 波低平、U 波明显，Q-T 间期延长	P 波低、宽，P-R 间期延长，QRS 波增宽，S-T 段上抬，高 T 波，Q-T 间期缩短
临床特征	心率加快、心律不齐或发生心室颤动	心律失常（心室颤动）或心脏停搏
酸碱平衡	继发代谢性碱中毒（酸性尿）	继发代谢性酸中毒（碱性尿）
消化道	肠蠕动减弱、腹胀、麻痹性肠梗阻	肠绞痛、腹泻
治疗	治疗原发病，口服补钾	注射 Na^+、Ca^{2+} 拮抗高钾，给予胰岛素、葡萄糖降血钾

（1）对神经和骨骼肌的影响

1）K^+ 是维持神经和肌细胞静息电位的物质基础，静息膜电位的绝对值｜Em｜与细胞内、外 K^+ 浓度比值 K_i/K_o 成正比，当急性低钾血症时，细胞外液 K^+ 浓度急剧下降，K_i/K_o 增大，细胞内 K^+ 外流增多，使 Em 负值增大，与阈电位 Et 之间的距离｜Em－Et｜增大，需要增加刺激强度才能引起兴奋，即细胞兴奋性降低，严重时甚至不能兴奋，引起肌肉松弛、无力甚至麻痹，通常把这种因｜Em－Et｜距离增大而导致可兴奋性细胞的兴奋性降低称为超极化阻滞。而慢性低钾血症由于病程缓慢，细胞内 K^+ 逐渐移至细胞外以代偿细胞外液低 K^+，使 K_i/K_o 变化不大，Em 无明显变化，细胞兴奋性基本正常，不会出现肌肉松弛、无力及麻痹。此外，低钾血症时出现的肌肉松弛、无力也受血浆 Ca^{2+} 浓度及 pH 的影响。细胞外 Ca^{2+} 对骨骼肌细胞膜 Na^+ 内流有竞争性抑制作用，因此，血浆 Ca^{2+} 浓度增高时，Na^+ 内流受抑制，触发 Na^+ 快速内流而产生的 0 期去极化受影响，即阈电位上移，从而加大了 Em 与 Et 间的距离，膜兴奋性降低。相反，血浆 Ca^{2+} 浓度降低时，对细胞膜 Na^+ 内流的抑制作用减弱，阈电位下降，膜兴奋性增高。血浆 pH 升高时，兴奋性增加；pH 降低时，兴奋性降低（图 3-10）。

2）对中枢神经系统的影响：轻度低钾血症患者常表现为精神萎靡、神情淡漠、倦怠；重者反应迟钝、定向力减弱、嗜睡甚至昏迷。其可能的发生机制：①低钾血症时脑细胞静息电位负值增大使兴奋性下降；②缺钾影响糖代谢，使 ATP 生成减少，影响脑细胞功能；③血清 K^+ 浓度降低，可使脑细胞膜 Na^+-K^+-ATP 酶活性下降。

3）横纹肌溶解：K^+ 对骨骼肌的血流量有调节作用，局部 K^+ 浓度增加引起血管扩张致使血流量增加。严重钾缺乏（血钾低于 2.5mmol/L）患者，肌肉运动时不能从细胞释出足够的 K^+，以致发生缺血、缺氧而引起肌痉挛、缺血性坏死和横纹肌溶解，进而可能发生肾衰竭。此外，严重低钾血症时，发生横纹肌溶解还与肌肉代谢障碍有关。

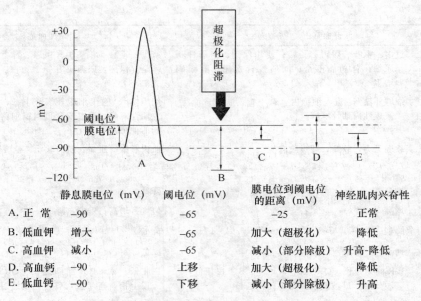

	静息膜电位（mV）	阈电位（mV）	膜电位到阈电位的距离（mV）	神经肌肉兴奋性
A. 正常	−90	−65	−25	正常
B. 低血钾	增大	−65	加大（超极化）	降低
C. 高血钾	减小	−65	减小（部分除极）	升高-降低
D. 高血钙	−90	上移	加大（超极化）	降低
E. 低血钙	−90	下移	减小（部分除极）	升高

图 3-10　低钾血症对骨骼肌膜电位的影响及超极化阻滞

4）对消化系统平滑肌的影响：低钾血症时平滑肌兴奋性下降，使胃肠道运动减弱，患者出现腹胀、厌食、恶心、呕吐等症状，严重时可发生麻痹性肠梗阻。其发生机制为低钾血症引起消化道平滑肌细胞超极化阻滞、ATP 的产生和利用发生障碍，从而导致收缩力下降。

慢性失钾时，如经胃肠道或肾失钾时，症状不明显，很少出现肌肉麻痹。这是因为当血清 K^+ 浓度缓慢下降时，随着细胞内、外 K^+ 浓度差扩大，细胞内的 K^+ 有充分时间外移，以维持细胞内、外 K^+ 浓度的正常比值，尽管此时细胞内、外 K^+ 浓度均有所降低，但对静息膜电位影响不大，神经肌肉兴奋性几乎无改变，临床症状不明显。

（2）对心血管系统的影响：低钾血症可引起包括心室纤维颤动在内的各种心律失常。一般认为，低钾血症引起心律失常的发病机制可能主要与低钾影响心肌电生理特性有关。

1）心肌兴奋性增高：急性低钾血症时，心肌细胞的静息电位减小，这可能是由于低血钾对膜静息 K^+ 通透性有抑制作用造成的。静息电位的减小使静息电位更接近阈电位，因而引起兴奋所需的阈刺激也小，即心肌细胞的兴奋性增高。细胞外 K^+ 浓度降低时对 Ca^{2+} 内流抑制作用减弱，故 Ca^{2+} 内流加速，复极化 2 期（平台期）缩短；有效不应期缩短；心肌细胞钾电导降低所致的 K^+ 外流减慢，可使复极化 3 期（末期）延长，第二次 0 期除极波可在第一次复极化完毕之前（膜处于部分除极化状态）到达。心电图上可见代表复极化 2 期的 S-T 段压低、相当于复极化 3 期的 T 波压低和增宽，超常期延长反映在 T 波后出现明显的 U 波（图 3-11、图 3-12）。

2）心肌传导性降低：低钾血症时因心肌静息电位减小，故除极时 Na^+ 内流速度减慢，0 期除极的速度减慢，幅度变小，因而心肌传导性降低（图 3-13）。

心电图变化：①QRS 综合波增宽：QRS 综合波由快速传导的除极波扩布到整个心室所产生，相当于心室肌动作电位的升支（0 期）和早期下降支（1 期），此综合波增宽起因于心室肌传导性降低；②P-R 间期延长：这表明除极化波从心房传到心室所需的时间延长。

3）心肌自律性增高：低钾血症时心肌细胞膜 K^+ 电导降低，故舒张中期 K^+ 外流减慢而持续性的 Na^+ 内流相对加速。因此，房室束-浦肯野纤维系统等组织的快反应细胞在 4 期（舒张期）的自动除极化加速，自律性增高。

4）心肌收缩性先增强后减弱：细胞外液的 K^+ 与 Ca^{2+} 在心肌细胞膜上相互竞争抑制，低钾

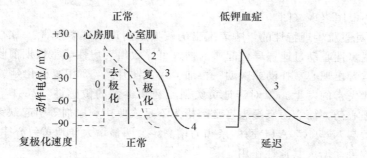

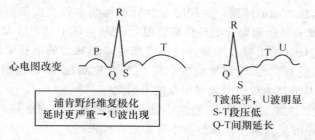

图 3-11　低钾血症对心肌动作电位的影响及其与心电图的对应关系

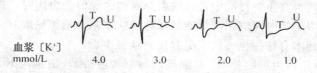

图 3-12　血浆 K^+ 浓度与心电图变化的关系

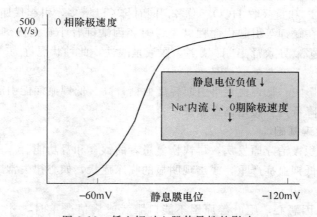

图 3-13　低血钾对心肌传导性的影响

血症时，K^+ 对 Ca^{2+} 的抑制减弱，在复极化 2 期 K^+ 外流减慢，Ca^{2+} 内流增多并加速，心肌细胞内 Ca^{2+} 浓度增加，兴奋-收缩偶联加强，心肌收缩性增强。但在重症、慢性低钾血症时，由于心肌细胞内缺 K^+，从而影响心肌细胞的代谢，使心肌收缩性减弱。

　　心电图的主要表现：T 波压低、增宽、倒置，为复极化 3 期延长之故；T 波后出现高大的 U 波，一般认为与超常期延长有关；S-T 段压低，是因为 2 期一时性 Ca^{2+} 内流加速，促进了一时性 K^+ 外流，导致的复极化 2 期加速之故；Q-T 或 Q-U 间期延长、P-R 间期或 P-Q 间期延长、QRS 综合波增宽都是心肌传导性降低所致，反映了心肌细胞兴奋的扩布减慢。心肌自律性增高使心率增快并可导致异位心律，其中低平、增宽的 T 波后出现明显的 U 波以及 S-T 段压低为低钾血症或缺钾的特征性心电图表现（图 3-11）。

5）低钾血症对心肌生理特性的影响表现出的较典型病理生理学损害：① 心律失常：由于自律性增加，可出现窦性心动过速；异位起搏的插入可导致出现房性或室性期前收缩、多源性或室性心动过速，严重者出现心室扑动或颤动；再加上兴奋性升高，3 相复极化延缓所致的超常期延长，更促进了心律失常的发生。② 对洋地黄类强心药物毒性的敏感性增高：洋地黄是治疗心力衰竭的一类主要强心药，而心力衰竭患者常因摄入不足或使用利尿剂等引起缺钾和低钾血症。低钾血症时，洋地黄与 Na^+-K^+-ATP 酶的亲和力增高，会明显增大洋地黄致心律失常的毒性作用，大大降低其治疗效果而增大其毒性作用。

（3）对肾脏的影响

1）功能变化：① 尿浓缩功能障碍：缺钾时集合管和远曲小管上皮细胞受损，ADH 虽能与肾小管上皮细胞膜受体结合并激活腺苷酸环化酶，但 cAMP 生成不足，故发生水的重吸收障碍；缺钾时髓襻升支粗段对 NaCl 的重吸收障碍，妨碍了髓质渗透梯度的形成而影响对水的重吸收，因而可导致多尿和低比重尿。② 低钾血症时，肾小管上皮细胞 NH_3 生成增加，近曲小管对 HCO_3^- 重吸收增强，这是低钾血症时引起碱中毒的原因之一。

2）形态结构的变化：人类钾缺乏时，近端小管上皮细胞发生空泡变性，偶尔也见于远端肾小管上皮细胞。此外，还可见到间质纤维化和小管萎缩或扩张。

（4）对酸碱平衡的影响：低钾血症患者的酸碱平衡状态与原发疾病或引起低钾血症的原因有关。例如，当原发疾病为肾小管性酸中毒，或引起缺钾的原因为腹泻时，患者可伴有代谢性酸中毒；当引起缺钾的原因是长时间应用高效能利尿药如呋塞米、依他尼酸时，患者可出现代谢性碱中毒。缺钾和低钾血症本身往往也倾向于引起代谢性碱中毒。

1）低钾血症时（原因为细胞外 K^+ 向细胞内转移者除外），细胞内 K^+ 向细胞外释出，细胞外的 H^+ 转移入细胞内，从而使细胞外液 H^+ 浓度降低。

2）缺钾时肾泌 H^+ 和重吸收 HCO_3^- 增多，同时排 Cl^- 增多，引起代谢性碱中毒。碱中毒时，尿液一般呈碱性，但在缺钾等引起代谢性碱中毒时，因缺钾肾小管上皮细胞 Na^+-K^+ 交换减少，促进 H^+-Na^+ 交换增强，导致肾泌 H^+ 增多，尿液呈酸性，此种状况称为"反常性酸性尿"（paradoxical acidic urine）。

（5）对糖代谢的影响：低钾血症可引起轻度血糖升高。低钾血症能引起胰岛素分泌减少或作用减弱；血浆钾浓度降低可直接增高血糖浓度。

3. 防治的病理生理基础

（1）消除病因：积极治疗原发病，尽快恢复患者的饮食和肾功能。

（2）补钾：如果低钾血症严重，或出现明显的临床症状，如心律失常或肌肉瘫痪等，应及时补钾。

补钾最好口服，因恶心、呕吐等原因不能口服者或病情严重时，才考虑静脉内滴注补钾。静脉补钾一般应注意以下事项：① 一般当每日尿量大于 500ml 时，才可静脉补钾，每小时滴入量以 10～20mmol 为宜；② 每天滴入量不宜超过 120mmol；③ 输入液钾浓度不得超过 40mmol/L。

细胞内缺 K^+ 恢复较慢，有时需补 K^+ 4～6 天后细胞内、外的 K^+ 才能达到平衡，严重病例需补 10～15 天以上。因此，治疗钾缺乏勿操之过急。

（3）积极治疗并发症：引起低钾血症的原因中，有不少可以同时引起水、Na^+、Mg^{2+} 等的丧失，应及时检查，一经发现积极处理。

（二）高钾血症

血清 K^+ 浓度大于 5.5mmol/L，称为高钾血症（hyperkalemia）。但有时血清 K^+ 浓度增高并

不意味体内 K^+ 的含量也相应增高，在体内 K^+ 含量减小时，血清 K^+ 浓度也可能升高。此外还需注意假性高钾血症的发生，其临床常见的原因：血标本处理不当，损伤了大量红细胞、白细胞和血小板，引起细胞内的 K^+ 大量释放入血清而导致血清 K^+ 测定浓度增高。

1. 原因和机制

（1）钾输入过多：静脉补钾量过多、速度过快，或静脉输注大量库存血或大剂量青霉素钾盐时，特别是在肾功能低下时易发生高钾血症。经胃肠道摄入钾过多往往不会发生高血钾。

（2）肾排 K^+ 减少：肾排 K^+ 减少是引起高钾血症的最主要原因。

1）肾小球滤过率减少：急性肾衰竭患者出现少尿或无尿、慢性肾衰竭末期、休克、严重腹水、出血等均可因肾小球滤过率减少或肾小管排 K^+ 功能障碍而导致血钾升高。

2）盐皮质激素缺乏：醛固酮的主要作用是促进远曲小管和集合管对 Na^+ 的重吸收和 K^+、H^+ 的排泌，醛固酮分泌减少或作用减弱时，经常发生高钾血症。临床上常见于肾上腺皮质功能减退（Addison 病）和双侧肾上腺切除，还可见于低醛固酮症（hypoaldosteronism）和 IV 型肾小管酸中毒。产生低醛固酮症的原因很多，可以是低肾素性的、原发性合成障碍（先天性合成酶缺乏）、醛固酮抵抗。IV 型肾小管性酸中毒是醛固酮分泌不足或肾小管上皮细胞对其反应性降低所引起的。

3）长期应用潴钾类利尿剂：螺内酯和三氨蝶呤等抗醛固酮利尿剂具有抑制肾小管对醛固酮反应的作用。

（3）K^+ 移出细胞外过多

1）酸中毒：酸中毒时，细胞外液中的 H^+ 进入细胞内被缓冲，为了维持体液电中性，同时有细胞内的 K^+ 和 Na^+ 被释放到细胞外。酸中毒还可引起肾小管上皮细胞内 H^+ 浓度增加，致使 H^+-Na^+ 交换增多，抑制 Na^+-K^+ 交换，从而导致高钾血症。pH 每降低 0.1，血清 K^+ 约升高 0.6mmol/L；这在高氯性代谢性酸中毒时表现得比较明显，而在有机酸增多的代谢性酸中毒或呼吸性酸中毒时，血 K^+ 升高相对较弱。

2）组织缺氧：严重缺氧时，ATP 生成不足，细胞膜 Na^+-K^+ 泵功能障碍，非但细胞外液中的 K^+ 不能泵入细胞，而且细胞内液中的 K^+ 可大量外流，引起高钾血症。

3）高血糖并发胰岛素不足：这见于糖尿病，在正常人高血糖刺激胰岛素分泌反可使血钾降低。但在糖尿病患者，胰岛素缺乏、高血糖造成的高渗和糖尿病常常伴随的酮体增高性酸中毒都促进 K^+ 外移，使血 K^+ 升高。

4）大量溶血和组织坏死：如异型输血、严重创伤（挤压综合征）等情况时，组织受损使细胞内 K^+ 大量释出，若伴有肾功能不全，即可发生高钾血症。高钾血症型周期性麻痹是常染色体显性遗传疾病，发作时细胞内 K^+ 突然外移，使血浆 K^+ 浓度急剧升高，表现为周期性反复发作的肌麻痹。

5）药物：如 β 受体阻滞剂、洋地黄类药物中毒等，通过干扰 Na^+-K^+ 泵的功能妨碍细胞摄 K^+；肌肉松弛剂氯琥珀胆碱则可增大骨骼肌膜的 K^+ 通透性，K^+ 外漏增多。

2. 对机体的影响　高钾血症对机体的影响主要表现为心律失常和肌无力，但严重的高血钾性瘫痪较少见，在血钾水平升高尚未导致瘫痪之前，患者已因致命性的心律失常或心搏骤停而死亡（表 3-6）。

（1）对神经和肌肉组织的影响（图 3-14）

1）急性高钾血症：轻症时（血清钾浓度 5.5～7.0mmol/L），由于细胞外液 K^+ 浓度上升，K_i/K_o 比值减小，静息期细胞内 K^+ 外流减少，$|Em|$ 减小，与阈电位间的距离缩短，较弱的刺激便能引起兴奋，细胞兴奋性增高，表现为四肢感觉异常、肌肉疼痛、肌震颤等症状。重症时（血清钾浓度 7～9mmol/L），由于 K_i/K_o 比值减小，静息期细胞内 K^+ 外流明显减少，使 Em 与

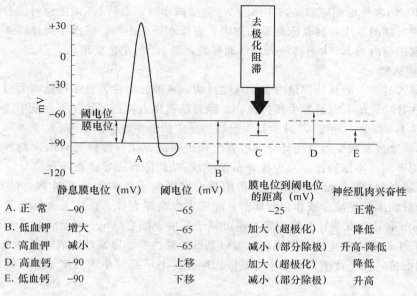

	静息膜电位（mV）	阈电位（mV）	膜电位到阈电位的距离（mV）	神经肌肉兴奋性
A. 正 常	−90	−65	−25	正常
B. 低血钾	增大	−65	加大（超极化）	降低
C. 高血钾	减小	−65	减小（部分除极）	升高-降低
D. 高血钙	−90	上移	加大（超极化）	降低
E. 低血钙	−90	下移	减小（部分除极）	升高

图 3-14　高血钾对骨骼肌膜电位的影响及去极化阻滞

Et 水平接近，当 Em−Et≈0 时，细胞膜快 Na^+ 通道失活，细胞处于去极化阻滞状态，不能兴奋，表现为肌肉软弱、无力、弛缓性麻痹。

2）慢性高钾血症：由于病程缓慢，通过代偿 K_i/K_o 变化不大，|Em| 无明显变化，很少出现神经肌肉的症状。

（2）对心脏的影响：高钾血症对患者最主要的危险是其心脏毒性作用，引起各种心律失常，尤其是重症高钾血症，可引起心室颤动和心搏骤停，最为凶险。

1）对心肌兴奋性的影响：与高钾血症对神经肌肉兴奋性的影响相似，在血 K^+ 浓度迅速、轻度升高（血清钾离子浓度为 5～7mmol/L）时，心肌细胞静息电位也轻度减小，引起兴奋所需的阈刺激也较小，即心肌兴奋性增高。当血钾浓度迅速、显著升高（血清钾离子浓度大于 7～9mmol/L）时，由于静息电位过小，心肌兴奋性也将降低甚至消失。

高钾血症时心肌细胞膜的 K^+ 通透性明显增高，故 K^+ 外流加速，复极化（3 期）加速。因此，动作电位时间和有效不应期均缩短，但由于细胞外高 K^+ 抑制 Ca^{2+} 在 2 期内流，故 2 期有所延长。心电图显示相当于心室肌复极化的 T 波狭窄高耸，相当于动作电位时间的 Q-T 间期缩短（图 3-15）。

2）对心肌传导性的影响：高钾血症时，由于静息电位减小，故动作电位 0 期（除极化）的幅度变小，速度减慢，因而兴奋的扩布减慢，即传导性降低。心房内、房室间或心室内均可发生传导延缓或阻滞。心电图上相当于心房除极化的 P 波压低、增宽或消失；相当于房室传导的 P-R 间期延长；相当于心室除极化的 R 波降低；相当于心室内传导的 QRS 综合波增宽。

3）对心肌自律性的影响：高钾血症时心肌细胞膜的 K^+ 通透性增高，故在到达最大复极电位后，细胞内 K^+ 的外流比正常时加快而 Na^+ 内流相对减慢，因而自动去极化减慢，自律性降低。

4）对心肌收缩性的影响：高钾血症时，K^+ 对 Ca^{2+} 的抑制增加，在复极 2 期 K^+ 外流加速，Ca^{2+} 内流减少，心肌兴奋-收缩偶联减弱，心肌收缩性减弱。

故高钾血症心电图改变为早期 T 波高尖，基底狭窄，Q-T 间期缩短，随后由于心肌传导性

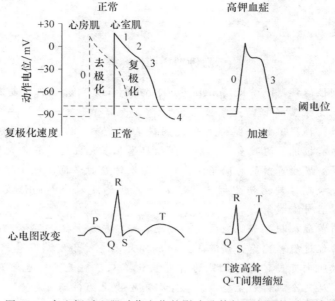

图3-15　高血钾对心肌动作电位的影响及其与心电图的对应关系

明显下降，P 波和 QRS 波振幅降低，间期增宽，S 波增深，心房去极化的 P 波因传导延缓变得低平，严重时无法辨认，出现 P 波消失。由于自律性降低，可出现窦性心动过缓，窦性停搏；由于传导性降低，出现各类型的传导阻滞，如房室、房内、室内传导阻滞等；因传导性、兴奋性异常等的共同影响，出现折返激动，导致室颤。

（3）对酸碱平衡的影响：高钾血症时细胞外 K^+ 浓度升高，细胞外 K^+ 内移，而细胞内 H^+ 移向细胞外；而此时肾小管上皮细胞内 K^+ 浓度升高，H^+ 浓度降低，使肾小管 K^+-Na^+ 交换增强，H^+-Na^+ 交换减弱，尿排出 K^+ 增加，排 H^+ 减少，因此高钾血症常伴有代谢性酸中毒。酸中毒时机体应排酸性尿，但此时为维持血钾的平衡，排出的尿液呈碱性，因而称为"反常性碱性尿"（paradoxical alkaline urine）。

（4）其他：血浆 K^+ 浓度的显著升高，能直接刺激胰岛素释放；能使血浆肾上腺素水平升高；还可以导致代谢性酸中毒。

3. 防治的病理生理基础

（1）防治原发疾病，去除引起高钾血症的原因。

（2）降低血钾的常用方法

1）葡萄糖和胰岛素同时静脉内注射使 K^+ 向细胞内转移；应用碳酸氢钠不仅可以提高血液 pH 而促进 K^+ 进入细胞内，而且 Na^+ 还能拮抗 K^+ 对心肌的毒性作用。

2）促进 K^+ 排出体外：阳离子交换树脂聚苯乙烯磺酸钠（sodium polysyrene sulfonate）经口服或灌肠后，能在胃肠道内进行 Na^+-K^+ 交换而促进体内 K^+ 的排出；提高血 Na^+ 浓度或使用利尿剂等促进 K^+ 从泌尿道排出；对于严重高钾血症患者，可用腹膜透析或血液透析（人工肾）移出体内过多的 K^+。

（3）注射钙剂和钠盐：高钾血症可采用静脉注射钙剂和钠盐以改善心肌电生理特性。

（4）限制钾的摄入。

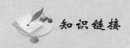

低血钾型周期性麻痹

低血钾型周期性麻痹（hypokalemicperiodic paralysis）以骨骼肌反复发作弛缓性麻痹及发作时血清钾降低为主要特征，是常染色体显性遗传，有不完全外显率。家族史明显，但散发病例也有报道。据报道88％病例首次发病在7～21岁，北京儿童医院曾见1例患儿发病是4岁，国外亦有报道。男孩多见，发作间歇期患儿多无任何症状，无肌萎缩；间歇期可自数日至数年不等。发生麻痹的时间不定，以睡醒及休息时多见。过食糖类、受凉、精神紧张、外伤、感染及经期等均为诱发因素；有时可因肢体浸入冷水而诱发局部弛缓性麻痹，将该肢体侵入温水后可渐缓解。

发作前往往有前驱症状，如肌肉僵硬、疲乏、四肢感觉异常、困倦、头痛等，或于发作前一日有兴奋、神经过敏、忧虑、烦渴等症状，较大儿童对于发病及其严重程度多能预知。麻痹常自四肢近端肌肉开始，尤其常见的首发症状是双下肢无力，也可延及肢体远端。麻痹范围大小不一，从几个肌群乃至全身。轻者仅有全身乏力，尚可行走；重者除颜面肌、眼肌、与发音和言语有关的肌群、膈肌、括约肌外，全身的骨骼肌均可受累。麻痹程度可为完全性或不完全性，如麻痹范围广泛者，有时可致呼吸障碍、心界扩大或心力衰竭。发作期间腱反射减退或消失，感觉正常，知觉及意识亦无变化。每次发作持续时间短至1～3小时，多则6～24小时，个别病例可长达1周左右。病因尚未明确，目前认为与K^+浓度在细胞内、外的波动有关。由于发作前K^+排出量未见增加，故推测发作期血清K^+降低可能系因血K^+移向肌细胞所致。电生理研究证实，肌细胞外K^+浓度降低时，肌膜处于超极化状态，肌肉对神经的刺激反应降低，可能导致肌肉麻痹。于发作期间进行肌肉活检发现，肌浆空泡形成，空泡内含有糖原，提示本病可能为肌纤维内糖类代谢缺陷所致，当肌肉功能恢复，空泡即消失。一般本病发作间期的肌活检应显示正常，当病变成为不可逆时，则为永久性肌病（permanent myopathy，PM），因而PM患者即使在发作间期肌活检也可见到空泡等变性改变。

第4节　钙、磷代谢紊乱

一、正常钙、磷代谢及其生理功能

（一）钙、磷的体内分布

钙、磷是人体内含量最多的无机盐，在维持人体正常结构和功能中起着重要作用。体内的钙、磷大部分以骨盐的形式存在于骨和牙齿中，正常人血浆钙含量为9～11mg/dl，血浆磷含量为3.4～4.0mg/dl。钙、磷在体内的含量相当恒定，两者关系密切并相互影响，当其中之一的含量有所变动时，另一个也随之改变。

成人全身总钙量约1300g，占体重1.5％～2.2％，99％以上分布于骨，其余在牙齿、软组织及血液中。骨钙和血循环中的钙不断进行着缓慢的交换，每天可达250～1000mg，它是维持血钙恒定的重要机制之一，同时也使骨骼不断更新。正常人血浆中的总钙量相对恒定，为2.25～2.75mmol/L，儿童稍高，多为成年血钙的上限。其中40％与蛋白质结合，形成蛋白结合钙，因不易透过毛细血管壁，故不具有直接的生理意义；13％与有机酸结合，可通过生物膜扩散，称为可扩散结合钙；余下的以游离钙即钙离子的形式存在，它与上述两种钙处于动态平衡、不断交换中，其含量与血浆中 H^+ 含量成正比，当血浆 pH 正常时，游离钙约占 47%。只有游离钙才起直接的生理作用，调节血钙的激素也是针对钙离子进行调控，并受钙离子水平的反馈调节，血清钙离子浓度的正常值为 1~1.25mmol/L。

成人体内含磷约 600g，占体重的 0.8%~1.2%，其中 88% 的磷以羟磷灰石的形式存在于骨和牙齿当中，其余以有机磷酸酯的形式（如磷脂、核酸等）分布于体液和软组织中。

由于人体中仅约 1% 的磷分布在细胞外液，因此，血清磷水平不影响总体磷水平。血液中的磷以有机磷和无机磷两种形式存在，有机磷酸酯和磷脂存在于血细胞和血浆中，含量较大。血磷通常是指血浆中的无机磷，正常人为 1.1~1.3mmol/L，婴儿为 1.3~2.3mmol/L。磷在血清中主要以磷酸盐形式存在。血浆磷的浓度不如血浆钙稳定。

血浆中钙、磷浓度关系密切，正常时，二者乘积的常数为 35~40；此常数大于 40 时，则钙、磷以骨盐形式沉积于骨组织；而常数小于 35 时，则妨碍骨的钙化，甚至可出现骨盐溶解，影响成骨作用。

（二）钙、磷的平衡调节

体内钙和磷均由食物供给。成人每日需钙 0.5~1.0g，儿童、妊娠及哺乳期妇女需钙量增加，为每日 1.0~1.5g，绝经期妇女由于女性激素缺乏，尿钙排出增加，钙需求量也增加。乳制品、干果、豆制品含钙丰富，尤其是牛奶含钙较多，应提倡多喝牛奶。食物中所含钙主要为各种复合物，必须转变为游离 Ca^{2+}，才能被肠道吸收。肠道 pH 偏碱时，钙吸收减少；偏酸（pH 小于 6）时，有利于 Ca^{2+} 的释放和吸收。钙的吸收部位在小肠，吸收率依次为十二指肠＞空肠＞回肠，食物钙的吸收率约为 30%。

食物缺乏或生理需要增加时，钙的吸收率增加。钙的吸收主要在酸度较强的十二指肠和空肠上段，生理情况下决定钙的吸收的主要因素是机体对钙的需求量和维生素 D。活性维生素 D 既能增强肠壁对 Ca^{2+} 的通透性，又能诱导肠黏膜细胞合成钙结合蛋白促进 Ca^{2+} 的转运，从而促进 Ca^{2+} 的吸收。由于离子钙最易被吸收，肠腔中 H^+ 浓度越大，钙盐溶解度越大，亦能促进钙的吸收；而食物中的草酸、脂肪酸等可与钙结合成难溶的钙盐，影响钙的吸收；食物中钙磷比例也影响钙的吸收，Ca：P 为 1：1~1：2 时 Ca^{2+} 的吸收率大。钙的排出主要经粪便和尿，机体对粪钙排出的调节能力差，而对尿钙的排出具一定的调节能力。血钙增多，尿钙排出增多，但很少能超过每日 500mg；血钙下降尿钙排出可减少，甚至停止排出。

成人每日需磷 1.0~1.5g。磷在食物中含量丰富，主要以无机磷酸盐和有机磷酸酯两种形式存在。肠道主要吸收无机磷；有机磷酸酯只有在肠道内被磷酸酶分解为无机磷酸盐后，才能被肠道吸收。磷的吸收部位遍及小肠，以空肠吸收率最高，可达 70%~90%，影响磷吸收的因素与钙相似。

人体排出钙主要有两条途径：20% 经肾排出，80% 随粪便排出。肾小球每日滤出钙约 10g，95% 以上被肾小管重吸收，0.5%~5% 随尿排出。尿排出的钙量较稳定，受食物含钙量影响不大，但与血钙水平关系密切。血钙升高，则尿钙排出增多。粪便中的钙主要为食物中未吸收的钙及消化液中的钙。粪便排钙的数量，随钙的摄入量及肠道吸收状态而波动较大。

磷亦通过肠道和肾脏排泄，其中肾是排磷的主要器官。尿磷排出量占总排出量的 60%~70%，余由粪便排出。肾小球滤过的磷，有 85%~95% 被肾小管（主要为近曲小管）重吸收。尿磷排出量取决于肾小球滤过率。

（三）钙、磷代谢的调节

体内、外钙、磷代谢稳态的维持，有赖于机体通过钙敏感受体激活一系列细胞内信号传导通路，靶向甲状旁腺、甲状腺和肾脏，影响甲状旁腺激素、1,25-$(OH)_2D_3$ 和降钙素 3 种激素的分泌，通过作用于肾、骨、肠 3 个靶器官来调节。

1. 钙敏感受体（calcium-sensing receptor，CaSR）　CaSR 是 G 蛋白偶联受体（Gprotein-coupled receptor，GPCR）超家族中 C 家族成员。哺乳动物、鸟、两栖动物、爬虫动物和鱼类均存在 CaSR，1993 年，Brown E. M. 等人首次从牛甲状旁腺克隆出 CaSR。CaSR 除分布在甲状旁腺、肾脏、甲状腺 C 细胞、肠道上皮细胞、成骨细胞和破骨细胞等外，也广泛表达在中枢和周围神经系统、胃、食管、肝、胰腺、水晶体、脑垂体、骨髓和外周血、乳腺和动脉平滑肌细胞等。

CaSR 激发的信号传导通路，包括细胞内钙动员（calcium mobilisation）或钙振荡（calcium oscillation），激活各种磷脂酶（phospholipase）、蛋白激酶（protein kinase）等。

2. 甲状旁腺激素（parathyroid hormone，PTH）　PTH 的基本生理功能为动员骨钙，排出尿磷，维持血钙水平，并促进肾转化 $25\text{-}(OH)D_3$ 为 $1,25\text{-}(OH)_2D_3$，进一步调节钙、磷代谢。PTH 的分泌主要受血清游离钙的反馈调节。

（1）PTH 对骨组织的作用：激活骨组织的各种细胞，包括骨细胞、破骨细胞、成骨细胞和间充质细胞。骨细胞被激活后可迅速释放骨钙入血，是 PTH 快速升高血钙的基础。破骨细胞释放骨钙的效应在 PTH 作用后 12～14 小时开始出现，但此作用强大而持久。两者相互配合不但能对血钙的急切需要做出迅速应答，而且能持续很长时间。

（2）PTH 对肾的作用：PTH 促进远曲小管对钙的重吸收，而抑制近曲小管对磷的重吸收，起到排磷保钙的作用；PTH 促进肾转化 $25\text{-}(OH)D_3$ 为 $1,25\text{-}(OH)_2D_3$，间接促进小肠对钙、磷的吸收，进一步调节钙、磷代谢。

（3）PTH 对肠的作用：PTH 也促进小肠中钙的吸收，但此作用缓慢，常在 4～6 小时后出现，其机制可能是促进维生素 D 活化后的间接效应；PTH 对肠吸收磷无明显影响。

3. 维生素 D　维生素 D 在体内经肝、肾羟化为活化 D_3 后发挥作用，促进钙、磷的吸收，包括肠对钙、磷的吸收和肾小管对钙、磷的重吸收。

（1）维生素 D 对骨组织的作用：可激活破骨细胞，促进溶骨，使血钙升高，并参与调节 PTH 的成骨作用。缺乏维生素 D 时，PTH 对骨的作用明显减弱，甚至消失，骨盐沉积的速度也减慢。

（2）维生素 D 对肾的作用：促进肾小管对钙、磷的重吸收，减少尿钙、尿磷的排出。

（3）维生素 D 对肠的作用：小肠黏膜中有 $1,25\text{-}(OH)_2D_3$ 的受体蛋白，该蛋白经维生素 D 激活后可促进钙结合蛋白的生成，从而促进钙的吸收；同时维生素 D 还促进肠上皮细胞刷状缘上钙敏感的 ATP 酶的生成，该酶的激活也促进钙的吸收，促进钙、磷在小肠的吸收是维生素 D 的主要功能。

4. 降钙素（calcitonin，CT）　CT 的基本作用为降低血钙，分泌受血浆钙离子的反馈调节。

（1）CT 对骨组织的作用：与 PTH 的作用相反，CT 主要抑制破骨细胞的活性，同时活化成骨细胞，从而抑制骨盐溶解，降低血钙，促进成骨作用与骨质钙化。

（2）CT 对肾的作用：CT 抑制肾小管对钙、磷的重吸收，增加钙、磷的排泄。

（3）CT 对肠的作用：CT 抑制肾小管上皮细胞的 1-羟化酶，阻碍 $25\text{-}(OH)D_3$ 在肾的进一步羟化，从而间接影响钙磷在肠的吸收。CT 对肠无直接作用。

（四）钙、磷的生理功能

1. 钙

（1）成骨：钙构成骨和牙齿的主要成分，起支持和保护作用，同时作为钙库调节细胞外液钙离子浓度的恒定。

（2）第二信使作用：钙离子在细胞内、外起多种作用，细胞质中游离钙（Ca^{2+}）作为细胞内的主要第二信使之一参与调节细胞增殖、分化，运动，肌肉收缩，激素分泌，糖原代谢及神经元兴奋性等。细胞内钙离子的浓度（$0.1\mu mol/L$），通常远远低于细胞外液钙离子浓度（$1\sim 3mmol/L$），两者相差 4 个数量级，使钙具有很强的电化学力。当细胞受到刺激时，细胞质膜对 Ca^{2+} 的通透性发生微小的变化都会使胞浆 Ca^{2+} 浓度产生明显的波动，从而产生相应的生理效应，如 Ca^{2+} 是肌肉组织的兴奋-收缩偶联因子，同时也是许多激素、神经递质的刺激-分泌偶联因子。葡萄糖刺激胰岛素分泌需要 Ca^{2+} 协同，在无钙的环境中，葡萄糖不能刺激胰岛 P 细胞分泌胰岛素；肾上腺髓质受胆碱能神经刺激分泌儿茶酚胺时，也需要 Ca^{2+} 的协同；Ca^{2+} 是体温中枢调定点的主要调控递质之一；细胞有丝分裂的启动、细胞的黏附等都需要钙离子的参与。

（3）凝血：Ca^{2+} 是凝血过程必不可少的因子，柠檬酸盐、草酸盐等的抗凝作用即在于形成不易解离的柠檬酸钙、草酸钙而使 Ca^{2+} 缺乏，以致血液不能凝固。

（4）酶活性的调节：许多参与细胞代谢的酶，如腺苷酸环化酶、鸟苷酸环化酶、磷酸二酯酶以及酪氨酸、色氨酸羟化酶等，其活性都受 Ca^{2+} 的调节或需 Ca^{2+} 激活。

（5）维持神经-肌肉的正常兴奋性：Ca^{2+} 与 Mg^{2+}、Na^+、K^+ 等共同维持神经-肌肉的正常兴奋性，当血钙低于 1.75mmoL/L 时，神经肌肉兴奋性升高，可出现搐搦。

（6）其他：Ca^{2+} 降低毛细血管的通透性，防止渗出，控制炎症和水肿。

2. 磷　磷在生命过程中十分重要，体内重要的生命化学过程皆有磷的参与。

（1）生命重要物质的组分：核酸、磷脂、磷蛋白是机体遗传物质、膜结构、重要功能蛋白质的基本组分，而磷是这些基本组分的必需元素。

（2）参与机体能量代谢的核心反应：$ATP \rightarrow ADP + Pi \rightarrow AMP + Pi$，这是机体能量代谢的核心反应，其实质即磷酰基的给出与再获得，同时伴随着能量的转换，它是机体一切生命活动的能量源泉。

（3）生物大分子活性的调控：蛋白质的可逆磷酸化过程是机体调控机制的分子学基础之一。如组蛋白的磷酸化可使基因去阻抑而加速转录作用；核糖体的蛋白质磷酸化可加速翻译作用；细胞膜蛋白质的磷酸化可改变膜的通透性；酶蛋白的磷酸化可改变酶的活性（如无活性的磷酸化酶 b 经磷酰化转变为活性的磷酸化酶 a 等）。

（4）成骨：磷是骨和牙齿的基本矿物质成分。

（5）凝血：凝血过程的几个重要步骤皆须在磷脂的表面进行，血小板因子 3 和凝血因子Ⅲ的主要成分即磷脂，它们为凝血过程提供充分的磷脂表面。

（6）其他：磷酸盐参与酸碱平衡的调节、2，3-二磷酸甘油酸调节血红蛋白与氧的亲和力等皆是磷的重要生理功能。

二、钙代谢障碍

（一）低钙血症

血清蛋白浓度正常时，血清钙浓度低于 2.2mmol/L 的状态称为低钙血症（hypocalcemia）。低钙血症一般指离子钙低于正常值，酸中毒或低蛋白血症时仅有蛋白结合钙降低；反之，碱中毒或高蛋白血症时，离子钙虽降低，但蛋白结合钙增高，故血清钙仍可正常。

1. 原因和机制　低钙血症常由于肠道吸收不良、维生素 D 缺乏、甲状旁腺功能减退、钙丢失过多等所致。

（1）维生素 D 代谢障碍

1）维生素 D 摄入不足或接触阳光过少，儿童发病典型，引起儿童营养性佝偻病。

2）肠吸收障碍：慢性腹泻、脂肪泻、阻塞性黄疸等疾病使维生素 D 吸收障碍。

3）维生素 D 羟化障碍：肝硬化、肾衰竭、遗传性 1α 羟化酶缺乏等疾病可使体内 $1.25\text{-}(OH)_2D_3$

生成减少，引起抗维生素 D 佝偻病。

4）维生素 D 分解加速：长期服用苯巴比妥、苯妥英钠等抗癫痫药的患者，肝微粒体氧化酶活性可增加，使维生素 D 加速分解为无活性的代谢产物，半衰期缩短。由于维生素 D 不足，肠吸收钙减少，尿丢失钙增加，导致低钙血症及钙缺乏。

（2）甲状旁腺功能减退：见于原发性甲状旁腺功能减退症、由于甲状腺手术时切除甲状旁腺或损伤其血供、肿瘤浸润或放射治疗损伤甲状旁腺等。PTH 不足使骨钙动员受阻，尿钙丢失增加。

（3）慢性肾衰竭：各种原因造成的肾衰竭，均可出现低钙血症，如慢性肾衰竭低血钙主要发生机制：

1）高血磷：因肾小球滤过率降低，磷酸盐排出受阻，血磷升高，而（[Ca]×[P]）为一常数，故血钙降低；

2）维生素 D 羟化障碍，使钙的吸收减少；

3）骨对抗 PTH，使骨钙动员受阻；

4）肠钙吸收减少：肾衰竭时，胃肠功能紊乱，活性维生素 D 不足，导致钙吸收减少；

5）代谢性酸中毒：慢性肾衰竭常伴有代谢性酸中毒，酸性环境中结合钙解离度高，钙离子浓度可无明显降低，症状不明显，但当纠正酸中毒后，不及时补充钙剂和维生素 D，容易出现显著的低血钙。

（4）其他：如急性胰腺炎时，胰腺因炎症、坏死释放脂肪酸与钙结合形成钙皂，使血钙暂时降低，此外，胰腺炎可导致高血糖素的过度分泌，从而刺激 CT 分泌，使血钙降低；过量使用柠檬酸盐抗凝血，柠檬酸与钙结合，降低血钙；氟中毒时，氟与钙结合成不易溶解的氟化钙；低镁血症时也导致低钙血症的发生。

2. 对机体的影响

（1）对神经肌肉的影响：神经肌肉的兴奋性与 $[Na^+][K^+]/[Ca^{2+}][Mg^{2+}][H^+]$ 有关，血钙降低，神经肌肉兴奋性增高，临床表现为手足抽搐、肌痉挛、喉鸣，严重者致癫痫发作。

（2）对心肌的影响：细胞外 Ca^{2+} 对心肌细胞膜的 Na^+ 内流有竞争性抑制作用，即膜屏障作用。低钙时膜屏障作用减小，Na^+ 内流加速，心肌兴奋性、传导性均升高。但血钙降低，心肌细胞复极二期 Ca^{2+} 内流减慢使平台期延长，心肌收缩力减弱，患者易出现心律失常，心电图上表现为 Q-T 时间延长，S-T 段延长及 T 波平坦或倒置。同时，钙内流减慢使心肌收缩力减弱，严重的低钙血症可引起新生儿心力衰竭。

（3）对骨代谢的影响：可导致骨质钙化障碍，表现为小儿佝偻病、囟门迟闭、骨骼畸形、成人骨质软化、纤维性骨炎、骨质疏松等。

（4）其他：婴幼儿缺钙时免疫功能下降，易感染念珠菌或反复发生细菌感染。少数慢性缺钙患者可有皮肤干燥、鳞屑增多、指甲易脆、毛发稀疏等表现。

3. 防治的病理生理基础

（1）病因治疗；

（2）补充钙剂和维生素 D；

（3）纠正缺镁及降低血磷。

（二）高钙血症

血清蛋白正常时，血清钙大于 2.75mmol/L 的状态称为高钙血症（hypercalcemia）。

1. 原因和机制

（1）原发性甲状旁腺功能亢进症：原发性甲状旁腺功能亢进是高血钙的主要原因，常见于甲状旁腺瘤和甲状旁腺增生，少数为甲状旁腺癌。PTH 的异常增高使骨钙释放增加；同时又使肾小管对钙的重吸收增加；PTH 还使肾转化维生素 D 为活性 $1，25-(OH)_2D_3$ 的量增大，从而使肠钙吸收也增多。

（2）恶性肿瘤：恶性肿瘤是引起高血钙的另一主要原因，按肿瘤性质分，骨转移肿瘤占 70%，白血病占 20%，无骨转移性肿瘤占 10%。恶性肿瘤引起高血钙的基本机制是骨钙释放增多，转移至骨的肿瘤细胞可引起骨质的直接破坏，骨钙释放。此外，转移的瘤细胞及其癌灶内聚集的单核细胞、巨噬细胞还可产生一些促进骨质吸收、骨钙释放的细胞因子；而无骨转移的骨外肿瘤可能由于肿瘤分泌甲状旁腺激素样多肽而致骨钙释放。

（3）甲状腺功能亢进：甲状腺素和三碘甲腺氨酸（T_3）可促进骨质吸收，使血钙升高，尿钙增加。

（4）继发性甲状旁腺功能亢进症：慢性胃炎、维生素 D 缺乏、肾衰竭患者血液透析等原因引起的长期低血钙可引起甲状旁腺的代偿性增生，PTH 分泌增加，有时可因过度增生反而出现高血钙。

（5）其他：维生素 D 中毒，使肠钙吸收增加，另一方面骨钙溶解致血钙增加。肾上腺皮质功能减退，多见于肾上腺切除术后或大剂量使用肾上腺糖皮质激素后突然停药，因肾上腺皮质激素具有对抗维生素 D、抑制肠钙吸收和骨吸收的作用，其突然减退可致功能性（相对性）高维生素 D 血症，从而导致高血钙。

2. 对机体的影响

（1）对肾脏的影响：肾对高钙敏感，高钙所致肾损害以肾小管损害为主，包括肾小管的水肿、坏死以及基底膜钙化等，甚至导致肾小管纤维化和肾钙化。临床表现为浓缩功能障碍，多尿、夜尿，严重者可导致肾功能不全。

（2）对神经肌肉的影响：高钙血症时，神经肌肉兴奋性下降，患者表现为乏力、四肢松弛、腱反射抑制、记忆力减退、易疲劳，重症者出现腹痛、极度衰弱、精神障碍以至木僵、昏迷。

（3）对心肌的影响：高钙时，Ca^{2+} 的膜屏障作用增加，Na^+ 内流受抑制，心肌兴奋、传导性均降低；血钙增加，心肌细胞复极二期平台期 Ca^{2+} 内流加速，复极加速，患者出现心律失常。心电图上可显示房室传导阻滞，Q-T 间期缩短。但严重高血钙时（血清 Ca^{2+} 大于 4mmol/L），T 波变宽，Q-T 间期延长，患者可发生致命性心律失常或心搏骤停。钙有正性心力作用，可使心排血量增高。

（4）其他：血钙升高可导致异位钙化，如关节周围的钙化，血管壁的钙化，肾钙化，结膜、鼓膜钙化等，引起钙化灶处器官功能损害。

血钙增高至 4.5mmol/L 时可出现高钙危象，表现为多饮、多尿、脱水、循环衰竭、氮质血症，若不及时、有效地抢救，患者常死于肾衰竭及循环衰竭。

3. 防治的病理生理基础

（1）治疗原发病；

（2）支持治疗：限制钙的摄入，大量输液纠正脱水，促进钙的排泄；

（3）降钙治疗：可酌情选用利尿剂、糖皮质激素、降钙素及透析疗法。

三、磷代谢障碍

（一）低磷血症

血清磷浓度低于 0.7mmol/L 称为低磷血症（hypophosphatemia）。

1. 原因和机制

（1）摄入不足：多见于长期不能进食、禁食、胃肠道功能障碍患者未注意补磷。

（2）经肾丢失：甲状旁腺功能亢进症，由于 PTH 分泌增加致大量无机磷经肾排出体外，使血磷下降的同时血钙增加；范科尼（Fanconi）综合征由于近曲小管的重吸收障碍，致多种物质随尿丢失，磷酸盐丢失引起血磷减少；严重感染、烧伤时肾排磷也增加。

（3）经消化道丢失：长期腹泻、呕吐致磷随消化液丢失；长期大量使用能结合无机磷的抗酸剂如氢氧化铝等，使磷随粪便丢失增加；维生素 D 缺乏使肠道磷吸收减少，磷随粪便排出增加，同时肾排磷亦增加，是低磷血症发生的主要原因。

（4）移入细胞：输入葡萄糖、胰岛素使糖代谢增强，葡萄糖进入细胞时伴有磷酸盐的进入；呼吸性碱中毒时，磷酸果糖激酶激活，糖酵解增强，大量葡萄糖和果糖磷酸化使磷酸盐进入细胞。

2. 对机体的影响 低磷血症常无明确特异的症状，易被忽略。低磷血症引起的常见生化异常为 ATP 生成不足和红细胞中 2,3-DPG 减少，因为 ATP 和 2,3-DPG 的生成均需要充足的无机磷。在急性轻、中度低磷血症时，由于细胞内有充足的磷储备，可不出现任何症状；长期重症患者可出现明显的损害，甚至危及生命。

急性低磷血症时，神经肌肉的症状较明显，可出现近端肌肉无力、厌食、头晕、感觉异常、鸭步态等。慢性低磷血症时以骨骼系统损害为主要表现，出现骨痛、佝偻病、骨质软化、病理性骨折等。极度重症患者（血磷低于 0.16mmol/L），可出现神经系统的损害和神经精神症状，如易激惹、精神错乱、木僵、昏迷等。血细胞也出现一系列损害，由于红细胞内 2,3-DPG 生成不足，血红蛋白氧离曲线左移导致组织缺氧；ATP 生成不足，红细胞膜由于能量缺乏而变得僵硬易损，红细胞寿命缩短。

白细胞的吞噬、迁移活性降低，使患者抗感染能力下降。血小板的聚集力下降，寿命缩短可能参与重症患者出血倾向的发生。

3. 防治的病理生理基础

（1）治疗原发病；

（2）适当补磷；

（3）因低磷血症常无特异的临床表现易被忽略，临床应注意保持警惕，及时识别和诊断。

（二）高磷血症

成人血清磷浓度大于 1.61mmol/L，儿童血清磷浓度大于 1.9mmol/L 称为高磷血症（hyperphosphatemia）。

1. 原因和机制

（1）排出减少：急、慢性肾衰竭，当肾小球滤过率小于 20～30ml/min 时，由于磷酸盐滤过障碍使肾排磷减少，同时，血磷增高使血钙减少，导致继发性 PTH 分泌增多，骨盐释放增加，过多释出的磷酸盐无法经肾排出体外，使血磷进一步增加，这是引起高磷血症最常见的原因。甲状旁腺功能减退，由于 PTH 分泌不足，磷经尿排出减少。维生素 D 中毒时，尿磷排出减少，肠磷吸收增加，使血磷增加。

（2）摄入增多：见于服用含磷药物或使用含磷缓泻药、灌肠剂。

（3）细胞内磷外移：见于急性酸中毒或淋巴瘤、白血病等化疗时，磷从细胞内大量释出使血磷增加。

2. 高磷血症对机体的影响

（1）低钙血症和异位钙化：是高磷血症对机体的主要影响，由于（[Ca] × [P]）为常数，血磷增加，与 Ca^{2+} 形成骨盐沉积，使血钙降低并导致异位钙化和相应的组织损害，如肾的钙化可造成肾功能进行性损害，皮肤的钙化则可能是慢性肾衰竭患者皮肤顽固瘙痒的原因之一。

（2）对骨代谢的影响：高磷血症抑制肾近曲小管的 1α-羟化酶，使维生素 D 代谢障碍；由于血磷升高致血钙下降，引起继发性甲状旁腺功能亢进，使溶骨增强；同时抑制骨的重吸收从而引起骨重建异常，骨质疏松、软化。

3. 防治的病理生理基础

（1）防治原发病。

（2）降低血磷：口服防止磷吸收的化合物，如氢氧化铝凝胶；血磷增高时补液可使其稀释；葡萄糖可促进磷转移入细胞内而快速降低血磷，并可增加尿磷排除。肾衰竭所致高血磷可用透析疗法。

第 5 节　镁代谢紊乱

一、正常镁代谢及其生理功能

（一）镁的体内分布

镁的含量在体内次于钠、钾、钙而居第 4 位，在细胞内的含量居第 2 位，仅次于钾。正常成人总体镁容量大约为 25g（1mol），镁总储备的 53％在骨骼，27％在肌肉，19％在软组织，0.5％在红细胞，0.3％在血清。镁存在有 3 种形态：离子化镁（约占总体镁的 60％）、蛋白质结合镁（约占 30％，大多是清蛋白）、与血清中阴离子结合成的复合物；只有离子化镁才具有生理作用。正常的血清镁浓度为 0.75～1.25mmol/L，这是评估镁状态最常用的方法；但是因为血清仅含 0.3％的总体镁，所以它不能反映总体镁容量。推断组织的镁水平可采用镁负荷法，即测量肾脏对镁负荷的反应：静注 800mg 镁能保留 30％以上的患者被认为是镁缺乏，而保留少于 20％者则被认为镁含量正常。

（二）镁代谢的平衡

镁稳态依赖于肠吸收和肾排泄之间的平衡。镁的摄入源于天然食物，以绿色植物含量最丰富。镁吸收的主要部位是小肠，少量在结肠吸收。肠镁吸收通过两个不同的途径：一是可饱和的主动跨细胞途径（saturable active transcellular transport route），二是非可饱和的旁细胞被动转运途径（nonsaturable paracellular passive transport route），这些转运过程受代谢和激素的调节。过多的镁盐可引起腹泻，当摄入镁多时，吸收率下降，当机体需求量大时，吸收率高。影响肠道对镁吸收的主要因素是食物的构成，钙和镁的吸收可相互竞争，高钙饮食时，镁的吸收率下降；镁可与脂肪酸结合成不溶性镁脂肪酸盐，故高脂饮食降低镁的吸收率；摄入过多的磷酸盐、草酸、纤维也可与 Mg^{2+} 结合为不溶解的复合物，减少肠道对镁的吸收。各种激素也影响肠道对镁的吸收，甲状旁腺素和维生素 D 促进肠对镁的吸收，降钙素和醛固酮减少肠对镁的吸收。另外，肠蠕动亢进时镁的吸收也减少。

肠道中未被吸收的镁随粪便排出，体内多余的镁由肾脏经尿排出。镁的平衡主要靠肾调节，肾有很强的保镁能力，肾脏可根据摄入量调节排出量。当镁摄入量低时，肾排镁量可低于 0.5mmol/d。

机体主要通过各种激素来调节肾小管对镁的重吸收，甲状旁腺激素可增加肾小管对镁的重吸收，同时高血钙、甲状腺素、降钙素及醛固酮可降低肾小管对镁的重吸收，从而调节尿镁的排出量，维持镁的动态平衡。

（三）镁的生理功能

镁是数百种酶系统所必需的辅助因子，参与体内多种酶促反应，体内多种酶的活化需镁参加，其与 ATP 结合可激活多种重要的酶，如腺苷酸环化酶、Na^+-K^+-ATP 酶、Ca^{2+}-ATP 酶等均依赖于镁的存在；基础研究提出 Mg^{2+} 可调节免疫功能，例如粒细胞氧化裂解、淋巴细胞增殖及内毒素和单核细胞结合；此外镁缺乏和白介素-1、肿瘤坏死因子 α、γ-干扰素、P 物质增多相关，大鼠镁缺乏和内毒素侵袭所引起的严重炎症反应有关。由于镁可调节平滑肌的紧张性，所以镁缺乏在一些危重病（如急性心肌梗死、急性脑缺血、哮喘恶化等）中可能起重要作用。

镁被认为是不同离子通道的调节剂。细胞内 Mg^{2+} 浓度降低，可使 K^+ 溢出细胞，由此而改变细胞的传导和代谢。Mg^{2+} 可抑制离子通道，包括心肌细胞中电压依赖性 Ca^{2+} 通道和内皮细胞中获能的 Ca^{2+} 通道等。虽然 Mg^{2+} 的抑制作用不像钙阻滞剂那样有效，但镁能对抗心律失常、减轻细胞损伤包括缺血-再灌注引起的细胞死亡和抑制心肌顿挫（stunned mgocardium）而发挥心脏保护作用。镁在神经系统传导方面也起着重要作用，其作用的主要机制可能是通过阻滞 N 甲基-D-天门冬氨酸受体的电压门控性通道而实现的，近年来的研究主要集中在镁保护中枢神经系统免于缺血性损伤的 NMDA 受体阻滞剂的作用。

镁是核糖体的重要组成部分，核糖体各组分的聚合及与 tRNA 间的相互作用、氨基酸的活化、蛋白质的合成均需要镁的参与；镁还通过与磷酸基的络合而参与维持 DNA 双螺旋的稳定性。

二、镁代谢紊乱

(一) 低镁血症

血清镁浓度正常范围为 0.75～1.25mmol/L，血清镁浓度低于 0.75mmol/L，称为低镁血症（hypomagnesemia）。低镁血症常见于临床，有 12％的住院患者发生低镁血症；重症监护病房的患者，其发病率可上升到 60％～65％。

1. 原因和机制

(1) 镁摄入不足：镁广泛存在于各种食物中，主要是谷类食品、绿色蔬菜、大豆、坚果和海产品，纯粹因贫镁饮食而致的低镁血症较罕见。低镁血症往往见于长期营养不良、禁食、厌食或长期补液未注意补镁，且伴有因胃肠或其他途径镁丢失者。

(2) 镁丢失过多。

1) 胃肠道吸收不良和丢失过多：与饮食镁缺乏所致的镁摄取量减少相比，摄入镁的吸收不良或丢失过多是一个更常见的原因。严重的镁缺乏常见于脂肪痢或严重的慢性腹泻所引起的病症，如 Crohn 病、溃疡性结肠炎、腹腔的疾患、Whipple 病和短肠综合征等。Booth 等证明，脂肪痢严重度与低镁血症的程度之间可能相关。粪便脂肪含量与粪便的镁浓度之间也有类似的相关性，有学者提出镁吸收障碍是继发于不溶性镁皂的形成。粪便中镁的丢失与水含量平行，这结论可解释在许多病症包括慢性腹泻时镁缺乏的发生率。若由于瘘管形成或胃肠液的持续抽吸而引起的肠分泌液中镁丢失，镁缺乏则是复合性的。有人发现小肠的炎症也可降低镁的吸收。已报道原发性婴儿低镁血症（primary infantile hypomagnesemia）可并发继发性低钙血症；由于以男性患者为主，所以被认为是 X 模式的传递，近来认为是常染色体遗传；常出现于 4～5 岁，并伴有全身性惊厥，还可伴有相关联的病症，如蛋白质丢失性肠病、低清蛋白血症和全身性水肿等，用镁治疗可显著改善症状。有人提出此症是小肠载体介导的镁转运方面的缺陷，此缺陷可用增加约正常膳食镁需要量的 5 倍来克服。

低镁血症也见于急性胰腺炎，其主要机制可能与并发的低钙血症有关，在坏死脂肪中钙和镁发生皂化。低钙血症的程度可因低镁血症而加剧，它可引起 PTH 分泌降低和终末器官抵抗 PTH 在骨中的作用。

因为胃液中镁含量低，所以呕吐和鼻胃引流很少是低镁血症的原因。

2) 经肾丢失：镁经胃、肠摄取和吸收，经肾小球滤过后，大部分在不同的肾单位节段被重吸收，最后只有 3％～5％滤过镁在尿中排泄。若因不同的原因致镁重吸收障碍就可引起镁在尿中排泄增多而致镁肾性丢失增多，现已知镁在尿中丢失过多是许多患者镁缺乏的主要原因：

①肾小管负责镁的重吸收，在低镁血症患者肾小管重吸收滤过的镁可高达 99.5%，因此，肾小管损伤能导致不均衡的肾镁丢失。肾盂肾炎、肾小球肾炎、肾小管性酸中毒等肾脏疾病导致肾小管功能受损，重吸收 Mg^{2+} 减少，尿镁增多。②大量使用利尿剂使镁随着尿液排出增多。③醛固酮增多症时醛固酮可使肾小管重吸收镁减少，并使肠道吸收镁减少。④甲状旁腺功能减退患者由于甲状旁腺激素（parathyroid hormone，PTH）分泌减少致肾小管重吸收镁减少，并使肠道吸收镁减少。⑤高钙血症时，钙与镁在肾小管中被重吸收时相互竞争，使镁在肾小管的重吸收减少。⑥糖尿病酮症酸中毒时，酸中毒使肾小管重吸收镁减少，高血糖导致渗透性利尿，尿镁增多。⑦铅、汞等重金属，氨基糖苷类、磺胺类抗生素，镇痛剂等药物可引起肾小管损害，导致肾保镁功能减退，排镁增多。顺铂是一种用于治疗上皮细胞瘤的化疗药物，它可导致 100% 接受此药的患者因肾 Mg^{2+} 丢失而发生低镁血症，且低镁血症在此治疗之后仍持续很久。环孢素是一种免疫抑制剂，它也可导致肾中毒和镁丢失而发生低镁血症。⑧慢性酒精中毒常引起血镁降低，酒精可抑制肾小管对镁的重吸收，同时长期饮酒可使肠吸收镁减少，饮酒后呕吐、腹泻又使镁经肠道丢失过多。

（3）镁进入细胞内过多：见于用胰岛素治疗糖尿病时，镁与钾进入细胞内参与糖原合成，导致血镁降低。

（4）镁稳态的遗传性障碍：如伴发高钙尿和肾钙质沉着症的家族性低镁血症（familial hypomagnesemia with hypercalciuria and nephrocalcinosis，FHHNC）。FHHNC 患者常于幼童时期发病，且常并发周期性尿路感染、多尿、烦渴、肾石病和（或）发育延缓。Rodriguez-Soriano 等推测，FHHNC 的原发性缺陷和亨利襻对镁和钙重吸收削弱有关。

（5）其他原因：酒精中毒常引起低镁血症，研究发现 30% 的酒精中毒者血清镁水平降低。饮食贫镁、尿镁丢失增多都和酒精中毒有关，当酒精中毒时尿镁可增多至基础水平的 $2.7\sim3.6$ 倍，但此效应可因戒酒而逆转；酒精中毒也可加剧吸收不良、腹泻、急性和慢性胰腺炎，所有这些均能引起镁缺乏。

汗液中的镁浓度仅为 5mg/L，但在烧伤患者，皮肤失镁则能引起镁缺乏。Berger 指出虽然这些患者肾镁丢失增加，但皮肤渗出性镁丢失则是引起大量镁丢失的原因。事实上镁的皮肤丢失高于肾镁丢失的 4 倍，并且与烧伤的表面积成比例。

2. 对机体的影响

（1）对神经和肌肉组织的影响：低镁血症时，Mg^{2+} 对中枢神经系统、神经纤维、骨骼肌的抑制作用减弱；Ca^{2+} 进入神经轴突增多，神经-肌肉接点乙酰胆碱释放增多；同时终板膜上乙酰胆碱受体对乙酰胆碱的敏感性增强，使神经肌肉的兴奋性增强。临床上表现为肌震颤，手足搐搦、反射亢进、共济失调等，上肢尤为明显，严重时可出现精神障碍、定向力障碍、幻觉、抽搐甚至昏迷。

（2）对心血管系统的影响：Mg^{2+} 参与心肌细胞的许多生理活动，低镁血症时，[Em] 减小，Em 与 Et 间的距离缩小，心肌兴奋性增高；Mg^{2+} 对快反应自律细胞的慢 Na^+ 内流有阻断作用，低镁血症时，慢 Na^+ 内流相对加快，心肌自律性增高，故易发生心律失常。同时低镁常导致低钾血症和低钙血症的发生，进一步影响心肌的生理特性，导致心律失常的发生。

血镁降低时，平滑肌细胞内钙含量增高，外周血管收缩；低镁还可增强儿茶酚胺等缩血管物质的缩血管作用，进一步加大外周阻力，使患者血压升高；低镁可导致冠状动脉痉挛，加重心绞痛，甚至引起急性心肌梗死。

（3）低钾血症：低镁时可使细胞内缺钾，同时肾脏保钾功能下降。有报道，40% 的低镁血症的患者可发生低钾血症；相反，低钾血症的患者也有 60% 发生低镁血症。其主要是低镁血症的许多病因（利尿剂、酒精中毒、腹泻等）可引起低钾血症。单纯补钾治疗而不补镁，则低钾很难得到纠正。因为钾代谢与依赖镁的 Na^+-K^+-ATP 酶有关，镁在调节心肌细胞的钾通道和钾的内转运有重要作用，这也是低镁引起心电图异常和心律失常的原因。

（4）低钙血症：低镁常伴有低钙，在重症监护病房有 1/3 以上的低镁血症的患者发生低钙血症。缺镁时，腺苷酸环化酶活性降低，PTH 分泌减少，骨钙的释放、肠钙的吸收、肾小管对 Ca^{2+} 的重吸收均减少，导致低钙血症的发生。

（5）骨质疏松症：低镁状态为何加剧骨质疏松症的机制尚不清楚，但可能是多因素的。因为在骨膜和骨内膜细胞中的 H^+-K^+-ATP 酶泵是镁依赖性的，所以在镁缺乏时骨细胞外液的 pH 可能降低而导致去矿化作用。此外 $1,25$-$(OH)_2D_3$ 的形成涉及镁依赖性羟化酶，并且血清 $1,25$-$(OH)_2D$ 浓度在镁缺乏时降低。

3. 防治的病理生理基础

（1）防治原发病和排除引起低镁血症的原因。

（2）并发症的治疗：①手足抽搐：手足抽搐有致命危险，所以一旦出现就必须立即进行治疗。因低镁血症而发生手足抽搐常伴有低钙血症，所以首先应静脉内注射 10% $CaCl_2$ 或 10% 葡萄糖酸钙溶液，然后静脉内给予 50% 硫酸镁；若确知无低钙血症则不需补钙。②癫痫发作、精神病是低镁血症引起的严重的中枢神经系统功能障碍的表现，应静脉内给予 50% 硫酸镁。③心律失常：低镁血症引起心律失常时也应静脉内给予 50% 硫酸镁，同时还必须纠正低钾血症，因为低钾血症和低镁血症同时存在，都可作为心律失常发生的原因。

（3）密切注意患者的肾功能状态：当用镁剂治疗时，肾小球易受到高镁血症的损害，因此应经常检查血清镁水平，特别对那些伴有肾功能不全的患者更应如此，应密切注意血清尿素氮和肌酐水平。

（4）补镁：可通过口服、肌内或静脉注射镁制剂补镁。静脉补镁应谨慎，要防止镁对肾功能的损害，并注意镁可使外周小动脉扩张导致血压降低。必须注意即使在抢救高危患者时也切忌静脉注射高浓度镁盐，因为迅速输入高浓度镁可使血压急剧下降、心搏骤停、呼吸抑制，从而危及生命。

（二）高镁血症

血清镁高于 1.25mmol/L 为高镁血症（hypermagnesemia）。正常肾脏仅排泄滤过镁的 3%～5%，但是在 GFR 降低或血清镁水平增高的情况下，肾脏可不断增加镁的排泄，几乎达到 100%。因为肾脏有镁排泄潜力的储备，所以高镁血症较罕见。

1. 原因和机制 高镁血症最常见的原因是医源性的，由于过量摄入或因伴发肾功能不全。

（1）镁摄入过多：多见于静脉补镁过量；另外，过量应用制酸剂、口服泻剂、灌肠都可引起高镁血症；服用过多的镁盐和含镁药物也可导致血镁增高。为降低神经肌肉兴奋性，用镁盐治疗子痫和子痫前期可引起母亲和胎儿发生高镁血症，其血浆镁浓度可达 5～7mmol/L，甚至更高。透析疗法时透析液中异常高浓度镁可引起严重的高镁血症。虽有镁过量摄入，但高镁血症发生与否与肾功能有密切关系，过量摄入的镁，主要在小肠吸收，肾功能正常时可有效地从尿中清除出去，只有当过量摄入镁超过肾脏清除能力时才发生有临床意义的高镁血症。若肾功能不全，过量摄入镁则易发生严重的或致命的高镁血症。

（2）镁排出减少：见于肾衰竭、严重脱水伴少尿，患者尿镁排出减少；肾上腺皮质功能减退和甲状腺功能减退时，使醛固酮和甲状腺素对肾小管重吸收镁的抑制作用减弱，肾小管重吸收镁增强，尿镁排出减少。锂治疗能引起高镁血症，但机制尚不明确。

（3）镁移出细胞外过多：见于细胞内分解代谢异常增大时，如糖尿病酮症酸中毒、烧伤、创伤和横纹肌溶解可使细胞内镁释出到细胞外，引起高镁血症。

（4）遗传性疾患：如家族性低钙尿性高钙血症（familial hypocalciuric hypercalcemia,

FHH）。FHH 是常染色体显性遗传性疾患，由 Ca^{2+}/Mg^{2+} 感知受体灭活的杂合子突变所引起，可引起血清镁浓度升高。FHH 的特点是钙和镁排泄很低，镁重吸收增多，可能是由于亨利襻 Ca^{2+}/Mg^{2+} 感知受体对镁离子具有异常敏感性所致。

2. 对机体的影响 高镁血症患者的临床病程包括从无力、倦怠直到昏迷。大多数报道的高镁血症的病例发生于伴有肾功能障碍的患者，并且实际上是医源性的。在罕有的情况下镁水平可高达中毒的水平，即 5mmol/L 或更高。严重的高镁血症不会直接致死，而是由于引起精神改变、心律失常和低血压，导致吸入性肺炎和脓血症而发挥间接的作用。

症状性高镁血症通常并不出现，除非血清镁高于 2mmol/L，并发的低钙血症、高钾血症或尿毒症可加重高镁血症的症状。高镁血症对机体的影响随 Mg^{2+} 浓度递增而变化。

（1）对神经肌肉的影响：严重的高镁血症所出现的神经肌肉毒性主要表现为嗜睡、深腱反射消失和因肌肉麻痹而致的呼吸衰竭以及昏迷等。这可能是因为 Mg^{2+} 可阻止突触前神经末梢乙酰胆碱的释放和竞争性抑制 Ca^{2+} 通过电压依赖性钙通道流入突触前神经末梢而致的突触传导阻滞所致，也有人认为这是由于镁可拮抗 Ca^{2+} 的作用而阻滞神经肌肉接头、抑制乙酰胆碱释放和减弱突触后膜的反应性所致。深腱反射在血清镁水平高于 2.5mmol/L 以上时减弱，高于 5mmol/L 时消失。血清镁浓度达 5mmol/L 以上时可出现严重的肌肉衰弱并可伴发呼吸肌麻痹。临床上可出现交感神经阻滞的症状，如皮肤潮红、口唇干燥、瞳孔散大、尿潴留和低血压。高镁血症自身能引起因肠神经细胞阻滞而致的肠动力不足和干扰平滑肌兴奋-收缩偶联，并可恶化肠梗阻。在经口镁中毒患者，肠梗阻的发展可减缓镁在肠内通过的时间，进而递增镁的吸收。也有人认为，高镁血症可引起副交感神经阻滞，进而导致像脑干疝形成那样的瞳孔固定和放大。

（2）对心血管系统的影响：高镁水平具有直接和间接的心血管作用。镁被称为"天然的生理钙阻滞剂"，高镁血症时的心血管功能障碍是由钙作用障碍所引起的。血镁升高可降低心肌兴奋性，抑制房室和室内传导从而导致心律失常，重症时可引起心搏骤停。高镁可抑制血管平滑肌和血管运动中枢并抑制儿茶酚胺释放，使小动脉、微动脉扩张，血压下降。

（3）代谢障碍：高镁血症患者所见到的电解质和代谢紊乱可归因于过量的镁所引起的肾处理钠和钙的变化。高镁血症时尿镁排泄显著增加，这与尿钠排泄和钙尿相关，主要因为肾小管对这些阳离子的重吸收发生抑制所致。甲状旁腺激素可增强肾小管对钙的重吸收，高镁血症可抑制甲状旁腺激素分泌，可进一步加剧钙的丢失（表 3-7）。

表 3-7 镁代谢紊乱

	低镁血症	高镁血症
血清镁浓度	<0.75mmol/L	>1.25mmol/L
原因及机制	镁摄入不足，如禁食、消化不良；排出镁过多，经胃肠道，经肾，如腹泻、胃肠减压，大量输液于肾衰竭多尿期，昏迷致组织分解加强及脱水	镁摄入过多，如硫酸镁治疗过快（肾功能不全时）；排镁减少，如急性肾衰竭少尿、无尿；内分泌功能紊乱，如糖尿病酮症酸中毒后
对机体的影响	使神经肌肉兴奋性升高，心肌兴奋性增高、心律失常，引起低钙、低钾血症	使中枢神经系统抑制、血管平滑肌抑制、心肌兴奋性和传导性降低、外周血管扩张、血压下降
防治原则	补镁（硫酸镁），纠正水、电解质紊乱	注射钙剂拮抗镁，排镁透析，改善肾功能

3. 防治的病理生理基础

（1）警惕镁制剂过量输入，注意改善肾功能和防治原发病。

（2）急性并发症的治疗：若有严重的呼吸抑制或心脏传导障碍时应立即给予人工通气，并在 5~10 分钟内静脉滴注 2.5~5.0mmol 钙，可暂时逆转心脏和呼吸的异常。肾功能正常的患者可应用盐水补容和静脉内给利尿剂（如呋塞米），补钙和利尿剂联合应用将进一步增加肾镁的排出。静脉内给予胰岛素和葡萄糖可使 Mg^{2+} 和 K^+ 向细胞内转移以降低血镁。若有严重肾功能不全或对上述治疗无明显者应进行透析治疗，以无镁的透析液进行血液透析可在 $4\sim6$ 小时内使血清镁降至安全水平。

　　（3）透析疗法。

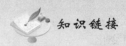

镁离子对神经细胞的保护性作用

　　目前许多中枢神经系统退行性病变被认为是由于神经细胞自发性凋亡所致，脑缺血和缺氧损伤往往引起神经细胞内 Ca^{2+} 超载，引发神经细胞凋亡的发生。近年来研究表明，镁离子作为一种内源性保护因子不仅参与了脑组织中重要的细胞代谢和功能调节，而且对神经细胞具有肯定的保护作用。研究发现，脑损伤后脑组织以及神经细胞内镁离子含量、血清镁离子含量均明显下降。动物实验已证明，补充镁离子可减轻实验性动物脑损伤后继发脑损害，改善神经功能障碍，减少神经细胞的凋亡。

　　动物实验及流行病学研究表明，在老年动物体内普遍存在 Mg^{2+} 缺乏，随着年龄的增长，Mg^{2+} 吸收力会下降。Mg^{2+} 的缺乏会影响细胞膜的完整性及其功能，增加氧化应激反应的易感性，从而导致心血管疾病，加速衰老过程。镁离子具有的对神经元的保护性作用，其主要作用机制：① 镁改变了细胞代谢和功能，加强线粒体钙缓冲，减轻缺氧过程中 ATP 下降，维持细胞膜稳定，维持和调节细胞内、外 Na^+、K^+ 浓度梯度以及 Ca^{2+} 运输和积聚等；② 抑制受损神经细胞内钙超载，拮抗兴奋性氨基酸的神经毒性，减轻其导致的继发性脑损伤；③ 扩张血管，减轻血管炎性反应；镁离子可通过抗血管递质抗血管痉挛，减轻炎症反应达到神经保护作用；④ 抑制脂质过氧化：高浓度镁被认为可能竞争磷脂离子连接位点，实现抑制脂质过氧化；⑤ 抑制去极化：细胞外镁浓度增加，可引起细胞膜超极化，稳定细胞膜，减少内皮素分泌，从而减轻缺氧缺血性脑损害。Vnki 等认为，在继发性脑损伤过程中，镁影响了神经传导、离子转运、蛋白质合成及能量代谢诸多方面，脑外伤后补镁可提高生存率，改善预后。

（刘永年　吴　穹）

参 考 文 献

陈主初. 2005. 病理生理学 [M]. 北京：人民卫生出版社，61-92.

金惠铭. 2008. 病理生理学 [M]. 7 版. 北京：人民卫生出版社，15-46.

吴立玲. 2008. 病理生理学 [M]. 北京：北京大学医学出版社，17-42.

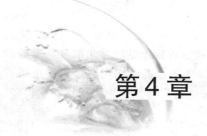

第4章

酸碱平衡紊乱

人体的体液环境必须具有适宜的酸碱度才能维持正常的代谢和生理活动，正常人动脉血的pH 为 7.35～7.45，平均值为 7.4。

机体在生命活动中不断生成或摄取酸性或碱性物质，但正常生物体内的 pH 总是保持相对稳定，这是依靠体内各缓冲系统以及肺和肾的调节来实现的。机体维持体液 pH 相对稳定的过程称为酸碱平衡（acid-base balance）；由于酸碱负荷过度或严重不足或调节机制障碍而导致体液内环境酸碱平衡的失调，称为酸碱平衡紊乱（acid-base disturbance）或酸碱失衡（acid-base imbalance）。

酸碱平衡紊乱在临床上十分常见，不仅直接影响机体的代谢活动，还会引起电解质紊乱，严重时可导致其他脏器的功能障碍，甚至危及患者的生命。因此，掌握酸碱平衡紊乱的基本理论，正确判断酸碱平衡状态，关系到临床治疗的成败。

本章主要介绍酸碱的来源、正常机体的酸碱平衡调节机制、反映酸碱平衡状况的常用指标及其意义、4 种单纯型酸碱平衡紊乱（代谢性酸中毒、代谢性碱中毒、呼吸性酸中毒、呼吸性碱中毒）、混合型酸碱平衡紊乱以及分析、判断酸碱平衡紊乱的基本方法等内容。

第1节　酸碱的来源及酸碱平衡调节

一、酸碱的来源

体液中的酸性或碱性物质主要来自细胞的分解代谢过程，食物中也含有酸性或碱性物质，但量较少。在普通膳食条件下，正常人体内酸性物质的产量远远超过碱性物质。

（一）酸的来源

1. 挥发酸（volatile acid）　指机体在物质代谢过程中产生的 CO_2 与水作用生成的碳酸（H_2CO_3），H_2CO_3 可解离为 CO_2 和水，CO_2 经肺排出体外，所以称为挥发酸。挥发酸是机体在代谢过程中产生最多的酸性物质，是糖、脂肪和蛋白质分解代谢的终产物。正常人每天可产生 $300～400L\ CO_2$，如果全部生成 H_2CO_3，可产生 15mol 左右 H^+。挥发酸经肺排出的调节作用称为酸碱的呼吸性调节。

2. 固定酸（fixed acid）　指不能由肺排出体外，而只能经肾脏随尿排出体外的酸性物质。正常人每天由固定酸产生的 H^+ 为 50～100mmol，比挥发酸产生的 H^+ 要少得多。固定酸主要来自蛋白质的分解代谢，如含硫氨基酸分解产生硫酸，磷脂、核蛋白水解产生磷酸，嘌呤类化合物可生成尿酸。糖和脂肪在分解代谢过程中也可生成固定酸，如糖代谢可产生乳酸、丙酮酸和三羧酸，脂肪代谢可产生 β-羟丁酸和乙酰乙酸等。此外，固定酸还来自摄入的饮食或服用酸性药物如氯化铵、水杨酸等。固定酸经肾排出的调节作用称为酸碱的肾性调节。

（二）碱的来源

碱主要来自食物，尤其是蔬菜、水果，其中所含的有机酸盐（柠檬酸盐、苹果酸盐、草酸盐等）可与 H^+ 生成有机酸，而 Na^+、K^+ 则与 HCO_3^- 结合生成碱性盐。机体在代谢过程中也可产生碱性物质，如氨基酸脱氨基产生的氨（NH_3）。机体产生的碱性物质与酸性物质相比要少得多。

二、酸碱平衡的调节

（一）血液的缓冲作用

血液缓冲系统由弱酸（缓冲酸）及其相对应的碱（缓冲碱）组成。主要的血液缓冲系统有碳酸氢盐缓冲系统、磷酸盐缓冲系统、血浆蛋白（HPr）缓冲系统、血红蛋白（Hb）和氧合血红蛋白（HbO_2）缓冲系统 5 种（表 4-1）。

表 4-1　全血各缓冲系统的含量

缓冲系统	占全血缓冲系统比例	缓冲系统	占全血缓冲系统比例
H_2CO_3-HCO_3^-	53%（其中血浆 35%，红细胞 18%）	HPr-HPr$^-$	7%
HHb-Hb$^-$、HHbO$_2$-HbO$_2^-$	35%	$H_2PO_4^-$-HPO$_4^{2-}$	5%

其中以碳酸氢盐缓冲系统最为重要，这是因为：① 它在血液中含量最高，缓冲能力最强，约占全血缓冲能力的一半以上（53%）；② HCO_3^- 可缓冲固定酸，生成的 CO_2 经肺排出，受呼吸调节，而 HCO_3^- 又能通过肾脏调节使其含量得以补充，因此碳酸氢盐缓冲系统受到肺和肾的开放性调节；③ 根据 Henderson-Hassalbach 方程式，HCO_3^- 与 H_2CO_3 的浓度比值决定血浆 pH 的大小。

但碳酸氢盐缓冲系统不能缓冲挥发酸，挥发酸的缓冲主要靠体内非碳酸氢盐缓冲系统，尤其是 Hb 和 HbO_2 缓冲系统。磷酸盐缓冲系统主要在细胞内液中发挥缓冲作用；血浆蛋白缓冲系统只有当其他缓冲系统都被调动后，其作用才显示出来。

缓冲系统是机体调节酸碱平衡的第一道防线，缓冲酸或缓冲碱可迅速将强碱转变为弱碱，或将强酸转变为弱酸，从而避免机体在承受急性酸、碱负荷时引起 pH 的剧烈波动。但缓冲系统仅起"缓冲"作用，并不能将酸、碱物质清除出体外，清除多余的酸、碱还有赖于肺和肾脏的调节作用。

此外，在某些特殊情况下，其他组织也可发挥一定的缓冲作用，如骨盐对酸中毒有较强的缓冲作用，特别在慢性酸中毒时，骨骼组织的钙盐分解增多可缓冲 H^+ $[Ca_3(PO_4)_2+4H^+\rightarrow 3Ca^{2+}+2H_2PO_4]$，从而造成骨质脱钙。

（二）组织细胞的调节作用

机体的大量组织细胞内液是酸碱平衡的缓冲池，细胞内的蛋白质、磷酸盐以及碳酸氢盐缓冲系统构成了细胞内的主要缓冲系统，尤其是对细胞内酸中毒有强大的缓冲作用。细胞的缓冲作用主要通过离子交换（如 H^+-K^+ 交换、Cl^--HCO_3^- 交换）进行，如当细胞外液 H^+ 过多时，H^+ 弥散入细胞内，而细胞内的 K^+ 则移出细胞外，故酸中毒时往往伴有高血钾；碱中毒时恰好相反，细胞内的 H^+ 出细胞，而细胞外液的 K^+ 则进入细胞内，因此碱中毒常伴低血钾。

（三）肺的调节作用

肺在酸碱平衡中的调节作用是通过改变肺泡通气量，控制 CO_2 的排出量，以调节血液中 H_2CO_3 浓度，使 $[HCO_3^-]/[H_2CO_3]$ 比值接近正常，从而保持 pH 的相对恒定。

肺通气是受呼吸中枢控制的，CO_2、pH 和 O_2 三种化学因素的改变可通过刺激中枢化学感受器和外周化学感受器而兴奋呼吸中枢，从而调节肺泡通气量。

1. CO_2　延髓中枢化学感受器对动脉血二氧化碳分压（$PaCO_2$）的变化非常敏感，CO_2 极易通过血脑屏障，从而使脑间质液或脑脊液的 H^+ 浓度增高，通过刺激中枢化学感受器而兴奋呼吸中枢。$PaCO_2$ 升高 0.53kPa（4mmHg）即可使肺通气量增加 1 倍；当 $PaCO_2$ 增加到 8.00kPa（60mmHg）时，肺通气量可增加 10 倍；但如果 $PaCO_2$ 过高 $[>10.70kPa（80mmHg）]$，反而会抑制呼吸中枢而产生"二氧化碳麻醉"。此外，$PaCO_2$ 增高还可通过外周化学感受器间接兴奋呼吸中枢，但较不敏感。

2. pH（或 H^+ 浓度）　pH 的变化是通过中枢和外周化学感受器而影响呼吸中枢的兴奋性的，中枢化学感受器对 pH 变化的敏感性比外周化学感受器要高得多，但由于血液中 H^+ 不易透过血-脑屏障，对中枢化学感受器的直接作用很弱，因此，血液 pH 降低主要通过刺激外周化学感受器，反射性兴奋呼吸中枢，使呼吸加深、加快而增加 CO_2 的排出。

3. O_2　动脉血氧分压（PaO_2）下降，低于 8.00kPa（60mmHg）时，可通过刺激外周化学感受器而间接性兴奋呼吸中枢，使呼吸加深、加快。

肺的调节作用非常迅速，数分钟内出现，30 分钟后即达代偿，12～24 小时达代偿高峰。

（四）肾的调节作用

肾对机体酸碱平衡的调节起着至关重要的作用，主要是通过肾小管排酸或保碱来调节血浆 HCO_3^- 浓度，维持 pH 相对恒定。当机体酸性物质增多、血浆 $[HCO_3^-]$ 降低时，肾可增加对固定酸的排出，加快 HCO_3^- 重吸收，而当机体碱性物质增多时，肾也可增加排碱。

1. 近端肾小管泌 H^+ 和重吸收 HCO_3^-　经肾小球滤过的 HCO_3^- 99％被肾小管重吸收，其中 85％～90％由近端小管重吸收，其余在远端小管和集合管被重吸收。

近端小管泌 H^+ 和重吸收 HCO_3^- 的机制主要为 H^+-Na^+ 交换：肾小管上皮细胞内含碳酸酐酶（carbonic anhydrase，CA），能催化 H_2O 和 CO_2 结合生成 H_2CO_3，H_2CO_3 解离成 H^+ 和 HCO_3^-，H^+ 由近曲小管细胞分泌到肾小管腔中，而肾小管腔中的 Na^+ 则被重吸收入近曲小管细胞内，即 H^+-Na^+ 交换。基底膜侧的 Na^+-K^+-ATP 酶不断将 Na^+ 泵入小管间液，从而驱动管腔膜侧的 H^+-Na^+（Na^+-K^+）交换不断进行，小管上皮细胞中的 HCO_3^- 则伴随 Na^+ 通过近曲小管细胞基膜侧的 Na^+-HCO_3^- 载体被重吸收入血循环。进入管腔中的 H^+ 与经肾小球滤过的 HCO_3^- 结合生成 H_2CO_3，后者经近曲小管上皮细胞管腔面刷状缘的 CA 分解成 H_2O 和 CO_2，H_2O 随尿排出，CO_2 弥散进入近曲小管上皮细胞内，重新上一循环。经过此循环，肾小球滤过的 HCO_3^- 不断被重吸收（图 4-1）。酸中毒时碳酸酐酶活性增高，重吸收 HCO_3^- 增多。

2. 远端肾小管及集合管泌 H^+ 和重吸收 HCO_3^-　远端肾小管管腔面无刷状缘，无碳酸酐酶，而且其管腔原尿中的 HCO_3^- 浓度已很低，因此远端肾小管"重吸收"的 HCO_3^- 是在远端小管细胞中"生成"的。其机制为：远端小管和集合管的闰细胞中的碳酸酐酶催化 CO_2 和 H_2O 生成 H_2CO_3，H_2CO_3 解离产生 H^+ 和 HCO_3^-，H^+ 通过管腔面的氢泵（H^+-ATP 酶）主动分泌到肾小管管腔，同时生成的 HCO_3^- 则在基膜侧以 Cl^--HCO_3^- 交换的方式重吸收入血（图 4-2）。因此，在碳酸酐酶和氢泵的作用下，闰细胞既泌 H^+ 又重新生成 HCO_3^-；且碳酸酐酶和氢泵的活性都是 pH 依赖的，即 pH 降低越明显，碳酸酐酶和氢泵的活性越高，排酸和重新生成的 HCO_3^- 也越多。

远端小管泌 H^+ 到管腔中后，可与管腔滤液中的 HPO_4^{2-} 结合形成 $H_2PO_4^-$，使尿液酸化，但这种缓冲尿液的作用有限。当尿液 pH 降至 4.8 左右时，尿液中 HPO_4^{2-} 与 $H_2PO_4^-$ 含量之比可从 4∶1 降至 1∶99，已不能发挥缓冲作用了。

3. 泌 NH_4^+　近端和远端肾小管都能泌 NH_3 和 NH_4^+，其中近端小管上皮细胞是泌 NH_4^+ 的主要场所。近端小管泌 NH_4^+ 的机制：谷氨酰胺酶水解谷氨酰胺生成谷氨酸和 NH_3，谷氨酸进一步生成 α-酮戊二酸和 NH_3，NH_3 与细胞内 H_2CO_3 解离的 H^+ 结合成 NH_4^+，通过 NH_4^+-Na^+ 交换将 NH_4^+ 分泌入管腔，然后以 NH_4Cl 的形式由尿排出体外；而 Na^+ 与 α-酮戊二酸代谢生成的 HCO_3^- 同向

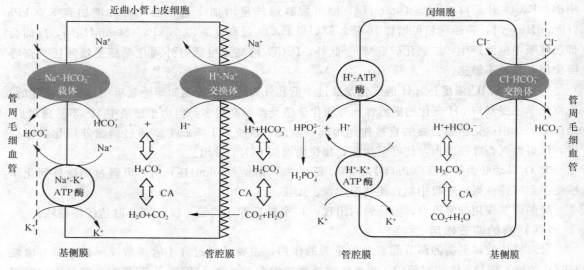

图 4-1　近端肾小管泌 H^+ 和重吸收 HCO_3^- 示意图 *　　　图 4-2　远端肾小管和集合管泌 H^+ 和
重吸收 HCO_3^- 示意图

转运入血（图 4-3）。谷氨酰胺酶的活性亦是 pH 依赖性的，即酸中毒越严重，尿排 NH_4^+ 量越多。

　　远端肾小管分泌的 NH_3 由肾小管周围毛细血管弥散而来，NH_3 弥散入肾小管管腔后，与管腔中的 H^+ 结合生成 NH_4^+（图 4-4）。严重酸中毒时，远端肾小管和集合管分泌的 H^+ 被磷酸盐缓冲后，尿液 pH 下降到 4.8 左右，磷酸盐缓冲系统已无法缓冲，此时不仅近端小管泌 NH_4^+ 增加，远端小管和集合管泌 NH_3 也增多，从而生成大量 NH_4^+ 经尿排泄。

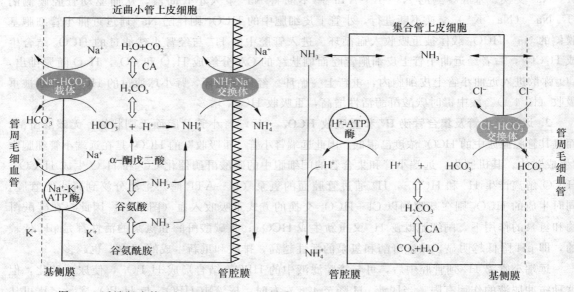

图 4-3　近端肾小管泌氨示意图　　　　　　　　　　图 4-4　远端肾小管泌氨示意图

　　当机体碱性物质过多时，肾小管碳酸酐酶、谷氨酰胺酶和氢泵活性都降低，排酸保碱过程明显减弱，HCO_3^- 排出增多而重吸收减少。

　　血液缓冲系统、组织细胞、肺和肾 4 种调节机制共同维持机体的酸碱平衡，它们又各有特点，

相互配合与补充。血液缓冲系统的反应最为迅速，一旦有酸性或碱性物质入血，缓冲物质就立即与其反应，将强酸或强碱中和转变成弱酸或弱碱，同时缓冲系统自身被消耗，故缓冲作用不易持久。细胞内液的缓冲作用在 2～4 小时开始发挥，通过细胞内、外离子的转移来维持酸碱平衡，但常可引起血钾或血氯浓度的改变。肺通过改变肺泡通气量来控制血浆 H_2CO_3 浓度，调节作用亦很迅速，数分钟内启动，12～24 小时达到高峰，但仅对 CO_2 有调节作用，不能排出固定酸。肾的调节作用比较缓慢，常在酸碱平衡紊乱发生后数小时开始发挥作用，3～5 天才达到最大效应，但调节作用强大，持续时间较久，特别是能够排出固定酸和保留 HCO_3^-。

第 2 节　反映酸碱平衡状况的常用指标及其意义

一、pH

pH 是反映酸碱度的指标，是溶液中氢离子浓度的负对数，即 $pH = -\log[H^+]$。根据 Henderson-Hassalbach 方程式：血浆 $pH = pK_a$（碳酸氢盐解离常数的负对数）$+ \log[HCO_3^-]/[H_2CO_3]$。38℃ 时 $pK_a = 6.1$，正常人血浆 $[HCO_3^-] = 24mmol/L$，$[H_2CO_3] = 1.2mmol/L$，其比值为 20：1，血浆的正常 $pH = 6.1 + \log24/1.2 = 6.1 + 1.3 = 7.4$，故血液 pH 取决于血浆中 $[HCO_3^-]$ 和 $[H_2CO_3]$ 的比值，即

$$pH \propto \frac{[HCO_3^-]}{[H_2CO_3]}$$

正常人动脉血 pH 为 7.35～7.45，平均值为 7.4。pH 低于 7.35 表明有失代偿性酸中毒，高于 7.45 表明有失代偿性碱中毒。当病因引起 Henderson-Hasselbach 方程式中的代谢性指标 $[HCO_3^-]$ 原发性降低或原发性升高时，则引起 pH 降低或升高，为代谢性酸中毒或代谢性碱中毒；当病因引起 Henderson-Hasselbach 方程式中的呼吸性指标 $PaCO_2$ 原发性升高或原发性降低时，则引起 pH 降低或升高，为呼吸性酸中毒或呼吸性碱中毒。

pH 正常也不能排除酸碱平衡紊乱，因为在酸中毒或碱中毒时，$[HCO_3^-]$ 和 $[H_2CO_3]$ 的绝对值虽已发生改变，但通过机体的调节，$[HCO_3^-]$ 和 $[H_2CO_3]$ 的比值仍可维持或接近 20：1，使 pH 仍在正常范围内，这种情况称为代偿性酸中毒或碱中毒。此外，在某些类型的混合型酸碱平衡紊乱时，血浆的 pH 也可正常。因此，动脉血 pH 本身并不能判定是否存在酸碱平衡紊乱或区分酸碱平衡紊乱的类型。

二、呼吸性指标（动脉血二氧化碳分压）

动脉血二氧化碳分压（partial pressure of CO_2，$PaCO_2$）指血浆中呈物理溶解状态的 CO_2 分子产生的张力。由于 CO_2 通过肺泡膜的弥散速度很快，若无严重的弥散功能障碍，$PaCO_2$ 与肺泡气中的二氧化碳分压（P_ACO_2）基本相同。因此测定 $PaCO_2$ 可了解肺泡通气情况。$PaCO_2$ 与肺泡通气量成反比，通气不足时 $PaCO_2$ 升高，而通气过度时 $PaCO_2$ 降低。

$PaCO_2$ 是反映呼吸性酸碱平衡紊乱的重要指标，平均正常值为 5.32kPa（40mmHg），范围为 4.39～6.25kPa（33～46mmHg）。$PaCO_2$ 低于 4.39kPa（33mmHg），提示肺通气过度，CO_2 排出过多，见于呼吸性碱中毒或代偿后的代谢性酸中毒；$PaCO_2$ 大于 6.25kPa（46mmHg），提示肺通气不足，有 CO_2 滞留，见于呼吸性酸中毒或代偿后的代谢性碱中毒。

三、代谢性指标

（一）标准碳酸氢盐和实际碳酸氢盐

标准碳酸氢盐（standard bicarbonate，SB）是全血标本在标准条件 [37～38℃，血红蛋白氧

饱和度 100%，用 $PaCO_2$ 5.33kPa（40mmHg）的气体平衡] 下所测得的血浆 HCO_3^- 含量。由于 SB 排除了呼吸性因素的影响，因此是反映代谢性因素的指标，正常值为 22～27mmol/L，平均值为 24mmol/L。代谢性酸中毒时 SB 降低，代谢性碱中毒时 SB 升高。慢性呼吸性酸中毒或碱中毒时，由于肾脏的代偿作用，SB 可发生继发性增高或降低。

实际碳酸氢盐（actual bicarbonate，AB）指隔绝空气的血液标本，在患者实际 $PaCO_2$、实际血液温度和血氧饱和度条件下测得的血浆 HCO_3^- 含量。因此，AB 同时受代谢性因素和呼吸性因素的影响，但主要受代谢性因素的影响。若无 CO_2 潴留或呼出过多，AB 等于 SB。AB 与 SB 的差值反映了呼吸性因素对血浆 HCO_3^- 含量的影响。AB 增加，AB 高于 SB，表明有 CO_2 潴留，见于呼吸性酸中毒或代偿后的代谢性碱中毒；AB 减少，AB 低于 SB，表明 CO_2 呼出过多，见于呼吸性碱中毒或代偿后的代谢性酸中毒。

（二）碱剩余

碱剩余（base excess，BE）指在标准条件 [37～38℃、血红蛋白氧饱和度 100%、$PaCO_2$ 5.33kPa（40mmHg）] 下，将 1L 全血或血浆标本滴定至 pH 7.4 时所用的酸或碱的量（mmol/L）。如需用酸滴定，表明受测血样碱过多，BE 用正值表示，见于代谢性碱中毒或代偿后的呼吸性酸中毒；如需用碱滴定，表明受测血样碱缺失，用 BE 负值表示，见于代谢性酸中毒或代偿后的呼吸性碱中毒。BE 正常值为 -3～+3mmol/L。

（三）缓冲碱

缓冲碱（buffer base，BB）指血浆中一切具有缓冲作用的碱性物质的总和，即人体血液中具有缓冲作用的负离子的总和，包括 HCO_3^-、Hb^- 和 Pr^- 等，通常以氧饱和的全血在标准状态下测定，正常值为 45～52mmol/L，平均值为 48mmol/L（其中 HCO_3^- 为 22～27mmol/L、Hb^- 为 6.3mmol/L、Pr^- 为 16～18mmol/L）。缓冲碱是反映代谢性因素的指标，代谢性酸中毒时，BB 减少；代谢性碱中毒时，BB 增加。

四、阴离子间隙

阴离子间隙（anion gap，AG）指血浆中未测定阴离子（undetermined anion，UA）与未测定阳离子（undetermined cation，UC）的差值。血浆中的阳离子包括已测定的阳离子（主要为 Na^+）和 UC，阴离子包括已测定的阴离子（主要为 Cl^-、HCO_3^-）和 UA。根据体液电中性原则，血浆中阴阳离子总当量数应相等，即：

$$[Na^+] + UC = [Cl^-] + [HCO_3^-] + UA$$

移项后为下式：

$$[Na^+] - ([Cl^-] + [HCO_3^-]) = UA - UC = AG$$

已知血清的 $[Na^+]$、$[Cl^-]$、$[HCO_3^-]$ 分别为 140mmol/L、104mmol/L 和 24mmol/L，代入上式

$$AG = 140 - (104 + 24) = 12mmol/L$$

因此 AG 的正常值为 12mmol/L，范围为（12±2）mmol/L，目前多以 AG 大于 16mmol/L 作为判断是否有 AG 增高型代谢性酸中毒的界限。

病理情况下，AG 可增大或减小。

AG 增大见于未测定阳离子减少或未测定阴离子增加。由于未测定阳离子所包括的 K^+、Ca^{2+} 和 Mg^{2+} 量少，且波动范围较小，因此对 AG 的影响不大。未测定阴离子包括 Pr^-、无机酸根（$H_2PO_4^-$、SO_4^{2-} 等）、有机酸根（乳酸根、酮体酸根等）及外源性阴离子（水杨酸根、甲醇等），其中，各种酸根在体内潴留是导致 AG 增大的最常见原因，因此 AG 升高反映固定酸含量

增多，提示有代谢性酸中毒。血浆蛋白浓度增高使 Pr^- 增加，也能导致 AG 增大，见于骨髓瘤、输入清蛋白或急性脱水时。

AG 减小见于未测定阴离子减少或未测定阳离子增加，低蛋白血症是 AG 减少的最常见原因。

AG 是一个计算值，其测定对于区分不同类型的代谢性酸中毒和判定混合型酸碱平衡紊乱有重要意义。

第 3 节　单纯型酸碱平衡紊乱

根据 Henderson-Hasselbach 方程式 $pH = pK_a + \log [HCO_3^-]/PaCO_2$，由于 pK_a 为一常数，因此 $pH \propto [HCO_3^-]/PaCO_2$。由此可见，pH、$[HCO_3^-]$ 和 $PaCO_2$ 是决定酸碱平衡状态的 3 个基本参数。$PaCO_2$ 是酸碱平衡的呼吸性因素，$[HCO_3^-]$ 是酸碱平衡的代谢性因素。如果原发改变只影响 HCO_3^- 和 $PaCO_2$ 中的一个，并导致酸碱失衡，称为单纯型酸碱平衡紊乱（simple acid-base disturbance）。由 $PaCO_2$ 原发性的升高或降低引起的酸碱平衡紊乱称为呼吸性酸中毒或碱中毒；由 $[HCO_3^-]$ 原发性的升高或降低引起的酸碱平衡紊乱称为代谢性碱中毒或酸中毒。因此单纯型酸碱平衡紊乱分为 4 种类型：代谢性酸中毒、呼吸性酸中毒、代谢性碱中毒和呼吸性碱中毒。

一、代谢性酸中毒

代谢性酸中毒（metabolic acidosis）是由于血浆 $[HCO_3^-]$ 原发性减少而致 pH 呈下降趋势的酸碱平衡紊乱。

（一）原因和发生机制

1. 固定酸产生过多

（1）乳酸酸中毒：乳酸酸中毒常发生于各种原因引起的缺血、缺氧，常见于休克、严重贫血、呼吸衰竭、心力衰竭、心脏停搏等。缺氧时，细胞内糖酵解增强，乳酸生成过多。此外，还可见于严重肝病致乳酸利用障碍等。

（2）酮症酸中毒：酮症酸中毒常发生于糖尿病、酒精中毒和饥饿等体内脂肪大量动员的情况下。糖尿病时由于胰岛素缺乏，葡萄糖利用减少，而脂肪代谢增强，使酮体大量产生，若超过了肝外组织的氧化能力及肾脏的排泄能力，即可引起酮症酸中毒。酮体中的乙酰乙酸和 β-羟丁酸均为酸性物质。

2. 酸性物质摄入过多　过多服用阿司匹林、盐酸、氯化铵等药物可造成代谢性酸中毒。阿司匹林在体内可迅速分解成水杨酸，使血浆 HCO_3^- 因缓冲水杨酸而减少；氯化铵在肝脏内可合成尿素并生成盐酸，$2NH_4Cl + CO_2 \longrightarrow (NH_2)_2CO + H_2O + 2HCl$；大量服用精氨酸盐或赖氨酸盐时，也易解离出 HCl 而消耗 HCO_3^-。

3. 酸性物质排出减少

（1）肾衰竭：肾衰竭时，GFR 降低，体内固定酸如硫酸、磷酸滤过减少而在体内大量潴留；

（2）远端肾小管性酸中毒：又称 I 型肾小管性酸中毒，是由于远端小管细胞泌 H^+ 障碍，尿不能被酸化，尿 pH 大于 6.0，而 H^+ 在体内蓄积，使血浆 HCO_3^- 浓度降低。

4. HCO_3^- 丢失过多

（1）经肠道丢失：肠液、胰液和胆汁中的 $[HCO_3^-]$ 均高于血浆 $[HCO_3^-]$。因此，腹泻、肠瘘、肠道引流等可造成 HCO_3^- 大量丢失。

（2）近端肾小管性酸中毒：又称 II 型肾小管性酸中毒，是由于近端小管碳酸酐酶活性降低，

HCO_3^- 重吸收减少，造成 HCO_3^- 随尿大量丢失，尿呈碱性。

（3）使用碳酸酐酶抑制剂：碳酸酐酶抑制剂（如乙酰唑胺）可抑制肾小管上皮细胞内碳酸酐酶的活性，使 H_2CO_3 生成减少，泌 H^+ 和重吸收 HCO_3^- 减少。

5. 高钾血症　高钾血症时，细胞外 K^+ 进入细胞内，通过 H^+-K^+ 交换，使 H^+ 出细胞，引起细胞外液 H^+ 增加；远端肾小管上皮细胞由于细胞内 H^+ 减少，因此 H^+-Na^+ 交换减弱而 K^+-Na^+ 交换增强，泌 H^+ 减少，导致酸中毒。

6. 稀释性酸中毒　见于快速输入大量不含 HCO_3^- 的液体，如葡萄糖、生理盐水，使血液中 HCO_3^- 被稀释和 Cl^- 增多，造成稀释性代谢性酸中毒。

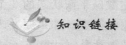 **知识链接**

糖尿病酮症酸中毒（diabetes mellitus ketoacidosis）

酮症酸中毒是糖尿病最常见的急性并发症之一，是体内胰岛素严重缺乏引起的高血糖、高血酮、酸中毒的一组临床综合征。最常发生于 1 型糖尿病患者，2 型糖尿病患者在某些情况下亦可发生，临床表现发病急、病情重、变化快。本症主要是由于糖代谢紊乱，体内酮体产生过多，导致酸中毒；患者还可因渗透性利尿而出现严重失水、失钾、低血容量性休克、急性肾衰竭及中枢神经系统功能障碍。

（二）分类

根据 AG 值的变化，代谢性酸中毒可分为两类，即 AG 增高型代谢性酸中毒（high anion gap metabolic acidosis）和 AG 正常型代谢性酸中毒（normal anion gap metabolic acidosis）。

1. AG 增高型代谢性酸中毒　见于乳酸酸中毒、酮症酸中毒、水杨酸中毒、肾脏排泄固定酸障碍等，其特点是血中固定酸增加，AG 增高，HCO_3^- 因缓冲消耗而降低，血氯正常，又称正常血氯性代谢性酸中毒；

2. AG 正常型代谢性酸中毒　见于消化道丢失 HCO_3^-、肾小管性酸中毒、含氯酸性盐摄入过多、高钾血症和稀释性酸中毒等，此时 HCO_3^- 降低，细胞内 HCO_3^- 移出至细胞外，使血氯代偿性增高，因此其特点是 AG 正常，而血氯增高，又称高血氯性代谢性酸中毒。

（三）机体的代偿调节

代谢性酸中毒时，血液缓冲，细胞内、外离子交换，肺及肾脏都可发挥代偿调节作用。

1. 血液的缓冲作用　代谢性酸中毒时，血液缓冲系统尤其是 HCO_3^- 立即对 H^+ 进行缓冲：$H^+ + HCO_3^- \longrightarrow H_2CO_3 \longrightarrow CO_2 + H_2O$，使 HCO_3^- 及其他缓冲碱不断被消耗，形成的 CO_2 则由肺排出体外。

2. 细胞内、外离子交换　代谢性酸中毒 2～4 小时后，细胞外液中过多的 H^+ 通过 H^+-K^+ 交换进入细胞内，由细胞内的缓冲系统如蛋白缓冲系统、磷酸盐缓冲系统以及血红蛋白缓冲系统进行缓冲。细胞内、外离子交换的结果是造成细胞外液中的 $[H^+]$ 降低而 $[K^+]$ 升高，导致高钾血症。

3. 肺的代偿调节　这是代谢性酸中毒时机体最重要的代偿调节机制。代谢性酸中毒时，血中 H^+ 浓度升高主要通过刺激颈动脉体和主动脉体外周化学感受器而反射性地兴奋呼吸中枢，使呼吸加深、加快，提高肺泡通气量，使 CO_2 排出增多，$[H_2CO_3]$ 继发性降低，从而使 $[HCO_3^-]$ / $[H_2CO_3]$ 比值接近正常，血液 pH 趋向正常。肺的代偿作用在酸中毒后数分钟内即可出现，12～24 小时可达到高峰。一般来说，血浆 $[HCO_3^-]$ 每降低 1mmol/L，肺的代偿可使 $PaCO_2$ 下降 $0.16\sim$ 0.20kPa（$1.2\sim1.5$mmHg），其代偿的极限可使 $PaCO_2$ 降至 1.33kPa（10mmHg）左右。

4. 肾的代偿调节　在代谢性酸中毒时，肾小管上皮细胞内的碳酸酐酶和谷氨酰胺酶活性增强，通过泌 H^+、泌 NH_4^+ 而增加排酸，通过 HCO_3^- 重吸收增加而保碱，以尽可能恢复血浆 $[HCO_3^-]$，使 $[HCO_3^-]/[H_2CO_3]$ 比值接近正常。由于在肾小管上皮细胞排 H^+ 多，而排 K^+ 减少，因此可形成酸性尿和高钾血症。肾脏的代偿作用较慢，一般在酸中毒持续数小时后开始，$3\sim5$ 天内发挥最大效应，持续时间可达数周或数月，排酸量可较正常时提高 10 倍，尿液 pH 最低可降至 4.8 左右。但对于由肾功能障碍引起的酸中毒，肾脏难以发挥代偿作用。

此外，在慢性代谢性酸中毒（如慢性肾衰竭、肾小管性酸中毒）时，经过上述各种代偿调节后血浆 $[H^+]$ 仍高，骨骼可参与缓冲调节，即骨骼中的磷酸盐和碳酸盐释放入细胞外液，对 H^+ 进行缓冲。但骨骼缓冲常引起骨质脱钙、骨质疏松等骨代谢障碍。

通过上述代偿调节，特别是肺和肾的调节，如能使 $[HCO_3^-]/[H_2CO_3]$ 的比值接近于 20:1，则血浆的 pH 可在正常范围内，称为代偿性代谢性酸中毒；如果通过代偿后，$[HCO_3^-]/[H_2CO_3]$ 的比值仍明显低于 20:1，则血浆 pH 降低，称为失代偿性代谢性酸中毒。

代谢性酸中毒时，反映酸碱平衡的常用指标的变化是：pH 降低，AB、SB、BB 均降低，BE 负值加大。通过呼吸代偿，$PaCO_2$ 继发性下降，AB 低于 SB。

（四）对机体的影响

代谢性酸中毒主要影响心血管系统和中枢神经系统的功能。

1. 心血管系统　酸中毒时可引起：① 心律失常：主要与酸中毒时发生高钾血症有关，可引起心脏传导阻滞、异位心律、心室颤动甚至心脏停搏。② 心肌收缩力减弱：H^+ 可竞争性抑制 Ca^{2+} 与肌钙蛋白结合，抑制心肌兴奋-收缩偶联；H^+ 还可抑制细胞外 Ca^{2+} 内流及肌浆网释放 Ca^{2+}，导致心肌收缩性减弱。心肌收缩性减弱使心排血量减少，还可加重微循环障碍和酸中毒。③ 血压降低：酸中毒时血管平滑肌对儿茶酚胺的反应性降低，使血管扩张，外周阻力下降，大量血液淤积在外周，回心血量减少，血压降低，严重时可发生休克。

2. 中枢神经系统　严重酸中毒时，中枢神经系统功能抑制，患者常表现为乏力、知觉迟钝、意识障碍、嗜睡和昏迷，其发生机制与下列因素有关：① 酸中毒时细胞内生物氧化酶类的活性受抑制，氧化磷酸化过程减弱，致使 ATP 生成减少，脑组织能量供应不足；② 酸中毒时脑组织内谷氨酸脱羧酶活性增强，使 γ-氨基丁酸生成增多，γ-氨基丁酸是一种抑制性神经递质，对中枢神经系统具有抑制作用。

3. 骨骼系统　慢性代谢性酸中毒时，由于不断从骨骼释放出钙盐进行缓冲，不仅影响骨骼发育，延迟小儿生长，并可引起纤维性骨炎和肾性佝偻病，在成人可发生骨软化病。

（五）防治的病理生理学基础

防治代谢性酸中毒首先应积极防治原发病，去除引起代谢性酸中毒的原因；同时注意纠正水、电解质代谢紊乱，如纠正低血钾和低血钙，恢复有效循环血量，改善组织血流灌注和肾功能。对严重的代谢性酸中毒患者可给予一定量的碱性药物治疗，首选的碱性药物是 $NaHCO_3$，它作用迅速，临床常用。补碱的剂量和方法应根据酸中毒的严重程度区别对待，一般主张在血气监护下分次补碱，补碱量宜小不宜大。其他碱性药物如乳酸钠、三羟甲基氨基甲烷（Tromethamine，THAM）等也可使用，但乳酸钠在肝功能不良或乳酸性酸中毒时不能使用，THAM 既可治疗代谢性酸中毒又可治疗呼吸性酸中毒，但对呼吸中枢有抑制作用。

二、呼吸性酸中毒

呼吸性酸中毒（respiratory acidosis）是由于血浆 $PaCO_2$（$[H_2CO_3]$）原发性增高而致 pH

呈降低趋势的酸碱平衡紊乱类型。

（一）原因和发生机制

1. CO_2 排出障碍　各种导致呼吸中枢抑制（如麻醉剂或镇静剂使用过量、脑血管意外、脑外伤、脑炎）、呼吸肌麻痹（如脊髓灰质炎、严重低血钾）、呼吸道阻塞（如喉头痉挛和水肿、溺水、异物堵塞气管、慢性阻塞性肺病）、胸廓病变（如胸外伤、气胸、胸膜腔积液、严重胸廓畸形）和肺部病变（如肺水肿、肺气肿、肺实变、严重肺部感染、肺纤维化）的疾病均可导致急性或慢性肺通气功能障碍，使 CO_2 排出受阻而发生呼吸性酸中毒。此外，人工呼吸机使用不当（通气量过小），也可致呼吸性酸中毒。

2. CO_2 吸入过多　见于通风不良空气中 CO_2 浓度增高时。

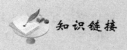

知识链接

慢性阻塞性肺病

慢性阻塞性肺病（chronic obstructive pulmonary disease，COPD）是一种以气流受限为特征的疾病。气流受限持续存在，并呈进行性发展，与气道及肺对有害颗粒或气体所致的慢性炎症反应有关。COPD 的危险因素包括：支气管哮喘、气道高反应性、吸烟、职业性粉尘和化学物质、空气污染、感染等，其症状有慢性咳嗽、咳痰、气短或呼吸困难、喘息、胸闷及全身性症状。随着 COPD 的进展，外周气道阻塞、肺实质破坏及肺血管异常等使肺的通气和换气能力下降，产生低氧血症和高碳酸血症。长期慢性缺氧可导致肺血管广泛收缩和肺动脉高压，常伴有血管内膜增生，某些血管发生纤维化和闭塞，造成肺循环的结构重组。COPD 晚期出现的肺动脉高压是其重要的心血管并发症，并进而产生慢性肺源性心脏病及右心衰竭。COPD 目前居全球死亡原因的第 4 位，已成为影响人类健康的重要的公共卫生问题。

（二）分类

呼吸性酸中毒根据发病急缓和病程长短可分为两大类：

1. 急性呼吸性酸中毒　常见于急性气道阻塞、急性心源性肺水肿、呼吸中枢抑制等，除有 $PaCO_2$ 急速升高外，还伴有 PaO_2 降低。

2. 慢性呼吸性酸中毒　常见于慢性阻塞性肺病等，一般指 $PaCO_2$ 增高持续 24 小时以上，也常伴有 PaO_2 降低。

（三）机体的代偿调节

由于呼吸性酸中毒主要因肺通气功能障碍所致，因此呼吸系统往往不能发挥代偿作用，而碳酸氢盐缓冲系统是无法缓冲 H_2CO_3 的，因此呼吸性酸中毒时主要依靠非碳酸氢盐缓冲系统（尤其是红细胞的血红蛋白和氧合血红蛋白缓冲系统）发挥对 H_2CO_3 的缓冲作用，并使 $[HCO_3^-]$ 略有增加，但增加有限。

1. 细胞内、外离子交换和细胞内缓冲作用　这是急性呼吸性酸中毒的主要代偿方式。急性呼吸性酸中毒时，CO_2 可迅速弥散进入红细胞和其他细胞，在碳酸酐酶的催化下与水生成 H_2CO_3，H_2CO_3 又解离为 H^+ 和 HCO_3^-。H^+ 由细胞内的血红蛋白和氧合血红蛋白缓冲系统缓冲，生成的 HCO_3^- 则通过 $Cl^- - HCO_3^-$ 交换出细胞，使血浆 $[HCO_3^-]$ 有所增高而血浆 $[Cl^-]$ 降低。此外，细胞外液的 CO_2 与水生成 H_2CO_3，然后解离为 H^+ 和 HCO_3^-，H^+ 进入细胞内由细胞内液缓冲，而 K^+ 外移，导致血钾升高。但这种代偿调节十分有限，常表现出代偿不足或失代偿，故急性呼吸性酸中毒常为失代偿性。

2. 肾的代偿调节 这是慢性呼吸性酸中毒的主要代偿方式。慢性呼吸性酸中毒时由于 CO_2 潴留使血浆 $[H_2CO_3]$ 不断升高，肾小管上皮细胞内碳酸酐酶和谷氨酰胺酶活性增强，泌 H^+、泌 NH_4^+ 增加，HCO_3^- 重吸收增加。肾脏代偿需 3～5 天才能发挥最大效应。

如果通过代偿使 $[HCO_3^-] / [H_2CO_3]$ 的比值接近于 20∶1，则 pH 正常，即代偿性呼吸性酸中毒；如果通过代偿后血浆 $[HCO_3^-] / [H_2CO_3]$ 的比值仍然小于正常，则 pH 下降，即失代偿性呼吸性酸中毒。由于肾脏的排酸保碱作用较强大，故轻、中度慢性呼吸性酸中毒的 pH 常可接近正常。

呼吸性酸中毒时，反映酸碱平衡的常用指标的变化特点：$PaCO_2$ 原发性升高，pH 降低。慢性呼吸性酸中毒时，由于肾脏的代偿作用，AB、SB、BB 增高，BE 正值加大，AB 高于 SB。

（四）对机体的影响

呼吸性酸中毒对机体的影响与代谢性酸中毒相似，而且对中枢神经系统的危害更为突出。

1. 中枢神经系统 严重呼吸性酸中毒引起的 $PaCO_2$ 升高和 PaO_2 下降可导致精神障碍和中枢神经系统功能异常，患者早期可出现头痛、不安、焦虑等，晚期出现精神错乱、震颤、谵妄、嗜睡甚至昏迷，临床上称为肺性脑病（pulmonary encephalopathy）。高浓度的 CO_2 可直接扩张脑血管，使脑血流量增加、脑水肿和颅内压增高，引起持续性头痛。神经精神症状的出现还与脑脊液 pH 的明显下降有关。CO_2 分子为脂溶性，能迅速通过血脑屏障，而 HCO_3^- 为水溶性，通过血脑屏障很缓慢，因而脑脊液 pH 的下降较一般细胞外液更显著。脑细胞内酸中毒又可增加谷氨酸脱羧酶活性，使 γ-氨基丁酸生成增多，导致中枢抑制。因此，中枢神经系统功能紊乱在呼吸性酸中毒时常较代谢性酸中毒时更为明显。慢性呼吸性酸中毒由于肾的代偿作用，一般由呼吸性酸中毒本身引起的临床症状较轻或不明显，若病情较重，$PaCO_2$ 进行性升高，也可出现一定神经精神症状。

2. 心血管系统 与代谢性酸中毒时相似，呼吸性酸中毒时，可由于血浆 $[H^+]$ 增高和高钾血症而引起心肌收缩力减弱、心律失常、血压下降等变化。

（五）防治的病理生理学基础

呼吸性酸中毒防治的基本原则除应积极治疗原发病外，改善肺泡通气功能、排除过多的 CO_2 是最主要的措施，如解除呼吸道阻塞、使用呼吸中枢兴奋剂或人工通气等。慢性呼吸性酸中毒时，由于肾脏有排酸保碱的代偿作用，HCO_3^- 已有代偿性升高，应慎用碱性药物。特别是通气尚未改善前，使用碱性药物 $NaHCO_3$ 可能因 HCO_3^- 与 H^+ 结合生成 H_2CO_3 而引起 $PaCO_2$ 进一步升高，加重呼吸性酸中毒，因此应在改善通气的基础上使用 $NaHCO_3$，也可谨慎地补给三羟甲基氨基甲烷（THAM）。

三、代谢性碱中毒

代谢性碱中毒（metabolic alkalosis）是由于血浆 $[HCO_3^-]$ 原发性增高而致 pH 呈增高趋势的酸碱平衡紊乱类型。

（一）原因和发生机制

1. H^+ 丢失过多

（1）经胃丢失：见于剧烈呕吐（如幽门梗阻）或胃液引流丢失胃液。胃黏膜壁细胞中含有碳酸酐酶，能催化 H_2O 和 CO_2 生成 H_2CO_3，后者解离为 H^+ 和 HCO_3^-，H^+ 进入胃液中与来自血浆的 Cl^- 生成 HCl，HCO_3^- 则返回血液。肠黏膜上皮细胞中亦含有碳酸酐酶，生成的 H_2CO_3 解离成 H^+ 和 HCO_3^-，HCO_3^- 分泌入肠腔，而 H^+ 则返回血液循环，与来自胃的 HCO_3^- 中和，含有 HCl 的胃液进

入肠内与肠液中的 HCO_3^- 中和，然后由肠黏膜吸收回血液，这是血液得以保持其正常水、电解质、酸碱平衡的重要条件之一。如果呕吐导致大量胃液丢失，将破坏上述生理平衡，来自胃黏膜壁细胞的 HCO_3^- 得不到来自肠黏膜上皮细胞的 H^+ 中和，导致血中 HCO_3^- 浓度增加而发生碱中毒。

此外，大量胃液丢失引起代谢性碱中毒的机制还有：① 胃液中 Cl^- 大量丢失，引起低氯性碱中毒；② 胃液中 K^+ 丢失，引起低钾性碱中毒；③ 大量胃液丢失可使细胞外液减少，而后者也可因体液浓缩、继发性醛固酮分泌增多而导致代谢性碱中毒。

（2）经肾丢失：① 过量使用利尿剂：髓袢利尿剂（如呋塞米）或噻嗪类利尿剂可抑制肾髓袢升支主动重吸收 Cl^- 和被动重吸收 Na^+，使远端小管液中的 NaCl 增多，从而促进远端小管和集合管泌 H^+、泌 K^+ 及 HCO_3^- 重吸收；利尿剂引起大量含 Cl^- 的细胞外液丢失还可通过低氯和醛固酮继发性分泌增加而导致代谢性碱中毒。② 肾上腺皮质激素分泌过多：见于肾上腺皮质增生或肿瘤及因血容量不足引起的继发性醛固酮分泌增多，醛固酮和皮质醇能促进远曲小管和集合管泌 H^+、泌 K^+，导致代谢性碱中毒和低钾血症。

2. 碱性物质输入过多　肾脏具有较强的排泄 HCO_3^- 的能力，正常人每天摄入 1000mmol $NaHCO_3$，2 周后血浆［HCO_3^-］仅轻度上升，不致发生代谢性碱中毒。但如给肾功能受损的患者长期、大量使用碳酸氢盐（如给消化性溃疡或代谢性酸中毒患者使用过多 $NaHCO_3$）或大量输入库存血液（其中的抗凝剂柠檬酸盐经代谢后生成 HCO_3^-），则可发生代谢性碱中毒。

3. 低钾血症　低钾血症时，细胞内 K^+ 移向细胞外，而细胞外液中的 H^+ 通过 H^+-K^+ 交换向细胞内转移。同时，肾小管上皮细胞内缺 K^+ 可导致泌 H^+ 增多、HCO_3^- 重吸收增强而发生代谢性碱中毒。

4. 低氯血症　低氯血症时，肾小球滤过的 Cl^- 减少，肾小管液中的 Cl^- 相应减少，肾髓袢升支粗段对 Na^+ 的主动重吸收因此减少，导致流经远曲小管的 Na^+ 增多，于是肾小管增强 H^+-Na^+ 交换和 K^+-Na^+ 交换以增加对 Na^+ 的重吸收，Na^+ 被重吸收后即与肾小管上皮细胞内生成的 HCO_3^- 一起转运入血。因此，低氯血症时肾重吸收 $NaHCO_3$ 增加，发生低氯性碱中毒。

5. 慢性呼吸性酸中毒时，机械通气使用不当　慢性呼吸性酸中毒时，机体可主要通过肾代偿而使血浆［HCO_3^-］升高，此时若给患者使用机械通气，可使 $PaCO_2$ 迅速降低，而血中代偿性增多的 HCO_3^- 却无法经肾快速排出，因此血［HCO_3^-］升高，导致代谢性碱中毒。

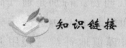

知识链接

幽门梗阻

幽门梗阻（pyloric obstruction）指胃幽门由于溃疡或肿瘤等病变所致的食物和胃液通过障碍，是胃、十二指肠溃疡的常见并发症之一，可分为不完全性梗阻和完全性梗阻两大类。呕吐为幽门梗阻最突出的症状，多发生在下午和晚间。临床上因患者长期不能正常进食，并大量呕吐，可导致严重的营养不良、低蛋白血症及贫血，并有严重脱水、低钾及碱中毒等水、电解质代谢紊乱。

（二）分类

代谢性碱中毒通常按给予盐水治疗后能否纠正分为两类：

1. 盐水反应性碱中毒（saline-responsive alkalosis）　盐水反应性碱中毒主要见于严重呕吐、胃液引流及应用利尿剂时，有效循环血量减少、缺钾和缺氯是代谢性碱中毒的主要维持因素；给予盐水可补充血容量，补充 Cl^-，促进 HCO_3^- 排出，纠正碱中毒。

2. 盐水抵抗性碱中毒（saline-resistant alkalosis） 盐水抵抗性碱中毒主要见于原发性醛固酮增多症、全身性水肿、严重低钾血症、Cushing 综合征等，醛固酮增多和低钾是主要维持因素，单纯给予盐水无法纠正碱中毒。

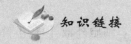

库欣综合征

库欣综合征（Cushing's syndrome）又称皮质醇增多症，1921 年由美国神经外科医生 Harvey Cushing 首先报道。本综合征是由于多种病因（如垂体肿瘤、肾上腺皮质增生或肿瘤等）引起肾上腺皮质长期分泌过量皮质醇所产生的一组症候群，主要表现为满月脸、多血质外貌、向心性肥胖、痤疮、紫纹、高血压、继发性糖尿病和骨质疏松等。此外，由于长期应用外源性肾上腺糖皮质激素或饮用大量含酒精饮料也可引起类似库欣综合征的临床表现，又称为外源性库欣综合征。

（三）机体的代偿调节

1. 血液的缓冲作用 血液缓冲系统中的弱酸（如 H_2CO_3、HPr、$H_2PO_4^-$ 等）可缓冲增多的碱性物质，但由于缓冲系统中的弱酸远少于弱碱的量，因此血液对碱中毒的缓冲能力有限。

2. 细胞内、外离子交换 细胞外液 H^+ 减少时，细胞内 H^+ 移出细胞，而细胞外 K^+ 进入细胞内，使细胞外液 $[K^+]$ 降低，故碱中毒常伴有低钾血症。

3. 肺的代偿调节 代谢性碱中毒时，因细胞外液中 $[HCO_3^-]$ 原发性增高，$[H^+]$ 降低，对中枢和外周化学感受器的刺激减弱，抑制呼吸中枢，呼吸变浅、变慢，肺泡通气量减少，从而使血浆 $[H_2CO_3]$ 上升，维持 $[HCO_3^-]/[H_2CO_3]$ 比值接近正常，可起一定代偿作用。呼吸的代偿反应较快，数分钟即可出现，12～24 小时达到高峰。但这种代偿是有限度的，很少能达到完全代偿，这是因为通气量减少不仅使 $PaCO_2$ 升高，而且 PaO_2 也降低，反而引起呼吸中枢兴奋。轻度的代谢性碱中毒（血浆 $[HCO_3^-]$ 小于 37mmol/L）时可不出现呼吸代偿。

4. 肾的代偿调节 代谢性碱中毒时，肾小管上皮细胞碳酸酐酶和谷氨酰胺酶活性降低，泌 H^+、泌 NH_4^+ 减少，HCO_3^- 重吸收亦减少，因而血浆 $[HCO_3^-]$ 有所降低，患者尿液常呈碱性；但在缺钾性碱中毒时，由于肾小管上皮细胞缺钾，泌 K^+ 减少而泌 H^+ 增多，故细胞外液呈碱性而尿呈酸性，称为反常性酸性尿。肾脏的最大代偿作用需 3～5 天才能发挥，所以在急性代谢性碱中毒中不起主要作用。

通过上述代偿调节，如能使 $[HCO_3^-]/[H_2CO_3]$ 的比值接近于 20：1，则血浆的 pH 仍在正常范围内，称为代偿性代谢性碱中毒；如果通过代偿调节后，$[HCO_3^-]/[H_2CO_3]$ 比值仍大于 20：1，则血浆 pH 升高，称为失代偿性代谢性碱中毒。

代谢性碱中毒时，反映酸碱平衡的常用指标的变化特点：pH 升高，AB、SB、BB 均升高，BE 正值加大；由于呼吸抑制，$PaCO_2$ 继发性升高，AB 高于 SB。

（四）对机体的影响

轻度代谢性碱中毒患者通常无症状，严重的代谢性碱中毒则可出现许多功能代谢改变。

1. 对神经肌肉的影响 急性代谢性碱中毒最常见的症状是手足搐搦、面部和肢体肌肉抽动、惊厥等，这是因为血浆 pH 升高时，血浆游离 $[Ca^{2+}]$ 降低，导致神经肌肉应激性增高；如伴有明显的低钾血症，则可出现肌肉无力或麻痹、腹胀甚至麻痹性肠梗阻。

2. 对中枢神经系统的影响   pH 增高时，γ-氨基丁酸转氨酶活性增高，而谷氨酸脱羧酶活性降低，故 γ-氨基丁酸分解增多而生成减少，其对中枢神经系统的抑制作用减弱，因而出现中枢神经系统兴奋的症状，如烦躁不安、精神错乱、谵妄等。

3. 血红蛋白氧离曲线左移   血 pH 升高可致血红蛋白与 O_2 的亲和力增加，氧离曲线左移，在血液流经组织时，氧合血红蛋白不易释放出氧，故可造成组织缺氧。由于脑组织对缺氧特别敏感，因此可出现神经精神症状，严重时还可发生昏迷。

4. 低钾血症   代谢性碱中毒时往往伴有低钾血症，这是由于碱中毒时，细胞外液 $[H^+]$ 降低，细胞内 H^+ 逸出，而细胞外 K^+ 向细胞内转移；同时由于肾小管上皮细胞泌 H^+ 减少，故 H^+-Na^+ 交换减弱，而 K^+-Na^+ 交换加强，因而泌 K^+ 增多。低钾血症除可导致上述的神经肌肉症状外，还可引起心律失常等心血管系统的症状。

（五）防治的病理生理学基础

纠正代谢性碱中毒的根本途径是促使血浆中过多的 HCO_3^- 从尿中排出，因此，代谢性碱中毒的防治方针应该是积极治疗原发病，在进行基础治疗的同时去除代谢性碱中毒的维持因素。

1. 盐水反应性碱中毒   对这类患者可给予 0.9% 或 0.45% 的 NaCl 溶液，这是因为该溶液含 Cl^- 量高于血浆，通过补充血容量和 Cl^- 可使过多的 HCO_3^- 从尿中排出；严重代谢性碱中毒可直接给予酸（如 0.1mol/L 盐酸）治疗。

2. 盐水抵抗性碱中毒   对于醛固酮增多症、全身性水肿和严重低钾血症等引起的代谢性碱中毒，给予盐水治疗无效，可给予醛固酮拮抗剂（如螺内酯）和碳酸酐酶抑制剂（乙酰唑胺）。乙酰唑胺抑制肾小管泌 H^+ 和重吸收 HCO_3^-，并增加 Na^+ 和 HCO_3^- 的排出，达到治疗碱中毒和减轻水肿的目的。对于伴有高度缺钾的患者，应补充钾，且只有补充 KCl 才有效。

四、呼吸性碱中毒

呼吸性碱中毒（respiratory alkalosis）是由于血浆 $PaCO_2$（$[H_2CO_3]$）原发性降低而致 pH 呈升高趋势的酸碱平衡紊乱类型。

（一）原因和发生机制

呼吸性碱中毒的基本病因是肺通气过度。

1. 低氧血症   初入高原地区因吸入气氧分压过低或胸廓和肺部疾病（急性呼吸窘迫综合征、肺炎、间质性肺疾病、肺水肿）患者因外呼吸功能障碍，均可致动脉血氧分压降低，从而引起代偿性通气过度，CO_2 排出增多，血浆 $PaCO_2$ 降低。

2. 呼吸中枢受兴奋性刺激   癔症发作可引起精神性通气过度；中枢神经系统疾病，如脑血管意外、脑炎、脑外伤及肿瘤等，均可刺激呼吸中枢引起过度通气；某些药物如水杨酸、铵盐类药物可直接兴奋呼吸中枢致通气增强；革兰阴性菌败血症、高热、甲状腺功能亢进等因机体代谢率升高也可使肺通气功能增强。

3. 人工呼吸机使用不当   若通气量过大，也可引起呼吸性碱中毒。

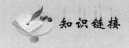 **知识链接**

癔症发作

癔症（hysterics）发作主要表现为情感暴发，患者大哭大笑、大喊大叫、蹬足捶胸、倒地翻滚、手舞足蹈、撕衣咬物、乱唱乱骂，常有装模作样的戏曲样表演，以夸张的表情、动作博取注意和同情。在人多的时候发作尤剧，发作历时数分钟至数小时不等，易反复发作。有的患者暴发性突然倒地、屏气闭目、全身僵直，颇似癫痫发作。

（二）分类

根据发病急缓，呼吸性碱中毒可分为两大类：

1. 急性呼吸性碱中毒　常见于高热、低氧血症、人工呼吸机使用不当时，$PaCO_2$ 在 24 小时内急剧下降而导致 pH 升高；

2. 慢性呼吸性碱中毒　常见于慢性颅脑疾病、肺部疾患、肝脏疾患、缺氧等，$PaCO_2$ 持久下降而导致 pH 升高。

（三）机体的代偿调节

呼吸性碱中毒时，肺的代偿调节作用不明显，主要通过细胞内缓冲和肾脏来进行代偿。

1. 细胞内、外离子交换和细胞内缓冲作用　急性呼吸性碱中毒时，血浆 $[H_2CO_3]$ 迅速降低，$[HCO_3^-]$ 相对增高，此时，H^+ 从细胞内逸出，与细胞外液中的 HCO_3^- 结合形成 H_2CO_3，可使血浆 $[HCO_3^-]$ 降低，而 $[H_2CO_3]$ 有所回升；细胞外液中的 K^+ 则进入细胞内，导致低钾血症。从细胞内逸出的 H^+ 来自细胞内缓冲物质（如 HHb、$HHbO_2$、细胞内蛋白质、磷酸盐等）和细胞内产生的乳酸，因为碱中毒能促进糖酵解使乳酸生成增多，其机制可能与碱中毒影响血红蛋白释放氧，从而造成组织缺氧和糖酵解增强有关。此外，呼吸性碱中毒时，血浆 HCO_3^- 进入红细胞，而红细胞内的 Cl^- 转移到血浆，进入红细胞的 HCO_3^- 与 H^+ 结合生成 CO_2，CO_2 弥散出红细胞，使血浆 $[H_2CO_3]$ 有所回升。

2. 肾的代偿调节　慢性呼吸性碱中毒时肾脏才会发生代偿作用。$PaCO_2$ 降低使肾小管上皮细胞泌 H^+、泌 NH_4^+ 减少，HCO_3^- 重吸收减少，尿呈碱性，从而使血浆 $[HCO_3^-]$ 进一步降低。

通过上述代偿调节，如能维持 $[HCO_3^-]/[H_2CO_3]$ 的比值接近于 20:1，血浆 pH 在正常范围，则为代偿性呼吸性碱中毒；如果二者的比值大于 20:1，血浆 pH 上升，则为失代偿性呼吸性碱中毒。

呼吸性碱中毒时，反映酸碱平衡的常用指标的变化特点是：血浆 $PaCO_2$ 原发性降低，pH 升高。慢性呼吸性碱中毒时，由于肾脏的代偿作用，AB、SB、BB 均降低，AB 低于 SB，BE 负值加大。

（四）对机体的影响

急性呼吸性碱中毒比代谢性碱中毒更易出现眩晕、四肢及口周感觉异常、意识改变及抽搐等症状。抽搐是因碱中毒引起低血钙；意识改变则与脑血流量减少、缺氧有关，因为低碳酸血症可导致脑血管收缩、血红蛋白氧离曲线左移而发生缺氧。此外，呼吸性碱中毒时也可因细胞内、外离子交换和肾脏排钾增加而发生低钾血症。慢性呼吸性碱中毒时由于肾代偿较充分，临床症状可不明显。

（五）防治的病理生理学基础

首先应该防治原发病和去除引起通气过度的原因，大多数呼吸性碱中毒可自行缓解。对急性或严重呼吸性碱中毒患者可吸入含 5% CO_2 的混合气体，或用纸袋罩于患者口鼻使其反复吸入呼出的气体，以增加血浆 H_2CO_3；对精神性通气过度者可应用镇静剂；有抽搐者用钙剂治疗。

第4节　混合型酸碱平衡紊乱

混合型酸碱平衡紊乱（mixed acid-base disturbances）指同一患者有两种或两种以上的原发性酸碱平衡紊乱同时存在。当两种原发性紊乱使 pH 向同一方向变化时，则 pH 显著偏离正常，例如代谢性酸中毒并发呼吸性酸中毒时，可使 pH 显著降低。当两种紊乱使 pH 向相反方向变化时，血浆 pH 由主要的紊乱类型决定；如果这两种紊乱引起的 pH 改变互相抵消，则血浆 pH 可以正常，例如代谢性酸中毒并发呼吸性碱中毒时。但是呼吸性酸中毒和呼吸性碱中毒不会同时并存，因为同一患者不可能既有通气不足又有通气过度。

一、双重性酸碱平衡紊乱

（一）呼吸性酸中毒并发代谢性酸中毒

此种类型见于慢性呼吸性酸中毒（慢性阻塞性肺病）患者同时发生休克伴有乳酸酸中毒，心跳、呼吸骤停发生急性呼吸性酸中毒和乳酸酸中毒，急性肺水肿、严重低钾累及心肌和呼吸肌等。此时，血浆 $[HCO_3^-]$ 降低，$PaCO_2$ 上升，pH 显著降低，AB、SB、BB 均降低，AB 高于 SB，BE 负值增大，AG 增大，呈严重失代偿状态。

（二）呼吸性酸中毒并发代谢性碱中毒

慢性阻塞性肺病发生呼吸性酸中毒的患者，在通气未改善前滥用 $NaHCO_3$，或过急、过度的人工通气，或因肺心病、心力衰竭接受利尿剂治疗时，可出现呼吸性酸中毒并发代谢性碱中毒。此时，血浆 $[HCO_3^-]$ 和 $PaCO_2$ 显著升高，均超出彼此正常代偿范围；AB、SB、BB 均升高，AB 高于 SB，BE 正值增大；血浆 pH 变化不定，可正常、轻度升高或降低。

（三）呼吸性碱中毒并发代谢性酸中毒

此种类型见于糖尿病、肾衰竭或感染性休克患者因高热伴有通气过度时；肝功能不全患者过度通气又并发肾衰竭时；水杨酸中毒时，不仅可引起代谢性酸中毒，而且还可直接兴奋呼吸中枢而引起通气增加导致呼吸性碱中毒。此时，血浆 $[HCO_3^-]$ 和 $PaCO_2$ 均降低，AB、SB、BB 均降低，AB 小于 SB，BE 负值增大，血浆 pH 可以正常、轻度下降或升高。

（四）呼吸性碱中毒合并代谢性碱中毒

此种类型见于高热伴呕吐患者；肝硬化患者因过度通气而发生呼吸性碱中毒时，如果接受利尿剂治疗或发生呕吐，则又可并发代谢性碱中毒。此时，血浆 $[HCO_3^-]$ 升高，$PaCO_2$ 降低，两者之间无相互代偿，呈严重失代偿状态，预后极差。血浆 pH 明显升高，AB、SB、BB 均升高，AB 小于 SB，BE 正值增大。

（五）代谢性酸中毒合并代谢性碱中毒

此种类型见于严重胃肠炎时呕吐和腹泻并伴有低钾和脱水、肾衰竭患者接受胃肠吸引术、尿毒症或糖尿病患者剧烈呕吐时。根据两种紊乱各自的严重程度，血浆 $[HCO_3^-]$、$PaCO_2$ 及 pH 都可正常、偏高或偏低，AG 必定升高。

二、三重性酸碱平衡紊乱

（一）呼吸性酸中毒、AG 增高型代谢性酸中毒并发代谢性碱中毒

此种类型见于阻塞性肺疾患发生慢性呼吸性酸中毒，因使用强利尿剂而发生代谢性碱中毒，同时又因败血症、低氧血症而并发代谢性酸中毒。此时，$PaCO_2$ 增高，AG 升高，$[HCO_3^-]$ 升高。

（二）呼吸性碱中毒、AG 增高型代谢性酸中毒并发代谢性碱中毒

此种类型见于：①持续呕吐患者，由于呕吐发生代谢性碱中毒，而呕吐可致低血容量休克而发生乳酸酸中毒，继而因休克而致呼吸增强而发生呼吸性碱中毒。②外科患者可因疼痛、低氧血症或机械性通气过度发生呼吸性碱中毒，胃引流、大量输血可发生代谢性碱中毒，因急性肾衰竭或乳酸酸中毒而又发生代谢性酸中毒。此时，$PaCO_2$ 降低，AG 升高，$[HCO_3^-]$ 升高或降低。

总之，混合型酸碱平衡紊乱的情况比较复杂，大多是在严重、复杂的原发疾病的基础上发生的并发症，也可以是由于治疗措施不当而促使其发生，因此必须密切联系病史，并结合实验室检查进行综合分析，才能准确地作出判断。

第 5 节　分析、判断酸碱平衡紊乱的方法

患者的病史和临床表现可为判断酸碱平衡紊乱的类型提供重要线索，而血气检测结果是判定酸碱平衡紊乱类型的决定性依据。

分析判断酸碱平衡紊乱的基本步骤如下：

1. 根据 pH 变化，确定是酸中毒还是碱中毒　pH＜7.35 为酸中毒，pH＞7.45 为碱中毒；若 pH 正常，则需结合病史和其他血气指标综合分析。

病例：肺心病患者入院 5 天，经抢救后血气分析及电解质检查结果：pH7.35，$PaCO_2$ 8.8kPa（66mmHg），AB 36mmol/L，血 $[Na^+]$ 140mmol/L，$[Cl^-]$ 75mmol/L，$[K^+]$ 4.5mmol/L。

该病例中 pH 在正常范围内，尚需结合病史和其他指标进行分析。

2. 根据病史，分析可能发生的原发性酸碱平衡紊乱　如果患者有腹泻、呕吐、肾功能障碍、大量使用利尿剂等病史，则考虑为代谢性酸碱平衡紊乱；如果为肺气肿或高热患者，则考虑为呼吸性酸碱平衡紊乱。

上述病例为肺心病患者，且 $PaCO_2$ 明显高于正常，因此考虑原发性改变为慢性呼吸性酸中毒。

3. 结合 $PaCO_2$、$[HCO_3^-]$ 等血气指标的变化，确定是代谢性还是呼吸性酸碱平衡紊乱　其中 AG 值的计算有助于判断代谢性酸中毒的类型，AG 大于 16 为 AG 增高型代谢性酸中毒。

上述病例中，$[HCO_3^-]$ 增高，由于患者存在慢性呼吸性酸中毒，因此 $[HCO_3^-]$ 增高可能继发于肾脏的代偿调节作用或者可能并发代谢性碱中毒。AG＝$[Na^+]$－（$[Cl^-]$＋$[HCO_3^-]$）＝29，提示为 AG 增高型代谢性酸中毒。

4. 根据预计代偿公式，判断是单纯型还是混合型酸碱平衡紊乱　发生酸碱平衡紊乱后，机体代偿的目标是尽可能维持 pH 稳定，也就是尽可能维持 $[HCO_3^-]$/$[H_2CO_3]$ 的正常比值，因此，在 Henderson-Hassalbach 方程式中，代偿所引起的 $[HCO_3^-]$ 或 $[H_2CO_3]$ 的变化总是与原发改变同向：即原发性 $[HCO_3^-]$ 升高时，$PaCO_2$ 必将代偿性升高；原发性 $[HCO_3^-]$ 降低时，$PaCO_2$ 必将代偿性降低；对原发性 $PaCO_2$ 的升高或降低，$[HCO_3^-]$ 也是代偿性地同向升高或降低。若 $[HCO_3^-]$ 和 $PaCO_2$ 呈反向改变，则必为混合型酸碱平衡紊乱。由于机体的代偿调节有一定的代偿范围和代偿的最大限度，因此可根据预计代偿公式计算代偿范围，若实际检测结果在预测代偿范围之内，则为单纯型酸碱平衡紊乱；若高于或低于预测代偿范围，则为混合型酸碱平衡紊乱。

表 4-2　单纯型酸碱平衡紊乱的预计代偿公式

类型	原发性变化	继发性代偿变化	预计代偿公式	代偿时间	代偿限值
代谢性酸中毒	$[HCO_3^-]$ ↓↓	$PaCO_2$ ↓	$\Delta PaCO_2 = 1.2 \times \Delta[HCO_3^-] \pm 2$	12～24 小时	1.33kPa（10mmHg）
代谢性碱中毒	$[HCO_3^-]$ ↑↑	$PaCO_2$ ↑	$\Delta PaCO_2 = 0.7 \times \Delta[HCO_3^-] \pm 5$	12～24 小时	7.3kPa（55mmHg）
呼吸性酸中毒					
急性	$PaCO_2$ ↑↑	$[HCO_3^-]$ ↑	$\Delta[HCO_3^-] = 0.1 \times \Delta PaCO_2 \pm 1.5$	几分钟	30mmol/L

续表

类型	原发性变化	继发性代偿变化	预计代偿公式	代偿时间	代偿限值
慢性	$PaCO_2 \uparrow \uparrow$	$[HCO_3^-] \uparrow$	$\Delta[HCO_3^-] = 0.35 \times \Delta PaCO_2 \pm 3$	3~5 天	42~45mmol/L
呼吸性碱中毒					
急性	$PaCO_2 \downarrow \downarrow$	$[HCO_3^-] \downarrow$	$\Delta[HCO_3^-] = 0.2 \times \Delta PaCO_2 \pm 2.5$	几分钟	18mmol/L
慢性	$PaCO_2 \downarrow \downarrow$	$[HCO_3^-] \downarrow$	$\Delta[HCO_3^-] = 0.5 \times \Delta PaCO_2 \pm 2.5$	3~5 天	12~15mmol/L

注：① 有"Δ"者为变化值，无"Δ"者表示绝对值；
　　② 代偿限值：指体内达到最大代偿反应所需值。

上述病例中，已知患者的原发性改变为慢性呼吸性酸中毒，因此可根据慢性呼吸性酸中毒的预计代偿公式计算 $[HCO_3^-]$ 的预测代偿范围。$\Delta[HCO_3^-] = 0.35\Delta PaCO_2 \pm 3 = 0.35 \times (66 - 40) \pm 3 = 9.1 \pm 3$mmol/L，因此 $[HCO_3^-]$ 的预测范围为 $24 + 9.1 \pm 3$mmol/L，即 $30.1 \sim 36.1$mmol/L。

5. 根据 AG 值，判断是否有混合型酸碱平衡紊乱　AG 值升高提示存在代谢性酸中毒，此时，AG 升高的数值应该等于 $[HCO_3^-]$ 下降的数值，即 $\Delta AG \uparrow = \Delta[HCO_3^-] \downarrow$。这是因为固定酸增多必然消耗 HCO_3^- 进行缓冲，因此 $[HCO_3^-]$ 的预测范围应在减去 $\Delta AG \uparrow$ 之后再与其实际检测结果相比较。

上述病例中，$AG = 29$，$\Delta AG \uparrow = 29 - 12 = 17$，因此 HCO_3^- 在缓冲固定酸之后的预测范围应为 $(30.1 \sim 36.1) - 17 = 13.1 \sim 19.1$mmol/L。而 $[HCO_3^-]$ 实际检测结果为 36mmol/L，高出预测范围，因此患者还并存代谢性碱中毒。通过以上分析得知，该患者为三重性酸碱平衡紊乱：呼吸性酸中毒、AG 增高型代谢性酸中毒和代谢性碱中毒。

（邓峰美　陈　玮）

参 考 文 献

王建枝，殷莲华. 2013. 病理生理学 [M]. 8 版. 北京：人民卫生出版社，40-62.

金惠铭，王建枝. 2008. 病理生理学 [M]. 7 版. 北京：人民卫生出版社，46-68.

陈主初，王树人. 2001. 病理生理学 [M]. 北京：人民卫生出版社，131-156.

金惠铭. 1998. 病理生理学 [M]. 4 版. 北京：人民卫生出版社，45-67.

肖献忠. 2004. 病理生理学 [M]. 北京：高等教育出版社，35-54.

CARMODY J B, NORWOOD V F. 2013. Paediatric acid-base disorders: a case-based review of procedures and pitfalls [J]. Paediatr Child Health. 18 (1): 29-32.

第5章

缺　氧

氧是生命活动的必需物质，机体摄入的氧 $80\%\sim90\%$ 在线粒体内参与氧化磷酸化过程，最后生成 ATP，供组织细胞利用；$10\%\sim20\%$ 参与体内的生物合成及转化等。机体通过肺脏从外界环境摄取新陈代谢所需的氧气，同时排出代谢过程中产生的二氧化碳。

正常氧代谢的过程主要涉及肺部摄氧（外呼吸）、血液携氧、循环运氧和组织用氧（内呼吸）4 个环节（图 5-1），其中任何一个环节出现障碍，都可以引起缺氧。缺氧（hypoxia）是由于组织供氧减少或用氧障碍而引起细胞代谢、功能和形态结构出现异常变化的病理过程。缺氧可见于临床上许多疾病，常常是患者死亡的主要原因。

生命活动时时刻刻都需要能量，而我们每天进食的各种食物，无论是糖类、脂肪，还是蛋白质都是高位能，不能被机体直接利用，必须在线粒体通过氧化磷酸化和三羧酸循环转化成 ATP（同时生成水和二氧化碳），后者进一步转化成机械能、电能、热能和渗透能等（图 5-2）。在这转化的过程中，必须有氧的参与，例如 1g 分子葡萄糖有氧氧化可产生 36 或 38 个 ATP，而无氧酵解仅可产生 $2\sim3$ 个 ATP。

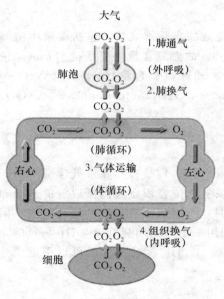

图 5-1　氧在体内的运输过程　　　　　　图 5-2　氧的生理意义

成人静息时需氧量约为 250ml/min，而体内储存的氧仅约为 1.5L，因此，机体一旦呼吸、心跳停止，数分钟内就可能死于缺氧。

第1节 常用的血氧指标

常用的血氧指标有血氧分压、血氧容量、血氧含量、动-静脉血氧含量差、血氧饱和度等，临床上常用血氧指标反映组织供氧和耗氧量的变化。

组织的供氧量＝动脉血氧含量×组织血流量

组织的耗氧量＝（动脉血氧含量－静脉血氧含量）×组织血流量

一、血氧分压

血氧分压（partial pressure of oxygen，PO_2）指物理状态溶解于血液中的氧所产生的张力，正常人动脉血氧分压（arterial partial pressure of oxygen，PaO_2）约为 13.3kPa（100mmHg），主要取决于吸入气体的氧分压和外呼吸功能，是氧向组织弥散的动力因素；静脉血氧分压（venous partial pressure of oxygen，PvO_2）约为 5.33kPa（40mmHg），主要取决于组织摄氧和利用氧的能力，可反映内呼吸功能的状态。

二、血氧容量

在氧分压 20kPa（150mmHg）、二氧化碳分压 5.33kPa（40mmHg）、温度 38℃ 的条件下，血红蛋白（hemoglobin，Hb）可被氧充分饱和。血氧容量（oxygen binding capacity in blood，CO_2max）为 100ml 血液中的 Hb 被氧充分饱和时的最大携氧量，取决于 Hb 的质（与氧结合的能力）和量（每 100ml 血液所含 Hb 的数量）。在氧充分饱和时，1g Hb 可结合 1.34ml 氧，按 15g Hb/dl 计算，正常值约为 20ml/dl。血氧容量的高低反映血液携带氧能力的强弱。

三、血氧含量

血氧含量（oxygen content in blood）指 100ml 血液的实际携氧量，包括血浆中溶解的氧和结合于 Hb 中的氧量。但由于溶解氧仅有 0.3ml/dl，故血氧含量主要是指 100ml 血液中的 Hb 结合的氧量，主要取决于血氧分压和血氧容量。动脉血氧含量（arterial oxygen content in blood，CaO_2）约为 19ml/dl，静脉血氧含量（venous oxygen content in blood，CvO_2）约为 14ml/dl。

四、动-静脉血氧含量差

动-静脉血氧含量差（A-Vd O_2）指动脉血氧含量（CaO_2）减去静脉血氧含量（CvO_2）的差值，正常时约为 5ml/dl。差值的变化主要反映组织从单位容积血液内摄取氧的多少和组织对氧利用的能力：当血液流经组织的速度明显减慢时，组织从血液摄取的氧可增多，回流的静脉血中氧含量减少，A-Vd O_2 增大；反之，组织利用氧的能力明显降低，Hb 与氧的亲和力异常增强，回流的静脉血中氧含量增高，A-Vd O_2 减小。Hb 含量减少也可以引起 A-Vd O_2 减小。

五、血氧饱和度

血氧饱和度（oxygen saturation，SO_2）指 Hb 与氧结合的百分数。

$$SO_2 ＝（血氧含量－溶解氧量）/血氧容量×100\%$$

SO_2 的高低主要取决于血氧分压的高低，正常动脉血氧饱和度（arterial oxygen saturation，SaO_2）为 95%～97%，静脉血氧饱和度（venous oxygen saturation，SvO_2）为 75%。由于 SO_2

的多少与血氧分压有关，因此，两者的关系可用氧合血红蛋白解离曲线（简称氧解离曲线）表示。由于 Hb 结合氧的生理特点，氧解离曲线呈"S"形（图 5-3）。

P_{50} 指 Hb 氧饱和度为 50％时的氧分压，正常为 $3.47 \sim 3.60 kPa$（$26 \sim 27 mmHg$），是反映 Hb 与氧亲和力的指标。当红细胞内 2,3 二磷酸甘油酸（2,3-diphosphoglyceric acid，2,3-DPG）增多、酸中毒、CO_2 增多及血液温度增高时，Hb 与氧的亲和力降低，在相同氧分压下血氧饱和度降低，氧解离曲线右移，P_{50} 增加，意味着 Hb 与 O_2 的亲和力减小，有利于向组织供氧；反之则左移，P_{50} 减小，意味着 Hb 与 O_2 的亲和力增大，与 Hb 结合的 O_2 不易释出（图 5-3）。

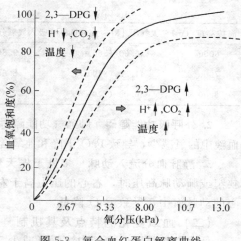

图 5-3　氧合血红蛋白解离曲线

第 2 节　缺氧的类型、原因和发病机制

外界氧经过外呼吸进入血液，再与血红蛋白结合，由血液循环运送到组织细胞，经内呼吸为细胞所利用，其中任一环节发生障碍，均可引起缺氧。根据缺氧的原因和血氧的变化，将缺氧分为低张性缺氧、血液性缺氧、循环性缺氧、组织性缺氧 4 种类型。

一、低张性缺氧

低张性缺氧（hypotonic hypoxia）指以外环境氧气供应不足或呼吸功能障碍等原因引起的动脉血氧分压降低为主要特征的缺氧，又称乏氧性缺氧（hypoxic hypoxia）或低张性低氧血症（hypotonic hypoxemia）。

（一）原因

1. 吸入气 PO_2 过低或氧含量减少　多见于海拔 3000m 以上的高原或高空（表 5-1），大气压随海拔的升高而降低，吸入气中 PO_2 也降低；也可发生于通气不良的矿井、坑道及吸入惰性气体或麻醉药过度稀释的空气时，吸入气中 PO_2 或氧含量降低。吸入气 PO_2 或氧含量过低，可使进入肺泡进行气体交换的氧不足；PaO_2 降低使血液向组织弥散氧的速度减慢，以致供应组织的氧不足，造成细胞缺氧。此型缺氧又称为大气性缺氧（atmospheric hypoxia）。

表 5-1　不同海拔高度下，大气压、吸入气氧分压与肺泡气氧分压、动脉血氧饱和度的变化

海拔高度（m）	大气压 [kPa（mmHg）]	吸入气氧分压 [kPa（mmHg）]	肺泡气氧分压 [kPa（mmHg）]	动脉血氧饱和度（％）
0	101.33（760）	21.20（159）	14.00（105）	95
1000	90.67（680）	18.70（140）	12.00（90）	94
2000	80.00（600）	16.67（125）	9.33（70）	92
3000	70.67（530）	14.70（110）	8.26（62）	90
4000	61.33（460）	13.10（98）	6.67（50）	85
5000	54.00（405）	11.30（85）	6.00（45）	75

续表

海拔高度（m）	大气压 [kPa (mmHg)]	吸入气氧分压 [kPa (mmHg)]	肺泡气氧分压 [kPa (mmHg)]	动脉血氧饱和度（%）
6000	56.00 (366)	9.86 (74)	5.33 (40)	70
7000	41.33 (310)	8.66 (65)	4.67 (35)	60
8000	36.00 (270)	7.47 (56)	4.00 (30)	50

2. 外呼吸功能障碍 肺通气功能障碍可引起肺泡气 PO_2 降低、肺换气功能障碍使经肺泡扩散到血液中的氧减少，导致 PaO_2 下降和血氧含量不足，又称为呼吸性缺氧（respiratory hypoxia）。

3. 静脉血分流入动脉 多见于先天性心脏病，如 Fallot 四联症，因室间隔缺损伴有肺动脉狭窄或肺动脉高压时，右心的压力高于左心，出现右向左分流，未经氧合的静脉血可直接掺入左心的动脉血中，导致 PaO_2 降低。

（二）血氧变化的特点及其机制

低张性缺氧时，血液中溶解氧减少，故 PaO_2 降低；血液中与 Hb 结合的氧量减少，故动脉血氧含量减少；血氧饱和度主要取决于 PaO_2，故血氧饱和度降低；因血液中 Hb 无明显改变，故血氧容量正常，但慢性缺氧患者可因红细胞和 Hb 代偿性增加而使血氧容量增加。由于动脉血氧分压、血氧含量及血氧饱和度均降低，使同量血液弥散给组织利用的氧量减少，因此，动-静脉血氧含量差一般是降低的；如慢性缺氧使组织利用氧的能力代偿性增强，则动-静脉血氧含量差也可变化不显著。

通常毛细血管中脱氧血红蛋白的平均浓度为 2.6g/dl，低张性缺氧时，动脉血和静脉血中氧合血红蛋白含量减少，脱氧血红蛋白含量增多，当毛细血管血液中脱氧血红蛋白的平均浓度超过 5g/dl 时，皮肤和黏膜呈青紫色，称为**发绀**（cyanosis）。发绀是缺氧的表现，但缺氧的患者不一定都发绀，如血液性缺氧可无发绀；有发绀的患者也可无缺氧，如红细胞增多症患者。

二、血液性缺氧

血液性缺氧（hemic hypoxia）指由于 Hb 性质或数量改变，以致血液携带氧的能力降低或 Hb 结合的氧不易释出所引起的缺氧。由于血液性缺氧时外呼吸功能正常，动脉血氧分压、血氧含量及血氧饱和度正常，故将其又称为等张性缺氧（isotonic hypoxia）或等张性低氧血症（isotonic hypoxemia）。

（一）原因

1. 高铁血红蛋白血症 亚硝酸盐、过氯酸盐等可使血红蛋白中的 2 价铁在氧化剂的催化下氧化成 3 价铁，形成高铁血红蛋白（methemoglobin，$HbFe^{3+}OH$）。高铁血红蛋白中的 3 价铁因与羟基牢固结合而丧失携带氧的能力，而且血红蛋白分子的 4 个 2 价铁中有一部分被氧化成 3 价铁后，还能使剩余的 2 价铁与氧的亲和力增强，导致氧解离曲线左移，使组织缺氧。生理状态下，血液中还原剂如 NADH、维生素 C 和还原型谷胱甘肽等不断将高铁血红蛋白还原成 2 价铁的血红蛋白，使高铁血红蛋白含量仅占血红蛋白总量的 1%～2%。如血中高铁血红蛋白含量增加至 20%～50% 时，可出现头痛、衰弱、呼吸困难等症状；增至 60% 以上时，可出现痉挛、意识丧失、昏迷等症状。较常见的是食用大量含硝酸盐的腌菜后，硝酸盐在肠道被细菌还原为亚硝酸盐，亚硝酸盐可使大量血红蛋白氧化成高铁血红蛋白。过氯酸盐等其他氧化剂也可引起高铁血红蛋白血症。

2. 贫血 见于各种原因引起的贫血患者。严重贫血时 Hb 含量减少，血液携带氧量降低，供给细胞的氧不足，又称为贫血性缺氧（anemic hypoxia）。因贫血的患者血液黏滞性降低、心排血量增加、血流速度增快，使单位时间内对组织的供氧不至于减少很多，故患者多无发绀。

3. 一氧化碳（carbon monoxide，CO）**中毒**　一氧化碳是含碳物质不完全燃烧产生的一种窒息性气体，可与 Hb 结合成为碳氧血红蛋白（carboxyhemoglobin，HbCO），其结合速率仅是氧与 Hb 结合速率的 1/10，但 HbCO 的解离速度却为 HbO_2 的 1/2100，因而 CO 与 Hb 的亲和力是氧的 210 倍。当吸入气中含 0.1% 的 CO 时，约 50% 的 Hb 与 CO 形成 HbCO 而失去携带氧的能力。另外，当 CO 与 Hb 分子中某个血红素结合后，将增加其余 3 个血红素对氧的亲和力，使氧解离曲线左移，Hb 中已结合的氧释放减少。CO 还能抑制红细胞内糖酵解，使 2，3-DPG 生成减少，氧解离曲线左移，进一步加重组织缺氧。

（二）血氧变化的特点及其机制

血液性缺氧时，由于 Hb 的质或量改变，导致血氧容量和动脉血氧含量降低；PaO_2 正常，因为它取决于吸入气体的氧分压和外呼吸功能；血氧饱和度主要取决于 PaO_2，故血氧饱和度正常。一氧化碳中毒和高铁血红蛋白血症时，由于 Hb 与氧的亲和力增加，结合的氧不易释放，动-静脉血氧含量差低于正常。贫血患者尽管 PaO_2 正常，但由于动脉血氧含量降低，随着氧向组织的释出，毛细血管内平均 PO_2 降低较快，不能继续维持毛细血管血液和组织细胞 PO_2 梯度，弥散到组织细胞的氧减少，动-静脉血氧含量差也低于正常。

血液性缺氧时，患者皮肤、黏膜的颜色可随病因的不同而不同。严重贫血的患者由于血红蛋白明显降低，故面色苍白，即使并发低张性缺氧，其脱氧血红蛋白也不易达到 5g/dl，所以不会出现发绀。一氧化碳中毒的患者由于碳氧血红蛋白颜色鲜红，故皮肤、黏膜呈现樱桃红色；严重缺氧时，由于皮肤血管收缩，皮肤、黏膜可呈苍白色。高铁血红蛋白呈棕褐色，故亚硝酸盐中毒的患者皮肤、黏膜呈咖啡色或类似发绀。因进食引起的高铁血红蛋白血症又称为肠源性发绀（enterogenous cyanosis）。

三、循环性缺氧

循环性缺氧（circulatory hypoxia）指因组织血流量减少使单位时间内供给组织的氧量减少而引起的缺氧，又称为低动力性缺氧（hypokinetic hypoxia）。

（一）原因

1. 缺血性缺氧（ischemic hypoxia）　由于动脉压降低或动脉阻塞造成的组织灌注量不足称为缺血性缺氧，主要见于休克和心力衰竭的患者，因心排血量减少可造成全身组织供血不足而引起组织缺血、缺氧；动脉血栓形成、动脉炎或动脉粥样硬化造成的动脉阻塞，可引起所支配的局部器官和组织缺血缺氧。

2. 淤血性缺氧（congestive hypoxia）　静脉压升高可使血液回流受阻、毛细血管床淤血，造成组织缺氧，称为淤血性缺氧。右心衰竭可造成右心房压升高，大静脉特别是下腔静脉回流受阻，全身广泛的毛细血管床淤血而缺氧；静脉栓塞或静脉炎可引起某支静脉回流障碍，也可造成局部组织淤血性缺氧。

（二）血氧变化的特点及其机制

循环性缺氧当未累及肺血流时，氧可进入毛细血管并与 Hb 结合，故 PaO_2、血氧容量、动脉血氧含量和血氧饱和度均正常；当累及肺血流并出现广泛的肺缺血或淤血时，可因肺泡气与血流交换失衡而并发呼吸性缺氧，此时 PaO_2、动脉血氧含量和血氧饱和度可降低。由于缺血或淤血造成的血流缓慢，使血液流经毛细血管时间延长，细胞从单位容量血液中摄取的氧量增多，造成静脉血氧含量降低，故动-静脉血氧含量差增大。循环性缺氧时，由于供应组织的血液总量降低，弥散到组织细胞的总氧量仍不能满足细胞的需要而发生缺氧。

循环性缺氧的患者，在缺血性缺氧时，因供应组织的血量不足，故皮肤可呈苍白色；淤血性缺氧时，血液淤滞在毛细血管床形成并聚集了更多的脱氧血红蛋白，可出现发绀。

四、组织性缺氧

组织性缺氧（histogenous hypoxia）指因细胞的生物氧化过程发生障碍，不能有效地利用氧而导致的细胞缺氧，又称为氧利用障碍性缺氧（dysoxidative hypoxia）。

（一）原因

1. 细胞氧化磷酸化受阻　细胞色素分子中的铁通过可逆性氧化还原反应进行电子传递，这是细胞氧化磷酸化的关键步骤。各种氰化物如 HCN、KCN、NaCN 和 NH_4CN 等可经消化道、呼吸道或皮肤进入人体，分解出 CN^-。CN^- 迅速与氧化型细胞色素氧化酶的 Fe^{3+} 结合成氰化高铁细胞色素氧化酶，阻碍其还原为 Fe^{2+} 的还原型细胞色素氧化酶，使呼吸链的电子传递无法进行。另外，硫化物、砷化物和甲醇也能抑制细胞色素氧化酶、呼吸链酶复合物、丙酮酸氧化酶等影响氧化磷酸化过程。因毒性物质抑制细胞生物氧化引起的缺氧又称为组织中毒性缺氧（histotoxic hypoxia）。

2. 线粒体损伤　严重缺氧、钙超载、细菌毒素、大剂量放射线照射和高压氧等均可以抑制线粒体呼吸功能或造成线粒体结构损伤，引起细胞生物氧化障碍。

3. 维生素缺乏　维生素 B_1 是丙酮酸脱氢酶的辅酶成分，当维生素 B_1 缺乏时，引起丙酮酸氧化脱羧障碍进而影响细胞有氧氧化过程，故易致脚气性心脏病。维生素 PP 是烟酰胺腺嘌呤二核苷酸（辅酶Ⅰ）和烟酰胺腺嘌呤二核苷酸磷酸（辅酶Ⅱ）的组成成分，核黄素是黄酶的辅酶，均参与氧化还原反应。维生素严重缺乏，也可导致细胞利用氧障碍。

（二）血氧变化的特点及其机制

组织性缺氧时，PaO_2、动脉血氧含量和血氧饱和度均正常；细胞生物氧化过程受损，不能充分利用氧，故静脉血氧分压和血氧含量均高于正常，动-静脉血氧含量差减小。

组织性缺氧时，由于细胞利用氧障碍，毛细血管中氧合血红蛋白增加，故皮肤可呈红色或玫瑰红色。

各型缺氧的血氧变化特点见表 5-2。临床上所见的缺氧，常为混合性缺氧。例如，感染性休克时可引起循环性缺氧，而严重失血也可引起血液性缺氧。心力衰竭时主要表现为循环性缺氧，若并发肺水肿，又可发生低张性缺氧。细菌毒素可造成细胞损伤发生组织性缺氧，如并发急性呼吸窘迫综合征又伴有低张性缺氧。

表 5-2　各型缺氧的血氧变化特点

缺氧类型	动脉血氧分压（PaO_2）	血氧容量（$CO_2\max$）	动脉血氧含量（CaO_2）	静脉血氧含量（CvO_2）	动脉血氧饱和度（SaO_2）	动-静脉血氧含量差
低张性缺氧	↓	N	↓	↓	↓	↓或 N
血液性缺氧	N	↓或 N	↓	↓	N	↓
循环性缺氧	N	N	N	↓	N	↑
组织性缺氧	N	N	N	↑	N	↓

注：↓：降低；↑：升高；N：不变。

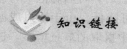　**知识链接**

心肌梗死

心肌梗死（myocardial infarction）是缺血、缺氧时间过长导致的心肌细胞死亡，是心肌灌注供给与需求失衡的结果。基本病因为冠状动脉粥样硬化（偶为冠状动脉栓塞、炎症、先天畸形、痉挛和冠状动脉口阻塞所致），造成管腔严重狭窄和心肌供血、供氧不足，而侧支循环未充分建立，在此基础上，一旦供血、供氧进一步急剧减少或中断，使心肌严重而持久地急性缺血达 1 小时以上，即可发生心肌梗死。临床表现有持久性的胸骨后剧烈疼痛、发热、白细胞计数和血清心肌酶增高以及心电图进行性改变；可发生心律失常、休克或心力衰竭，属冠心病的严重类型。病变特征主要包括冠状动脉弥漫、广泛的粥样硬化病变和心肌的坏死。心肌梗死的患病率逐年增加，特别是 60 岁以上的人群中心肌梗死的患病率明显升高，其已成为危害人类健康及致死的主要原因。对于心肌梗死的患者应及早发现、及早住院，并加强住院前的就地处理。治疗原则为保护和维持心脏功能，挽救濒死的心肌，防止梗死扩大，缩小心肌缺血范围，及时处理严重心律失常、泵衰竭和各种并发症，防止猝死。

第 3 节　缺氧时机体的功能代谢变化

机体对缺氧的反应取决于缺氧发生的原因、速度和患者的反应性。轻度缺氧以激发机体的代偿反应为主，而重度缺氧则可造成机体的功能和代谢障碍。急性缺氧时机体往往来不及充分发挥代偿作用，以损伤表现为主；而慢性缺氧时机体的代偿反应和缺氧的损伤作用并存。各种类型的缺氧所引起的变化既有相似之处，又各具特点。以下以低张性缺氧为例，说明缺氧对机体的影响。低张性缺氧时，PaO_2 一般降至 8kPa（60mmHg）以下才引起机体的代偿反应；PaO_2 低于 4kPa（30mmHg）可导致严重的代谢功能障碍。

一、呼吸系统的变化

（一）代偿性反应

PaO_2 低于 8kPa（60mmHg）可刺激颈动脉体和主动脉体的外周化学感受器，冲动经窦神经和迷走神经传入延髓，反射性地引起呼吸加深、加快。呼吸运动增强的代偿意义在于：

（1）可把原来未参与换气的肺泡调动起来，以增大呼吸面积，提高氧的弥散，使动脉血氧饱和度增加。

（2）使更多的新鲜空气进入肺泡，增加肺泡通气量和肺泡气 PO_2，进而增加 PaO_2。

（3）胸廓运动增强使胸腔负压增大，可增加回心血量，进而增加肺血流量及心排血量，有利于血液摄取和运输更多的氧。

缺氧持续的时间也影响呼吸的改变。人刚到达 4000m 高原时，缺氧使肺通气量即刻增加，约比居住在海平面者高 65%；数日后，肺通气量可增至居住在海平面者的 5～7 倍；久居高原后，肺通气量又逐渐下降，比世居海平面者高 15% 左右。这是因为缺氧早期肺通气量增加使 CO_2 排出过多，引起低碳酸血症（hypocapnia）和呼吸性碱中毒，这对呼吸中枢有抑制作用，限制了肺通气量的明显增加。2～3 日后，由于脑脊液中 HCO_3^- 逐渐通过血脑屏障进入血液，并经肾代偿性排出，脑组织 pH 逐渐恢复正常，消除了 pH 升高对呼吸中枢的抑制作用，此时缺氧对呼吸的兴奋作用充分显示出来，肺通气量明显增加。长期的低张性缺氧，致使外周化学感受器的敏感性降低，肺通气反应减弱。呼吸运动减弱对慢性低张性缺氧患者有一定的代偿意义，因为肺通气量每增加 1L，呼吸肌耗氧增加 0.5L，长期深快的呼吸，因呼吸肌耗氧量增加而加剧氧的供需矛盾，对机体产生不利的影响。

（二）呼吸功能障碍

1. 高原肺水肿　急性低张性缺氧，在进入 4000m 高原后 1～4 天内，出现头痛、胸闷、咳嗽、发绀、呼吸困难、血性泡沫痰，甚至神志不清及肺部听诊有湿性啰音的临床综合征称为高原肺水肿。国内、外统计资料表明高原肺水肿的发病率为 5.7％～17.7％，发病机制仍不清楚，可能与肺动脉高压有关，主要包括：

（1）缺氧使外周血管收缩，回心血量和肺血流量增加。

（2）缺氧性肺血管收缩使肺循环阻力增加，导致肺动脉高压，毛细血管内压增加，引起肺水肿。

（3）缺氧性肺动脉收缩的强度是不均一的，局部区域小动脉严重痉挛，血流量减少，其他部位肺血管收缩较轻，肺血流量增加，表现为超灌注（over-perfusion），使毛细血管血压增高，出现非炎性漏出，血浆液体、血浆蛋白和红细胞从肺泡-毛细血管壁漏出到肺泡腔内，发生间质性肺水肿和肺泡水肿。

（4）一些晚期高原肺水肿个体可出现继发性炎性反应，使肺泡-毛细血管膜通透性增加，加重肺水肿。肺水肿可引起氧的弥散障碍，使 PaO_2 进一步下降。

2. 中枢性呼吸衰竭　当 PaO_2 低于 4kPa（30mmHg）时，缺氧对呼吸中枢的直接抑制作用超过 PaO_2 降低对外周化学感受器的兴奋作用，发生中枢性呼吸衰竭，表现为呼吸抑制、呼吸节律和频率不规则、肺通气量减少。

二、循环系统的变化

（一）代偿性反应

低张性缺氧引起循环系统的代偿反应主要表现为心排血量增加、血流重新分布、肺血管收缩和毛细血管增生。

1. 心排血量增加　低张性缺氧时心排血量增加，可提高全身组织的供氧量，对急性缺氧有一定的代偿意义。心排血量增加的机制如下所述。

（1）心率加快：①PaO_2 降低刺激外周化学感受器，反射性兴奋心血管中枢；PaO_2 降低引起胸廓运动增强，刺激肺牵张感受器，反射性抑制迷走神经。②由于中枢神经系统缺氧，通过增强交感神经活动，兴奋心脏 β-肾上腺素能受体，使心率增快。③缺氧的患者如果伴有血管扩张、血压下降，还可通过压力感受器的作用使心率加快。

（2）心肌收缩力增加：PaO_2 降低引起交感神经兴奋，儿茶酚胺释放增多，作用于心肌细胞 β-肾上腺素能受体，引起正性肌力作用。

（3）回心血量增多：低张性缺氧时，胸廓动度增大也有利于增加回心血量，心排血量增多。

2. 血流重新分布　缺氧时心和脑供血量增多，而皮肤、内脏、骨骼肌和肾组织血流量减少。血流重新分布的机制：

（1）不同器官的血管对儿茶酚胺的反应性不同。皮肤、内脏、骨骼肌和肾脏血管的 α-受体密度高，对儿茶酚胺的敏感性较高，收缩明显，供血量减少。

（2）心和脑组织缺氧时生成了大量的乳酸、腺苷和前列环素（prostacyclin，PGI_2）等扩血管物质，从而增加了心、脑主要生命器官的供血、供氧量。

（3）缺氧引起心、脑血管平滑肌细胞膜的 Ca^{2+} 激活型钾通道（K_{Ca}）和 ATP 敏感性钾通道（K_{ATP}）开放，K^+ 外向电流增加，细胞膜超极化，Ca^{2+} 进入细胞内减少，血管平滑肌松弛，血管扩张。

血流重新分布可保证机体重要器官（如心、脑）的供血、供氧。

3. 肺血管收缩　肺循环的特点是低压、低阻力，其主要功能是使血液充分氧合。当某部分肺泡气氧分压降低时，可引起该部位肺小动脉收缩，使血流转向通气充分的肺泡，这是肺循环独有的生理现象，称为缺氧性肺血管收缩（hypoxic pulmonary vasoconstriction，HPV），其主要机制：

（1）肺血管 α-受体密度较高，交感神经兴奋时肺小动脉收缩。

（2）缺氧时肺血管内皮细胞、肺泡巨噬细胞、肥大细胞等合成和释放多种血管活性物质，其中包括血管紧张素 Ⅱ（angiotensin Ⅱ，Ang Ⅱ）、内皮素（endothelin，ET）和血栓素 A_2（thromboxane A_2，TXA_2）等缩血管物质，以及一氧化氮（nitric oxide，NO）和 PGI_2 等扩血管物质，缺氧时以缩血管物质增多占优势，使肺小动脉收缩。

（3）电压依赖性钾通道介导的细胞内 Ca^{2+} 升高：肺动脉平滑肌有 3 种类型的钾通道，电压依赖性钾通道（K_V）、K_{Ca} 和 K_{ATP}。细胞内 K^+ 经 3 种钾通道外流，引起细胞膜超极化，其中 K_V 是决定肺动脉平滑肌细胞静息膜电位的主要钾通道。急性缺氧可经多种途径抑制 K_V，使 K_V 通道开放减少，K^+ 外流减少，膜电位降低，引发细胞膜去极化，从而激活电压依赖性钙通道开放，Ca^{2+} 内流增加引起肺血管收缩。急性缺氧引起的肺血管收缩是维持通气和血流比相适应的代偿性保护机制。

4. 毛细血管增生　长期缺氧可促进细胞生成缺氧诱导因子-1（hypoxia inducible factor-1，HIF-1）增多，诱导血管内皮生长因子（vascular endothelial growth factor，VEGF）等基因表达增加，促使缺氧组织内毛细血管增生，密度增加，尤其是脑、心和骨骼肌的毛细血管增生明显。毛细血管的密度增加可缩短氧从血管内向组织细胞弥散的距离，从而增加了对组织细胞的供氧量。

（二）循环功能障碍

1. 肺动脉高压

（1）慢性缺氧可使肺小动脉持续收缩，导致肺循环阻力增加，右心室后负荷增加，导致肺动脉高压。

（2）慢性缺氧使肺小动脉长期处于收缩状态，可引起肺血管壁平滑肌细胞和成纤维细胞的肥大和增生，使血管硬化，形成持续的肺动脉高压。

（3）缺氧所致红细胞增多，使血液黏滞度增高也可增加肺循环阻力，导致肺动脉高压。

（4）近年来研究发现 K_V 通道也介导慢性缺氧引起的肺动脉高压，长期缺氧可选择性抑制肺动脉 K_V 通道 α 亚单位 mRNA 和蛋白质的表达，促进血管平滑肌去极化，增加 Ca^{2+} 内流从而引起肺血管收缩。

2. 心律失常　严重缺氧可引起窦性心动过缓、期前收缩，甚至发生心室纤颤。心动过缓可能为严重的 PO_2 降低经颈动脉体反射性地兴奋迷走神经所致。期前收缩与室颤的发生与缺氧使细胞内、外离子分布异常，心肌细胞内 K^+ 减少、Na^+ 增加、静息膜电位降低，心肌兴奋性和自律性增高、传导性降低有关。

3. 心肌舒缩功能降低　严重缺氧降低心肌的舒缩功能，甚而使心肌发生变性、坏死；但因同时存在肺动脉高压，患者首先表现为右心衰竭，严重时出现全心衰竭。缺氧时心肌舒缩功能障碍的发生机制：

（1）严重的心肌缺氧可造成心肌收缩蛋白的破坏，心肌挛缩或断裂，使心肌舒缩功能降低。

（2）慢性缺氧时，红细胞代偿性增多，血液黏滞度增高，心脏射血阻力增大。

（3）缺氧使心肌 ATP 生成减少，能量供应不足。

（4）ATP 不足引起心肌细胞膜和肌浆网钙转运功能障碍，心肌钙运转和分布异常。

4. 静脉回流减少　缺氧时细胞生成大量乳酸和腺苷等扩血管物质，可直接舒张外周血管，使外周血管床扩大，大量血液淤滞于外周，回心血量减少。严重缺氧可直接抑制呼吸中枢，胸廓运动减弱，静脉回流减少，回心血量减少，进一步降低心排血量，使组织的供血、供氧量进一步减少。

三、血液系统的变化

（一）代偿性反应

缺氧可使红细胞和 Hb 增多，并可使氧解离曲线右移，从而增加氧的运输和 Hb 释放氧，这是血液系统对缺氧的代偿反应。

1. 红细胞和 Hb 增加　久居高原者红细胞可达 $6 \times 10^{12}/L$，Hb 可达 210g/L，明显高于平原地区的居民。慢性缺氧红细胞和 Hb 增加的机制：

（1）肾生成和释放促红细胞生成素（erythropoietin，EPO）增加。

（2）缺氧可使胞浆内 HIF-1 活性增高，HIF-1 与 EPO 基因 3′端增强子结合，增强了 EPO 基因表达，使 EPO 生成增多。

（3）EPO 是相对分子质量为 34 000 的糖蛋白，能促进干细胞分化为原红细胞，并促进原红细胞分化、增殖和成熟，加速 Hb 合成，使骨髓中的网织红细胞和红细胞释放入血。

红细胞增加可升高血氧容量和动脉血氧含量，提高血液的携氧和运氧能力，增加组织细胞供氧。急性缺氧红细胞和 Hb 增加的机制：缺氧引起交感神经兴奋和儿茶酚胺增加，促使脾脏、肺脏等处库血释放。

缺氧引起肾脏生成和释放 EPO 增加的机制：① 缺氧作用于颈动脉体的化学感受器，经神经反射可使肾脏产生 EPO 增加；② 缺氧可兴奋交感-肾上腺髓质系统，释放大量去甲肾上腺素、升压素和血管紧张素，导致肾脏生成 EPO 增加；③ 缺氧时肾内乳酸增多，增加肾皮质的腺苷酸环化酶活性，cAMP 水平增加，促进肾脏生成 EPO 增加。

2. 2,3-DPG 增多，氧解离曲线右移，红细胞释放氧的能力增强　缺氧时，红细胞内 2,3-DPG 增多，使 Hb 与氧的亲和力降低，氧解离曲线右移，易于将结合的氧释出供组织细胞利用。但是，如果 PaO_2 低于 8kPa（60mmHg）时，因处于氧离曲线陡直部分，Hb 与氧的亲和力降低，可使血液在肺部结合的氧明显减少，使之失去代偿作用。

2,3-DPG 是红细胞内糖酵解过程的中间产物（图 5-4），是一个负电性很高的分子，可结合于 Hb 分子 4 个亚基的中心孔穴内。2,3-DPG 的负电荷与组成孔穴侧壁的 2 个 β 亚基的带正电基团形成盐键，从而使 Hb 分子的 T 构象更趋稳定，氧解离曲线右移。

红细胞内 2,3-DPG 虽然也能供能，但其主要功能是调节 Hb 的运氧功能。缺氧时红细胞中生成 2,3-DPG 增多及氧解离曲线右移的机制：

（1）缺氧时氧合血红蛋白（HbO_2）减少，脱氧血红蛋白（HHb）增多。前者中央孔穴小，不能结合 2,3-DPG；后者孔穴较大，可结合 2,3-DPG（图 5-5）。HHb 在结合 2,3-DPG 后分子构型稳定，不易与氧结合。

（2）2,3-DPG 是一种不能透出红细胞膜的有机酸，增多时可使红细胞内 pH 降低，Hb 与氧的亲和力降低，因此红细胞可向组织释放更多的氧。

（3）缺氧时，HHb 增多，红细胞内游离的 2,3-DPG 减少，对磷酸果糖激酶和二磷酸甘油酸变位酶抑制作用减弱，使糖酵解加强，从而增加 2,3-DPG 的生成。

（4）如并发肺通气量增加造成呼吸性碱中毒，pH 增高激活磷酸果糖激酶使糖酵解过程加强，2,3-DPG 生成增多；同时抑制了 2,3-DPG 磷酸酶的活性，使 2,3-DPG 分解减少。

（二）血液系统功能障碍

如果血液中红细胞过度增加，会使血液黏滞度增高，血流阻力增大，心脏后负荷增加，这是缺氧时发生心力衰竭的重要原因之一。在吸入气 PO_2 明显降低的情况下，红细胞内过多的 2,3-DPG 将阻碍 Hb 与氧结合，引起动脉血氧含量过低，导致供应组织细胞的氧严重不足。

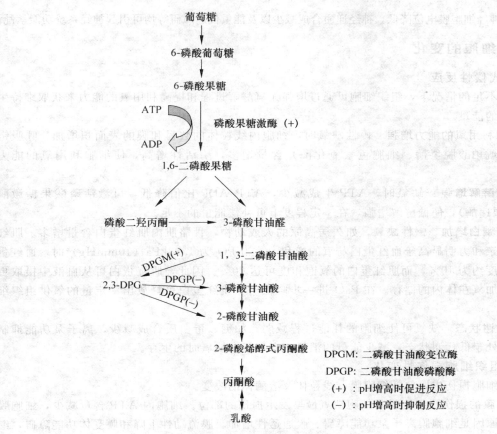

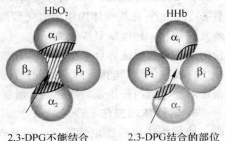

图 5-4 2,3-DPG 的生成与分解

四、中枢神经系统的变化

脑的重量仅为体重的 2% 左右，而脑血流量却占心排血量的 15%，脑耗氧量约为总耗氧量的 23%，因此脑对缺氧极为敏感。但不同部位的脑组织和脑组织的不同成分对缺氧的敏感性不同，如脑灰质较白质敏感；大脑皮质和小脑灰质较延髓敏感；神经突触又较神经细胞胞体敏感。缺氧可直接损害中枢神经系统：急性缺氧可出现头痛，情绪激动，思维力、记忆力、判断力降低或丧失以及运动不协调，严重者可出现惊厥、昏迷，甚而死亡；

2,3-DPG不能结合　　2,3-DPG结合的部位

图 5-5 2,3-DPG 与 HHb 结合的
中央空穴示意图

慢性缺氧时精神神经症状比较缓和，表现有注意力不集中、易疲劳、嗜睡及精神抑郁等症状。缺氧引起脑组织的形态学变化主要是脑细胞肿胀、变性、坏死和脑间质水肿。

缺氧致中枢神经系统功能障碍的机制较复杂，主要与脑水肿和脑细胞受损有关。脑水肿的发生机制如下。

（1）缺氧直接扩张脑血管，增加脑血流量和脑毛细血管内压，组织液生成增多。

（2）缺氧致代谢性酸中毒可增加毛细血管壁通透性，造成间质性脑水肿。

（3）缺氧致 ATP 生成减少，细胞膜钠泵功能障碍，细胞内钠、水潴留。

（4）脑充血和脑水肿使颅内压增高，脑压高又可压迫脑血管加重脑缺血和脑缺氧，形成恶性循

环。缺氧时神经细胞膜电位降低，神经递质合成减少以及能量代谢障碍等均可引起神经系统功能紊乱。

五、组织细胞的变化

（一）代偿性反应

在供氧不足的情况下，组织细胞可通过增强无氧酵解过程和提高利用氧的能力来获取维持生命活动所需的能量。

1. 细胞利用氧的能力增强　慢性缺氧时，细胞内线粒体的数目和膜的表面积增加，呼吸链中的酶（如琥珀酸脱氢酶、细胞色素氧化酶）含量增多，酶活性增高，使细胞利用氧的能力增强。

2. 无氧酵解增强　缺氧时，ATP 生成减少，ATP/ADP 比值降低，可激活磷酸果糖激酶（糖酵解的限速酶），使糖酵解增强，在一定程度上可补偿能量的不足。

3. 肌红蛋白增加　慢性缺氧，如久居高原的人或动物，骨骼肌内肌红蛋白含量增多。肌红蛋白与氧的亲和力明显高于血红蛋白与氧的亲和力，当 PO_2 为 1.33kPa（10mmHg）时，血红蛋白的氧饱和度约为 10%，而肌红蛋白的氧饱和度可达 70%。因此，肌红蛋白可从血液中摄取更多的氧，增加氧在体内的储存。在 PaO_2 进一步降低时，肌红蛋白可释放出一定量的氧供组织细胞利用。

4. 低代谢状态　缺氧可使细胞的耗能过程减弱，如糖、蛋白质合成减少，离子泵功能抑制等，使细胞处于低代谢状态，减少能量的消耗，有利于在缺氧时的生存。

（二）组织细胞损伤性变化

缺氧性细胞损伤主要包括细胞膜、线粒体及溶酶体的改变。

1. 细胞膜的损伤　细胞膜是细胞缺氧最早发生损伤的部位。细胞内 ATP 含量减少，细胞膜电位下降的原因是细胞膜离子泵功能障碍、膜通透性增加、膜流动性下降和膜受体功能障碍，继而出现 Na^+ 内流、K^+ 外流、Ca^{2+} 内流、细胞水肿等一系列改变。

2. 线粒体的损伤　缺氧可损伤线粒体，线粒体损伤又可导致缺氧，两者互为因果。细胞内的氧 80%～90% 在线粒体内用于氧化磷酸化生成 ATP，仅 10%～20% 在线粒体外用于生物合成、降解及转化等。轻度缺氧或缺氧早期，线粒体的呼吸功能是代偿性增强的；严重缺氧时，当线粒体部位的 PO_2 降低到临界点 0.133kPa（1mmHg）时，可抑制线粒体内脱氢酶的功能，ATP 生成进一步减少。线粒体除功能障碍，还可见结构损伤，主要表现为线粒体的基质颗粒减少或消失，基质电子密度增加，嵴内腔扩张，嵴肿胀、崩解，钙盐沉积，外膜破裂和基质外溢等。

3. 溶酶体的损伤　严重缺氧，ATP 生成减少，酸中毒和 Ca^{2+} 超载可激活磷脂酶，分解膜磷脂，使溶酶体膜的稳定性降低，通透性升高，溶酶体肿胀、破裂和释出大量溶酶体酶，进而导致细胞及其周围组织的溶解、坏死。细胞内水肿、自由基的作用也参加溶酶体损伤机制。

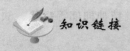
知识链接

慢性肺源性心脏病

肺源性心脏病（cor pulmonale）简称肺心病，主要是由于支气管-肺组织或肺动脉血管病变所致肺动脉高压引起的心脏病。根据起病缓急和病程长短，可分为急性和慢性两类，临床上以慢性者多见。肺心病是呼吸系统的一种常见病，在中国较为常见，根据国内近年的统计，肺心病平均患病率为 0.41%～0.47%。患病年龄多在 40 岁以上，男女性别无显著差异，寒冷地区、高原地区、潮湿地区和农村患病率高，随着年龄增长而患病率增高。急性发作以冬、春季多见，其常见原因是呼吸道感染。急性呼吸道感染常为急性发作的诱因，常导致肺、心衰竭，病死率较高。

慢性肺源性心脏病（chronic cor pulmonale）是由于支气管、肺、胸廓或肺动脉血管慢性病变所致的肺循环阻力增加、肺动脉高压，进而使右心肥厚、扩大，伴或不伴右心衰竭的心脏病，其发病原因主要是支气管、肺疾病（以慢性支气管炎并发阻塞性肺气肿最为多见）、胸廓运动障碍性疾病及肺血管疾病等。病变主要特点是肺动脉高压的形成、心脏病变和心力衰竭等。本病发展缓慢，临床上除原有肺、胸疾病的各种症状和体征外，主要是逐步出现肺、心力衰竭以及其他器官损害的征象，最常见的并发症包括肺性脑病、酸碱失衡及电解质紊乱、心律失常、休克、消化道出血、弥散性血管内凝血等。本病的治疗原则是：对于急性加重期患者，应积极控制感染，通畅呼吸道，改善呼吸功能，纠正缺氧和二氧化碳潴留，控制呼吸和心力衰竭；对于缓解期患者，应采用中西药结合的综合措施，目的是增强患者的免疫功能，去除诱发因素，减少或避免急性加重期的发生，希望逐渐使患者肺、心功能得到部分或全部恢复。

第 4 节　影响机体耐受缺氧的因素

影响机体对缺氧耐受性的因素很多，如年龄、机体的代谢和功能状态，个体或群体差异，适应性运动等，但最主要的是代谢耗氧率和机体的代偿能力。

一、代谢耗氧率

基础代谢高者耗氧量大，对缺氧的耐受性降低。例如，发热、机体过热或甲状腺功能亢进的患者，由于机体耗氧多，故对缺氧的耐受性较低；健康人在寒冷、体力活动、情绪激动时，机体的代谢率增加，从而使机体耗氧量增多，故对缺氧的耐受性降低。体温降低、神经系统的抑制则因能降低功能耗氧率使对缺氧的耐受性升高，故低温麻醉可用于心脏外科手术，以延长手术所必需阻断血流的时间。

二、机体的代偿能力

机体通过呼吸、循环和血液系统的代偿性反应能增加组织的供氧，通过组织细胞的代偿性反应能提高利用氧的能力。这些代偿性反应存在着显著的个体差异，因而各人对缺氧的耐受性也很不相同。有心、肺疾病及血液病者对缺氧耐受性低，老年人因为肺和心脏的功能储备降低、骨髓的造血干细胞减少、外周血液红细胞数减少以及细胞某些呼吸酶活性降低等原因，均可导致对缺氧的适应能力下降。另外，代偿能力是可以通过锻炼提高的。轻度的缺氧刺激可调动机体的代偿能力，如登高山者若采取缓慢的阶梯性的上升要比快速上升者能更好地适应。慢性贫血的患者血红蛋白即使很低仍能维持正常活动，而急性失血使血红蛋白减少到同等程度就可能引起严重的代谢功能障碍。

第 5 节　缺氧防治的病理生理学基础

一、氧疗

对于各类型缺氧的治疗，除积极消除病因外，均可给患者吸氧治疗（氧疗）。吸入氧分压较高的空气或纯氧来治疗各种缺氧性疾病的方法，称为氧疗。氧疗是治疗缺氧的基本方法，对各种类型的缺氧均有一定疗效。氧疗对低张性缺氧最为有效，由于低张性缺氧患者的 PaO_2 和 SaO_2 明显低于正常，吸氧能提高肺泡气 PO_2，促进氧在肺中的弥散和交换，提高 PaO_2 和 SaO_2，增加动脉血氧含量，因而对组织细胞的供氧增加。但是，对 Fallot 四联症等右至左分流的患者，吸氧对改善缺氧的作用较小。

血液性缺氧、循环性缺氧和组织性缺氧的共同特点是 PaO_2 和 SaO_2 正常，吸入高浓度氧可提高 PaO_2，尽管血红蛋白结合的氧增加有限，但血浆内物理溶解的氧则可明显增加，可有一定治疗作用。例如，PaO_2 增高后，通过竞争与血红蛋白结合，加速 CO 与血红蛋白解离，从而对 CO 中毒患者发挥很好的疗效。组织中毒性缺氧的主要问题是细胞利用氧障碍，组织供氧多正常，氧疗可提高血液和组织之间 PO_2 梯度，增加氧向组织弥散，也有一定疗效。

二、氧中毒

氧虽为生命活动所必需，但 0.5 个大气压以上的氧却对任何细胞都有毒性作用，可引起氧中毒（oxygen intoxication）。氧中毒是指不合理、过久吸入高压氧所造成的组织细胞损害、器官功能障碍甚至出现神经症状的病理过程。氧中毒的发生取决于氧分压而不是氧浓度，当吸入气的氧分压过高时，因肺泡气及动脉血的氧分压随着增高，使血液与组织细胞之间的氧分压差增大，氧的弥散加速，组织细胞因获得过多氧而中毒。人类氧中毒有两型：肺型与脑型。

（一）肺型氧中毒

发生于吸入一个大气压左右的氧 8 小时以后，出现胸骨后疼痛、咳嗽、呼吸困难、肺活量减少、PaO_2 下降。肺部呈炎性病变，有炎性细胞浸润、充血、水肿、出血和肺不张。氧疗的患者如发生氧中毒，吸氧反而使 PaO_2 下降，加重缺氧，造成难以调和的治疗矛盾，故氧疗时应控制吸氧的浓度和时间，严防氧中毒的发生。

（二）脑型氧中毒

吸入 2～3 个大气压以上的氧，可在短时间内引起脑型氧中毒，患者主要出现视觉、听觉障碍，恶心，抽搐，晕厥等神经症状，严重者可昏迷、死亡。高压氧疗时，患者出现神经症状，应区分由缺氧引起的"缺氧性脑病"与"脑型氧中毒"的不同。前者患者先昏迷后抽搐；后者患者则先抽搐以后才昏迷，抽搐时患者是清醒的。对缺氧性脑病者应加强氧疗，但对氧中毒者则应控制吸氧。

（李鸿珠）

参 考 文 献

金惠铭，王建枝. 2008. 病理生理学 ［M］. 北京：人民卫生出版社，69-82.

金惠铭，王建枝. 2005. 病理生理学 ［M］. 北京：人民卫生出版社，76-87.

金惠铭. 2000. 病理生理学 ［M］. 北京：人民卫生出版社，78-93.

BARTSCH P，SWENSON E R，MAGGIORINI M，et al. 2001. Update：high altitude pulmonary edema ［J］. Adv Exp Med Biol，502：89-106.

HAUSENLOY D J，YELLO D M. 2006. Survivial kinases in ischemic preconditioning and postconditioning ［J］. Cardiovascular Research，70：240-253.

HIDA W，TUN Y，KIKUCHI Y，et al. 2002. Pulmonary hypertension in patients with chronic obstructive pulmonary disease：recent advances in pathophysiology and management ［J］. Respirology，7：3-13.

SWEENEY M，YUAN J X J. 2000. Hypoxic pulmonary vasoconstriction：role of voltage-gated potassium channels ［J］. Respir Res，1：40-48.

第6章

发 热

正常的体温是机体进行生命活动的必要条件，人和哺乳动物的深部温度是相对稳定的，是在体温调节中枢的调控下实现的。体温调节的高级中枢位于视前区下丘脑前部（preoptic anterior hypothalamus，POAH），而边缘系统、延髓、脊髓等部位也对体温信息有一定程度的整合功能，通常被认为是体温调节的次级中枢所在。体温的中枢调节方式目前主要通过"调定点"（set point，SP）学说来解释。

正常人体温均值为37℃左右，昼夜上下波动范围不超过1℃，通常是清晨最低而下午最高。根据体温调定点的理论，发热（fever）是在致热原的作用下使体温调节中枢的调定点上移而引起的调节性体温升高，多数病理性体温升高（如传染性或炎症性发热）均属此类。但少数病理性体温升高是因体温调节机构失控或调节障碍而产生，其本质不同于发热，应称为过热（hyperthermia）。如皮肤广泛鱼鳞癣患者或是先天性汗腺缺陷，因散热障碍，夏季可出现体温升高；甲状腺功能亢进容易造成患者异常产热而致体温升高；以及环境高温（中暑）引起的体温升高，均属此类。此外，在剧烈

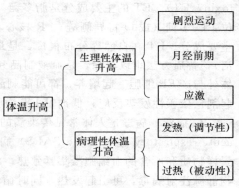

图 6-1　体温升高的分类

运动、妇女月经前期、妊娠期等体温也可上升并高于体温正常值0.5℃，但它们属于生理性体温升高，也不宜称为发热。

发热是多种疾病的重要病理过程和临床表现，不是独立的疾病，而是疾病发生的重要信号。在整个病程中，体温的变化常反映病情的演变，对判断病情、评价疗效和估计预后均有重要的参考价值。

第1节　发热的原因与发病机制

发热的原因很多，发生机制相当复杂，许多细节尚未查明，但其主要的环节已比较清楚，即发热激活物作用于产内生致热原细胞，使其产生和释放内生致热原（endogenous pyrogen，EP），而EP作用于下丘脑体温调节中枢，在中枢发热递质的介导下，使体温调定点上移，引起机体产热增加和散热减少，从而引起体温升高，因而对于发热机制的解释更多集中于体温调定点重置学说。

一、发热激活物

凡能激活体内内生致热原细胞产生和释放内生致热原，进而引起体温升高的物质都称为发热

激活物（pyrogenic activator）。发热激活物包括外致热原（exogenous pyrogen）及某些体内产物。

（一）外致热原

来自体外的致热物质称为外致热原。

1. 革兰阳性细菌　此类细菌感染是常见的发热原因，主要有葡萄球菌、链球菌、肺炎球菌、白喉杆菌和枯草杆菌等。给家兔静脉注射活的或加热杀死的葡萄球菌均能引起发热，同时血中 EP 含量增加，表明细菌颗粒被吞噬后可诱导 EP 产生。革兰阳性细菌除全菌体致热外，其代谢产物也是重要的致热物质，如葡萄球菌释放的可溶性外毒素、A 族链球菌产生的致热外毒素以及白喉杆菌释放的白喉毒素等。此外，从革兰阳性细菌断裂的细胞壁碎片中还能找到致热性物质，如葡萄球菌和链球菌的细胞壁匀浆经一定方法提取可获取一种肽聚糖，具有致热性，而用溶菌酶处理能使其失去致热性。研究表明，肽聚糖能通过 CD14 依赖的信号途径激活单核细胞分泌致热性细胞因子。

2. 革兰阴性细菌　此类细菌主要有大肠杆菌、淋球菌、伤寒杆菌、脑膜炎球菌、痢疾杆菌等，其致热性除全菌体和细胞壁中所含的肽聚糖外，最突出的是细胞壁中所含的内毒素（endotoxin，ET）。ET 的主要成分是脂多糖（lipopolysaccharide，LPS），LPS 分子包括 3 个基本亚单位：O-多糖（或 O-特异侧链）、R-核心（或核心多糖）、脂质 A（lipid A）。脂质 A 是引起发热的主要成分。ET 在自然界分布很广，是最常见的外致热原，耐热性高（160℃干热 2 小时才能灭活），普通方法难以清除，是血液制品和输液过程中的主要污染物之一。ET 无论是体内注射或体外与产 EP 细胞一起培养，都可能刺激 EP 的产生和释放，这可能是其主要致热方式。ET 能引起剂量依赖性发热反应，低剂量 ET 静脉注射引起单相热，而大剂量 ET 则引起双相热。

3. 病毒　病毒是人体常见传染病的病原体，主要有流感病毒、严重急性呼吸综合征（severe acute respiratory syndrome，SARS）病毒、柯萨奇病毒、麻疹病毒等。病毒以其全病毒体、毒素样物质和所含的血细胞凝集素致热。流感及 SARS 等病症，最主要的症状之一就是发热。给动物静脉注射病毒，可引起发热，同时循环血中出现 EP；另外将白细胞与病毒在体外一起培育也可产生 EP。

4. 真菌　许多真菌感染引起的疾病也伴有发热，主要有白色念珠菌、组织孢浆菌、球孢子菌、副球孢子菌和新型隐球菌等。动物实验还发现，无致病性的酵母菌也可引起发热。真菌的致热因素是全菌体及菌体内所含的荚膜多糖及蛋白质。

5. 螺旋体　螺旋体感染也是引起发热的原因之一，主要有钩端螺旋体、回归热螺旋体和梅毒螺旋体等。螺旋体引起人体发热的主要因素是其代谢产物溶血素和细胞因子。

6. 疟原虫　疟原虫引起人体发热的主要原因是大量裂殖子和其产生的代谢产物（疟色素等）释放入血而引起高热。

（二）体内产物

1. 抗原-抗体复合物　研究表明，抗原-抗体复合物对产 EP 细胞有激活作用。许多自身免疫性疾病都有反复性的发热，如系统性红斑狼疮、类风湿性关节炎等，循环血中持续存在的抗原-抗体复合物可能是其主要的发热激活物。

2. 致热性类固醇　体内某些类固醇代谢产物对人体有致热性，给人体肌内注射睾丸酮的中间代谢产物本胆烷醇酮（etiocholanolone）可引起发热，而将其与人白细胞共同孵育，亦可诱导 EP 产生。本胆烷醇酮可能与人体某些不明原因的周期性发热有关，但并不引起家兔、豚鼠、小鼠、狗、猫甚至猴的发热反应。

3. 其他　尿酸盐结晶、硅酸盐结晶等在体内不仅可引起炎症，其本身还可激活产 EP 细胞。研究表明：无菌性炎症灶渗出物中含有激活物，它可激活白细胞释放 EP；某些肿瘤细胞分泌的细胞因子，组织坏死、崩解产物等均可引起发热；此外，补体系统可被抗原-抗体复合物及凝集素等活化，参与并介导这些诱导的发热过程。

二、内生致热原

在发热激活物的作用下，体内某些细胞产生和释放的能引起体温升高的物质，称为内生致热原。

（一）内生致热原的种类

目前已明确的 EP 主要包括：

1. 白细胞介素-1（interleukin-1，IL-1）　IL-1 是由单核细胞、巨噬细胞、星状细胞、内皮细胞、角质细胞及肿瘤细胞等多种细胞在发热激活物的作用下所产生的多肽类物质，可分为两种亚型：IL-1α 和 IL-1β。两者前体分子的分子质量都是 31kD。IL-1α 是酸性蛋白质，成熟型分子质量为 17kD；IL-1β 是中性蛋白质，成熟型分子质量为 17.5kD。IL-α 和 IL-1β 虽然仅有 26％的氨基酸序列相同，但都作用于相同的受体，产生相同的生物学活性。IL-1 受体广泛分布于脑内，但密度最大的区域位于最靠近体温调节中枢的下丘脑外侧。实验中发现，IL-1 对体温中枢的活动有明显的影响。用微电泳法将提纯的 IL-1 导入大鼠的下丘脑前部（POAH），能引起热敏神经元的放电频率下降，同时伴有冷敏神经元放电频率增加，这些反应可被水杨酸钠（解热药）阻断。IL-1 的致热性很强，给动物静脉注射 IL-1 可引起明显的发热。IL-1 不耐热，在 70℃条件下灭活 30 分钟即可使之灭活。

2. 肿瘤坏死因子（tumor necrosis factor，TNF）　TNF 是由巨噬细胞、淋巴细胞等在发热激活物的作用下分泌的一种小分子蛋白，可分为两种亚型：TNF-α 和 TNF-β。TNF-α 主要由单核-巨噬细胞分泌，LPS 是较强的刺激剂。TNF-α 前体由 233 个氨基酸残基组成，含 76 个氨基酸残基的信号肽，切除信号肽后的成熟型 TNF-α 有 157 个氨基酸残基，相对分子质量为 17 000。TNF-β 主要由活化的 T 淋巴细胞分泌，TNF-β 前体由 205 个氨基酸残基组成，含 34 个氨基酸残基的信号肽，成熟型 TNF-β 分子为 171 个氨基酸残基，相对分子质量为 25 000。两者有相似致热性，给家兔注射小剂量 TNF 可迅速引起单峰热，大剂量可引起双峰热；TNF 在体内、外均能刺激 IL-1 的产生。TNF 不耐热，70℃ 30 分钟即可灭活。

3. 干扰素（interferon，IFN）　IFN 是由 T 淋巴细胞、成纤维细胞、NK 细胞等分泌的一种具有抗病毒、抗肿瘤作用的蛋白质。IFN 有多种亚型，与发热有关的是 IFN-α 和 IFN-γ，其相对分子质量为 15 000～17 000。IFN 可引起人和动物发热，但同时可使脑内前列腺素 E 含量升高，所以 IFN 引起的发热反应可被前列腺素合成抑制剂阻断。与 IL-1 和 TNF 不同的是，IFN 反复注射可产生耐受性。IFN 不耐热，在 60℃条件下灭活 40 分钟即可使之灭活。IFN 可能是病毒感染引起发热的重要 EP。

4. 白细胞介素-6（interleukin-6，IL-6）　IL-6 是由单核细胞、吞噬细胞、淋巴细胞、内皮细胞和成纤维细胞等分泌的细胞因子，相对分子质量为 21 000，ET、病毒、血小板生长因子、IL-1、TNF 等均可诱导其产生和释放。给兔、鼠静脉或脑室内注射 IL-6 可引起动物体温明显升高，布洛芬或吲哚美辛可阻断其作用。在鼠和兔等动物发热期间，血浆或脑脊液中 IL-6 的活性均见增高。近来有研究报道，脑组织也能产生 IL-6，并提出脑内 IL-6 在发热发展中的作用可能比血浆 IL-6 更加重要。虽然 IL-6 的致热作用较 IL-1 和 TNF 弱，但由于它能引起各种动物的发热反应，因此被认为是 EP 之一。

白细胞介素-2（interleukin-2，IL-2）也可以诱导发热，但发热反应出现比较晚。此外，巨噬细胞炎症蛋白-1（macrophage inflammatory protein-1，MIP-1）、白细胞介素-8（interleukin-8，IL-8）、睫状神经营养因子（ciliary neurotrophic factor，CNTF）以及内皮素（endothelin）等也被认为与发

热有一定的关系，但许多细节尚未查明。目前最新研究表明 IL-8、IL-6、TNF、IFN-α 和 MIP-1 具有直接致热作用，而 IL-2 和 IFN-γ 则是通过调控其他致热性细胞因子间接发挥致热作用。

（二）内生致热原的产生和释放

内生致热原的产生和释放是一个非常复杂的细胞信息传递和基因表达调控的过程，这一过程包括产 EP 细胞的激活、EP 的合成和释放。

在发热激活物的作用下，机体多种细胞可被激活，合成并释放致热性细胞因子，因而这些细胞被称为产内生致热原细胞，主要包括单核细胞、巨噬细胞、内皮细胞、淋巴细胞、星形胶质细胞、小胶质细胞以及肿瘤细胞等。当这些细胞与发热激活物如 LPS 结合后，即被激活，从而启动 EP 的合成。研究表明，LPS 激活细胞可能有两种方式：在内皮细胞和上皮细胞首先是 LPS 与血清中的 LPS 结合蛋白（lipopolysaccharide binding protein，LBP）相结合，形成复合物，然后 LBP 将 LPS 转移给可溶性 CD14（sCD14），形成 LPS-sCD14 复合物再作用于细胞上受体，使细胞活化；而在单核-巨噬细胞则是 LPS 与 LBP 结合形成复合物后，再与细胞表面 CD14（mCD14）结合，从而形成三重复合物，启动细胞内激活。

另外 LPS 信号转入细胞内可能尚需另外一种跨膜蛋白 Toll 样受体（Toll-like receptors，TLR）参与。TLR 将信号通过类似 IL-1 受体活化的信号转导途径，激活核转录因子（NF-κB），启动 IL-1、IL-6、TNF 等细胞因子的基因表达，合成 EP，EP 在细胞内合成后即可释放入血。

三、发热时的体温调节机制

（一）体温调节中枢

虽然从脊髓到大脑皮质的整个中枢神经系统中都存在参与体温调节的神经元，但在多种动物中进行横断脑干的实验证明，只要保持下丘脑及其以下的神经结构完整，动物仍具有维持体温相对恒定的能力，因此目前认为，基本的体温调节中枢位于 POAH。POAH 含有温度敏感神经元，将微量致热原或发热递质注入 POAH 可引起明显的发热反应。POAH 主要参与体温的正向调节，而中杏仁核（medial amydaloid nucleus，MAN）、腹中隔区（ventral septal area，VSA）和弓状核（arcuate nucleus，ARC）则主要参与体温负向调节。研究表明，POAH 与 VSA 之间有密切的功能联系，当致热信号传入中枢后，启动体温正、负调节机制，一方面通过正性调节使体温上升，另一方面通过负性调节限制体温过度升高，正、负调节综合作用的结果决定调定点上移的水平及发热的幅度和时程。

（二）致热信号传入体温调节中枢的途径

血液循环中的 EP 都是一些大分子蛋白质，不易透过血脑屏障，它们进入体温调节中枢并引起发热的途径目前认为主要有以下 3 种。

1. 通过终板血管器（organum vasculosum laminae terminalis，OVLT）　OVLT 位于视上隐窝上方，紧邻 POAH 的体温调节中枢。该区域有丰富的有孔毛细血管，EP 可能由此入脑。但也有学者认为，EP 并不直接进入脑内，而是作用于此处的小胶质细胞（脑内巨噬细胞）、神经胶质细胞等，产生新的信息（发热递质等），将致热原的信息传入体温调节中枢。

2. 通过血脑屏障　EP 虽然是一些难以透过血脑屏障的大分子蛋白质，但血脑屏障的毛细血管床部位存在着蛋白质分子的可饱和转运机制，推测其可将 IL-1、TNF 和 IL-6 等 EP 特异性地转运入脑。另外，EP 也有可能从脉络丛渗入或易化扩散转运入脑，通过脑脊液分布到 POAH，重置体温调定点，使得体温升高。

3. 通过迷走神经　实验表明，细胞因子可刺激肝巨噬细胞周围的迷走神经，将信息传入中枢，切除膈下迷走神经或切断迷走神经肝支后，腹腔注射 IL-1 不再引起发热。目前认为胸、腹腔的致热信号可以经迷走神经传入中枢。

（三）发热中枢的调节递质

大量研究表明，无论以上述何种途径入脑，EP 本身并不能直接引起体温调定点上移，而需要一些递质的介导方可完成。EP 可能首先作用于体温调节中枢，引起发热中枢递质的释放，继而引起调定点的改变。中枢性发热递质包括正调节递质和负调节递质。

1. 正调节递质

（1）前列腺素 E_2（prostaglandin E_2，PGE_2）：PGE_2 是重要的中枢性发热递质，在体温调定重置过程中起重要作用。实验中将 PGE_2 注入动物脑室内引起明显的发热反应，体温升高的潜伏期比 EP 性发热的潜伏期短，同时还伴有代谢率的改变，其致热敏感点在 POAH。EP 诱导的发热期间，动物脑脊液中 PGE_2 水平也明显升高；而 PGE_2 合成抑制剂（如阿司匹林、布洛芬等）都具有解热作用，并且在降低体温的同时，也降低了脑脊液中 PGE_2 浓度。同时，在体内和体外实验中，ET 和 EP 均能剂量依赖性地诱导下丘脑组织合成和释放 PGE_2。

上述资料有力地支持 PGE_2 作为中枢性发热递质，但也有一些实验资料对此提出质疑。

（2）促肾上腺皮质激素释放激素（corticotrophin releasing hormone，CRH）：CRH 是一种 41 肽的神经激素，主要分布于室旁核和杏仁核。应激时，CRH 在下丘脑-垂体-肾上腺皮质轴中发挥重要作用，它刺激垂体合成释放 ACTH、β-内啡肽及黑素细胞刺激素等。研究表明，中枢 CRH 具有垂体外生理功能，是一种中枢致热递质。主要证据如下：① IL-1、IL-6 等均能刺激离体和在体下丘脑释放 CRH；② 运用抗 CRH 抗体或 CRH 受体拮抗剂时，可完全抑制 IL-1β、IL-6 等 EP 的致热性；③ 静脉注射 CRH 受体拮抗剂可使大剂量 LPS 诱导双相热的第一热相消失，第二热相降低，提示 CRH 参与 LPS 双相热的形成。但也有人注意到，TNF-α 和 IL-1α 性发热并不依赖于 CRH，并且在发热的动物脑室内给予 CRH 可使已升高的体温下降。因此，目前倾向于认为，CRH 可能是一种双向调节递质。

（3）环磷酸腺苷（cyclic adenosine monophosphate，cAMP）：许多研究资料支持 cAMP 是 EP 性发热的主要中枢递质，提出此假说的实验依据是：给动物脑室内注入二丁酰 cAMP（活性稳定的 cAMP 衍生物），可迅速引起体温升高；静脉注射 EP 引起家兔发热时，脑脊液中 cAMP 含量明显增高，而环境高温引起的体温升高，不伴有脑脊液中 cAMP 增多；注射茶碱（磷酸二酯酶抑制物）在增加脑内 cAMP 浓度的同时，增强 EP 性发热；相反，注射烟酸（磷酸二酯酶激活物）则在降低 cAMP 浓度的同时，使 EP 性发热减弱。因此许多学者认为，cAMP 在 EP 升高"调定点"的过程中可能起着非常重要的作用。

（4）Na^+/Ca^{2+} 比值：实验显示，给多种动物脑室内灌注 Na^+ 溶液可使体温很快升高，灌注 Ca^{2+} 则使体温很快下降；脑室内灌注降钙剂也可引起体温升高。用 $^{22}Na^+$ 和 $^{45}Ca^{2+}$ 作为标志物灌注猫的脑室发现，在致热原性发热期间，$^{45}Ca^{2+}$ 流向脑脊液，而 $^{22}Na^+$ 则保留在脑组织中，结果使得脑组织局部的 Na^+/Ca^{2+} 比值增高。上述资料表明，Na^+/Ca^{2+} 比值改变在发热机制中可能起着重要的中介作用。研究发现，用降钙剂灌注家兔侧脑室引起发热时，脑脊液中的 cAMP 含量明显升高；预先灌注 $CaCl_2$ 可阻止降钙剂的致热作用，同时也抑制脑脊液中 cAMP 含量的升高。研究还发现，$CaCl_2$ 对 ET 性发热也有类似的作用，而且脑脊液中 cAMP 含量升高被抑制的程度与体温上升被抑制的程度呈明显正相关。因此，有人认为，EP 通过升高下丘脑体温调节中枢内 Na^+/Ca^{2+} 比值，使 cAMP 含量增加，引起体温调定点上移是多种致热原引起发热的重要途径。

（5）一氧化氮（nitric oxide，NO）：作为一种新型的神经递质，广泛分布于中枢神经系统。在大脑皮质、海马、小脑、下丘脑视上核、室旁核、POAH 和 OVLT 等部位均含有一氧化氮合酶。实验表明，NO 与发热有关，其机制可能涉及 3 个方面：① 通过作用于 OVLT、POAH 等部位，介导发热时的体温上升；② 通过促进棕色脂肪组织的代谢活动导致产热增加；③ 抑制发热时负调节递质的合成与释放。

2. 负调节递质　发热时，发热激活物作用于产 EP 细胞，产生和释放 EP，EP 在中枢性发热递质的介导下使体温调定点上移，引起体温升高。在体温上升的同时，负调节中枢也被激活，产生负调节递质。现已证实，体内的负调节递质主要包括精氨酸升压素、黑素细胞刺激素及其他一些发现于尿液中的发热抑制物。

（1）精氨酸升压素（arginine vasopression，AVP）：AVP 是一种 9 肽神经递质，发热反应中，它是体温负调节递质之一。AVP 为神经垂体肽类激素，由下丘脑神经元合成，广泛分布于中枢神经系统的细轴突和神经末梢，下丘脑的视上核和室旁核含量最丰富。研究表明，新生儿或新出生的动物受感染时可不出现发热反应，一些动物在分娩前 4 天内或分娩后数小时内，致热原性发热反应不明显或完全被抑制，这些动物血浆中 AVP 量在分娩期达到最高水平，分娩后又恢复正常。微量 AVP 注入 VSA 能抑制 ET、PGE$_2$、IL-1 性发热；而当 AVP 注入双侧 MAN 时，也能抑制 IL-1 性发热；如果事先给大鼠 VSA 灌注 AVP 的 V$_1$ 受体拮抗剂，则 IL-1 引起的发热高度和持续时间都显著大于单独注射 IL-1，说明 AVP 参与多种发热的负调节。

AVP 参与体温负调节可能涉及 3 个方面：① VSA 和 MAN 分泌 AVP 增多，作用于 AVP 的 V$_1$ 受体，通过神经网络到达 POAH 整合神经元，减少由 EP 引起的升温反应；② AVP 可能抑制产 EP 细胞，减少 EP 的生成和释放；③ AVP 弥散到 OVLT 区，作用于 AVP 的 V$_2$ 受体，降低毛细血管对 EP 的通透性。

（2）黑素细胞刺激素（α-melanocyte stimulating hormone，α-MSH）：MSH 是由腺垂体分泌的一种 13 肽神经垂体激素，广泛分布于中枢神经系统。有研究资料证明，α-MSH 经脑室、静脉、VSA、POAH 或胃内等途径注入动物体内，均能削弱 EP 性发热，而效应最强的作用部位仍是 VSA。在家兔 ET 性发热过程中，脑室中隔区 α-MSH 含量增加，而其他部位脑组织 α-MSH 的含量并不增多。研究同时发现，脑内注入 α-MSH 抗血清，能增强 IL-1 发热效应，延长其热程；阻断大鼠脑内 α-MSH 作用，也能增强 IL-1 引起的发热。因此，α-MSH 是迄今发现的效应最强的解热物，比对乙酰氨基酚的作用大 20 000 倍以上。

（3）脂皮质蛋白-1（lipocortin-1）：脂皮质蛋白-1 又称膜联蛋白 A$_1$（annexin A$_1$），是一种钙依赖性磷酸脂结合蛋白，在体内分布十分广泛，但主要存在于脑、肺等器官中。目前的研究表明糖皮质激素发挥解热作用主要依赖于脑内脂皮质蛋白-1 的释放。向大鼠中枢内注射重组的脂皮质蛋白-1，可明显抑制 IL-1、IL-6、IL-8、CRH 等诱导的发热反应。这些资料表明，脂皮质蛋白-1 可能是一种发热时体温负性调节递质。

3. 热限（febrile ceiling）　发热（非过热）时，体温升高很少超过 41℃，通常达不到 42℃，这种发热时体温上升的高度被限制在一定范围内的现象称为热限。热限是机体重要的自我保护机制，对于防止体温无限上升而危及生命具有极其重要的意义。有关热限成因的学说很多，但体温的负反馈调节可能是其基本机制。发热一定时间后，激活物被控制或消失，EP 及增多的正调节递质被清除或降解，使体温正调节作用受到限制；同时，AVP、α-MSH、脂皮质蛋白-1 等负调节递质产生和释放增多而使负调节作用加强，正、负调节相互作用，共同控制"调定点"和体温升高的水平。

总之，发热是在发热激活物和 EP 作用下，体温正、负调节相互作用的结果。

（四）发热时体温调节的方式及发热的时相

从发热的机制角度考虑，发热的过程大致包括以下基本环节：① 内生致热原的生成：发热激活物作用于产 EP 细胞，产生和释放致热性细胞因子；② 致热信息的传递：外周致热信息经由神经或体液通路传入体温调节中枢；③ 中枢递质的产生：中枢致热递质（可能也包括解热递质）的合成及释放；④ 重置体温调定点：在各种中枢递质的作用下，体温调定点上移；⑤ 信息比较：来源于中枢及外周的体温信息与调定点进行比较，通过传出神经系统控制产热和散热（图 6-2）。

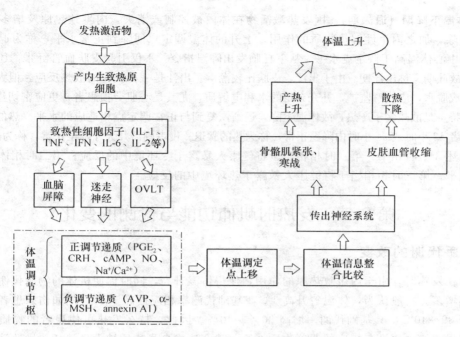

图 6-2　发热的发病学示意图

多数发热尤其急性传染病和急性炎症的发热，其临床过程大致可分为 3 个时相，而每个时相都有各自的临床和热代谢特点。

1. 体温上升期　发热初期，体温调定点上移，传出神经系统控制产热增加、散热减少。患者的中心体温开始迅速或逐渐上升，快者几小时或一个昼夜就能到达高峰，慢者需几天才到达高峰，此期称为体温上升期。

此期患者出现畏寒、皮肤苍白、严重寒战和鸡皮疙瘩。皮肤苍白是由于交感神经兴奋，皮肤血管收缩使血流减少所致。由于浅层血流减少，皮肤温度下降刺激冷感受器，信息通过传入神经到达中枢而自感畏寒。经交感神经传出的冲动又引起皮肤竖毛肌的收缩，故出现鸡皮疙瘩。寒战则是由于骨骼肌不随意的节律性收缩，由下丘脑发出的冲动，经脊髓侧索的网状脊髓束和红核脊髓束，通过运动神经传递到运动终板而引起的。寒战由于屈肌和伸肌同时收缩，所以不表现对外做功，四肢并不发生伸屈运动，但产热率较高，代谢可比正常增加 4～5 倍。皮肤温度下降由冷感受器传入信息也是引起寒战的一个因素，故体温上升期也称寒战期。此期因体温调定点上移，中心温度低于调定点，因此热代谢的特点是散热减少产热增多，产热大于散热，故体温上升。

2. 高温持续期（高峰期）　当体温上升到与新的调定点水平相适应的高度后，就波动于较高的水平上，称为高温持续期，也称高峰期或稽留期。

此期患者的皮肤潮红，自觉酷热，口唇和皮肤干燥，其中心体温已达到或略高于体温调定点的水平，故下丘脑不再发出引起"冷反应"的冲动。皮肤血管由收缩转为舒张，浅层血管舒张使皮肤血流增多，因而皮肤发红，散热增加，皮肤的鸡皮疙瘩也消失。此外，由于温度较高的血液灌注提高了皮肤温度，感受器将信息传入中枢而使患者产生酷热感。高热使皮肤水分蒸发较多、较快，因而皮肤和口唇比较干燥。

不同的发热性疾病，高峰期持续时间不一，从几小时（如疟疾）、几天（如大叶性肺炎），到 1 周以上（如伤寒）。本期的热代谢特点是中心温度与上升的调定点水平相适应，产热与散热在较高水平上保持相对平衡。

3. 体温下降期（退热期） 因发热激活物在体内被控制或消失，内生致热原及增多的发热递质也被清除，加之内生性解热物质的作用，上升的体温调定点回降到正常水平，称为退热期。

由于中心体温高于调定点水平，从下丘脑发出降温指令，不仅引起皮肤血管舒张，还可引起大量出汗，故此期又称出汗期。由于出汗，皮肤比较潮湿。出汗是一种快速的散热反应，但大量出汗严重时可造成脱水，应注意监护，补充充足的水和电解质，尤其是心肌劳损患者，更应密切注意。本期的热代谢特点是散热多于产热，故体温下降，逐渐恢复到与正常调定点相适应的水平。热的消退可快可慢，快者 12 小时或 24 小时内降至正常，称为热的骤退；慢者则需几天才降至正常，称为热的渐退。

在上述 3 个时相中：第一时相相当于将健康人暴露于冷环境中的反应；第二时相体温维持于较高的水平；第三时相相当于将健康人暴露于热环境中的反应。

第 2 节　发热时机体功能与代谢的变化

一、物质代谢的改变

机体在发热时，由于内生致热原的作用，使得体温升高，同时促使机体的物质代谢增强，调节性产热增多。一般认为，体温每升高 1℃，基础代谢率相应提高 13%。例如伤寒患者体温上升并保持于 39～40℃，其基础代谢率增高 30%～40%。因此，持久发热可使患者的物质消耗明显增多，如果在饮食中没有相应的营养物质补给，就会造成自身物质被大量消耗，导致消瘦和体重下降，并出现各种营养物质的缺乏，故必须保证有足够的能量供应，包括补充相应的维生素。

（一）糖代谢

发热时，由于机体的能量代谢明显增加，大量的能量被消耗，因此，机体对糖的分解和氧的消耗明显增强，糖原的储备减少，氧摄入相对不足，特别是在寒战期，因骨骼肌强烈收缩引起糖原和氧的消耗大幅度增加，结果使肌肉剧烈活动时所需的能量主要通过无氧酵解供给。研究表明，这时肌肉从有氧氧化获得的能量只有糖酵解提供能量的 20% 左右，因此肌肉组织内乳酸的产量明显增高。

（二）脂肪代谢

发热时糖代谢加强，糖原储量减少，加上发热时患者的食欲较差，营养物质和糖类的摄入明显减少，因而导致脂肪代谢也显著加强。此外，交感-肾上腺髓质系统兴奋性增高，使脂肪分解激素的分泌增加，也促进了脂肪的加速分解。

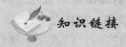

知识链接

棕色脂肪组织

棕色脂肪组织（brown adipose tissue，BAT）参与非寒战性产热的作用早已被人们认识，但它在发热时的反应近年来才引起足够的重视。大部分哺乳类动物体内含有 BAT，其含量一般低于体重的 2%，但血管丰富，受交感神经支配和去甲肾上腺素调控，后者作用于机体的肾上腺素能受体而引起 BAT 产热。人体也含有 BAT，尤其是在婴儿期，但随年龄增长其功能逐渐减退。

（三）蛋白质代谢

正常成人每日蛋白质摄入量需要 30～45g 才能维持人体的总氮平衡。而发热时，除机体内大量糖原和脂肪被分解，患者组织蛋白质的分解作用也明显增强，但由于患者的食欲减退和消化吸收功能降低，蛋白质摄入又未能及时补足消耗，同时高体温和内生致热原又促使骨骼肌蛋白质大量分解，结果导致患者的尿氮比正常人增加 2～3 倍，甚至会出现负氮平衡。

（四）水、电解质及维生素代谢

在体温上升期和高热持续期，由于肾血流量减少，患者的尿量明显减少，经肾脏排出的 Na^+、Cl^- 也相应减少。而在体温下降期，随着尿量增多和大量出汗，Na^+、Cl^- 的排出又相应增多。另外，在高温持续期，由于皮肤及呼吸道水分蒸发增多，加上出汗过多和饮水不足，可导致水及电解质发生紊乱，严重者可导致脱水。因此，要注意持久发热者的病理生理变化，确定合理的摄水量。

发热尤其是长期发热患者，由于糖、蛋白质和脂肪的分解代谢加强，各种维生素的消耗也明显增加，尤其是 B 族维生素和维生素 C，应注意及时补充。

二、生理功能的改变

体温升高本身可引起一定的功能和代谢变化，但发热反应中也有许多的代谢和功能变化是由致热性细胞因子直接引起的。

（一）中枢神经系统

发热时的主要症状大部分集中在中枢神经系统，患者感到头部不适、烦躁、头晕、头痛、嗜睡、幻觉，呈疾病态，这些症状基本上是由致热性细胞因子直接引起的。将 PGE_2 导入第三脑室可引起嗜睡、慢波睡眠，脑电图（EEG）呈同步化改变。EP 沿脑膜和皮质血管诱导产生的 PGs 则引起头痛、头晕（PGs 可引起痛觉过敏）；外周迷走神经感受区的炎症、感染（如胸、腹腔）亦可经迷走神经上达孤束核、下丘脑，引起脑内 PGs 的合成和相应的疾病态表现。

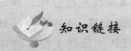

知识链接

高热惊厥

高热惊厥（febrile convulsion）多发生于 6 个月至 4 岁的幼儿，通常在高热 24 小时内出现。发病率约占儿童期惊厥的 30%，可造成约 1/3 的患儿脑损伤，如智力落后、癫痫等。其发生机制不详，研究表明可能与下列因素有关：① 遗传因素：高热惊厥可在部分家族表现为单一基因的常染色体显性遗传；② 脑缺氧：高热引起的代谢率升高可引起脑细胞缺氧，而缺氧是小儿惊厥和脑损伤的重要因素；③ 较高浓度的 EPs 具有致癫痫活性，特别是在海马结构；④ 高热使部分敏感神经元过度兴奋，引起异常放电导致惊厥。

（二）免疫系统

IL-1 可刺激 T、B 淋巴细胞的增殖和分化，增强吞噬细胞的杀菌活性。IL-6 促进 B 细胞的分化，并促进肝细胞产生急性期蛋白，诱导细胞毒淋巴细胞的生成。IFN 是机体的一种重要抗病毒体液因子，它能增强自然杀伤细胞和吞噬细胞的活性。TNF 具有抗肿瘤活性，增强吞噬细胞的杀菌活性，促进 B 淋巴细胞的分化，并诱导其他细胞因子的生成。一定程度的体温升高也可使吞噬细胞的吞噬活力增强。因此，发热时免疫系统的功能总体表现是增强的。

（三）消化系统

发热患者常有食欲不振、恶心、厌食等表现，一方面由于发热时交感神经兴奋，使消化液分泌量减少，同时胃肠蠕动减慢，食物在胃肠道停滞时间增加，消化不良，导致一系列症状；另一方面，EP 通过诱导下丘脑产生 PGs，在中枢直接引起厌食、恶心的感觉。此外，5-羟色胺也可能参与发热患者恶心的发生。在下丘脑的体温调控中枢，有丰富的单胺能神经末梢，第三脑室引入微量的 5-羟色胺即可在猴、狗等动物引起发热。同时 5-羟色胺可通过受体致人呕吐，提示 5-羟色胺在引起发热的同时也引起恶心、呕吐的症状。也有实验证明 IL-1 和 TNF 能引起食欲减退。由于食物在胃肠道停滞，发热患者也常出现腹胀、便秘；由于唾液分泌减少，则出现口干、口腔异味（因唾液对口腔有清洁、除菌作用）等临床征象。

（四）循环系统

体温升高 1℃，心率平均增加 18 次/分，儿童可增加得更快，但此值在不同的疾病可有相当大的差异。如伤寒，体温 40℃，心率可仅为 80～90 次/分。发热时的心率增快主要是热血对窦房结的刺激所致，据测试，单纯血温升高（无 EPs）对心率的作用为：体温升高 1℃，心率增加 4～5 次/分，该值相当稳定。另外，代谢加强，耗 O_2 量和 CO_2 生成量增加也是影响心率因素之一。在一定限度内（150 次/分）心率增加可增加心排血量，但如果超过此限度，心排血量反而下降。因此，发热患者应当尽量安静休息，减少体力活动和情绪激动，以免心率过快。心率过快和心肌收缩力加强（交感神经和肾上腺素的共同作用）还会增加心脏负担，对于心肌劳损或心脏有潜在病灶的人容易诱发心力衰竭。在寒战期间，心率加快和外周血管的收缩可使血压轻度升高；而高温持续期和退热期因外周血管舒张，血压可轻度下降。少数患者可因大汗而致虚脱，甚至发生循环衰竭，应及时预防。

三、防御功能的改变

发热对机体防御功能的影响，既有有利的一面，也有不利的一面。

（一）抗感染能力的改变

研究表明，一些致病微生物对热敏感，一定高温可将其灭活。如淋球菌和梅毒螺旋体，就可被人工发热所杀灭，不过梅毒患者无明显发热。许多微生物的生长繁殖都需要铁，EP 可使循环内铁的水平降低，因而使微生物的生长、繁殖受到抑制。有些实验证明，EP 能降低大鼠血清中铁的水平，增加其抗感染能力。感染性发热的蜥蜴血清铁也明显降低，如果给它补充外源性铁以后，其死亡率明显提高。有些实验还证明，将用天然病原感染的蜥蜴分别放置于 35～42℃ 环境温度中，结果在 40℃ 或 42℃ 环境中的动物都存活，而在较低的温度中的动物大部分都死亡。这些都说明发热能提高动物的抗感染能力。发热时，某些免疫细胞功能加强。人淋巴细胞孵育在 39℃ 比在 37℃ 中有更加强的代谢能力，能摄取更多的胸腺核苷。发热还可促进白细胞向感染局部游走和包裹病灶。也有报道提示，中性粒细胞功能在 40℃ 时加强，巨噬细胞的氧化代谢在 40℃ 时也明显增加。

然而，也有资料表明，发热可降低免疫细胞功能，如抑制自然杀伤细胞（NK 细胞）的活性、降低机体抗感染能力，如人工发热可降低感染了沙门菌的大鼠的生存率、提高内毒素中毒动物的死亡率等。

（二）对肿瘤细胞的影响

发热时产 EP 细胞所产生的大量 EP（IL-1、IFN、TNF 等）除了引起发热以外，大多在一定程度具有抑制或杀灭肿瘤细胞的作用。另外，肿瘤细胞长期处于相对缺氧状态，比正常细胞对热敏感，当体温升高到 41℃ 左右时，正常细胞尚可耐受，肿瘤细胞则难以耐受，其生长受到抑制，甚至可被部分灭活。因此，目前发热疗法已被用于肿瘤的综合治疗，尤其是那些对放疗或化疗产生抵抗的肿瘤，发热疗法仍能发挥一定的作用。

（三）急性期反应

发热患者多数都有急性期反应，除体温升高外，还表现有血浆中急性期蛋白（acute phase protein）的升高，外周血白细胞特别是中性粒细胞升高，CRH、ACTH 及肾上腺皮质激素升高等。这是机体的非特异防御反应，发热反应常常是机体总防御反应的一部分。有关急性期反应的细节，请参见"应激"章。

综上所述，发热对机体防御功能的影响有利有弊，有人认为这可能与发热程度有一定的关系。中等程度的发热可能有利于提高宿主的防御功能，但高热就有可能产生不利的影响。例如多核白细胞和巨噬细胞在 40℃ 条件下其化学趋向性、吞噬功能及耗氧量都会增加，但在 42℃ 或 43℃ 条件下反而降低。因此，发热对防御功能的影响不能一概而论，应全面分析、具体对待。

第 3 节　发热防治的病理生理学基础

一、针对原发病进行治疗

治疗原发病，消除发热激活物对机体的作用。

二、发热时的常规处理原则

发热是疾病的信号，体温曲线的变化可以反映病情和转归。特别是某些有潜在病灶的病例，除了发热以外，其他临床征象不明显（如结核病早期），若过早解热，可能会掩盖病情，不利于原发病的诊断，掩盖疾病，有弊无益。因此，对于不过高的发热（体温低于 40℃）又不伴有其他严重疾病者，可不急于解热，主要应针对患者物质代谢加强、大汗脱水等情况，予以补充易消化、营养丰富、维生素含量高的饮食和充足的水。

三、必须及时解热的病例

对于发热能够加重病情，促进疾病的发生、发展或威胁生命的那些病例，应不失时机地及时解热。

1. 高热（体温高于 40℃）病例　高热病例，尤其是体温达到 41℃ 以上者，中枢神经系统和心脏可能受到较大的影响。研究表明，正常动物在极度高热的情况下，容易出现心力衰竭；高热引起昏迷、谵妄等中枢神经系统症状也是比较常见的。因而，对于高热病例，无论有无明显的原发病，都应尽早解热；尤其是小儿的高热，因更容易诱发惊厥，应及早预防为佳。

2. 心脏病患者　前已述及，发热时心跳加速，血液循环加快，增加心脏负担，容易诱发心力衰竭。因此，对于心脏病患者及有潜在的心肌损害者也须及早解热。

3. 妊娠期妇女　妊娠妇女如有发热也应及时解热，理由如下：①已有临床研究报道，妊娠早期的妇女患发热或人工过热（桑拿）有致畸胎的危险；②妊娠中、晚期，孕妇循环血量增多，心脏负担加重，而发热会进一步增加心脏负担；诱发心力衰竭。

4. 恶性肿瘤患者　恶性肿瘤患者后期持续性的发热会导致代谢增加，加重机体消耗。

5. 解热措施

（1）药物解热：水杨酸盐类，其解热机制可能是：作用于 POAH 附近使中枢神经元的功能复原，阻断 PGE_2 合成；也有研究提出其可能还以其他方式发挥作用。类固醇解热药，以糖皮质激素为代表，主要原理可能是：①抑制细胞因子的合成和释放；②抑制免疫反应和炎症反应；③中枢效应。

清热解毒中草药也有很好的解热作用，可适当选用。

（2）物理降温：在高热或病情危急时，可采用物理方法降温。如用冰帽或冰袋冷敷头部、四肢大血管附近予以酒精擦浴以促进散热等；也可将患者置于较低的环境温度中，加强空气流通，以增加对流散热。

6. 监护心血管功能　对心肌劳损的患者，在退热期或用解热药致大量排汗时，要防止休克的发生。

（陈　健　吴秋慧）

参 考 文 献

金惠铭，王建枝. 2007. 病理生理学 [M]. 北京：人民卫生出版社.

李桂源. 2010. 病理生理学 [M]. 北京：人民卫生出版社.

吴立玲. 2003. 病理生理学 [M]. 北京：北京大学医学出版社.

肖献忠. 2004. 病理生理学 [M]. 北京：高等教育出版社.

DINARELLO C A. 2004. Infection, fever and exogenous and endogenous pyrogens: some concepts have changed [J]. Journal of Endotoxin Research, 10 (4): 201-222.

JOACHIM R. 2006. Endogenous antipyretics [J]. Clinica Chimica Acta, 371 (1-2): 13-24.

第7章

应　激

生物要在复杂多变的环境中生存，就必须有复杂而精细的适应方法，包括非特异和特异性以及局部和全身，而全身性非特异性的防御反应在适应中无疑占有极其重要的地位。在全身性非特异性防御反应中，首先发现的是神经内分泌反应，而后又发现了热应激反应和急性期反应，不能排除尚有其他未被发现的反应方式的可能性。面对这一科学发展的现实，对应激概念可有两种理解：一是狭义地，仍保留应激的经典概念，将应激局限在全身性非特异性防御反应的一种，即神经内分泌反应以及由此而产生的全身反应；另一是广义地，将各种全身性非特异性防御反应都包括在应激概念之中。

第1节　概　述

一、应激的概念

应激（stress）指机体在受到各种因素刺激时所出现的全身性非特异性反应。任何躯体的（physical）或心理的（psychological）刺激，只要达到一定的强度，除了引起与刺激因素直接相关的特异性变化外，还可以引起一组与刺激因素的性质无直接关系的全身性非特异反应。这种对各种刺激的非特异性反应称为应激或应激反应（stress response），而刺激因素被称为应激原（stressor）。

应激是一种普遍存在的现象，是一切生命为了生存和发展所必需的，它是机体适应、保护机制的重要组成部分。应激反应可使机体处于警觉状态，有利于增强机体的斗争或脱险（fight or flight）能力，有利于在变动的环境中维持机体的自稳态，增强机体的适应能力。

20世纪二三十年代，以Cannon为代表的学者主要从动物实验来研究应激时交感神经及肾上腺髓质的兴奋。20世纪三四十年代，以Selye为代表的学者研究了实验动物在创伤、寒冷、高热及毒物等作用下垂体-肾上腺皮质功能的变化，提出了全身适应综合征（general adaptation syndrome，GAS）的概念。Cannon和Selye等的早期研究为应激的神经内分泌变化勾画出基本的框架，此后，神经内分泌反应一直是应激研究的中心内容。随着20世纪六七十年代放射免疫技术的发展及放射配体结合法的应用，应激的研究逐渐深入至激素及受体水平。与此同时，急性期反应及急性期蛋白质的研究从血浆蛋白质的角度弥补了应激领域中神经内分泌研究方面的某些不足。随着细胞分子生物学理论与技术的渗透，应激的研究逐步深入至细胞、亚细胞及分子水平，尤其在热休克蛋白方面获得诸多进展。随着单纯"生物医学模式"向"生物-心理-社会医学模式"的转变，心理、社会因素与应激及应激相关疾病（特别是心身疾病）的关系受到了更多的关注。最近20年来，各种转基因动物及基因敲除动物的研究，为应激机制的阐明提供了新的工具，推动了应激研究的进一步深入。

二、应激原

凡是能引起应激反应的各种因素皆可成为应激原，可粗略地分为 3 大类。

1. 外环境因素（external factors） 如温度的剧变、射线、噪声、强光、电击、低压、低氧、中毒、创伤、感染等。

2. 内环境因素（internal factors） 自稳态失衡（disturbance of homeostasis）也是一类重要的应激原，如血液成分的改变、心功能的低下、心律失常、器官功能的紊乱、性的压抑等。

3. 心理-社会因素（psychosocial factors） 大量事实说明，心理-社会因素是现代社会中重要的应激原，职业的竞争、工作的压力、紧张的生活和工作节奏、复杂的人际关系、拥挤、孤独、突发的生活事件等皆可引起应激反应。

一种因素要成为应激原，必须有一定的强度。但对于不同的人，应激原的强度可以有明显的不同，在某些人可引起明显应激反应的因素可能对另一些人并不起作用，即使是同一个人，在不同的时间、不同的条件下，引起反应的应激原强度也可不同。如进入陌生环境承担一项新工作可引起某些人明显的紧张、焦虑不安，出现典型的应激反应，但另一些人却可能相当平静。

三、应激的分类

1. 根据对机体的影响程度 根据对机体的影响程度，应激可分为生理性应激（physiological stress）和病理性应激（pathological stress）。适度的应激有利于调动机体全身各种功能，避开可能对机体造成严重损伤的危险，使机体更有效地应付日常生活中所遇到的各种困难局面，因而具有防御和适应代偿作用。显然，这种应激对机体是有利的，故称为生理性应激，又称为良性应激（eustress），如短暂运动、适度娱乐等。如果应激原过于强烈或持续时间过长，可直接导致机体代谢障碍和组织损伤，甚至危及生命，这种对机体造成明显损伤的应激称为病理性应激又称为劣性应激（distress），如大面积烧伤、长期情绪紧张等。以应激引起的损害为主要表现的疾病称为应激性疾病，典型的如应激性溃疡。

2. 根据应激原的性质 根据应激原的不同性质，应激可分为躯体应激（physical stress）和心理应激（psychological stress）。如温度的剧变、射线、噪声、强光、电击、低压、低氧、中毒、创伤、感染等，给躯体造成刺激甚至损伤；而丧偶、生活孤独、担心不安、居住拥挤、工作负担过重、职业竞争大、人际关系复杂等，往往引起过重的心理压力。心理应激可引起人的认知功能异常，如长时间的噪声环境可使儿童认知学习能力下降；还可引起情绪异常，如某些心理社会因素引起愤怒情绪可致出现行为失控，若有冠心病病史者还可诱发心源性猝死。

四、全身适应综合征

20 世纪三四十年代，加拿大生理学家 Selye 等发现，剧烈运动、毒物、寒冷、高温及严重创伤等多种有害因素可引起实验动物一系列神经内分泌变化，这些变化具有一定适应代偿意义，并导致机体多方面的紊乱与损害，称为全身适应综合征（general-adaptation syndrome，GAS），该概念首次明确确立应激与疾病的关系。GAS 可分为 3 个时期：

1. 警觉期（alarm phase） 此期在应激作用后迅速出现，为机体保护防御机制的快速动员期，以交感-肾上腺髓质系统的兴奋为主，释放大量的儿茶酚胺并伴有肾上腺皮质素的增多。警觉反应使机体处于最佳动员状态，有利于机体的战斗或逃避，但此期只能持续一段时间。

2. 抵抗期（resistance phase） 如果应激原持续作用于机体，在产生过警觉反应之后，机体将进入抵抗或适应期。此时，以交感-肾上腺髓质兴奋为主的一些警觉反应将逐步消退，而表现出肾上腺皮质激素分泌增多为主的适应反应。机体的代谢率升高，炎症、免疫反应减弱，胸腺、淋巴组织可见缩小。机体表现出适应、抵抗能力的增强，但同时有防御储备能力的消耗，对其他应激原的非特异抵抗力可下降。

3. 衰竭期（exhaustion phase）持续强烈的有害刺激将耗竭机体的抵抗能力，警觉期的症状可再次出现，肾上腺皮质激素持续升高，但糖皮质激素受体的数量和亲和力下降，机体内环境明显失衡，应激反应的负效应陆续显现，与应激相关的疾病、器官功能的衰退，甚至休克、死亡都可在此期出现。

上述 3 个阶段并不一定都依次出现，多数应激只引起第一、第二期的变化，只有少数严重的应激反应才进入第三期。

第 2 节　应激反应的基本表现

应激反应是一种非特异的相当泛化的反应，从基因到整体水平都会出现相应的变化，大致分为 3 个方面。

一、应激的神经内分泌反应

当机体受到强烈刺激时，应激的基本反应为一系列的神经内分泌改变，其中最主要的改变为蓝斑-去甲肾上腺素能神经元/交感-肾上腺髓质轴和下丘脑-垂体-肾上腺皮质轴的强烈兴奋，多数应激反应的生理、生化变化与外部表现皆与这两个系统的强烈兴奋有关。

（一）蓝斑-去甲肾上腺素/交感-肾上腺髓质轴（locus ceruleus-norepinephrine/ sympathetic-adrenal medulla axis，LC/NE）

1. 基本组成　LC/NE 的基本组成单元为脑干的（主要位于蓝斑）去甲肾上腺素能神经元及交感-肾上腺髓质轴（noradrenergic neurons and sympathetic-adrenal medulla axis）。蓝斑作为该系统的中枢位点，上行主要与大脑边缘系统有密切的往返联系，成为应激时情绪、认知、行为功能变化的结构基础；下行则主要至脊髓侧角，行使调节交感-肾上腺髓质系统的功能（图 7-1）。

2. 应激时的基本效应　该系统的主要中枢效应与应激时的兴奋、警觉有关，并可引起紧张、焦虑的情绪反应。此外，脑干的去甲肾上腺素能神经元（noradrenergic neurons）还与室旁核分泌促肾上腺皮质激素释放激素（corti-cotropin-releasing hormone，CRH）的神经元有直接的纤维联系，该通路可能是应激启动下丘脑-垂体-肾上腺皮质轴的关键结构之一。

应激时该系统的外周效应主要表现为血浆肾上腺素（epinephrine）、去甲肾上腺素（nor-epinephrine）浓度迅速升高。交感神经兴奋主要释放去甲肾上腺素，肾上腺髓质兴奋主要释放肾上腺素。对将执行的死刑犯的检测表明，其血浆去甲肾上腺素可升高 45 倍，肾上腺素升高 6 倍。低温、缺氧也可使去甲肾上腺素升高 10～20 倍，肾上腺素升高 4～5 倍。

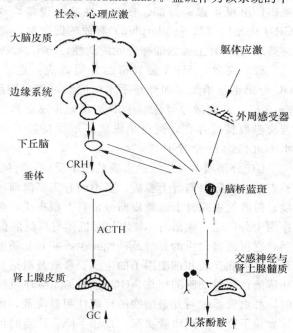

图 7-1　应激时的神经内分泌反应

（引自：金惠铭. 2009. 病理生理学 ［M］. 7 版. 北京：人民卫生出版社，128）

交感-肾上腺髓质系统的强烈兴奋主要参与调控机体对应激的急性反应，介导一系列的代谢和心血管代偿机制，以克服应激原对机体的威胁或对内环境的干扰。儿茶酚胺对心脏的兴奋和对外周阻力血管、容量血管的调整可使应激时的组织供血更充分、合理；α-受体激活抑制胰岛素分泌，而β-受体激活刺激高血糖素分泌，进而升高血糖以增加组织的能源供应等。上述作用促使机体紧急动员，使机体处于一种唤起（arousal）状态，有利于应付各种变化的环境。但强烈的交感-肾上腺髓质系统的兴奋也引起明显的能量消耗和组织分解，导致血管痉挛，某些部位组织缺血，甚至致死性心律失常等。

（二）下丘脑-垂体-肾上腺皮质轴（hypothalamus-pituitary-adrenal axis，HPA）

1. 基本组成　HPA轴的基本组成单元为下丘脑的室旁核、腺垂体和肾上腺皮质。室旁核作为该神经内分泌轴的中枢位点，上行主要与杏仁复合体、海马结构、边缘系统有广泛的往返联系，特别与杏仁复合体有致密的神经纤维联系；下行则主要通过促肾上腺皮质激素释放激素（corticotropin releasing hormone CRH）与腺垂体和肾上腺皮质进行往返联系和调控（图7-1）。

2. 应激时的基本效应

（1）应激时HPA轴兴奋的中枢效应：HPA轴兴奋释放的中枢递质为CRH和ACTH，特别是CRH，它可能是应激时最核心的神经内分泌反应。CRH神经元散布于从大脑皮质到脊髓的广泛区域，但最主要位于室旁核。CRH最主要的功能是刺激ACTH的分泌进而增加糖皮质激素（glucocorticoid，GC）的分泌，它是HPA轴激活的关键环节，无论是从躯体直接来的应激传入信号或是经边缘系统整合的下行应激信号，皆可引起室旁核的CRH神经元将神经信号转换成激素信号，使CRH分泌增多，经轴突运输或经垂体门脉系统进入腺垂体，使ACTH分泌增加，进而增加GC的分泌。CRH应激时的另一个重要功能是调控应激时的情绪行为反应，大鼠脑室内直接注入CRH可引起剂量依赖的行为情绪反应。目前认为，适量的CRH增多可促进适应，使机体兴奋或有愉快感；但大量的CRH增加，特别是慢性应激时的持续增加则造成适应机制的障碍，出现焦虑、抑郁、食欲、性欲减退等，这是重症慢性患者几乎都会出现的共同表现。CRH还是内啡肽（endorphin）释放的促激素，应激时内啡肽升高与CRH增加相关。CRH也促进蓝斑-去甲肾上腺素能神经元的活性，与LC/NE轴形成交互影响。

（2）应激时HPA轴兴奋的外周效应：正常未应激的成人分泌GC 25～37mg/d，应激时GC分泌迅速增加。如外科手术的应激可使皮质醇的分泌量超过100mg/d，达到正常分泌量的3～5倍，若应激原解除（手术完成无并发症），皮质醇通常于24小时内恢复至正常水平。但若应激原持续存在，则血浆皮质醇浓度持续升高，如大面积烧伤患者，血浆皮质醇维持于高水平可长达2～3个月。

GC分泌增多是应激最重要的一个反应，对机体抵抗有害刺激起着极为重要的作用。动物实验表明，切除双侧肾上腺后，极小的有害刺激即可导致动物死亡，动物几乎不能适应任何应激环境；但若仅去除肾上腺髓质而保留肾上腺皮质，则动物可以存活较长时间。糖皮质激素的生物学作用十分广泛，应激时GC增加对机体有广泛的保护作用。GC升高是应激时血糖增加的重要机制，它促进蛋白质的分解及糖原异生，并对儿茶酚胺、高血糖素等的脂肪动员起容许作用。GC对许多炎症介质和细胞因子的生成、释放及激活具有抑制作用，并稳定溶酶体膜，减少这些因子和溶酶体酶对细胞的损伤。GC还是维持循环系统对儿茶酚胺正常反应性的必需因素，其不足时，心血管系统对儿茶酚胺的反应性明显降低，可出现心肌收缩力减低、心电图显示低电压、心排血量下降、外周血管扩张、血压下降，严重时可致循环衰竭。

（三）其他内分泌反应

应激时会导致多方面的神经内分泌变化（表7-1），水平升高的有β-内啡肽、血管升压素（ADH）、醛固酮、高血糖素、催乳素等；降低的有胰岛素、TRH、TSH、T_4、T_3、GnRH、

LH 及 FSH 等；而生长激素则在急性应激时分泌增多，在慢性应激时分泌减少。

表 7-1　应激的其他内分泌变化

名称	分泌部位	变化
β-内啡肽（endorphine）	腺垂体等	升高
ADH（升压素）	下丘脑（室旁核）	升高
促性腺激素释放激素（gonadotrophin-releasing hormone GnRH）	下丘脑	降低
生长素（growth hormone）	腺垂体	急性应激升高，慢性降低
催乳素（prolactin）	腺垂体	升高
TRH（thyrotropin-releasing hormone）	下丘脑	降低
TSH（thyroid stimulating hormone）	垂体前叶	降低
T_4、T_3	甲状腺	降低
黄体生成素（luteinizing hormone，LH）	垂体前叶	降低
卵泡刺激素（follicle-stimulating hormone，FSH）	垂体前叶	降低
高血糖素（glucagons）	胰岛 α 细胞	升高
胰岛素（insulin）	胰岛 β 细胞	降低

引自：金惠铭. 2004. 病理生理学［M］. 6 版. 北京：人民卫生出版社，147.

二、应激的细胞体液反应

细胞对多种应激原特别是非心理性应激原（non-psycho-mental stressor）可出现一系列细胞内信号转导和相关基因的激活，表达相关的多半具保护作用的一些蛋白质，如急性期反应蛋白、热休克蛋白、某些酶或细胞因子等，成为机体在细胞、蛋白质、基因水平的应激反应表现。

（一）热休克蛋白（heat shock protein，HSP）

HSP 指热应激（或其他应激）时细胞新合成或合成增加的一组蛋白质，它们主要在细胞内发挥功能，属非分泌型蛋白质。HSP 最初是从经受热应激（将培养温度从 25℃ 移升到 30℃，持续 30 分钟）的果蝇唾液腺中发现的，故取名 HSP，以后发现许多对机体有害的应激因素也可诱导 HSP 的生成，故又命名为应激蛋白（stress protein，SP）。

1. HSP 的基本组成　HSP 是一族在进化上十分保守的蛋白质，这提示它对于维持细胞的生命十分重要，从原核细胞到真核细胞的各种生物体，其同类型 HSP 的基因序列有高度的同源性。HSP 从功能上可分为两大类：①结构性 HSP：是细胞的结构蛋白，正常时就存在于细胞内，为一类重要的"分子伴娘"，能够帮助蛋白质正确折叠、移位、维持和降解；②诱导性 HSP：由各种应激原诱导细胞生成，与应激时受损蛋白质的修复或移除有关。现已发现 HSP 是一个大家族，而且大多数 HSP 是细胞的结构蛋白，只是 HSP 可受应激刺激而生成或生成增加。目前根据其相对分子质量的大小对 HSP 进行分类（表 7-2）。

表 7-2　各类型热休克蛋白

名称	相对分子质量△	细胞内定位	可能的功能
HSP110	110 000	胞浆/核	热耐受
HSP90 家族	90 000		
HSP90		胞浆	糖皮质激素受体结合蛋白，维持蛋白质的无活性状态，帮助其转运

续表

名称	相对分子质量△	细胞内定位	可能的功能
Grp* 94		内质网	帮助分泌蛋白质的折叠
HSP70 家族	70 000		
HSC70☆		胞浆	帮助新生蛋白质的成熟和移位
Grp* 78（Bip）★		内质网	帮助新生蛋白质的成熟
Grp75		线粒体	帮助新生蛋白质的移位
HSP60	60 000	线粒体	帮助新生蛋白质折叠
低相对分子质量 HSP	20 000～30 000	胞浆/核	细胞骨架肌动蛋白的调节者
HSP10	10 000	线粒体	HSP60 的辅助因子
泛素（ubiquitin）	8000	胞浆/核	辅助蛋白质的非溶酶体降解

△：相对分子质量非精确值，而是大约值，因天然蛋白质的相对分子质量本身具有一定的变异；* Grp：葡萄糖调节蛋白（glucose regulation protein），细胞低糖时生成增加；☆HSC70：热休克同组蛋白（heat shock cognate）；★Bip：免疫球蛋白重链结合蛋白（immunoglobulin heavy chains binding protein）。

引自：金惠铭. 1999. 病理生理学［M］. 5 版. 北京：人民卫生出版社，112.

2. HSP 的基本结构　HSP 在细胞内含量相当高，据估计细胞总蛋白的 5% 为 HSP，其基本结构为一个具 ATP 酶活性的高度保守序列的 N 端和相对可变的基质识别序列的 C 端（图 7-2）。C 端倾向于与蛋白质的疏水结构区相结合，而这些结构区在天然蛋白质中通常被折叠隐藏于内部而无法接近，也就是说 HSP 倾向于与尚未折叠或因有害因素破坏了其折叠结构的肽链结合，并依靠其 N 端的 ATP 酶活性，利用 ATP 促成这些肽链的正确折叠（或再折叠）、移位、修复或降解。

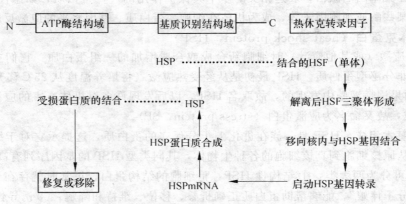

图 7-2　HSP 的结构和蛋白质水平的保护机制示意图

3. HSP 的主要功能　HSP 的功能涉及细胞的结构维持、更新、修复、免疫等，但其基本功能为帮助蛋白质的正确折叠、移位、维持和降解，被人形象地称为"分子伴娘"（molecular chaperone）。

（1）"分子伴娘"作用：一个新生蛋白质要形成正确的三维结构和正确定位，必须有精确的时空控制，目前认为该功能主要由各种"分子伴娘"完成。结构性 HSP 即是一类重要的"分子伴娘"，而诱生的 HSP 主要与应激时受损蛋白质的修复或移除有关。多种应激原，如发热、炎症、感染等常会引起蛋白质结构的损伤，暴露出与 HSP 的结合部位，正常时这些 HSP 与热休克转录因子（heat shock transcription factor，HSF）相结合，HSP 与受损蛋白质的结合释放出游离的 HSF，游离 HSF 聚合成三聚体，向核内移位并与热休克基因上游的起动序列相结合，从而启动 HSP 的转录合成，使 HSP 增多，增多的 HSP 可在蛋白质水平起防御、保护作用（图 7-2）。

（2）细胞保护作用：这是指机体细胞在受到各种应激原（如高热、缺氧等）刺激时，产生的 HSP 可以增强细胞对损害的耐受程度，维持细胞的正常功能代谢，提高细胞的生存率。研究表明，HSP 产生细胞保护作用的机制在于除发挥"分子伴娘"作用外，还与结合细胞内糖皮质激素受体（glucocorticoid receptor，GR）、激活蛋白激酶 C（protein kinase C，PKC）及蛋白酶活性、ATP 水解、生成超氧化物歧化酶（superoxide dismutase，SOD）等有关，使细胞自卫，并维持其生物学特性，具体地表现在对神经系统、心肌、肝脏、肺等组织细胞的保护作用。

（3）抗炎症损伤作用：HSP 通过抑制高浓度活性氧族（reactive oxygen species，ROS）及细胞因子保护组织细胞免受炎症损伤，可能的保护机制为：HSP 阻止 ROS 导致的 DNA 断裂，并减少宿主细胞 ROS 的产生；抑制烟酰胺腺嘌呤核苷酸磷酸（NADPH）氧化酶活性，减轻炎症反应，防止脂质过氧化作用；保护线粒体的结构和功能；抑制细胞因子 TNF、IL-1 的转录，使之减少分泌并降低其在循环中的含量。

（4）免疫保护和免疫损伤：HSP 参与抗原加工、提呈，增强细胞对 TNF 和自然杀伤细胞攻击的耐受性，参与抗感染与肿瘤免疫，因此具有免疫作用；由于病原体与宿主 HSP 有广泛的序列同源性，二者具有共同抗原，使病原体逃避宿主细胞免疫，从而得以生存和繁殖，对宿主造成伤害。

（5）调控细胞凋亡：多数研究表明，HSP 可抑制细胞凋亡，这主要是小分子热休克蛋白（sHSP）作为细胞凋亡的负调控因子，对抗 TNF-α 和 Fas 介导的细胞凋亡。但也有报道表明，HSP_{90} 具有促进细胞凋亡的作用。

（6）HSP 还参与细胞增殖的调控，在生物体生长、发育与分化过程中发挥重要作用。

总之，HSP 的主要功能表明了应激在分子水平上的保护机制。

（二）急性期反应蛋白（acute phase protein，AP）

应激时，由于感染、炎症或组织损伤等原因，可使血浆中某些蛋白质浓度迅速升高，这种反应称为急性期反应，这些蛋白质被称为急性期反应蛋白，属分泌型蛋白质（表 7-3）。

表 7-3　几种重要的急性期反应蛋白

名称	反应时间（小时）	相对分子质量	成人正常参考值（mg/ml）	可能功能
第I组：应激时增加<1 倍				
血浆铜蓝蛋白	48～72	132 000	0.20～0.60	减少自由基产生
补体成分 C3	48～72	180 000	0.75～1.65	趋化作用，肥大细胞脱颗粒
第II组：应激时增加 2～4 倍				
α₁-酸性糖蛋白	24	41 000	0.6～1.2	为淋巴细胞与单核细胞的膜蛋白，促进成纤维细胞生长
α₁-抗胰蛋白酶	10	54 000	1.1～2	抑制丝氨酸蛋白酶（特别是弹性蛋白酶）活性
α₁-抗糜蛋白酶	10	68 000	0.3～0.6	抑制组织蛋白酶 G
结合珠蛋白	24	86 000	0.5～2.0	抑制组织蛋白酶 B、H、L
纤维蛋白原	24	340 000	2.0～4.0	促进血液凝固及组织修复时纤维蛋白基质的形成
第III组：应激时增加达 1000 倍				
c-反应蛋白	6～10	110 000	0.068～8.0	激活补体，调理作用，结合磷脂酰胆碱
血清淀粉样蛋白 A	6～10	180 000	<10	清除胆固醇

引自：金惠铭. 2009. 病理生理学 [M]. 7 版. 北京：人民卫生出版社，132.

1. 急性期反应蛋白的构成及来源 AP 主要由肝细胞合成，单核吞噬细胞、成纤维细胞可少量产生。正常时血中 AP 含量很少，但在炎症、感染、发热时明显增加。少数蛋白质在急性期反应时减少，被称为负性急性期反应蛋白，如清蛋白、前清蛋白、运铁蛋白（transferrin）等。

2. 急性期反应蛋白的生物学功能 AP 的种类很多，其功能也相当广泛，但总体来看，它是一种启动迅速的机体防御机制。机体对感染、组织损伤的反应可大致分为两个时期：一为急性反应时相，AP 浓度的迅速升高为其特征之一；另一为迟缓相或免疫时相，其重要特征为免疫球蛋白的大量生成。两个时相的总和构成了机体对外界刺激的保护性系统。

（1）抑制蛋白酶：创伤、感染时体内蛋白分解酶增多，AP 中的蛋白酶抑制剂可避免蛋白酶对组织的过度损伤。如 α_1-蛋白酶抑制剂、α_1-抗糜蛋白酶等。

（2）清除异物和坏死组织：以 AP 中的 C 反应蛋白的作用最明显，它可与细菌细胞壁结合，起抗体样调理作用；激活补体经典途径；促进吞噬细胞的功能；抑制血小板的磷脂酶，减少炎症介质的释放等。在各种炎症、感染、组织损伤等疾病中都可见 C 反应蛋白的迅速升高，且其升高程度常与炎症组织损伤的程度呈正相关，因此临床上常用 C 反应蛋白作为炎症和疾病活动性的指标。

（3）抗感染、抗损伤：C 反应蛋白、补体成分的增多可加强机体的抗感染能力；凝血蛋白类的增加可增强机体的抗出血能力；铜蓝蛋白具抗氧化损伤的能力等。

（4）结合与运输功能：结合珠蛋白、铜蓝蛋白、血红素结合蛋白等可与相应的物质结合，避免过多的游离 Cu^{2+}、血红素等对机体的危害，并可调节它们的体内代谢过程和生理功能。

三、应激时机体的能量和物质代谢的变化

应激时，能量代谢明显加强；物质代谢总的特点是分解增加，合成减少（图 7-3）。

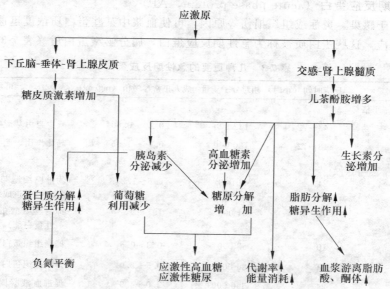

图 7-3 应激时糖、脂肪和蛋白质代谢的变化

（引自：雷立权. 1994. 病理生理学 ［M］. 西安：陕西科学技术出版社，110）

（一）高代谢率（超高代谢）

严重应激时，儿茶酚胺、糖皮质激素分泌增加，机体脂肪动员明显增强，外周肌肉组织分解旺盛，使代谢率显著升高。正常成人安静状态下每天约需能量 8368kJ（2000kcal）；大面积烧伤

的患者，每天所需能量可高达 20 920kJ（5000kcal），相当于重体力劳动时的代谢率。重度应激时，机体可很快出现消瘦、衰弱和抵抗力下降，并难以用单纯的营养来逆转。对于这些患者，除了充分的营养支持外，适当调整机体的应激反应，使用某些促进合成代谢的生长因子被证明是有益的。

（二）糖、脂肪和蛋白质代谢的变化

应激时，物质代谢的特点是与能量代谢的升高相匹配，保证了机体应付紧急情况时有足够的能量供应，但是，应激持续时间过长，体内消耗过多，可致体重减轻、贫血、创面愈合迟缓和全身性抵抗力降低。

1. 糖代谢　应激时，一方面胰岛素相对不足、外周胰岛素依赖组织对胰岛素的敏感性降低，减少了对葡萄糖的利用（胰岛素耐受）；另一方面，儿茶酚胺、高血糖素、生长激素和肾上腺糖皮质激素等促进糖原分解和糖异生，结果出现血糖升高，甚至出现糖尿，被称为应激性高血糖或应激性糖尿。

2. 脂肪代谢　应激时，脂解激素（肾上腺素、去甲肾上腺素、高血糖素和生长激素）增多，脂肪的动员和分解加强，血中游离脂肪酸和酮体不同程度地增加，同时组织对脂肪酸的利用也增加。严重创伤后，机体所消耗的能量有 75％～95％来自脂肪的氧化。

3. 蛋白质代谢　应激时，肾上腺皮质激素分泌增加，胰岛素分泌减少，使蛋白质分解加强；同时蛋白质破坏增多，合成减弱；尿氮排出量增加，出现负氮平衡。

第 3 节　应激性损害与应激性疾病

应激反应作为一种全身综合性反应，对机体各系统、器官的功能产生广泛的影响。在不良应激状态下，机体可发生多系统和多器官的病理性损伤，甚至直接导致或间接诱发多种应激性疾病。流行病学调查和实验室研究结果表明，应激在心脑血管疾病、神经精神疾病、自身免疫性疾病、消化道溃疡、肿瘤及内分泌疾病的病因学机制中具有重要地位，甚至有报道，75％～90％的人类疾病与应激机制的激活有关。目前人们把与应激性损伤相关的疾病称为"应激性疾病"（stress related disease），但对于该类疾病尚无明确的概念和界限。现代社会激烈的竞争和快速的生活节奏使人类承受着越来越强烈的应激负荷，随着多种烈性传染病的逐步控制，随着人类生活方式和质量的改变，人类疾病谱的结构正在发生重要变化，应激损伤和应激性疾病受到更加广泛的关注。

一、神经系统的损伤与疾病

中枢神经系统是应激信号感知、整合和应激反应调控中心。与应激密切相关的下丘脑和脑干区神经细胞在应激状态下的兴奋性加强，神经传导速度加快、神经递质分泌增加，有利于活化交感-肾上腺髓质系统和 HPA 轴及相应靶器官，提高机体对紧急情况的应对能力。不良应激往往导致神经系统的兴奋过度，使中枢系统内相关神经细胞产生一种类似"功能耗竭"样的退化，导致功能紊乱或功能障碍。过度应激时，蓝斑区去甲肾上腺素能神经元活性持续升高，使其投射区下丘脑、海马、杏仁体等的去甲肾上腺素反应性增强，而下丘脑室旁核与大脑边缘系统的海马、海马旁回、扣带回、嗅脑等具有丰富的交互联系，因此产生了广泛的情绪反应，表现为不适当的焦虑、自卑、恐惧、抑郁、愤怒和狂躁等。过度强烈和持久的情绪反应可进一步导致如神经官能症、躁狂症、抑郁症等多种形式的精神疾患和心理障碍。值得注意的是，这种神经性损伤更经常地导致亚临床性精神紊乱，使患者反应能力下降，认知功能障碍，社会行为异常，犯罪冲动泛化，影响劳动能力并增加社会的不安定因素。

应激所致中枢神经系统的异常改变，通过 HPA 轴和交感神经系统对机体产生更广泛的影响，引起多种靶细胞内分泌样细胞因子的表达增强和分泌增加，反馈作用于中枢系统。如 TNF 促进下丘脑 CRH 的分泌，继而使肾上腺皮质产生 ACTH 样促 GC 分泌作用；IL-1 直接作用于中枢神经系统使体温升高，代谢增加，食欲降低，还可促进 CRH、GH、TSH 的释放，而抑制催乳素、LH 的分泌；IL-2 可促进 CRH、ACTH 和内啡肽的释放等，因此，对中枢神经系统造成了更广泛的影响乃至损伤，引起包括内分泌失调、代谢紊乱、睡眠障碍、疲劳综合征等一系列中枢神经功能障碍性疾病。另有证据表明，应激反应强度和应激负荷的长期积累可能和年龄依赖性的神经系统退化性疾病如阿尔茨海默症、帕金森病的发生有关，其机制可能在于应激所致高水平 GC 对中枢相关神经元的直接损伤。

二、心血管系统的损伤与疾病

心血管系统是应激反应的主要靶系统。应激时，在交感-肾上腺髓质系统的调控下，心率增快，心肌收缩力增强，心排血量增加，心、脑、骨骼肌血管扩张；其他外周血管因应激原性质及机体反应性不同，在机体的不同部位具有不同程度的收缩，以维持重要脏器及应激反应相关器官的血液供应，以利于全身的协调防御反应和行为。但是，当应激负荷过强或应激持续时间过长，就会导致心血管细胞损伤，甚至凋亡、坏死，引起多种应激性损伤和疾病的发生。应激引起的心血管疾病主要是指高血压、冠心病、动脉粥样硬化及心律失常等。

（一）高血压

大量流行病学调查证实，高应激区域（如社会经济条件差、犯罪率高、暴力事件多、人口密度大、迁居率和离婚率高的居民区）的人群中高血压的发病率高于低应激区域的人群。急性心理应激（新奇刺激、恐惧刺激等）能诱发动物和人体的一过性升压反应。应激导致高血压的机制主要在于：

（1）交感-肾上腺髓质系统激活，使心排血量增加，大部分外周小血管持续收缩，外周阻力加大；

（2）HPA 轴兴奋活化肾上腺皮质，以及肾血管收缩致血流量减少，均使肾素-血管紧张素-醛固酮系统激活，导致机体内钠、水潴留，血管内血液容量增加；

（3）高水平 GC 的存在，使血管平滑肌对儿茶酚胺和血管升压素的作用更加敏感；

（4）血管紧张素亦具有强烈的血管收缩作用。

另外，人格特征与原发性高血压发病有密切关系：一般认为原发性高血压患者的人格特征表现为求全责备、刻板主观、容易激动、具冲动性、过分谨慎、不善表达情绪、压抑情绪但又难以控制情绪。研究表明，A 型性格是引起原发性高血压的危险因素之一，其原因是 A 型性格者的血浆肾上腺素活性较高，对应激呈现高反应性，可引起血压升高。还有人认为应激还可能引起高血压易感性基因的活化，导致原发性高血压的发生。

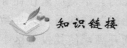
知识链接

A 型性格与高血压、冠心病

弗里德曼（M. Friedman）和罗森曼（R. H. Rosenmon）进行了一项实验，选择一些 A 型性格和 B 型性格的个体，围在一张桌子旁边，桌子上放着一瓶上等的法国白兰地酒，然后医师提出问题，如果谁能在 15 分钟内回答问题，这瓶酒就属于谁，结果 A 型性格者特别认真，显得非常紧张和兴奋；B 型性格者却显得十分平静。当宣布 A 型性格者取胜时，他们兴高采烈，若评判有误，他们十分恼火；而 B 型性格者则对此泰然自若。这时对被试者进行体检发现，A 型性格者血压升高、心率加快，血浆中肾上腺素和去甲肾上腺素的含量均比实验前明显升高，且迟迟不能恢复；而 B 型性格者的各项指标则变化不大。

A 型性格者的行为表现，促使心脏负担加重，增加心肌的耗氧量，引起心肌缺氧，而且促使血浆中的三酰甘油、胆固醇升高，血液黏度增加，从而加速了动脉粥样硬化的形成。这些因素的长期作用，形成了高血压、冠心病的病理基础。

（二）动脉粥样硬化

应激对动脉粥样硬化的致病作用是十分明确的，其主要病理机制在于：

1. 血压升高 应激所致血压升高可导致动脉血管内膜的损伤，这不仅有利于脂质沉积，而且还可引起血小板及中性粒细胞黏附，并使如 TXA_2、5-HT、组胺等活性物质释放，加剧血管损伤；血压升高还刺激血管平滑肌细胞的增生、胶原纤维合成增加，导致血管壁增厚、管腔变窄。

2. 血脂升高 应激时脂肪分解加强，使血脂升高，特别是使低密度脂蛋白（low density liporotein，LDL）水平提高。LDL 是粥样硬化斑块中胆固醇的主要来源。

3. 血糖升高 应激时糖原分泌加速，血糖浓度升高，使动脉壁山梨醇途径代谢加快，导致血管壁水肿、缺氧，动脉中层和内膜损伤。高血压、高血脂和高血糖构成了动脉粥样硬化发生的病理基础。

（三）心律失常

持续高应激负荷时，交感神经系统的高度兴奋明显降低心室肌室颤阈，易导致心律失常的发生。应激状态下的心肌细胞往往因为诸如内稳态失调、线粒体损伤等多种机制发生损伤，甚至出现凋亡和坏死，心肌组织出现器质性病变。在这种状况下，若出现由于儿茶酚胺的强烈作用所导致的冠状动脉痉挛，将会使心肌细胞进一步的缺血、缺氧，加剧损伤并诱发心室颤动，导致心性猝死。

三、消化系统的损伤与疾病——应激性溃疡

应激时消化系统功能可发生多种障碍。应激所致 CRH 的分泌增加影响摄食中枢，往往使应激者食欲亢奋或食欲减退，还可诱发神经厌食症。应激时消化道典型损伤是应激性溃疡，其主要症状为胃、十二指肠黏膜层的糜烂、出血和溃疡，少数人可出现深度溃疡，甚至穿孔。在多种严重应激，特别是急性高负荷应激以后，消化性溃疡是最常见的应激性损伤。

应激性溃疡（stress ulcer）指患者在遭受各类重伤（包括大手术）、重病和其他应激情况下出现胃、十二指肠黏膜的急性病变，主要表现为胃、十二指肠黏膜的糜烂、浅溃疡、渗血等。少数溃疡可较深或穿孔，当溃疡发展侵蚀大血管时，可引起大出血。据内镜检查，重伤、重病时应激性溃疡发病率相当高，一般估计为 75%～96%。应激性溃疡是一种典型的应激性疾病，它不同于一般的消化性溃疡（pepticulcer），另外，应激可促进和加剧消化性溃疡的发展。

应激性溃荡的发生机制主要涉及下列几个方面：

1. 黏膜缺血 应激时由于交感-肾上腺髓质系统兴奋导致血液发生重分布而使胃和十二指肠黏膜小血管强烈收缩，血液灌流显著减少。黏膜缺血使黏膜上皮能量代谢障碍，碳酸氢盐及黏液产生减少，使黏膜细胞之间的紧密连接及覆盖于黏膜表面的碳酸氢盐-黏液层所组成的黏膜屏障受到破坏。与此同时，胃腔中的 H^+ 顺浓度差弥散进入黏膜组织中，在黏膜缺血的情况下，这些弥散入黏膜内的 H^+ 不能被血液中的 HCO_3^- 中和或随血流运走，从而使黏膜组织的 pH 明显降

低，导致黏膜损伤。

2. 糖皮质激素的作用　应激时明显增多的糖皮质激素一方面抑制胃黏液的合成和分泌，另一方面可使胃肠黏膜细胞的蛋白质合成减少，分解增加，从而使黏膜细胞更新减慢，再生能力降低而削弱黏膜屏障功能。

3. 心理、社会因素

（1）生活事件因素：与消化性溃疡关系密切的生活事件因素：① 严重的精神创伤，特别是在毫无思想准备的情况下，遇到重大生活事件和社会的重大改变，如失业、丧偶、失子、离异、自然灾害和战争等；② 持久的不良情绪反应，如长期的焦虑、抑郁、孤独等；③ 长期的紧张刺激，如不良的工作环境、缺乏休息等。

（2）人格特征：近年来，国外通过严格的对照研究发现，消化道溃疡患者具有内向及神经质的特点，表现为孤独、缺少人际交往、被动、拘谨、顺从、依赖性强、缺乏创造性、刻板、情绪不稳定、遇事过分思虑、愤怒而常受压抑。消化道溃疡者习惯自我克制，情绪得不到宣泄，从而使迷走神经反射强烈，胃酸和胃蛋白酶原水平明显增高，易诱发消化道溃疡。

4. 其他因素　应激时发生的酸中毒可使胃肠黏膜细胞中的 HCO_3^- 减少，从而降低黏膜对 H^+ 的缓冲能力；同时十二指肠液中的胆汁酸盐（来自于胆汁）、溶血卵磷脂及胰酶（来自于胰液）反流入胃，在应激时胃黏膜保护因素被削弱的情况下亦可导致胃黏膜损伤；此外，胃肠黏膜富含黄嘌呤氧化酶，在缺血-再灌注时生成大量氧自由基，均可引起黏膜损伤。

四、免疫系统的损伤与疾病

由于胸腺、淋巴结等免疫器官含有丰富的交感神经末梢，而且免疫细胞表面也富含儿茶酚胺、GC、内啡肽等多种应激相关激素的受体，因此，应激时神经内分泌变化对免疫系统有重要影响。值得注意的是，当免疫细胞受到细菌、毒素、病毒、应激原等刺激后，通过产生抗体、细胞因子等免疫防御反应清除有害因素，同时还会产生多种具有神经内分泌激素样作用的细胞因子（如干扰素、TNF 等），使神经内分泌系统得以感知这些刺激，以启动或强化应激反应。由于免疫细胞的游走性，这些细胞因子既可以在局部产生较显著的生理或病理作用，又可以进入循环系统产生相应的内分泌激素样作用，因而增强了应激信号的影响能力。急性应激反应时，可见外周血吞噬细胞数目增多、活性增强，补体、C 反应蛋白等非特异性抗感染的 AP 升高等。但持续强烈的应激尤其是心理应激常造成免疫功能的抑制甚至功能紊乱，形成自身免疫病。

（一）免疫功能抑制

应激时免疫功能减弱，最常见的变化是 NK 细胞活性降低，植物血凝素（phytohemagglutinin，PHA）、刀豆蛋白 A（concanavalin，ConA）引起的 T 淋巴细胞增殖反应减弱，对病毒抗原的抗体生成反应降低等。产生免疫功能抑制的机制在于：应激引起的快速免疫反应减弱主要是儿茶酚胺分泌过多所致；而应激引起的长时间的免疫功能低下的机制比较复杂，有多种激素的参与，其中糖皮质激素分泌增多是主要的。以上这些变化可以解释当某些人遭遇巨大的精神创伤后或者精神过度紧张后患病的原因，如亲人突然死亡、离婚、失业、晋升失败、重要的考试后等。也就是说，应激引起的免疫功能的变化本身不一定发展成疾病，但可以成为某些疾病发生的条件，如呼吸系统感染、恶性肿瘤、自身免疫性疾病等。

（二）自身免疫性疾病

当遇到严重的心理应激时，可诱发支气管哮喘、系统性红斑狼疮等自身免疫性疾病或变态反应性疾病的急性发作，如支气管哮喘患者因愤怒、惊吓、精神紧张甚至在公众面前讲话都会引起哮喘发作。

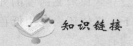

支气管哮喘

　　李女士，34岁，中学教师，独子9岁，上小学3年级。李女士常年患有支气管哮喘病，每次哮喘发作都有明显的心理、社会因素作为诱因。近3年来，只要是儿子肚子疼，李女士的哮喘就必然发作，当儿子肚子疼缓解，哮喘就平息。

　　分析：李女士具有明显的懦弱、被动、依赖和爱紧张、焦虑的个性特点，当她发现儿子肚子疼痛难忍后，只知道心疼孩子，用着急、紧张、焦虑情绪来应对。研究证明，过度焦虑、心理压抑等情绪可导致自主神经系统兴奋、支气管平滑肌收缩而使哮喘发作。结果，她处在严重的心理应激中，诱发了支气管哮喘发作。当她儿子肚子疼痛缓解后，她的哮喘随即平息。

五、内分泌系统的损伤与疾病

　　作为应激反应的主要调控者，内分泌系统在应激时不仅对机体多种生理过程有着广泛影响，而且系统内不同的内分泌体系也存在着相互作用。

（一）应激与生长

　　已经发现，慢性应激时，GC不仅对甲状腺素轴产生抑制作用，使甲状腺功能低下，而且使靶细胞对胰岛素样生长因子（IGF-1，生长素递质）产生抵抗。长期生活在不幸家庭中受虐待的儿童，可出现生长缓慢、青春期延迟，并常伴有抑郁、异食癖等行为异常，这样的儿童被称为心理社会呆小状态（psychosocial short statue）或心理性侏儒（psychological dwarf）。其发生机制：

　　（1）CRH分泌增加，诱导生长抑素增多，进而使GH减少；

　　（2）GC的持续升高使靶组织对胰岛素样生长因子 I（IGN）产生抵抗；

　　（3）GC的持续升高和生长抑素的增多均抑制促甲状腺素（TSH）的分泌，且GC还抑制 T_4 转化为 T_3，使甲状腺功能低下。

（二）应激与性腺功能

　　应激还使性腺轴失调，使促性腺激素释放激素、黄体生成素（LH）分泌减少，生殖系统对性激素的敏感性降低，导致性功能低下、妇女月经紊乱或闭经、生殖功能减退。急性恶性应激如突然失去亲人、过度的工作压力等，可使哺乳期妇女突然断乳或30多岁的妇女突然绝经；慢性应激如过度训练比赛的运动员、芭蕾舞演员，可出现性欲减退、月经紊乱或停经。这些表现均为应激对性腺轴抑制的结果，其发生机制：

　　（1）应激时，GC的增高对性腺轴产生抑制，使GnRH、LH、雌激素、睾丸酮水平降低；

　　（2）靶组织对性激素产生抵抗。

　　应激时肾素-血管紧张素-醛固酮系统激活以及血管升压素分泌增多，还可导致泌尿功能异常，表现为尿少、尿相对密度升高、水钠排泄减少，诱发高血压、电解质紊乱和精神疾病。应激时高血糖素的过度分泌和胰岛素分泌下降亦会导致糖尿病的发生。

六、血液系统的变化与疾病

　　急性应激可导致外周血中白细胞、血小板数目增多，黏附力增强，纤维蛋白原和血浆纤溶酶原浓度升高；机体非特异性抗感染能力、凝血能力和纤溶活性增强；全血和血浆黏度提高，红细胞沉降率增快等。血液的这种改变有利于机体抵御损伤，减少失血和提高应激适应能力，但也增加了血液的凝集性，加上应激时纤维蛋白原增多、白细胞增多等因素，将会导致血液黏滞度的升高，诱发一种血液综合征，易导致血栓、DIC 的发生。长期处于应激状态下，机体还会发生低色素性贫血，红细胞寿命明显缩短，这可能和单核细胞系对红细胞的破坏加速有关。

七、应激相关心理、精神障碍

研究表明，社会、心理应激会对认知功能产生明显影响。良性应激可使机体保持一定的唤起状态，对环境变化保持积极反应，因而增强认知功能；但持续的劣性应激可损害认知功能，如噪声环境的持续刺激可使儿童学习能力下降。同时，社会、心理应激对情绪及行为亦具有明显影响。动物实验证明，慢性精神、心理应激可引起中枢兴奋性氨基酸的大量释放，导致海马区锥体细胞的萎缩和死亡，从而导致记忆的改变及焦虑、抑郁、愤怒等情绪反应。愤怒的情绪易导致攻击性行为反应，焦虑使人变得冷漠，抑郁可导致自杀等消极行为反应。社会、心理应激原能直接导致一组功能性精神疾患的发生、发展，这些精神障碍与边缘系统（如扣带皮质、海马、杏仁复合体）及下丘脑等部位关系密切。根据其临床表现及病程长短，应激相关精神障碍可分为以下几类。

（一）急性心因性反应（acute psychogenic reaction）

急性心因性反应指由于急剧而强烈的心理、社会应激原作用后，在数分钟至数小时内所引起的功能性精神障碍。患者可表现为伴有情感迟钝的精神运动性抑制，如不言不语、对周围事物漠不关心、呆若木鸡，也可表现为伴有恐惧的精神运动性兴奋，如兴奋、激越、恐惧、紧张或叫喊、无目的地往外跑，甚至痉挛发作。上述状态持续时间较短，一般在数天或 1 周内缓解。

（二）延迟性心因性反应（delayed psychogenic reaction）

延迟性心因性反应又称创伤后应激障碍（post-traumatic stress disorder，PTSD），是美国精神病学会 1987 年定义的一类精神障碍类疾病，指由于受到严重而剧烈的精神打击（如经历恐怖场面、恶性交通事故、残酷战争、凶杀场面或被强暴等）而引起的延迟出现或长期持续存在的精神障碍，一般在遭受打击后数周至数月后发病。其主要表现如下。

（1）反复重现创伤性体验，做噩梦，易触景生情而增加痛苦。

（2）易出现惊恐反应，如心慌，出汗，易惊醒，不敢看电视、电影，不与周围人接触等。PTSD 的发病机制目前尚不明确，但已发现，有焦虑障碍家族史的人群发生 PTSD 的可能性明显高于那些无家族史人群，提示该类疾病具有一定的遗传性致病机制。PTSD 患者不同于其他的精神障碍患者，一般不需药物治疗，可通过心理疏导而治愈。大多数患者可恢复，少数呈慢性病程，可长达数年之久。

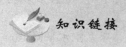
知识链接

创伤后应激障碍

在伊拉克战争之初，美国 101 空降师在科威特北部的营地遭人袭击，事后调查是一名美军中士投掷了 3 颗手榴弹，造成一名士兵被炸死，另有 15 人受伤。在初期的进攻受挫后，美英联军方面曾宣布伊拉克战争无限期延长。得知这一消息，很多美英士兵出现了异常情绪反应。美军"小鹰"号航母上甚至有一名士兵跳海自杀，不过后来获救。据随舰心理医师透露，曾有多名士兵向他表露过想要自杀的想法。伊拉克战争中的这两件小事都反映了战争中越来越凸显的战时心理应激反应的问题。有军事专家预言，在今后的战争中，决定胜负的一个重要因素就是该部队处理军事应激反应方面的能力。

（三）适应障碍

适应障碍（adjustment disorders）是由于长期存在的心理应激或困难处境，加上患者本人脆弱的心理特点及人格缺陷而产生的以抑郁、焦虑、烦躁等情感障碍为主，伴有社会适应不良、学习及工作能力下降、与周围接触减少等表现的一类精神障碍。该类障碍通常发生在应激事件或环境变化发生的 1 个月内，病情持续时间一般不超过 6 个月。

应激性疾病往往是一种多病因的疾病，不良应激可直接导致疾病的发生，也可能通过启动潜在病因的活化，或恶化已有的疾病，或使有些疾病异化发展。因此，应激性疾病病因学机制是复杂而多样的，应激对机体的损伤及其相关疾病也是十分广泛的。应激还可以由于代谢水平升高，肝、肾血流减少，肝脏解毒功能不全，肾小球滤过率降低，代谢产物不能及时排出等原因，导致机体内环境紊乱，如酸中毒、高钾血症、氮质血症等，甚至会引起肾功能不全。有关应激性疾病的报道，目前还涉及五官科疾病和皮肤疾病，如牛皮癣和角膜炎等。

第 4 节　病理性应激防治的病理生理基础

一、避免劣性应激原过强或过久作用于人体

避免不良情绪和有害的精神刺激，避免过度而持久的精神紧张和工作压力；加强环境保护，降低噪声，安装空调和换气装置，尽可能地创造宁静、舒适的工作和生活环境；克服高温、寒冷、毒物等不良环境因素的刺激；同时不断地提高自身的心理素质和身体素质，增强对各种心理应激和躯体应激的耐受力。

二、及时、正确地处理伴有劣性应激的疾病或病理过程

对于伴有劣性应激的疾病或病理过程，如严重感染、创伤、烧伤、休克、器官的衰竭等，应给予及时、有效的处理和治疗，以减弱应激原的作用，减轻应激性损伤。

三、积极治疗应激性损伤

（一）应激性溃疡的预防和治疗

（1）抽空胃液和反流的胆汁；

（2）使用抗酸剂中和胃酸，提高胃液 pH；

（3）使用 H_2 受体拮抗剂抑制胃酸分泌；

（4）使用硫糖铝，它可以增加胃黏膜血流量，抑制胃蛋白酶的消化作用，刺激前列腺素分泌，保护胃黏膜，促进胃黏膜的增生和愈合，并有杀菌作用；

（5）控制胃肠道出血，可以采用冰盐水灌洗、内镜治疗等方法，必要时可采用手术治疗；

（6）采用固护胃气和活血化瘀的中医药防治方法。

（二）应激性心律失常的预防和治疗

（1）正确使用 α-受体阻滞剂、β-受体阻滞剂和钙通道阻断剂以对抗交感神经兴奋和儿茶酚胺分泌增多所引起的心律失常；

（2）使用氧自由基清除剂以消除因心肌缺血-再灌注损伤时氧自由基产生过多所致的心律失常。

（三）应激时心理、精神障碍的预防和治疗

1. 为患者提供舒适、温馨、安全的治疗环境　在病房摆放少量花草，播放舒缓的轻音乐。

2. 心理支持　为患者提供程序性和感觉性信息。

3. 放松训练 包括静默法、松弛反应、自发训练、渐进性放松法等。

4. 药物治疗 对于失眠、焦虑症状明显的患者给予适量的镇静药；对于抑郁症状明显的患者给予抗抑郁剂。

5. PTSD 的防治 加强战场模拟训练，增强战争的预见性，减轻恐战心理；采用应激灌输疗法缓解压力；在创伤事件后，通常采用重大应激事件咨询法以缓解短期的精神和生理压力。总之，以心理治疗为主，辅以药物治疗。

（四）对急、慢性肾上腺皮质功能不全或有糖皮质激素抵抗者的治疗

应及时补充大量 GC，以提高机体糖皮质激素的反应水平，从而提高机体的防御能力。

（五）其他

预防免疫功能降低，防止感染蔓延；注意补充营养物质，尤其是蛋白质和糖类，以补充能量的消耗。

（景志敏）

参 考 文 献

金惠铭，王建枝. 2008. 病理生理 [M]. 北京：人民卫生出版社，127-140.

金惠铭. 2000. 病理生理 [M]. 北京：人民卫生出版社，107-119.

李桂源. 2012. 病理生理学 [M]. 2 版. 北京：人民卫生出版社，327-358.

石增立. 2003. 病理生理 [M]. 北京：人民军医出版社，82-91.

唐朝枢. 2009. 病理生理 [M]. 北京：北京医科大学出版社，111-123.

王建枝，殷莲华. 2013. 病理生理 [M]. 北京：人民卫生出版社，114-127.

吴立玲. 2003. 病理生理 [M]. 北京：北京大学医学出版社，151-164.

谢可鸣. 2002. 病理生理学学习指导 [M]. 北京：科学出版社，102-106.

GOLDSTEIN D S. 2003. Catecholamines and stress [J]. Endocr Regul, 37 (2)：69-80.

KORTEA S M, KOOLHAASB J M, WINGFIELDC J C, et al. 2005. The Darwinian concept of stress：benefits of allostasis and costs of allostatic load and the trade-offs in health and disease [J]. Neuroscience and Biobehavioral Reviews，(29)：3-38.

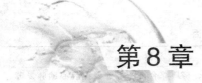

第 8 章
缺血-再灌注损伤

　　良好的血液灌流是组织细胞获得充足的氧和营养物质供应并排出代谢产物的基本保证，各种原因造成的组织血液灌流量减少可使细胞发生缺血性损伤（ischemia injury），因此，及时恢复缺血组织的血液灌流是减轻缺血性损伤的根本措施。在临床上溶栓疗法、经皮冠状动脉介入治疗（percutaneous coronary intervention，PCI）、休克治疗、心脏外科体外循环、断肢再植、器官移植等再灌注技术的广泛应用，使缺血器官和组织再次获得血液供应，降低了细胞损伤的程度，提高了疗效。但是，在临床观察和动物实验中也发现，再灌注后缺血器官和组织可表现出损伤减轻或加重的双重特征。多数情况下，尽早恢复血液再灌注能够减轻组织细胞的缺血性损伤，促进缺血组织、器官的代谢、功能甚至结构的全面恢复；但也有部分患者或动物缺血细胞的损伤或功能障碍反而加重，因而将这种血液再灌注使缺血性损伤进一步加重的现象称为缺血-再灌注损伤（ischemia-reperfusion injury），简称再灌注损伤（reperfusion injury）。

　　1955年，Sawelt发现，结扎狗冠状动脉一段时间后恢复冠状动脉血流，部分动物因发生心室颤动而死亡，最早报道了再灌注损伤的现象。1960年，Jennings发现再灌注可引起心肌超微结构改变，包括心肌水肿、收缩带形成、线粒体内磷酸钙颗粒沉积和坏死，首次提出了心肌再灌注损伤的概念。1968年，Ames报道了脑再灌注损伤；1972年，Flore发现肾脏也存在再灌注损伤；1978年，Modry报道了肺再灌注损伤；1981年，Greenberg发现了肠再灌注损伤。这说明再灌注损伤是发生在多种组织、器官较为普遍的现象。

　　在缺血-再灌注损伤的研究中还发现，用低氧溶液灌注组织、器官或在缺氧条件下培养细胞一定时间后，再恢复正常氧供应，组织及细胞的损伤不仅未能恢复，反而更趋严重，这种现象称为氧反常（oxygen paradox）。预先用无钙溶液短时间灌流大鼠的心脏，再用含钙溶液进行再灌流时，心肌细胞酶释放增加、肌纤维过度收缩及心肌电信号异常，称为钙反常（calcium paradox）。缺血引起的代谢性酸中毒是细胞功能及其代谢紊乱的重要原因，但若再灌注时迅速纠正缺血组织的酸中毒状况，反而会加重缺血-再灌注损伤，称为pH反常（pH paradox），这些现象提示氧、钙和pH可能参与再灌注损伤的发生与发展。再灌注损伤是在缺血性损伤的基础上发展而来的，涉及多种发病机制并影响缺血性疾病的预后。

　　再灌注就像一把双刃剑，既是减轻缺血性损伤所必需，在某些条件下又可以使可逆性缺血损伤加重，或是促进可逆性缺血损伤转化为不可逆性损伤。探索缺血-再灌注损伤的机制，做到既保证尽早恢复缺血组织的血流，又减轻或防止再灌注损伤的发生，是缺血性疾病防治中亟待解决的重要课题。

第 1 节　缺血-再灌注损伤的原因及影响因素

一、缺血-再灌注损伤的原因

　　凡是在组织、器官缺血基础上的血液再灌注都可能成为缺血-再灌注损伤的发病原因，常见的原因见表 8-1。

表 8-1 缺血-再灌注损伤的常见原因

原因	主要影响范围	举例
全身循环障碍后血流恢复	多器官受累	休克后恢复血液灌注、挤压综合征、心脏骤停后心脑肺复苏、心脏外科体外循环后等
组织、器官缺血后血流恢复	单个器官受累	器官移植和断肢再植术后
某一血管再通后血流恢复	局部组织受累	溶栓疗法、PCI、动脉搭桥术、冠状动脉痉挛缓解后

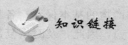

知识链接

经皮冠状动脉介入治疗

经皮冠状动脉介入治疗是指通过心导管技术疏通狭窄甚至闭塞的冠状动脉管腔，从而改善心肌血流灌注的治疗方法。技术分类：①经皮冠状动脉球囊血管成形术（percutaneous coronary angioplasty，PTCA）：将导管送至待扩张的冠状动脉口，再将相应大小的球囊沿导引钢丝送到狭窄的节段，用适当的压力和时间进行扩张，达到解除狭窄的目的；②冠状动脉支架植入术：将以不锈钢或合金材料制成的网状带有间隙的支架置入冠状动脉内狭窄的阶段，以支撑血管壁，维持血流通畅；③冠状动脉旋磨术（rotational atherectomy）：采用呈橄榄形的带有钻石颗粒的旋磨头，根据"选择性切割"的原理，选择性地磨除纤维化或钙化的动脉硬化斑块，而不会切割有弹性的组织和正常冠状动脉；④冠状动脉内血栓抽吸：应用负压抽吸导管将冠状动脉内的血栓抽出。

二、影响缺血-再灌注损伤的因素

并不是所有缺血的组织、器官在血流恢复后都会发生缺血-再灌注损伤，许多因素可以影响再灌注损伤的发生和严重程度，常见的有：

（一）缺血时间

缺血时间是决定缺血性损伤程度的最主要因素，也与再灌注损伤的发生密切相关。缺血时间越长，缺血性损伤越重，甚至可引起细胞坏死，但缺血时间过短或过长都不易引起再灌注损伤，因为所有器官都能耐受一定时间的缺血。如果缺血时间很短，血流恢复后细胞功能可迅速恢复，不会发生明显的再灌注损伤；若缺血时间持续过长，缺血细胞已经发生了不可逆性损伤甚至坏死，也不会发生再灌注损伤。另外，不同器官发生再灌注损伤所需的缺血时间不同，如犬冠状动脉一般为 15～45 分钟，肝脏一般为 45 分钟（部分肝血流阻断），肾脏一般为 60 分钟，小肠大约为 60 分钟，骨骼肌甚至为 4 小时。不同动物再灌注损伤所需的缺血时间也不同，如小动物相对较短，大动物相对较长。

（二）侧支循环

侧支循环能够缩短缺血时间和减轻缺血程度，再灌注损伤主要影响组织的微循环，因此，缺血后容易形成侧支循环的组织不易发生再灌注损伤。

（三）需氧程度

再灌注损伤主要影响的是氧和能量依赖性细胞，对氧需求量高的组织、器官，如心、脑等最易发生再灌注损伤。若缺血前组织、器官有较多的能量储备和丰富的侧支循环，则缺血-再灌注损伤较轻。若组织、器官缺血前已有严重的疾患，如严重的心肌肥厚、广泛性冠状动脉病变等，则因心肌 ATP 储备严重不足或 Ca^{2+} 的转运障碍，较易发生心肌缺血-再灌注损伤。在肝、肾、肠道、肺及肢体等多种组织、器官也都存在缺血-再灌注损伤的现象。

（四）再灌注条件

已有研究表明，先采用低于正常水平的灌流压、温度（25℃）、低 pH、低钠、低钙液进行再灌流或适当增加灌注液 K^+、Mg^{2+} 含量，再逐步使其恢复到正常水平，可使心肌再灌注损伤减轻，心功能迅速恢复。反之，直接给予正常压力、温度以及钠和钙浓度的液体再灌注，可诱发或加重再灌注损伤。

第 2 节　缺血-再灌注损伤的发病机制

缺血-再灌注损伤是一个非常复杂的病理过程，其发病机制尚未完全阐明，目前认为自由基生成异常增多、钙超载和白细胞激活可能在缺血-再灌注损伤的发生与发展中起重要作用。

一、自由基的作用

（一）自由基的概念与类型

自由基（free radical）是在外层电子轨道上含有单个不配对电子的原子、原子团和分子的总称。主要有：

1. 氧自由基（oxygen free radical，OFR）　由氧衍生的自由基称为氧自由基，主要包括超氧阴离子（superoxide anion，O_2^-）和羟自由基（hydroxyl radical，OH·）。

活性氧（reactive oxygen species，ROS）是一类由氧形成的、化学性质较基态氧活泼的含氧代谢物质，包括氧自由基、单线态氧（singlet oxygen，$^1O_2$）、过氧化氢（hydrogen peroxide，H_2O_2）。$^1O_2$ 是一种激发态氧，不属于氧自由基，但能迅速氧化多种分子，特别是细胞膜上的多聚不饱和脂肪酸，对机体所起的作用与自由基相同。H_2O_2 也不属于自由基，但其化学性质十分活泼，由 O_2^- 单电子还原而形成。

2. 脂性自由基（lipid free radical）　氧自由基与多价不饱和脂肪酸作用后生成的中间代谢产物，称为脂性自由基，包括烷自由基（L·）、烷氧自由基（LO·）和烷过氧自由基（LOO·）等。

3. 其他　如氯自由基（Cl·）、甲基自由基（CH·）、一氧化氮自由基（NO·）等，其中NO· 是 L-精氨酸在一氧化氮合酶（nitric oxide synthase，NOS）催化下产生的，它有一个不配对电子，属气体自由基，能与 O_2^- 反应，生成新的毒性更强的自由基，如过氧亚硝酸根（$ONOO^-$）、过氧亚硝酸（HOONO）和 OH·。

自由基的化学性质极为活泼，易失去电子（氧化）或获得电子（还原），特别是氧化作用强。

（二）自由基代谢

在生理状态下，98% 的氧通过细胞色素氧化酶系统接受 4 个电子还原成水，同时释放能量。有 1%～2% 的氧获得 1 个电子还原生成 O_2^-，再获得 1 个电子还原生成 H_2O_2，获得第 3 个电子时还原生成 OH·，后者是体内最活跃的氧自由基。活性氧生成的反应式为：

$$O_2 \xrightarrow{e^-} O_2^- \xrightarrow{e^-+2H^+} H_2O_2 \xrightarrow{e^-+H^+} OH· \xrightarrow{e^-+H^+} H_2O$$

（上方：4e⁻　细胞色素氧化酶系统；下方分支：H_2O_2）

另外，在血红蛋白、肌红蛋白、儿茶酚胺等氧化过程中以及黄嘌呤氧化酶催化的氧化反应中也可以生成 O_2^-。O_2^- 是其他自由基和活性氧产生的基础，O_2^- 可在 Fe^{2+} 或 Cu^{2+} 的催化下与 H_2O_2

发生反应生成 OH·，这种由金属离子催化的反应称为 Fenton 反应。

在生理情况下，少量产生的活性氧被机体的抗氧化防御系统及时清除，使体内活性氧的产生和清除处于动态平衡，避免对机体的危害。抗氧化防御系统包括：① 低分子清除剂：能提供电子使自由基还原的物质，如维生素 E、维生素 A、维生素 C、半胱氨酸、还原性谷胱甘肽（GSH）和还原型烟酰胺腺嘌呤二核苷酸磷酸（辅酶Ⅱ）（NADPH）等；② 酶性清除剂：如超氧化物歧化酶（superoxide dismutase，SOD）、过氧化氢酶（catalase，CAT）、谷胱甘肽过氧化酶（glutathione peroxidase，GSH-Px）及铜蓝蛋白（ceruloplasmin）等。体内活性氧具有一定的生理功能，如参与免疫和信号转导过程。

在病理状态下，由于活性氧产生过多和（或）抗氧化物质减少或活性下降，则引发氧化应激（oxidative stress）反应损伤细胞，进而使细胞死亡。

（三）缺血-再灌注时氧自由基生成增多的机制

缺血和再灌注均可以促进氧自由基生成，但是主要是在再灌注后几秒至几分钟内，血液和组织中氧自由基含量明显增加。这是因为在缺血期组织含氧量减少，作为电子受体的氧不足，生成的氧自由基有限，再灌注恢复了组织的氧供应，即提供了大量电子受体，使氧自由基在短时间内呈暴发性增多。此外，体内活性氧的清除能力下降也是原因之一。再灌注时氧自由基产生的主要来源是线粒体、内皮细胞和中性粒细胞。

1. 线粒体功能受损　当细胞缺血、缺氧时，线粒体氧化磷酸化功能障碍，ATP 生成减少，Ca^{2+} 进入线粒体增多，使线粒体功能进一步受损，细胞色素氧化酶系统功能失调，电子传递链受损，进入细胞内的氧分子经单电子还原形成活性氧增多，而经 4 价还原生成水减少，损伤的电子传递链成为活性氧的主要来源。此外，细胞损伤导致超氧化物歧化酶、过氧化氢酶等具有清除自由基能力的物质减少也可以导致氧自由基增多。

2. 内皮细胞内黄嘌呤氧化酶形成增多　正常情况下毛细血管内皮细胞内黄嘌呤氧化酶（xanthine oxidase，XO）占 10%，其前身黄嘌呤脱氢酶（xanthine dehydrogenase，XD）占 90%。当组织缺血、缺氧时，由于细胞膜通透性增高和 ATP 含量降低，细胞内 Ca^{2+} 含量增多并激活 Ca^{2+} 依赖性蛋白酶，促使黄嘌呤脱氢酶大量转变为黄嘌呤氧化酶。同时，由于 ATP 分解增加，ADP、AMP 含量升高，并依次分解生成次黄嘌呤（hypoxanthine），次黄嘌呤自身不能代谢生成黄嘌呤，故缺血组织中次黄嘌呤大量堆积。再灌注时，大量分子氧随血液进入缺血组织，在氧的参与下缺血时大量积聚的次黄嘌呤在黄嘌呤氧化酶催化下转变为黄嘌呤，继而又将黄嘌呤转化为尿酸，这两个过程都有电子转移，释放出大量电子，被分子氧接受后产生 O_2^-。O_2^- 形成后，进一步通过单电子还原形成 H_2O_2，这一反应可以是自发的，但一般是由超氧化物歧化酶（SOD）歧化以加速该反应。H_2O_2 进一步单电子还原，生成更为活跃即毒性更强的 OH·。上述反应在再灌注早期尤为强烈，产生大量活性氧（图 8-1）。

过去曾认为，黄嘌呤氧化酶系统是产生活性氧的主要途径，但近年发现，小鼠、大鼠、豚鼠和牛的黄嘌呤氧化酶含量较丰富，而人、兔和猪体内的含量较低，再灌注时不足以引起大量活性氧产生。

3. 中性粒细胞产生活性氧　正常情况下，中性粒细胞在吞噬活动时耗氧量增加，其摄入的氧在还原型烟酰胺腺嘌呤核苷酸磷酸（辅酶Ⅱ）（NADPH）氧化酶和还原型烟酰胺腺嘌呤核苷酸（辅酶Ⅰ）（NADH）氧化酶的催化下，将 NADPH 转化为氧化型烟酰胺腺嘌呤核苷酸磷酸（辅酶Ⅱ）（$NADP^+$），或将 NADH 转化为氧化型烟酰胺腺嘌呤核苷酸（辅酶Ⅰ）（NAD^+），同时将电子交给氧分子，形成少量氧自由基，用于杀灭病原微生物。组织缺血可激活补体系统，或经细胞膜分解产生多种具有趋化活性的物质，如 C3 片段、白三烯等趋化因子，吸引和激活中性粒细胞。再灌注期，组织重新获得 O_2 供应，激活的中性粒细胞耗氧量显著增加，产生大量活性

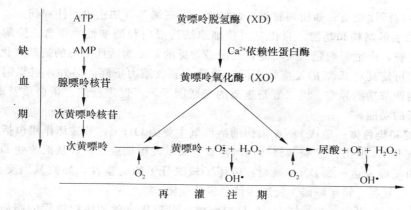

图 8-1　黄嘌呤氧化酶在活性氧生成增多中的作用

氧，称为呼吸爆发（respiratory burst）或氧爆发（oxygen burst），从而进一步造成组织细胞损伤。

4. 儿茶酚胺自身氧化　缺血、缺氧机体产生应激反应，即交感-肾上腺髓质系统兴奋，儿茶酚胺产生和释放增多，儿茶酚胺一方面具有重要的代偿性调节作用，另一方面在单胺氧化酶的作用下发生氧化而产生大量自由基。

另外，在甲状腺素生成和花生四烯酸代谢以及血红蛋白、肌红蛋白等氧化过程中也均可产生 O_2^-。

（四）自由基的损伤作用

自由基的化学性质极为活泼，一旦生成，即可经其中间代谢产物不断扩展生成新的自由基，形成连锁反应。自由基可与细胞的多种成分，如膜磷脂、蛋白质、核酸等发生反应（图 8-2），造成细胞结构损伤和功能代谢障碍，引发氧化应激反应，导致细胞损伤甚至死亡。

1. 膜脂质过氧化（lipid peroxidation）**增强**　细胞膜和线粒体膜等生物膜由富含不饱和脂肪酸的脂质双层及镶嵌于其中的蛋白质构成，膜脂质微环境的正常是保证膜结构完整和膜蛋白功能正常的基本条件。膜脂质微环境破坏是自由基损伤细胞的早期表现，自由基对磷脂膜的损伤作用主要表现在其可与膜内多价不饱和脂肪酸的不饱和双键发生反应，形成多种脂质自由基和过氧化物。膜脂质过氧化可从以下几个方面造成细胞的损伤。

（1）破坏膜的正常结构：脂质过氧化使膜不饱和脂肪酸减少，不饱和脂肪酸/蛋白质的比例失调，细胞膜及细胞器（如线粒体、溶酶体）膜等液态性、流动性降低、通透性增加，可引起以下变化：细胞膜损伤，细胞内、外离子分布异常；溶酶体膜损伤，释放溶酶体酶，细胞结构损坏；线粒体膜受损，一方面引起线粒体结构和功能障碍，产能减少，另一方面线粒体膜通透性转换孔开放，释放一些促凋亡蛋白质，诱导细胞凋亡；肌浆网膜受损，钙泵活性降低，肌浆网摄取 Ca^{2+} 减少，导致细胞内钙超载。脂质过氧化产物丙二醛（malondialdehyde，MDA）的含量可以反映脂质过氧化的程度。

（2）间接抑制膜蛋白功能：脂质过氧化使膜脂质之间形成交联和聚合，间接抑制膜蛋白如钙泵、钠泵和 Na^{2+}/Ca^{2+} 交换蛋白质等的功能，与膜通透性改变共同导致细胞内 Na^+、Ca^{2+} 浓度升高，造成细胞水肿和钙超载等。

（3）抑制细胞信号转导：膜液态性降低和膜成分改变可影响信号转导分子在膜内的移动，抑制受体、G 蛋白与效应器的偶联，造成细胞信号转导功能障碍。

（4）促进自由基和其他生物活性物质如炎症因子的生成：膜脂质过氧化可激活磷脂酶 C 及磷脂酶 D，进一步分解膜磷脂，催化花生四烯酸代谢反应，在增加自由基生成和脂质过氧化的同时，生成多种生物活性物质，如前列腺素、血栓素、白三烯等，加重再灌注损伤。

2. 改变蛋白质的结构和功能 自由基可使细胞结构蛋白和酶变性、聚合、降解、氨基酸残基氧化或肽链断裂，严重影响蛋白质功能，其中最常见的是使酶活性中心的巯基氧化，如肌纤维蛋白巯基氧化，可使其对 Ca^{2+} 的反应性下降，导致心肌收缩力下降。另外，肌浆网钙转运蛋白受损可导致钙的调节功能异常。丙二醛是重要的交联因子，可促进核酸、蛋白质及磷脂的交联，改变生物大分子的功能。

3. 破坏核酸和染色体 造成 DNA 损伤的活性氧主要为 OH·，其破坏作用包括：

(1) 细胞核 DNA 损伤：① 碱基修饰：活性氧与碱基发生加成反应，从而改变 DNA 的结构，影响遗传信息的正确表达；② DNA 断裂：破坏了核酸分子的完整性，导致基因突变；③ DNA 交联：导致 DNA 复制、转录障碍，使遗传信息表达受阻。

(2) 线粒体 DNA 损伤：线粒体 DNA 是裸露的，对氧化应激和线粒体膜的脂质过氧化较敏感，故易造成碱基片段丢失、碱基修饰及插入突变等，从而导致线粒体的结构和功能障碍。自由基除直接造成多种物质氧化外，还可以通过改变细胞的功能引起组织损伤。例如，O_2^- 可以灭活一氧化氮，影响血管舒缩反应；OH· 可以促进白细胞黏附到血管壁，生成趋化因子和白细胞激活因子；氧自由基可使透明质酸降解、胶原蛋白发生交联，从而使细胞间基质变得疏松、弹性降低；自由基还可促进组织因子生成和释放，引起弥散性血管内凝血。

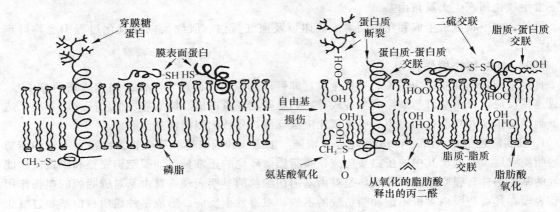

图 8-2 活性氧对生物膜的损伤作用

二、细胞内钙超载

各种原因引起的细胞内钙含量异常增多并导致细胞结构损伤和功能代谢障碍的现象，称为钙超载（calcium overload）。细胞内钙稳态的改变在再灌注损伤中起重要作用。

（一）细胞内钙稳态的调节

机体通过生物膜不自由通透钙及转运系统调节，维持细胞内、外钙的浓度梯度。细胞外钙浓度为 $10^{-3} \sim 10^{-2}$ mol/L，细胞内钙浓度为 $10^{-8} \sim 10^{-7}$ mol/L，两者相差约万倍。

1. Ca^{2+} 进入胞浆的途径 Ca^{2+} 进入胞浆是顺浓度梯度的被动过程。

(1) 细胞膜钙通道：主要有两类：① 电压依赖性 Ca^{2+} 通道（voltage dependent calcium channels，VOC）：当膜电位达一定程度时开放，细胞外 Ca^{2+} 进入细胞内；② 受体操纵性 Ca^{2+} 通道（receptor operated calcium channels，ROC）：又称配体门控 Ca^{2+} 通道，当与激动剂结合后开放，细胞外 Ca^{2+} 进入细胞内。

(2) 细胞内钙库释放通道：内质网作为细胞内钙库，其释放通道有三磷酸肌醇操纵的钙通道（IP_3 受体通道）和 ryanodine 受体（RYR）敏感的钙通道。G 蛋白偶联受体（如 α_1-肾上腺素能受体、内皮素受体、血管紧张素Ⅱ受体、钙敏感受体等）激活，通过磷脂酶C（PLC）信号转导途径，使胞浆内 IP_3 升高，IP_3 介导的 Ca^{2+} 释放依赖于一定浓度的胞质 Ca^{2+} 浓度。RYR 调控钙释放则是当电压控制性钙通道开放后，使小量 Ca^{2+} 内流，Ca^{2+} 与 RYR 结合后触发内质网释放 Ca^{2+}，即 Ca^{2+} 诱发 Ca^{2+} 释放。

2. Ca^{2+} 离开胞浆的途径　　Ca^{2+} 离开胞浆是逆浓度梯度、耗能的主动过程。

（1）Ca^{2+} 泵：即 Ca^{2+}-ATP 酶，其活性依赖 Ca^{2+} 和 Mg^{2+}，存在于细胞膜、肌浆网膜和线粒体膜。当胞浆 Ca^{2+} 浓度升高到一定程度，该酶被激活，水解 ATP 供能，将 Ca^{2+} 逆浓度梯度泵出细胞或泵入肌浆网及线粒体，使细胞内的 Ca^{2+} 浓度下降。

（2）Na^+-Ca^{2+} 交换：Na^+-Ca^{2+} 交换蛋白是一种双向转运方式的跨膜蛋白，通过产电性电流（3个 Na^+ 交换 1个 Ca^{2+}），参与细胞内钙稳态的维持。通常是 Na^+ 顺电化学梯度进入细胞，Ca^{2+} 逆电化学梯度移出细胞。Na^+-Ca^{2+} 交换，主要受跨膜 Na^+ 梯度调节（图 8-3）。

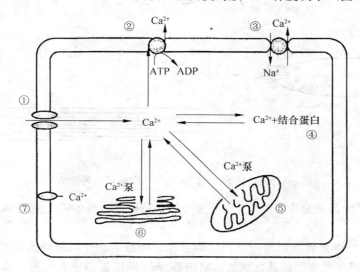

图 8-3　细胞 Ca^{2+} 转运模式图
①电压依赖性钙通道；②细胞膜钙泵；③Na^+-Ca^{2+} 交换；
④胞质结合钙；⑤线粒体；⑥肌浆网；⑦细胞膜结合钙

（3）H^+-Ca^{2+} 交换：胞浆 Ca^{2+} 浓度升高时，线粒体摄取 Ca^{2+}，并排出 H^+，发挥缓冲作用。

（二）再灌注时细胞内钙超载的机制

对心肌缺血-再灌注损伤时跨膜钙转运的观察发现，钙超载主要发生在再灌注期，且主要原因是钙的内流增加，而非钙的外流减少。

1. Na^+-Ca^{2+} 交换异常　　表现为 Na^+-Ca^{2+} 交换蛋白反向转运增强，成为 Ca^{2+} 进入细胞的主要途径。

（1）细胞内高 Na^+ 对 Na^+-Ca^{2+} 交换蛋白的直接激活：缺血使 ATP 含量减少，钠泵活性降低，细胞内 Na^+ 含量明显增高。再灌注时缺血细胞重新获得氧，在激活钠泵的同时，也激活了 Na^+-Ca^{2+} 交换蛋白，以反向转运的方式加速 Na^+ 向细胞外转运，并将大量 Ca^{2+} 运入胞浆，导致细胞内钙超载。应用选择性抑制 Na^+-Ca^{2+} 交换蛋白反向转运的药物可减轻再灌注引起的细胞死亡。

（2）细胞内高 H^+ 对 Na^+-Ca^{2+} 交换蛋白的间接激活：缺血时，组织无氧代谢增强，H^+ 生成增多。再灌注使组织间液 H^+ 浓度下降，细胞内、外形成跨膜 H^+ 浓度梯度，激活细胞膜上的 Na^+-H^+ 交换蛋白，促进细胞内 H^+ 排出，细胞外 Na^+ 内流。内流的 Na^+ 又激活 Na^+-Ca^{2+} 交换蛋白，导致 Ca^{2+} 内流增加。

（3）蛋白激酶 C（PKC）活化对 Na^+-Ca^{2+} 交换蛋白的间接激活：缺血-再灌注损伤时，内源性儿茶酚胺释放增多，通过 α_1-肾上腺素能受体激活 G 蛋白-PLC 介导的细胞信号转导系统，促进磷脂酰肌醇分解，生成 IP_3 和 DG。IP_3 促进内质网 Ca^{2+} 释放；DG 经激活 PKC 促进 Na^+-H^+ 交换，进而增加 Na^+-Ca^{2+} 交换，使胞浆 Ca^{2+} 浓度升高（图 8-4）。

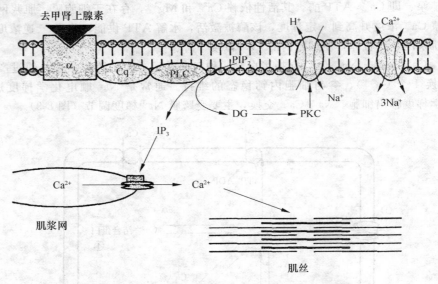

图 8-4　蛋白激酶 C 对 Na^+-Ca^{2+} 交换蛋白的激活

除了 Na^+-Ca^{2+} 交换的异常，β-肾上腺素能受体兴奋可通过增加 L 型钙通道的开放促进 Ca^{2+} 内流。

2. 生物膜损伤　细胞膜和细胞内膜性结构是维持细胞内、外以及细胞内各区间离子平衡的重要结构，生物膜损伤可使其通透性增加，细胞外 Ca^{2+} 顺浓度差进入细胞，或使细胞内 Ca^{2+} 分布异常，加重细胞功能紊乱与结构破坏。

（1）细胞膜损伤：正常情况下，细胞膜外板（external lamina）和外层的糖被（glycocalyx）由 Ca^{2+} 紧密联结在一起。当用无钙液灌流后，二者分离，肌膜失去屏障，对 Ca^{2+} 的通透性大大增加。在恢复正常浓度的含钙液灌流时，细胞外 Ca^{2+} 顺浓度差内流增加。Ca^{2+} 增加可激活磷脂酶，促进膜磷脂降解，进一步增加膜通透性；更为重要的是，再灌注时生成大量的自由基使细胞膜脂质过氧化，加重膜结构的破坏。

（2）线粒体和肌质网膜损伤：自由基损伤和膜磷脂分解可造成肌质网膜损伤，钙泵功能抑制使肌质网摄 Ca^{2+} 减少，胞质钙浓度升高。线粒体膜损伤抑制氧化磷酸化，使 ATP 生成减少，细胞膜和肌质网钙泵能量供应不足，促进钙超载的发生。

（三）钙超载引起细胞损伤的机制

再灌注所致的钙超载，通过以下机制进一步对细胞造成损害。

1. 线粒体功能障碍　胞浆 Ca^{2+} 浓度升高时，线粒体摄取 Ca^{2+}，并排出 H^+，发挥缓冲作用。但线粒体过多摄入 Ca^{2+}，除增加 ATP 消耗外，Ca^{2+} 与线粒体内含磷酸根的化合物结合，形成不溶性磷酸钙，干扰线粒体的氧化磷酸化，ATP 生成减少；并且，线粒体基质内高钙还可激活线粒体脱氢酶，引起内膜损伤，进一步减少 ATP 的生成。

2. 激活钙依赖性降解酶　细胞内钙超载导致 Ca^{2+} 与钙调蛋白（calmodulin，CaM）结合增多，进而激活多种钙依赖性降解酶（degradative enzyme），磷脂酶（phospholipase）激活促进膜磷脂分解，损伤细胞膜及细胞器膜，同时膜磷脂降解产物——花生四烯酸和溶血卵磷脂等可加重细胞功能紊乱；蛋白酶（protease）激活可引起细胞骨架破坏；核酸内切酶（endonuclease）活化可导致核酸分解。

3. 促进活性氧生成　Ca^{2+} 依赖性蛋白酶使 XD 转变为 XO，自由基生成增多；钙可活化 PLA_2，使花生四烯酸生成增多，通过环加氧酶（cyclooxygenase）和脂加氧酶（lipoxygenase）产生大量 H_2O_2 和 OH·。

4. 肌原纤维挛缩和细胞骨架破坏　再灌注时，一方面排出了抑制心肌收缩的 H^+，另一方面细胞内游离钙增多，因此可导致肌原纤维挛缩、断裂，超微结构出现收缩带，细胞骨架破坏。

5. 心律失常　由 Na^+-Ca^{2+} 交换形成的一过性内向电流（transient inward current），在心肌动作电位后引发延迟后除极（delayed after depolarization，DAD），成为心律失常的原因之一。

三、白细胞的作用

许多研究证实，组织缺血早期即可见大量白细胞浸润，再灌注时白细胞聚集进一步增加。若用单克隆抗体治疗或用去除白细胞的血液进行再灌注，可以减少白细胞聚集和组织损伤。一般认为，白细胞聚集激活、介导的微血管损伤及细胞损伤在脏器缺血-再灌注损伤的发生中起重要作用。

（一）缺血-再灌注时白细胞增多的机制

研究发现，缺血-再灌注组织内白细胞（主要是中性粒细胞）明显增加，引发炎症反应，其机制尚未完全阐明，可能与下列因素有关。

1. 趋化因子产生增多　缺血-再灌注损伤时可使细胞膜磷脂降解，释放出大量趋化因子，如白三烯（leukotriene，LT）、血小板活化因子（platelet activating factor，PAF）、补体及缺血组织损伤产生的激肽、细胞因子等，具有很强的趋化作用，能吸引大量白细胞黏附于缺血区血管内皮细胞并浸润组织。同时，被激活的白细胞和血管内皮细胞本身也能释放许多具有趋化作用的炎性介质，如 LTB4，促进更多的白细胞聚集和浸润。

2. 黏附分子生成增多　缺血-再灌注损伤过程中生成的大量炎症介质、趋化因子，激活白细胞、血小板和血管内皮细胞表达大量的黏附分子，如整合素（integrin）、选择素（selectin）、细胞间黏附分子（intercellular adhesion molecule，ICAM）和血小板内皮细胞黏附分子（platelet-endothelial cell adhesion molecule，PECAM）等，促进白细胞与血管内皮细胞的黏附。同时，激活的中性粒细胞分泌肿瘤坏死因子-α（tumor necrosis factor-α，TNF-α）、IL-1、IL-6、IL-8 等细胞因子，导致血管内皮细胞和中性粒细胞表面的黏附分子暴露，促使中性粒细胞穿过血管壁，使缺血-再灌注组织中白细胞增多。

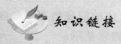 **知识链接**

黏附分子

黏附分子（adhesion molecule）指由细胞合成的，并可促进细胞与细胞之间、细胞与细胞外基质之间黏附的一类分子的总称，在维持细胞结构完整和细胞信号转导中起着重要作用。正常情况下，微血管内皮细胞仅表达少量黏附分子，使血管内皮细胞和血液中流动的中性粒细胞互相排斥，保证微循环灌流。

（二）白细胞聚集引起缺血-再灌注损伤的机制

大量的白细胞黏附、聚集、游走于再灌注区引起损伤，其可能机制是：

1. 阻塞微循环　实验与临床观察发现，在缺血原因去除后，缺血区并不能得到充分的血流灌注，此现象称为无复流现象（no-reflow phenomenon），如结扎狗冠状动脉造成心肌局部缺血一段时间后，打开结扎的动脉恢复血流，尽管较大分支的血管得到血液灌注，但部分微循环的血流并未恢复。无复流现象将加重组织损伤，导致再灌注治疗失败。这种无复流现象不仅存在于心肌，也见于脑、肾、骨骼肌缺血后的再灌注过程。目前认为，炎症反应引起的微血管床及血液流变学改变是产生无复流现象的病理生理基础。

（1）微血管栓塞：正常情况下，血管内皮细胞与血液中流动的中性粒细胞相互排斥，这是保证微血管灌流的重要条件。在心肌缺血和再灌注早期，即可见中性粒细胞黏附在血管内皮细胞上，随后，有血小板沉积和红细胞缗钱状聚集，造成毛细血管阻塞。实验表明，红细胞解聚远较白细胞与内皮细胞黏附的分离容易，提示白细胞黏附是微血管血流阻塞的主要原因。与红细胞相比，白细胞体积大，变形能力弱。再灌注引起的活性氧增加可介导血管内皮细胞表达 P 选择素，与激活的中性粒细胞表面的相应受体 P 选择素糖蛋白 1 发生低亲和力的相互作用，白细胞在微血管内流速减慢并与内皮细胞发生间歇性结合，造成"滚动"现象。随着损伤的加重，整合素、E 选择素等黏附分子的表达增加，中性粒细胞与内皮细胞发生固定黏附，导致微血管机械性堵塞。另外，再灌注后内皮细胞功能障碍，使内皮抗凝机制受损，促进凝血系统激活，在微血管内形成微血栓。

（2）微血管口径缩小：① 再灌注时，损伤的血管内皮细胞肿胀，凸向管腔，或内皮细胞脱落，可导致管腔狭窄，阻碍血液灌流；② 缺血及再灌注均可损伤内皮细胞功能，使缩血管物质增多，如内皮素、血管紧张素 Ⅱ、血栓素 A_2 等，而扩血管物质如一氧化氮和前列环素的合成与释放减少，导致微血管痉挛，血流减少；③ 缺血区组织肿胀、水肿，微血管壁内出血等亦压迫微血管，另外，在心脏再灌注损伤时所发生的心肌收缩带也可以压迫微血管。

（3）微血管通透性增高：再灌注时中性粒细胞和血管内皮细胞释放的各类炎症介质导致微血管通透性增高，结果，不仅引起细胞间质水肿而压迫微血管，又可引起血液浓缩，有助于引起无复流现象。

2. 细胞损伤　激活的中性粒细胞和血管内皮细胞可释放大量的炎症介质，如自由基、蛋白酶、溶酶体酶、各种促炎细胞因子等，形成瀑布式炎症级联反应，不但改变自身的结构与功能，而且造成周围组织细胞损伤，严重时可引起细胞凋亡或坏死。

四、能量代谢障碍

缺血时细胞以无氧代谢为主，ATP 合成显著减少。实验证明，心脏再灌注 20 分钟后 ATP 仅为正常值的一半，再灌注 24 小时仍维持在低水平。再灌注后高能磷酸化合物生成仍存在障碍，其主要机制：① 线粒体受损，线粒体膜富含磷脂，极易受自由基损伤，发生膜脂质过氧化反应，再灌注时，活性氧和钙超载使线粒体损伤，合成 ATP 能力下降；② ATP 合成的前身物质（如腺苷、肌苷、次黄嘌呤等）在再灌注时被冲洗出去，导致缺乏再合成 ATP 的物质基础。

五、补体级联的损伤作用

补体（complement）系统是人和脊椎动物新鲜血清、组织液和细胞膜表面的一组经活化后具有酶活性的蛋白质，具有高度保守性，在天然免疫中发挥重要作用，并参与免疫病理反应。正常情况下，补体成分被抗原抗体复合物或微生物等激活，通过溶胞、调理、吞噬及活化炎症反应，清除免疫复合物，表现出许多对机体有利的生物学功能。然而，缺血-再灌注时补体系统被激活，过敏毒素的释放和膜攻击复合物（membrane attack complex，MAC）的装配可直接或间接地导致缺血组织损伤。许多临床和实验数据均表明，缺血-再灌注激活补体系统，形成多种促炎症介质，最终导致缺血-再灌注损伤发生。

1. 补体介导的溶胞作用 补体激活的后期阶段生成 MAC，其膜攻击复合物嵌入细胞膜内形成穿膜孔道，改变了细胞膜的通透性，引起 K^+、核苷酸甚至蛋白质外渗，靶细胞因渗透压的改变而溶胞。同时，细胞膜通透性的改变使水、Na^+ 和 Ca^{2+} 内流，造成细胞肿胀和钙超载，从而使细胞崩解、死亡。

2. 补体级联反应释放大量促炎症因子 补体激活过程中产生大量促炎症介质，尤其是过敏毒素，例如补体成分 C4、C3 和 C5 水解后产生的小片段 C4a、C3a 和 C5a，这些非特异性补体片段都可以引起炎症应答。过敏毒素结合到肥大细胞和嗜碱粒细胞的补体受体上，促使这些细胞释放组胺和其他介质，导致平滑肌收缩，毛细血管通透性增加。最有效的促炎症介质是 C5a，它的作用是 C3a 的 20 多倍。C5a 可能通过诱导产生细胞因子［如单核细胞趋化蛋白 1（monocyte chemoattractant protein-l MCP-1）、TNF-α、IL-1 和 IL-6］来放大炎症反应。$C5_b$-9 可能通过激活内皮细胞核转录因子（nuclear transcription factor-κB，NF-κB）以增加白细胞黏附分子的转录和表达；同时，$C5_b$-9 通过诱导内皮细胞 IL-8 和 MCP-1 的分泌促进白细胞活化和趋化。总之，补体可能通过改变血管稳态和增加白细胞-内皮黏附来影响缺血器官血流量，导致缺血-再灌注损伤发生。

最新研究发现，在大鼠的心肌细胞中发现一种叫 FXR（farnesoid-X-receptor）的原本存在于胃肠道与胆道系统的细胞核受体，虽然在新生大鼠的心肌有表达，但成年后这一表达明显降低，而当心肌遭受缺血并进行再灌注时，FXR 表达出现明显的增加。研究证实，FXR 使线粒体功能失常，促进细胞凋亡；抑制或取消 FXR 的功能，可以明显减轻心肌缺血-再灌注损伤，降低心肌梗死面积。

缺血-再灌注损伤自首次被提出以来，其发生机制一直是研究的热点，目前认为缺血-再灌注损伤主要是活性氧、细胞内钙超载、白细胞聚集及补体级联反应共同作用的结果。活性氧是各种损伤机制学说中重要的启动因素；细胞内钙超载是细胞不可逆性损伤的共同通路；白细胞聚集是缺血-再灌注损伤引起各脏器功能障碍的关键步骤；补体级联的激活是各种炎症反应发生和放大的主要动力。

第 3 节　主要器官缺血-再灌注损伤的特点

缺血-再灌注损伤的临床表现多种多样，个体差异很大，主要表现为再灌注组织、器官的功能障碍、代谢紊乱和结构损伤。损伤的程度因缺血时间和程度、再灌注条件及组织、器官的不同而异。研究发现，体内许多器官，如心、脑、肾、肝、肺、胃肠、肢体和皮肤，都可能发生缺血-再灌注损伤，其中对心脏的缺血-再灌注损伤研究最多。

一、心脏缺血-再灌注损伤

心脏缺血-再灌注损伤是临床心脏病学的重要问题，缺血的心肌在再灌注后导致了比缺血时更严重的急性损伤，临床上会导致严重的心律失常、心肌坏死面积扩大、心脏破裂甚至死亡。

（一）心肌代谢变化

如缺血损伤较轻，心肌在再灌注时获得氧和代谢底物供应后，高磷酸化合物含量可较快恢复正常。如缺血时间较长，再灌注后心肌高能磷酸化合物含量并不能立即恢复，反而有可能进一步降低。再灌注过程中出现能量代谢障碍的主要原因有：①合成底物的缺乏：再灌注时，因合成

ATP 的底物，如腺苷、肌苷、次黄嘌呤等，被冲洗出心肌，或因无复流现象导致这些物质无法灌入心肌，以致高能化合物合成障碍。实验证明，心肌缺血 15 分钟时，ATP 减少 60%，总腺苷池减少 50%，ADP 也轻度减少，AMP 明显增高；再灌注 20 分钟，ATP 有所回升，但只接近正常的 50%；再灌注 24 小时，ATP 仍维持在低水平；只有在再灌注 4 天后，总腺苷池才接近于正常但仍低于非缺血区。②线粒体功能障碍：再灌注时，尽管供给心肌富氧血，但因在缺血时或再灌注时发生钙超载或自由基的攻击，线粒体损伤，细胞氧化磷酸化发生障碍，高能磷酸化合物难以形成，表现为用氧障碍。③消耗增加：再灌注时，细胞膜 Na^+-H^+ 交换、Na^+-Ca^{2+} 交换相继被激活，这些过程均具有能量依赖性，使 ATP 消耗增加。此外，胞内 Ca^{2+} 超载，可激活 ATP 酶，使 ATP 分解增强。

（二）心功能变化

1. 再灌注性心律失常　缺血心肌再灌注过程中出现的心律失常，称为再灌注性心律失常（reperfusion arrhythmia）。发生率可高达 80%，以室性心动过速和心室颤动最为常见，见于冠状动脉内血栓形成后自溶或药物溶栓、经皮冠状动脉腔内成形术（PTCA）等使闭塞的冠状动脉再通及冠状动脉痉挛的缓解等。其发生的基本条件是：

（1）再灌区必须存在功能上可以恢复的心肌细胞，这种心肌细胞越多，心律失常的发生率越高。

（2）再灌注前缺血时间的长短：实验证明，犬冠状动脉阻断后 15～45 分钟再灌注，心律失常的发生率最高；缺血时间过长或过短，其发生率都低。

（3）缺血心肌的数量、缺血的程度及再灌注恢复的速度：缺血心肌数量多、缺血程度重、再灌注恢复快，心律失常的发生率就高。

再灌注性心律失常的发生机制尚未阐明，可能与下列因素有关：

（1）ATP 生成减少导致 ATP 依赖性离子泵功能障碍和缺血时代谢性酸中毒，这引发心肌细胞膜内、外的离子转运失控。

（2）缺血心肌和正常心肌电生理特性的差异：再灌注区心肌细胞之间动作电位时程不同，这是折返性心律失常的主要原因。研究发现，再灌注的最初 30 秒，再灌注区心肌细胞与无缺血区心肌细胞动作电位的恢复有明显不同，同位于再灌注区的心肌细胞彼此的动作电位的时程也不同。

（3）活性氧和钙超载造成静息膜电位负值变小，电位震荡，发生早期后除极（early after depolarization，EAD）和延迟后除极。

（4）缺血-再灌注时，交感-肾上腺髓质系统分泌的大量儿茶酚胺，刺激 α-受体和 β-受体，提高了心肌细胞的自律性，进一步促进再灌注性心律失常的发生。

（5）心室纤颤阈降低、体内 NO 水平下降与心律失常的发生也存在一定的相关性。

2. 心肌舒缩功能降低　早在 20 世纪 70 年代就发现，夹闭狗冠状动脉 15 分钟并不引起心肌坏死，但恢复血流灌注后心肌收缩功能抑制可持续 12 小时。进一步的研究发现，再灌注同样可以造成心肌舒张功能抑制。心肌在缺血 5 分钟内恢复血流，心肌的收缩功能可迅速恢复正常，而舒张功能的恢复往往需要更长的时间；如果将缺血时间延长到 1 小时再恢复灌流，心室功能的恢复可能需要 1 个月的时间。而更长时间的缺血会引起心肌坏死，出现不可逆性缺血损伤。这些结果说明，再灌注引起的心肌可逆性或不可逆性损伤均造成心肌舒缩功能降低，表现为心排血量减少、心室内压最大变化速率（$\pm dp/dt_{max}$）降低、左室舒张末期压力（LVEDP）升高等。1975年，Heyndrickx 等最先用"心肌顿抑"（myocardial stunning）一词来描述心肌并未因缺血发生不可逆损伤，但在再灌注血流已恢复或基本恢复正常后一定时间内心肌出现的可逆性舒缩功能降低的现象，与心肌坏死、持续缺血或其他非缺血性因素引起的心功能障碍相区别。在心脏搭桥手术后，50%～100%的患者有严重的心功能抑制。

目前认为，心肌顿抑是缺血-再灌注损伤的表现形式之一，也有人认为是一种心肌的自身保护机制，通过降低心肌耗氧量而限制心肌坏死的发生。自由基暴发性生成和钙超载是心肌顿抑的主要发病机制（图8-5），用自由基清除剂可促进局部收缩功能的恢复，对心脏外科手术的患者使用抗氧化剂可加速心功能的恢复。

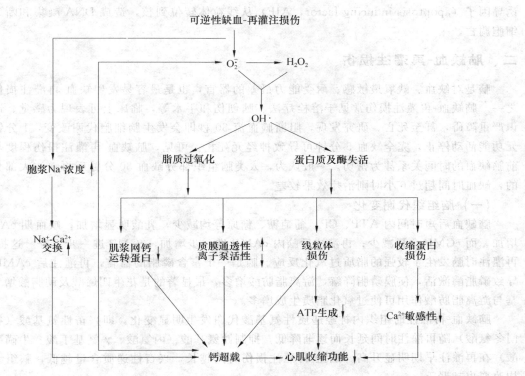

图 8-5　心肌顿抑的发生机制

微血管顿抑（microvascular stunning）指心肌冠状血管经短暂缺血并恢复供血后在一段较长时间内对扩血管物质反应迟钝的现象。此时微血管并未坏死，属可逆性损伤，其机制与毛细血管被白细胞堵塞、血管平滑肌反应性降低、心肌间质水肿和内皮细胞功能障碍有关。

（三）心肌结构变化

再灌注时心肌组织结构损伤表现有细胞水肿、再灌注性心内膜下出血或出血性梗死、心肌酶漏出、心肌细胞凋亡等变化。心肌细胞超微结构表现为细胞膜的破坏，线粒体肿胀、嵴断裂、溶解、空泡形成等，基质内致密颗粒增多以及肌原纤维出现断裂、节段性溶解和收缩带形成等。其中以出现再灌注性肌原纤维收缩带为特征性改变，其发生机制是：① 再灌注使缺血细胞重新获得能量供应，在胞质存在高浓度 Ca^{2+} 的条件下，肌原纤维发生过度收缩。这种过度收缩甚至是肌纤维不可逆性的缩短，可造成细胞骨架结构损伤，引起心肌纤维断裂。② 再灌注使缺血期堆积的 H^+ 迅速移出，减轻或消除了 H^+ 对心肌收缩的抑制作用，从而使肌原纤维对钙超载更为敏感。

近年来的研究发现，缺血和再灌注心肌中存在坏死和凋亡两种细胞死亡形式，其中心肌细胞凋亡主要发生在再灌注时期，可进一步扩大心肌的梗死面积。因此，细胞凋亡是再灌注损伤引起细胞功能障碍和结构改变的一个重要的病理生理基础，抑制心肌细胞凋亡是拯救缺血心肌的重要途径之一。在再灌注期，活性氧的暴发性产生和钙超载引发持续的线粒体通透性转换孔（mitochondrial permeability transition pore，mPTP）开放，大量细胞色素 C 释放入胞质，与胞质中 Apaf-1 结合，激活 caspase-9，引发 caspase 依赖性细胞凋亡。

此外，线粒体还存在不依赖 caspase 的凋亡途径。活性氧引起核内多聚 ADP-核糖聚合酶 [poly（ADP-ribose）polymerase-1，PARP-1] 激活，造成能量底物如 NAD^+ 过度消耗，进而减少 ATP 生成，形成细胞能量代谢障碍的恶性循环。PARP-Ⅰ 激活可引起 mPTP 开放，介导凋亡诱导因子（apoptosis-inducing factor，AIF）从线粒体转位到核，造成 DNA 凝集和断裂，引起细胞凋亡。

二、脑缺血-再灌注损伤

脑是对缺血、缺氧最敏感、耐受能力最差的器官，也是最容易发生缺血-再灌注损伤的器官之一。脑缺血-再灌注损伤常见于溶栓疗法、脑创伤和手术等，临床上可表现为感觉、运动或意识严重障碍，甚至死亡。研究发现，阻断脑血流 30 秒即会发生脑细胞代谢改变，1 分钟后神经元功能活动停止，完全缺血 5 分钟可导致神经元死亡。可见，脑缺血-再灌注损伤程度与再灌注前脑缺血的时间关系甚为密切。一般认为，人类脑组织部分缺血 30 分钟后再灌注大部分是可逆的，缺血时间超过 6 小时则治疗效果较差。

（一）脑组织代谢变化

脑缺血后短时间内 ATP、CP、葡萄糖、糖原等均减少，乳酸明显增加；缺血期 cAMP 含量增加，而 cGMP 含量减少；再灌注后脑内 cAMP 进一步增加，cGMP 进一步下降。这提示缺血-再灌注时脑发生了较强的脂质过氧化反应。脑是一个富含磷脂的器官，再灌注后 cAMP 升高可导致磷脂酶激活，使膜磷脂降解，游离脂肪酸增多，最显著的是花生四烯酸及硬脂酸增多，自由基与游离脂肪酸作用可使过氧化脂质生成增多。

脑缺血-再灌注时组织内神经递质性氨基酸代谢发生明显变化，即兴奋性氨基酸（谷氨酸和门冬氨酸）随再灌注时间延长而逐渐降低，抑制性氨基酸（丙氨酸、γ-氨基丁酸、牛磺酸和甘氨酸）在再灌注早期明显升高。缺血-再灌注损伤时间越长，兴奋性递质含量越低，脑组织超微结构改变也越严重。

（二）脑组织结构变化

脑再灌注损伤最主要表现为脑水肿和脑细胞死亡。缺血时，脑组织 ATP 迅速减少，膜上能量依赖的离子泵功能障碍，细胞内高 Na^+、高 Ca^{2+} 等促使脑细胞水肿。脑组织富含磷脂，再灌注后活性氧大量生成，在脑组织中发生了较强的脂质过氧化反应，使膜结构破坏，线粒体功能障碍，细胞骨架破坏，细胞凋亡、坏死。

三、肝缺血-再灌注损伤

肝脏缺血-再灌注损伤多发生于休克、需要阻断肝脏血流的肝脏外科手术及肝移植手术，是影响肝移植、肝脏叶段切除术后肝功能的一个重要因子。

肝脏缺血-再灌注时，血清谷丙转氨酶、谷草转氨酶及乳酸脱氢酶活性明显增高，表明肝功能严重受损。再灌注时肝组织损伤较单纯缺血明显加重，主要表现：① 光镜下：肝细胞肿胀、脂肪变性、空泡变形及点状坏死。② 电镜下：线粒体高度肿胀、变形、嵴减少，排列紊乱，甚至崩解；内质网明显扩张；毛细胆管内微绒毛稀少等。再灌注早期，内皮细胞和库普弗细胞肿胀、血管收缩、白细胞内陷、血小板移行进入肝血窦，最终导致肝窦微循环受损。由于缺血引起细胞能量不足，使内皮细胞和库普弗细胞肿胀；血管收缩是一氧化氮和内皮素之间微妙平衡破坏的结果；白细胞迁移速率降低、滞留导致了肝窦内腔的狭窄；白细胞-内皮细胞相互作用的概率显著增加，滞留的白细胞虽然不能完全闭塞肝窦内腔，但进一步妨碍了肝窦微循环网络的通畅，明显延长了缺氧时间，甚至再灌注后，肝脏仍有部分区域处于缺血状态。这一过程随后的结果是库普弗细胞和中性粒细胞的激活，产生炎性因子和氧自由基，进一步加重了肝组织损伤。

四、肾缺血-再灌注损伤

在肾移植术后或休克后恢复肾血流易发生肾脏缺血-再灌注损伤，临床表现为血清肌酐浓度明显增高，肾小管上皮细胞线粒体高度肿胀、变形、嵴减少，排列紊乱，空泡形成甚至崩解等，以急性肾小管坏死最为严重，可造成急性肾衰竭或导致肾移植失败。

五、肺缺血-再灌注损伤

肺缺血-再灌注损伤可发生在心肺转流、肺梗死和肺移植术后。近年来，肺移植已作为肺气肿、原发性肺动脉高压、特发性肺纤维化等疾病的一种标准治疗方法，缺血-再灌注损伤常常是肺移植患者移植后肺功能不全的主要原因。

肺缺血-再灌注期间，光镜下可见肺不张伴不同程度肺气肿，肺间质增宽、水肿，炎症细胞浸润，肺泡内较多红细胞渗出。电镜下观察到：肺内毛细血管内皮细胞肿胀，核染色质聚集并靠核膜周边分布，胞核固缩倾向，核间隙增大；Ⅰ型肺泡上皮细胞内吞饮小泡较少；Ⅱ型肺泡上皮细胞表面微绒毛减少，线粒体肿胀，板层小体稀少，出现较多空泡；肺泡间质水肿，肺泡隔及毛细血管内炎症细胞附壁，以中性粒细胞为主。

六、胃肠缺血-再灌注损伤

临床上许多病理状态和外科处置如肠套叠、休克、血管外科手术等，均可伴有胃肠缺血-再灌注损伤，其特征为黏膜损伤和屏障功能障碍。肠缺血时，毛细血管通透性增高，形成间质水肿；再灌注时，肠壁毛细血管通透性明显升高，肠黏膜损伤加重，并出现广泛上皮和绒毛分离，上皮坏死，固有层破损，肠壁出血及溃疡形成。同时，肠腔内大量的有毒物质，如内毒素、氨、硫醇等，经肠壁吸收增多。

七、骨骼肌缺血-再灌注损伤

临床上许多情况可以使再灌注区骨骼肌发生缺血-再灌注损伤，如创伤、动脉栓塞、原发血栓形成、动脉移植术、断指再植、筋膜间隙综合征、应用止血带时间过长等。一般认为，在缺血-再灌注过程中，活性氧增多，脂质过氧化增强；钙超载造成骨骼肌细胞收缩过度，肌丝断裂、溶解；骨骼肌微血管损伤和微循环障碍，共同造成了骨骼肌的收缩舒张功能障碍。

第 4 节　缺血-再灌注损伤的防治

一、缺血-再灌注损伤的预防

1. 消除缺血原因，尽早恢复血流　缺血是再灌注损伤的前提，缺血时间和程度是决定再灌注损伤发生的关键因素。在一定范围内，缺血时间越长，再灌注损伤越容易发生，因此，应找到并有效消除缺血原因，尽可能在最短时间内恢复缺血组织器官血液供应，减轻缺血性损伤，避免不可逆性缺血损伤和再灌注损伤的发生。

2. 控制再灌注条件　实验与临床实践证实，采用适当低压、低流、低温、低 pH、低钙、低钠和高钾的液体灌注，可减轻再灌注损伤。低压、低流灌注可避免缺血组织中氧饱和液急剧增高而产生大量活性氧、组织水肿及流体应切力等机械损伤；适当低温灌注有助于降低缺血组织代谢率，减少耗氧量和代谢产物的堆积；低 pH 液体灌注可减轻细胞内液碱化，抑制磷脂酶和蛋白酶对细胞成分的分解，降低 Na^+-Ca^{2+} 交换蛋白的过度激活；低钙液灌注可减轻因钙超载所致的细胞损伤；低钠液灌注有利于细胞肿胀的减轻；适当高钾灌注液可以增加 Na^+-K^+-ATP 酶活性，维持细胞内低 Na^+ 高 K^+ 的离子环境，降低心肌细胞兴奋性，从而保护心肌细胞。

3. 改善缺血组织的能量代谢　能量代谢障碍是组织缺血-再灌注损伤发生的基础之一，因而补充缺血组织能量和促进其能量生成对缺血组织有保护作用。补充糖酵解底物如葡萄糖、磷酸己糖、磷酸肌酸、L-谷氨酸盐等，应用外源性 ATP、氢醌、细胞色素等可以促进细胞能量生成，是治疗再灌注损伤和延长缺血组织的可逆性改变期限的主要方法。同时，纠正酸中毒也是改善缺血组织代谢、减轻再灌注损伤的重要措施之一。

二、清除活性氧

活性氧损伤是缺血-再灌注损伤的重要发病环节，活性氧主要产生于再灌注的早期，因而，临床上一般在再灌注前或即刻给予抗自由基制剂（表 8-2），如 SOD、CAT、GSH-Px、维生素 E、维生素 A、维生素 C 等。另外，关于一些中药制剂在缺血-再灌注损伤中作用的研究报道较多，认为它们可通过降低体内自由基的水平，对缺血-再灌注损伤发挥较好的防治作用，如丹参、川芎嗪、三七、虎杖苷、葛根素等。

表 8-2　自由基清除剂的种类及作用

自由基清除剂名称	主要作用底物和机制
维生素 A	疏水性抗氧化剂，清除 O_2^-
维生素 C	亲水性抗氧化剂，清除 O_2^- 和 OH·
维生素 E	疏水性抗氧化剂，清除 O_2^- 和 OH·
二甲基亚砜（DMSO）	直接清除 OH·
别嘌呤醇	抑制黄嘌呤氧化酶，减少 O_2^- 生成
过氧化氢酶	酶解 H_2O_2
谷胱甘肽过氧化酶	催化 H_2O_2 与还原型谷胱甘肽作用还原为 H_2O
超氧化物歧化酶	歧化 O_2^- 生成 H_2O

三、减轻细胞内钙超载

临床观察表明，在再灌注前或再灌注时即刻使用钙通道阻滞剂，如维拉帕米等，可减轻再灌注时细胞内钙超载，维持细胞的钙稳态，减少心律失常发生。另外，应用 Na^+-H^+ 交换及 Na^+-Ca^{2+} 交换抑制剂可以减轻再灌注引起的细胞死亡，改善心功能和减少心律失常。

四、减少白细胞浸润

实验证明，采用中性粒细胞抗血清或抗中性粒细胞代谢药羟基脲可明显缩小缺血-再灌注后心肌的梗死面积。进一步研究表明，非甾体抗炎药物、脂氧化酶和环氧化酶抑制剂、前列环素及抑制中性粒细胞黏附的单克隆抗体均可改善微循环障碍，减轻缺血-再灌注损伤的作用。

五、抑制补体级联反应的激活

目前，有关补体抑制、补体耗竭或补体缺陷可以显著减轻缺血-再灌注后组织损伤的报道越来越多，已有数据表明抗补体治疗可能成为减轻心肌缺血-再灌注损伤的有效治疗手段。

六、启动细胞内源性保护机制

(一)缺血预适应

机体对许多损伤都具有内源性保护机制,缺血预适应(ischemic preconditioning,IPC)就是其中最有效的一种。缺血预适应指组织、器官经反复短暂缺血后,会明显增强对随后较长时间缺血及再灌注损伤的抵抗力的现象。其保护作用具有如下特点:① 有限记忆性:两次缺血之间的时间间隔为 5~10 分钟时具有保护作用,间隔时间过长将丧失记忆性。② 保护作用呈双峰分布,初始阶段从数分钟开始,维持 1~3 小时,延迟阶段可持续数天或更长。③ 非特异性:短暂缺血或模拟缺血的其他处理及药物等,均能诱导保护作用,这就为采用一些非损伤因素模拟短暂缺血而诱导缺血预适应效应提供了可能。如近年有学者采用药物模拟缺血预适应来防治组织缺血-再灌注损伤,即药物预适应(pharmacologic preconditioning),亦收到较好的效果。④ 普遍性:缺血预适应普遍存在于不同种属和不同器官,因而其应用范围广泛,正受到较多学者的关注。但由于缺血事件的不可预知性,使其应用受到一定限制。

已有多种神经内分泌、旁分泌和自分泌因子被认为是预适应早期保护作用的启动剂或中介物,例如腺苷、去甲肾上腺素、缓激肽、血管紧张素 Ⅱ、内皮素等,其中比较有代表性的是腺苷。腺苷是 ATP 分解的代谢产物,心肌缺血时腺苷生成增多并释放入组织间隙。已有大量实验表明,应用外源性腺苷或腺苷受体激动剂能模拟或增强预适应的保护作用;预先应用腺苷受体阻断剂则能消除预适应对细胞的保护;但如在持续缺血后的再灌注期再抑制腺苷的生物活性,则不能改变预适应的保护影响。这些结果提示,预适应时以及持续缺血期腺苷含量升高是启动预适应保护机制的触发因素。

(二)缺血后适应

缺血后适应(ischemic postconditioning)指在缺血后全面恢复再灌注前短暂多次预再灌、停灌处理,可减轻缺血-再灌注损伤。一般是在再灌注前实施 30 秒预再灌、30 秒停灌共 3 个循环的缺血后处理,其保护效应和分子机制均与缺血预处理(1PC)相似,但由于可在缺血发生后实施,临床可控性强,因而具有更好的临床应用价值。

缺血后适应的作用机制与抑制再灌注早期氧自由基的产生、钙超载、mPTP 的开放以及促进 eNOS 的表达有关。此外,缺血后适应还有一个独特的机制——活化再灌注损伤补救激酶(the reperfusion injury salvage kinase,RISK),包括磷酸肌醇-3-激酶(phosphoinositide 3-kinase,PI3K)、蛋白激酶 B(Akt)、细胞外信号调节激酶(extracellular signal-regulated kinase,ERK)、p38 及 c-Jun 氨基末端激酶(c-Jun N-terminal kinase,JNK)等。这些激酶被激活可抑制细胞凋亡,诱导 eNOS、热休克蛋白(heat shock protein,HSP)等产生,从而发挥保护效应。

(买买提祖农·买苏尔)

参 考 文 献

海春旭. 2006. 自由基医学 [M]. 西安:第四军医大学出版社.

姜勇. 2011. 病理生理学 [M]. 北京:高等教育出版社,171-184.

金惠铭,王建枝. 2008. 病理生理学 [M]. 7 版. 北京:人民卫生出版社,141-154.

金惠铭. 2010. 病理生理学 [M]. 上海:复旦大学出版社,80-95.

卢建,余应年,吴其夏,等. 2011. 新编病理生理学 [M]. 3 版. 北京:中国协和医科大学出版社,197-214.

陆再英，钟南山. 2008. 内科学 ［M］. 7 版. 北京：人民卫生出版社，227.

石增立，张建龙. 2010. 病理生理学（案例版）［M］. 2 版. 北京：科学出版社，118-125.

王建枝，殷莲华. 2013. 病理生理学 ［M］. 8 版. 北京：人民卫生出版社，152-163.

张海鹏，吴立玲. 2009. 病理生理学 ［M］. 北京：高等教育出版社，255-266.

第 9 章

休　克

第 1 节　休克的认识及概念

休克是英语"shock"的音译，其原意是"震荡"或"打击"。1743 年法国医师 Le Dran 首次将机体受枪伤而引起的临床危重状态称为休克，并认为休克是由于中枢神经系统功能严重紊乱而导致循环及其他器官衰竭的一种危重状态。此后，这一术语沿用于各种原因引起的休克。休克是临床各科常见的危重病症和战伤主要的死亡原因，由于死亡率高、发病机制尚未完全阐明，一直受到医学界的重视。

对休克的研究已有二百余年的历史。19 世纪 Warren 对休克患者的临床表现描述为：面色苍白或发绀、四肢湿冷、脉搏细速、尿量减少、神志淡漠；随后 Crile 补充了重要体征：低血压。这是从整体水平对休克临床表现的经典描述，至今仍指导着休克的诊断，但这一时期对休克的发病机制并不清楚。在第一次及第二次世界大战期间，由于大量伤员死于休克，迫使人们对休克机制进行了较系统的研究。当时，虽然对创伤性休克时血量减少是否起主导作用的看法不一，但学者们均认为休克是急性循环紊乱所致，而血管运动中枢麻痹引起的小动脉舒张和血压下降是休克发生、发展的关键，并主张使用去甲肾上腺素之类缩血管药物治疗。然而，这一理论并未得到临床实践的普遍支持，使用缩血管升压药后，虽然血压回升，部分休克患者可能获救，但有些患者长时间大剂量应用缩血管药，病情非但没有逆转，甚至反而恶化。其死因多为急性肾衰竭，即所谓"休克肾"（shock kidney）。

20 世纪 60 年代以来，通过大量的实验研究提出了休克的微循环障碍学说，该学说认为各种原因引起的休克，其共同的发病环节是有效循环血量减少，组织、器官微循环灌流严重不足，导致细胞损伤和器官功能障碍。该学说认为，各种不同原因引起休克发病的关键不在于血压降低，而在于血流减少。休克早期，由于代偿，血压可维持正常，但微循环灌流量减少，尤以肾动脉血流量减少最为突出，其机制是交感-肾上腺髓质系统强烈兴奋。根据这一学说，临床上结合补液应用血管舒张药来改善微循环，从而提高了休克患者抢救的成功率。但一度曾因扩容不当，诱发或加重急性肺衰竭，即所谓"休克肺"（shock lung），并成为这一时期休克患者的首要死因。在此期间，Hardway 等则对微循环障碍与弥散性血管内凝血（disseminated intravascular coagulation，DIC）的关系进行了深入研究，提出了休克难治与弥散性血管内凝血有关的概念。

20 世纪 80 年代以来，对休克的研究从低血容量休克转向感染性休克，开始从细胞、亚细胞和分子水平研究休克，发现休克的发生与许多具有促炎或抗炎作用的体液因子有关，相应提出全身炎症反应综合征（system inflammatory response syndrome，SIRS）等新概念，并研究这些体液因子对微循环、细胞和器官功能的影响。越来越多的学者认为，休克是多病因、多发病环节、有多种体液因子参与，以机体循环系统功能紊乱，尤其是微循环功能障碍为主要特征，并可能导致器官衰竭等严重后果的复杂的全身调节紊乱性病理过程。

第 2 节　休克的病因与分类

引起休克的病因很多，分类方法也不一。比较常用的分类方法有：

一、按休克的病因分类

（一）失血与失液性休克

1. 失血　大量失血可引起失血性休克（hemorrhagic shock），见于外伤大出血、胃溃疡出血、食管静脉曲张破裂出血及产后大出血等。休克的发生取决于失血量和失血的速度，一般 15 分钟内失血少于全身总血量的 10％时，机体可通过代偿使血压和组织灌流量保持基本正常；若快速失血超过总血量的 20％左右，即可引起休克；失血超过总血量的 50％，则往往迅速导致死亡。

2. 失液　剧烈的呕吐、腹泻、肠梗阻及大量出汗等伴有大量的体液丢失时，亦可导致有效循环血量的锐减而引起失液性休克。

（二）创伤性休克（traumatic shock）

严重的创伤可引起创伤性休克，常见于多发性骨折、严重挤压伤、战伤、大手术创伤等。休克的发生与失血及剧烈的疼痛刺激有关。

（三）烧伤性休克（burn shock）

大面积的烧伤伴有血浆大量渗出，导致体液丢失、有效循环血量减少，引起烧伤性休克。烧伤性休克的发生与疼痛和低血容量有关，晚期如继发感染可发展为感染性休克。

（四）感染性休克（infectious shock）

严重感染，特别是革兰阴性细菌感染，可引起感染性休克。在革兰阴性细菌感染引起的感染性休克中，细菌内毒素起重要作用。给动物静脉注射内毒素可引起内毒素休克（endotoxic shock）。感染性休克常伴有败血症，故又称为败血症休克（septic shock）。

（五）过敏性休克（anaphylactic shock）

过敏体质者注射某些药物（如青霉素）、血清制剂或疫苗可引起过敏性休克。这种休克属 I 型变态反应，发病机制与 IgE 和抗原在肥大细胞表面结合，引起组胺及缓激肽大量释放入血，导致血管床容量增加和毛细血管通透性增高有关。

（六）心源性休克（cardiogenic shock）

严重的心脏疾病可引起心源性休克，见于大面积急性心肌梗死、急性心炎肌、心脏压塞及严重的心律失常（如室颤）等，其发生与心排血量急剧减少、组织灌流不足有关。

（七）神经源性休克（neurogenic shock）

强烈的神经刺激可导致神经源性休克，常见于剧烈的疼痛、高位脊髓麻醉或损伤等。休克的发生是由于血管运动中枢抑制，导致血管扩张，血管床容积增大，外周阻力降低，回心血量减少，血压下降。

二、按休克发生的始动环节分类

尽管导致休克的原因很多，但通过血容量减少、血管床容积增大和心排血量急剧降低这 3 个起始环节使有效循环血量锐减、组织灌注量减少是休克发生的共同基础（图 9-1）。

据此，可将休克分为以下 3 类：

（一）低血容量性体克（hypovolemic shock）

由于血容量减少而引起的休克称为低血容量性休克，失血是最为常见的原因，亦可见于失液、

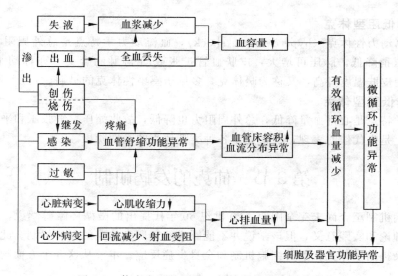

图 9-1　休克发生的原因、起始环节和共同基础

烧伤等。大量体液丧失使血容量急剧减少，静脉回流不足，心排血量减少和血压下降，压力感受器的负反馈调节冲动减弱，引起交感神经兴奋，外周血管收缩，组织灌流量减少。低血容量性休克患者典型的临床表现为"三低一高"，即中心静脉压（central venous pressure，CVP）、心排血量（cardiac output，CO）、动脉血压（blood pressure，BP）降低，而总外周阻力增高。

（二）血管源性休克（vasogenic shock）

由于血管床容量扩大导致有效循环血量相对不足而引起的休克称为血管源性休克，见于过敏性、少部分感染性（革兰阳性菌）及神经源性休克。正常机体的微循环中约有 20% 的毛细血管轮流开放，80% 的毛细血管处于关闭状态，毛细血管中的血量仅占总血量的 6% 左右。当过敏、感染或强烈的神经刺激时，通过内源性或外源性血管活性物质的作用，使小血管特别是腹腔内脏的小血管舒张，血管床容积增大，大量血液淤滞在小血管中，使有效循环血量减少，心排血量减少，血压下降，组织血液灌流不足而发生休克。

（三）心源性休克（cardiogenic shock）

由于急性心泵衰竭使心排血量急剧减少而引起的休克称为心源性休克，其发生可由心脏内部，即心肌源性的原因所致，见于心肌梗死、心肌病、严重的心律失常、瓣膜性心脏病及其他严重心脏病的晚期；也可因非心肌源性，即心脏外部的原因引起，包括压力性或阻塞性的原因使心脏舒张期充盈减少，如急性心脏压塞、张力性气胸，或心脏射血受阻，如肺血管栓塞、肺动脉高压等。但无论是心内还是心外的病变，它们最终均导致心排血量下降，不能维持正常的组织灌流；心排血量减少导致外周血管阻力失调在休克的发生中也起一定的作用。心源性休克如得不到及时、有效地救治，病死率极高。

三、按血流动力学特点分类

休克还可按其血流动力学的特点，即心排血量与外周阻力的关系分为 3 类。

（一）低排高阻型休克

该型亦称低动力性休克（hypodynamic shock），血流动力学特点是心排血量降低，总外周阻力增高，平均动脉压降低可不明显，但脉压明显缩小，皮肤血管收缩，血流减少使皮肤温度降低，又称为冷休克，常见于低血容量性休克和心源性休克。

（二）高排低阻型休克

该型亦称高动力性休克（hyperdynamic shock），血流动力学特点是总外周阻力降低，心排血量增高，血压稍降低，脉压可增大，皮肤血管扩张或动-静脉吻合支（亦称动-静脉短路）开放，血流增多使皮肤温度升高，又称为暖休克，多见于感染性休克的早期。

（三）低排低阻型休克

血流动力学特点是心排血量降低，总外周阻力也降低，故收缩压、舒张压和平均动脉压均明显降低，实际上是失代偿的表现，通常见于各种类型休克的晚期阶段。

第3节　休克的发病机制

休克的发病机制至今尚未完全阐明，20 世纪 60 年代提出的微循环障碍学说，对休克的防治仍具有重要的理论和实践意义，但该学说并不能圆满解释所有休克的发病机制。此后，随着休克的研究进展，又提出了休克发生的细胞机制和全身炎症反应。本节从这 3 个方面阐述休克的发病机制。

一、微循环障碍学说

该学说认为，各种原因引起的休克，共同的发病环节是有效循环血量减少，组织、器官血液灌流严重不足，导致细胞损伤和器官功能障碍。以失血性休克为例，根据微循环的变化，将休克的发展过程大致分为 3 期（图 9-2）。

（一）休克代偿期（微循环缺血性缺氧期）

休克代偿期是休克发展的早期阶段，亦称休克早期。

1. 微循环的改变　休克早期小血管持续收缩或痉挛，尤其是微动脉、后微动脉和毛细血管前括约肌收缩更强烈，使毛细血管前阻力大于后阻力，大量真毛细血管网关闭，真毛细血管网血流量减少，血流减慢，血液通过直捷通路和开放的动-静脉吻合支回流，微循环少灌少流，灌少于流，组织呈现缺血、缺氧状态。

2. 微循环变化的机制

（1）交感神经兴奋与儿茶酚胺的作用：各种致休克因素均可通过不同途径引起交感-肾上腺髓质系统强烈兴奋，儿茶酚胺大量释放。如低血容量性休克、心源性休克时，由于血压降低，通过窦弓反射引起交感-肾上腺髓质系统强烈兴奋；创伤性休克、烧伤性休克时由于疼痛和失血引起交感-肾上腺髓质系统兴奋；感染性休克时内毒素具有强烈拟交感神经的作用。交感-肾上腺髓质系统强烈兴奋，血中儿茶酚胺大量增加，使小血管强烈收缩。然而，各器官对缩血管物质的反应并不相同。皮肤、腹腔内脏的小血管有丰富的交感缩血管纤维支配，α-肾上腺素受体占优势，因此，交感神经兴奋、儿茶酚胺增加使这些部位的血管强烈收缩。由于微动脉和毛细血管前括约肌比微静脉对儿茶酚胺更敏感，故毛细血管前阻力增加比后阻力更显著，大量的真毛细血管网关闭，微循环的灌流量急剧减少。儿茶酚胺作用于肾上腺素 β-受体，使动-静脉吻合支开放，血液通过开放的动-静脉吻合支和直捷通路回流，使营养性血流减少，更加重了组织缺血、缺氧。

（2）其他体液因子的作用：① 血管紧张素 II（angiotensin II，Ang II）：交感神经兴奋和儿茶酚胺增多以及血容量减少均可引起肾素-血管紧张素系统活动增强，Ang II 生成明显增多，Ang II 具有强烈的缩血管作用；② 血管升压素（vasopressin）：有效循环血量减少通过容量感受器反射性引起血管升压素的合成和释放，血管升压素大量增加也可引起内脏小血管的收缩；③ 内皮素（endothelia，ET）：休克时，由于缺血、缺氧、血小板聚集、凝血酶、肾上腺素等因素均可促进血管内皮细胞前内皮素原基因表达、ET 合成和释放增加，可引起血管痉挛，而且高浓度 ET

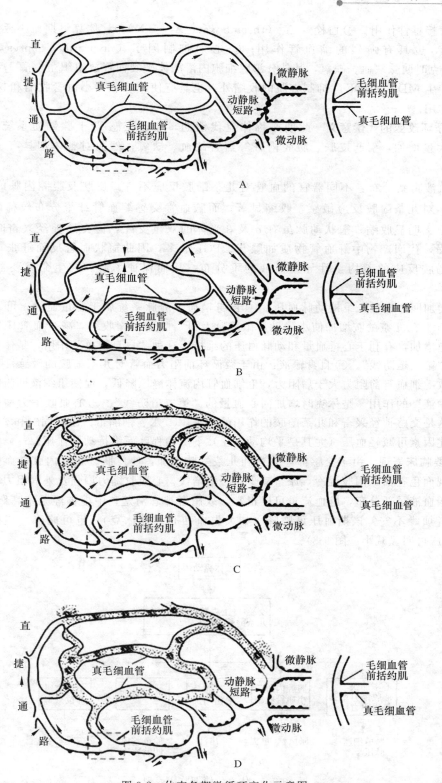

图 9-2 休克各期微循环变化示意图
A. 正常微循环 B. 休克代偿期微循环缺血性缺氧
C. 休克失代偿期微循环淤血性缺氧 D. 休克难治期的微循环血流停滞或 DIC 形成

对心肌有直接毒性作用；④ 血栓素 A_2（thromboxane A_2，TXA_2）：休克早期血小板产生 TXA_2 增多，TXA_2 也具有强烈的缩血管作用；⑤ 心肌抑制因子（myocardial depressant factor，MDF）：休克时胰腺缺血、缺氧，其外分泌腺细胞内溶酶体破裂而释放组织蛋白酶-D，后者分解组织蛋白产生 MDF，MDF 除抑制心肌的收缩外，也具有使腹腔脏器小血管收缩和封闭单核-巨噬细胞的作用。

3. 微循环改变的代偿意义 此期亦称休克代偿期，上述交感-肾上腺髓质系统强烈兴奋，儿茶酚胺大量增加，引起皮肤、腹腔内脏等器官缺血、缺氧，然而对整体却具有一定的代偿意义。

（1）血液重新分布：不同器官的血管对儿茶酚胺反应不一，皮肤及腹腔内脏的血管 α-受体密度高，对儿茶酚胺反应敏感，收缩显著；而脑血管交感缩血管纤维分布较稀疏，α-受体密度较小，无明显收缩；冠状动脉虽有 α-及 β-受体的双重支配，但交感神经兴奋时由于心脏的活动增强，代谢产物中舒血管物质如腺苷、PGI_2 增多，因此冠状血管反而舒张。这种微血管对儿茶酚胺反应的不均一性导致血液的重分布，从而保证了心、脑生命重要器官的血液供应。

（2）增加回心血量，维持动脉血压：① 自身输血：静脉系统属于容量血管，可容纳总血量的 60%～70%。儿茶酚胺增加使小静脉、微静脉及肝、脾储血库收缩，减少血管床容量，使回心血量迅速增加，有利于心排血量和动脉血压的维持。这种"自身输血"作用，是休克时增加回心血量的"第一道防线"。② 自身输液：由于微循环前阻力血管对儿茶酚胺的敏感性比后阻力血管高，导致毛细血管前阻力大于后阻力，毛细血管内流体静压降低，促使组织液回吸收增加，起到"自身输液"的作用，是休克时增加回心血量的"第二道防线"。③ 心肌收缩力增强，外周阻力增加：这是交感神经兴奋和儿茶酚胺的作用的结果。④ 水、钠潴留：由醛固酮和 ADH 增多而引起。上述因素可减轻血压（尤其是平均动脉压）下降的程度而维持动脉血压。

4. 主要临床表现 由于交感神经兴奋和儿茶酚胺增加，使皮肤、腹腔内脏微血管收缩，因而患者出现面色苍白、四肢湿冷，尿量减少；心率增快，心肌收缩力增强及外周阻力增加，脉搏细速；由于血液重新分布，脑血流量可以正常，故患者神志清楚；中枢神经系统高级部位兴奋，可导致患者烦躁不安。该期血压可骤降（如大失血和心源性休克），也可略降，甚至正常（代偿），但脉压可明显减小（图 9-3）。

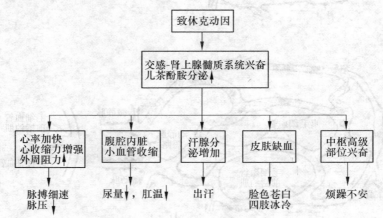

图 9-3 休克代偿期临床表现

此期，若能尽早消除休克的病因，及时补充血容量，解除微血管的痉挛，增加组织血液灌流，可防止休克进一步发展。否则，休克将继续发展进入第二期。

（二）休克可逆性失代偿期（微循环淤血性缺氧期）

休克可逆性失代偿期亦称为休克进展期。

1. 微循环的改变 特征是淤血，微循环的血管自律运动现象首先消失，终末血管床对儿茶酚胺的反应性降低，微动脉、后微动脉和毛细血管前括约肌痉挛减轻，血液大量进入真毛细血管网；同时微静脉端血流缓慢，红细胞、血小板聚集，白细胞黏附、贴壁、嵌塞，血液黏度增加，引起毛细血管后阻力大于前阻力，使微循环灌多流少，灌大于流，血液淤滞，组织呈淤血、缺氧状态。

2. 微循环改变的机制 与长时间微血管收缩和缺血、缺氧、酸中毒及多种体液因子的作用有关。

（1）酸中毒：由于微循环持续的缺血、缺氧，导致无氧酵解产物乳酸堆积，发生酸中毒。酸中毒使微血管平滑肌对儿茶酚胺的反应降低，导致微血管舒张。

（2）组胺（histamine）：休克时，组织缺血、缺氧和酸中毒可刺激肥大细胞释放组胺。组胺可使小动脉、小静脉和毛细血管前括约肌舒张，大量毛细血管开放，并使毛细血管通透性增加，导致微循环血液淤滞，血浆外渗，回心血量减少，血压降低。

（3）激肽（kinin）：休克时，血管内皮受损激活凝血因子 XII，组织受损可释放组织蛋白酶。XIIa 和组织蛋白酶通过激活激肽释放酶系统形成大量的激肽，激肽能扩张微血管，使小静脉收缩，并能使毛细血管通透性增加，造成微循环血流淤滞，血浆外渗。

（4）局部扩血管代谢产物增多：休克时组织缺氧，ATP 分解产物腺苷增多，可引起微血管扩张；细胞分解时释出的 K^+ 增多，ATP 敏感的 K^+ 通道开放，细胞内的 K^+ 外流增加使电压门控性 Ca^{2+} 通道抑制，Ca^{2+} 内流减少，使血管平滑肌的收缩性降低，导致微血管扩张。

（5）内毒素的作用：感染性休克有内毒素血症；其他类型的休克晚期，由于缺血使肠道屏障功能降低，肠道内大肠埃希菌内毒素大量吸收入血。内毒素可以激活巨噬细胞，通过促进 NO（nitric oxide）生成增多等途径引起血管平滑肌舒张，导致持续性的低血压。

（6）内源性阿片肽（endogenous opioid peptide）：内源性阿片肽包括内啡肽（endorphin）和脑啡肽（enkephalin）等。内啡肽广泛存在于脑、交感神经节、肾上腺髓质和消化道，具有降低血压、减少心排血量和减慢心率等心血管效应。休克时，脑组织及血中 β-内啡肽水平显著增加，并与休克严重程度平行，因而通过其扩血管和降压作用而加重微循环淤血。实验证明，用阿片肽受体的阻断剂纳洛酮（naloxone）治疗休克大鼠，能明显恢复血压和提高生存率。

（7）血液流变学改变：休克淤血性缺氧期，血液流速缓慢，加之组胺和激肽的作用使微血管通透性增加，导致血浆外渗，血液浓缩，血液黏度增高，红细胞和血小板易于聚集；血流缓慢使白细胞滚动、贴壁，并在细胞黏附分子（cell adhesion molecules，CAM）介导下黏附于内皮细胞，嵌塞毛细血管或在微静脉黏附贴壁，使血流受阻，毛细血管后阻力增加。黏附并激活的白细胞通过释放氧自由基和溶酶体酶导致血管内皮细胞损伤，进一步引起微循环障碍和组织损伤。

3. 微循环改变的后果 此期，由于微循环淤血，毛细血管流体静压升高，组胺、激肽等作用使毛细血管通透性增高，此时"自身输液"停止，反而血浆大量外渗，引起血液浓缩，血液黏度升高，血液流速更加缓慢，淤血进一步加重。静脉系统容量血管扩张，血管床容积增大，使回心血量减少，"自身输血"丧失。微循环的淤血和血浆外渗，使循环血量锐减，回心血量进一步减少，心排血量和动脉血压进行性下降。此时，交感-肾上腺髓质系统更为兴奋，组织血液灌流更为减少，组织缺氧更趋严重，形成恶性循环，使休克进一步恶化。

4. 主要临床表现 由于循环血量和回心血量减少，心排血量下降，因而使动脉血压进行性降低；由于脑供血不足，患者出现神志淡漠甚至昏迷；冠状动脉供血不足使心搏无力，心音低钝，脉搏细速；肾血流严重不足，出现少尿甚至无尿；皮肤淤血、缺氧，出现发绀或花斑。

休克淤血性缺氧期是机体由代偿逐渐发展为失代偿的过程，失代偿初期经积极抢救仍可使休克逆转，否则，休克持续发展将进入微循环衰竭期。

（三）休克不可逆期（难治期或微循环衰竭期）

休克不可逆期亦称休克晚期。

1. 微循环的改变 此期微循环血流淤滞更加严重，微血管麻痹，对血管活性物质失去反应，微血管舒张，血液淤滞，红细胞聚集，可有大量的微血栓形成，并可阻塞血管，导致微循环血流停止，不灌不流，后期可见微血管出血。

2. 微循环改变的机制

（1）微血管反应性显著下降：严重缺氧、酸中毒使微血管丧失了对缩血管物质的反应性，导致微血管麻痹、扩张，加上微血管壁通透性升高，使血浆大量外渗，血液浓缩，血液淤滞，血流缓慢。

（2）DIC 的发生：血栓形成将阻塞血流，加重微循环障碍。休克晚期发生 DIC 的机制是：① 微循环淤血，血浆外渗，使血液浓缩，血流缓慢，血液黏度升高，红细胞和血小板易于聚集而形成微血栓；② 严重缺氧、酸中毒及内毒素的作用使内皮细胞受损，激活凝血因子Ⅻ，启动内源性凝血系统，同时血管内皮的抗凝功能降低；③ 严重组织损伤可释放大量组织因子入血，感染性休克时内毒素可直接刺激单核-巨噬细胞和血管内皮细胞表达、释放组织因子，启动外源性凝血系统。

但应当指出，并非所有休克患者都一定发生 DIC，也就是说 DIC 并非是休克的必经时期。

3. 主要临床表现

（1）循环衰竭：动脉血压进行性下降，给升压药难以恢复；脉搏细速，中心静脉压降低，静脉塌陷，出现循环衰竭，可致患者死亡。

（2）毛细血管无复流（no reflow）现象：休克晚期即使大量输血、补液，血压回升，有时仍不能恢复毛细血管血流，称为无复流现象。白细胞黏着和嵌塞、毛细血管内皮肿胀和并发 DIC 微血栓堵塞管腔等是毛细血管灌流不易恢复和导致休克难治的重要原因之一。

（3）重要器官功能障碍或衰竭：休克晚期由于微循环淤血不断加重和 DIC 的发生，使组织、器官微循环灌流量严重不足，细胞受损乃至死亡，造成重要器官包括心、脑、肺、肾、肠等脏器功能障碍或衰竭，临床上出现相应器官衰竭的表现（图 9-4）。

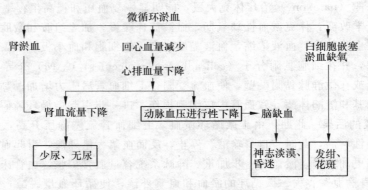

图 9-4　休克不可逆期临床表现

4. 休克难治的机制 休克一旦进入微循环衰竭期，将会给临床治疗造成极大的困难，故称为休克难治期或不可逆期。目前认为休克难治的原因如下。

（1）DIC 形成：休克一旦发生 DIC，将对微循环和各器官功能造成更为严重的损害，使病情恶化。这是因为：① 大量微血栓形成阻塞了微循环通路，加重微循环障碍并使回心血量锐减；

②凝血与纤溶过程的产物增加微血管的通透性，加重微血管舒缩功能的紊乱；③出血导致循环血量进一步减少；④器官栓塞、梗死，加重器官衰竭。

（2）重要器官的衰竭：除微循环紊乱使重要器官严重缺血、缺氧而发生衰竭外，还与全身失控性炎症反应有关。肠道严重的缺血、缺氧，使其屏障和免疫功能降低，内毒素及肠道细菌入血，激活炎细胞表达、释放大量的炎症介质，引起全身炎症反应综合征，导致多器官功能障碍或衰竭。

休克发生、发展的微循环机制如图 9-5 所示。

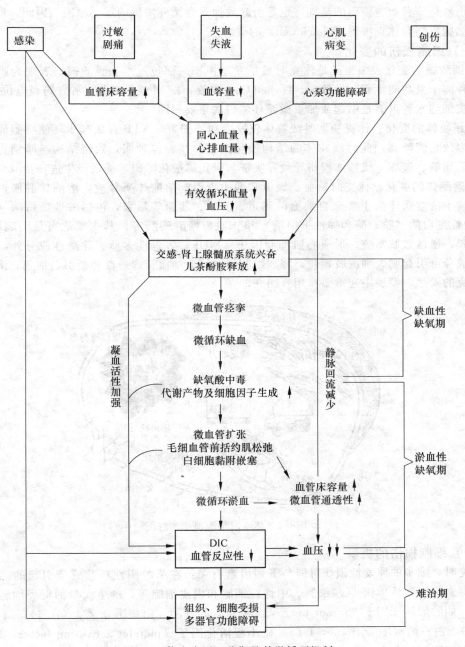

图 9-5　休克病因、分期及其微循环机制

二、细胞机制

微循环障碍学说认为，休克时的细胞损伤是继发于微循环障碍所致的缺血、缺氧，但研究发现，单纯缺氧或局部急性循环障碍而未发生休克时，细胞的形态变化与休克时并不相同。休克时细胞的功能障碍可发生在血压降低之前；器官微循环灌流恢复后，器官的功能并不一定恢复；促进细胞代谢的药物可以改善微循环，具有抗休克作用。以上说明休克时的细胞损伤单用缺氧解释是不够的，某些休克的动因特别是内毒素可以直接损伤细胞。细胞作为一个形态功能单位，其原发性损伤既是器官功能障碍的基础，也是引起或加重微循环障碍的重要原因。因此，提出了休克发生的细胞机制和休克细胞（shock cell）的概念。

（一）细胞损伤的变化

1. 细胞膜的变化　细胞膜是休克时最早发生损伤的部位，细胞膜的损伤表现为膜通透性增高，各种离子泵功能障碍，导致水、Na^+ 和 Ca^{2+} 内流，K^+ 外流，细胞水肿，跨膜电位明显降低。血管内皮细胞水肿可能是引起或加重微循环障碍的重要原因。

2. 线粒体的变化　休克初期时线粒体仅发生功能损害，ATP 合成减少，使细胞能量生成严重不足以致功能障碍。此后线粒体的结构发生改变，线粒体肿胀，致密结构与嵴消失，钙盐沉积，最后崩解、破坏。线粒体损伤导致呼吸链与氧化磷酸化障碍，能量产生进一步减少。

3. 溶酶体的变化　休克时缺血、缺氧和酸中毒引起溶酶体酶释放，溶酶体肿胀，有空泡形成。血浆中的溶酶体酶主要来自缺血的肠道、肝脏、胰腺等器官，包括酸性蛋白酶（组织蛋白酶）、中性蛋白酶（胶原酶和弹性蛋白酶）和 β-葡萄糖醛酸酶等，其主要危害是引起细胞自溶，消化基膜，激活激肽系统，形成心肌抑制因子（MDF）等毒性多肽。除酶性成分外，溶酶体的非酶性成分可引起肥大细胞脱颗粒、释放组胺，增加毛细血管通透性和吸引白细胞。溶酶体的变化在休克的发生、发展中起重要作用（图 9-6）。

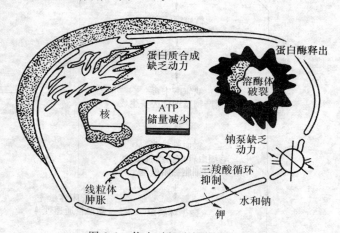

图 9-6　休克时细胞损伤示意图

（二）细胞损伤的机制

休克时，细胞的原发性损伤可能与下列因素有关：在革兰阴性杆菌感染引起的感染性休克中，内毒素可以激活单核-巨噬细胞、中性粒细胞和内皮细胞等，产生大量的促炎细胞因子和炎症介质，如肿瘤坏死因子（tumor necrosis factor，TNFα）、白细胞介素-1（IL-1）、白细胞介素-6（IL-6）、白三烯（leukotriene，LT）、血小板活化因子（platelet activating factor，PAF）等。这些促炎细胞因子和炎症介质可以造成细胞损伤，甚至引起细胞死亡。

某些休克的动因如内毒素可以激活单核-巨噬细胞、中性粒细胞和内皮细胞等，产生大量的氧自由基。自由基通过脂质过氧化损伤细胞膜结构、抑制蛋白质功能、破坏核酸及染色体，引起细胞死亡。

休克时 ATP 生成减少，消耗过多，细胞能量不足，一方面使细胞膜离子泵功能发生障碍，钠、水内流导致细胞水肿，细胞内 Ca^{2+} 超载；另一方面抑制腺苷酸环化酶，cAMP 生成减少，使细胞对某些内分泌激素反应降低，影响细胞代谢，造成细胞损伤，最终可导致细胞死亡。

休克时细胞死亡的主要形式是坏死，但近年来的研究表明，细胞死亡也可由细胞凋亡增加所致。休克时氧化应激、钙稳态失衡以及线粒体损伤，均可激活凋亡相关基因，导致细胞凋亡。细胞凋亡既是细胞损伤的一种表现，也是重要器官衰竭的基础之一。

三、全身炎症反应

各种致休克因子（包括感染与非感染因子）作用于机体时，都会直接或间接地引起组织细胞损伤。活体组织对损伤的一系列反应中突出的表现之一是炎症反应，如果炎症失控、炎症介质泛溢，可发展为全身炎症反应综合征（systemic inflammatory response syndrome，SIRS），导致组织、细胞损伤和休克发生。

SIRS 是多种细胞、多种因子参与的复杂炎症反应，参与炎症调节的有激素、多种体液因子（包括促炎或抗炎介质）以及细胞黏附分子，它们之间相互促进或相互拮抗，共同构成复杂的调控网络，控制炎症细胞的激活及其在炎症反应中的作用，与炎症的启动、放大和反应过程密切相关。SIRS 发病机制与下列因素有关：

（一）炎细胞激活

炎症启动的特征是炎细胞的激活。机体在感染性或非感染性因素（如严重出血、创伤、大手术、烧伤、胰腺炎、免疫性器官损伤等）作用下，导致大量炎细胞（包括单核-巨噬细胞、中性粒细胞、嗜酸粒细胞以及参与炎症反应的血小板和内皮细胞等）激活。炎细胞激活后的共同变化为：① 细胞变形；② 细胞表面表达大量黏附分子或黏附分子激活，中性粒细胞和单核细胞在黏附分子介导下，历经沿血管内皮滚动-与内皮细胞黏附-穿出血管的过程，向炎症部位浸润；③ 分泌大量炎症介质、促炎细胞因子、溶酶体酶等。

炎细胞激活后产生的多种促炎细胞因子可导致炎细胞进一步激活，形成炎症瀑布，使炎症反应不断放大。

（二）促炎介质泛溢

由于炎症细胞的大量激活并突破了本身产生介质的自限作用，通过自我持续放大的级联反应，产生大量促炎介质（proinflammatory mediators），如 TNFα、IL-1、IL-2、IL-6、IL-8、IFN（interferon）、LT（leukotriene）、PAF（platelet activating factor）、TXA_2（thromboxane A_2）、氧自由基、溶酶体酶和血浆源性炎症介质等。这些促炎介质进入循环后，直接损伤血管内皮细胞，使微血管壁通透性升高和血栓形成，导致微循环发生障碍，并可引起远隔器官的损伤。

（三）抗炎介质产生失控

炎症细胞既能产生促炎介质，也能生成抗炎介质（anti-inflammatory mediators）。在 SIRS 发展过程中，随促炎介质的增多，内源性的抗炎介质，如 IL-4、IL-10、IL-13、前列腺素 E2（prostaglandin E2，PGE2）、依前列醇 [前列环素（prostacyclin，PGI2）]、脂氧素（lipoxin）、NO、膜联蛋白-1（annexin-1）、可溶性 TNF-α 受体和内源性 IL-1 受体拮抗剂等，也产生增多。适量的抗炎介质有助于控制炎症，恢复内环境稳定，但抗炎介质过多，可引起代偿性抗炎反应综合征（compensatory anti-inflammatory response syndrome，CARS），导致免疫功能抑制、增加对感染的易感性。

（四）促炎-抗炎介质平衡失调

当感染与非感染因子作用于机体后，既可产生促炎介质，又可产生抗炎介质。促炎介质与抗炎介质在一定水平上的平衡有助于控制炎症，维持机体的稳态。当炎症加重时，两种介质大量产生，引起 SIRS 和 CARS。当 SIRS 占优势时，可导致细胞死亡和器官功能障碍；CARS 占优势时，将导致免疫功能抑制，增加机体的感染易感性。SIRS 和 CARS 同时并存又相互加强，则会导致更为严重的炎症反应和免疫功能紊乱，对机体产生更严重的损伤，称为混合性拮抗反应综合征（mixed antagonist response syndrome，MARS）。SIRS、CARS 和 MARS 可能是严重创伤、感染引起休克的重要原因。

第 4 节　休克时细胞代谢障碍与器官功能的变化

一、细胞代谢障碍

（一）物质代谢的变化

由于微循环障碍，组织缺血、缺氧，细胞内最早发生的代谢变化是优先利用脂肪酸供能转化为优先利用葡萄糖供能，而且葡萄糖分解所产生的丙酮酸，也因缺氧不能充分地循正常代谢途径氧化成 CO_2 和水，而是转变成乳酸。有氧氧化减弱，使 ATP 生成显著减少；糖酵解过程增强，乳酸生成显著增多；脂肪分解增强，使血中游离脂肪酸和酮体增多；蛋白质分解增强，合成减少，导致血清尿素氮增高，尿素氮排泄增多，出现负氮平衡等。

（二）能量不足

由于 ATP 生成减少，使细胞膜钠泵（Na^+-K^+-ATP 酶）和钙泵（Ca^{2+}-Mg^{2+}-ATP 酶）运转失灵，导致细胞内、外的离子分布异常，细胞内 Na^+ 增多，引发细胞水肿；细胞外 K^+ 增高，使细胞跨膜电位降低；细胞内 Ca^{2+} 增多，导致钙超载和细胞死亡。

（三）酸碱平衡紊乱

休克时细胞缺氧使无氧酵解增强，乳酸产生增多，同时肝脏又不能将其摄取转化为葡萄糖，以及肾缺血并发肾功能障碍使肾排酸保碱功能降低，可发生代谢性酸中毒。休克早期由于创伤、出血、感染等刺激引起呼吸加快，使 CO_2 排出过多，可发生呼吸性碱中毒。休克晚期可发生休克肺，如并发严重的通气障碍，则可发生呼吸性酸中毒。

二、器官功能的变化

（一）肾功能的变化

休克时肾脏是最易受损的器官之一，休克患者常发生急性肾衰竭，临床表现为少尿或无尿、氮质血症、高钾血症和代谢性酸中毒。

休克初期发生的急性肾衰竭，以肾血液灌流不足、肾小球滤过率减少为主要原因。在肾缺血不久，肾小管上皮尚未发生坏死，及时恢复肾血液灌流，肾功能即刻恢复，故称为功能性肾衰竭（functional renal failure）。若休克时间过长，则持续性肾缺血及肾毒素的作用可引起肾小管坏死，导致器质性肾衰竭（parenchymal renal failure），此时即使通过治疗恢复了肾血液灌流量，也难以使肾功能在短期内恢复正常，只有在肾小管上皮修复再生后，肾功能才能恢复正常。

（二）肺功能的变化

休克早期，休克动因如创伤、出血、感染等刺激使呼吸中枢兴奋，呼吸加快，通气过度，可出现低碳酸血症和呼吸性碱中毒。休克进一步发展时，交感神经的兴奋、儿茶酚胺增多及其他缩血管物质的作用使肺循环血管阻力升高。肺血管总阻力虽然增加，但肺各部血管阻力的增加并不一致，加上 5-羟色胺使终末气道强烈收缩引起的部分肺泡不张，导致肺泡通气/血流比例失调和动脉血氧分压降低。氧分压降低可反射性引起呼吸增强。

休克晚期肺损伤更为严重，可发展为急性呼吸衰竭。严重休克患者晚期，经复苏治疗在脉搏、血压和尿量都平稳以后，仍可发生急性呼吸衰竭。此时，肺部主要病理变化是肺间质和肺泡水肿、充血、出血，局限性肺不张，肺内毛细血管内微血栓形成和肺泡内透明膜形成。具有这些病理特征的肺称为休克肺（shock lung）。由于肺部这些病理变化，将发生严重的肺泡通气与血流比例失调和弥散障碍，导致患者发生急性呼吸衰竭，临床上主要表现为进行性呼吸困难、发绀、肺部啰音、动脉血氧分压显著降低等。休克肺的病理变化及其所引起的急性呼吸衰竭，也可见于严重的创伤、感染、烧伤、急性出血性胰腺炎、氧中毒等疾病时，因而近年来把这种情况称为急性呼吸窘迫综合征（acute respiratory distress syndrome，ARDS），其共同的发病环节是急性弥漫性肺泡-毛细血管膜损伤。

休克时 ARDS 的发病机制可能与下列因素有关：① 中性粒细胞激活：大量的中性粒细胞在趋化因子（如 TNF-α、IL-8、LPS、C_{5a}、LTB_1、TXA_2、PAF、FDP 等）的作用下聚集于肺，并黏附于肺-毛细血管内皮，释放氧自由基、蛋白酶和炎症介质等，损伤肺泡上皮及毛细血管内皮细胞，使肺泡-毛细血管膜通透性增高，发生肺水肿。② 肺内 DIC 形成：休克晚期微循环障碍，血管内皮损伤和中性粒细胞及肺组织释放的促凝物质导致血管内凝血。微血栓形成不仅通过阻断血流加重肺损伤，还可通过形成纤维蛋白降解产物及释放 TXA_2 等进一步使肺血管通透性增高。③ 血管活性物质的作用：儿茶酚胺使肺血管收缩，5-羟色胺、组胺和激肽等使肺血管收缩并使肺微血管壁通透性增强；5-羟色胺还能使终末气道收缩，导致肺不张。④ 肺泡表面活性物质减少：Ⅱ型肺泡上皮受损使表面活性物质生成减少，肺水肿使肺泡表面活性物质破坏增多，肺泡表面活性物质减少使肺泡易发生萎陷而导致肺不张。

（三）心功能的变化

除心源性休克伴有原发性心功能障碍外，其他类型休克（非心源性休克）早期，由于机体的代偿作用能保证冠状动脉血液供应，因而心泵功能一般不受严重影响。随着休克的发展，可发生心功能障碍，甚至导致急性心力衰竭。休克持续时间越久，心功能障碍也越严重。

非心源性休克发生心功能障碍的机制：① 冠状动脉血流量减少：休克时血压下降及心率过快引起的心室舒张期缩短，可使冠状动脉血液灌注量减少，引起心肌缺血；同时交感-肾上腺髓质兴奋引起的心率增快和心肌收缩力增强，使心肌的耗氧量增加，更加重了心肌的缺氧。② 酸中毒及高钾血症使心肌收缩力减弱。③ 心肌抑制因子可抑制心肌收缩力。④ 心肌内 DIC 使心肌受损。⑤ 细菌毒素，特别是革兰阴性细菌内毒素，通过内源性介质，引起心功能抑制。

（四）脑功能的变化

休克早期，由于血液重新分配和脑血流的自身调节，保证了脑的血液供应，除因应激引起的烦躁不安外，无明显的脑功能障碍。随着休克的发展，动脉血压严重降低及脑内 DIC 形成使脑血液循环障碍，导致脑供血不足，脑组织缺血、缺氧发生一系列神经功能损害，患者出现神志淡漠，甚至昏迷。缺血、缺氧还可使微血管壁的通透性增高，引起脑水肿和颅内压增高，严重者形成脑疝，压迫延髓生命中枢，可导致患者死亡。

（五）胃肠道功能的变化

休克时胃肠道功能的变化主要有胃黏膜损害、肠缺血和应激性溃疡（stress ulcer），临床表现为腹痛、消化不良、呕血和黑粪等。

休克早期就有腹腔内脏血管收缩，可导致胃肠道血流量减少。胃肠道缺血、缺氧、淤血和DIC 形成，导致肠黏膜变性、坏死、糜烂，形成应激性溃疡。在很多急性创伤、脑外伤和大面积烧伤患者中，内镜证实有急性糜烂性胃炎或应激性溃疡存在。应激性溃疡多发生在胃近端，溃疡形成与消化液反流引起自身消化及缺血-再灌注损伤有关；病变早期只有黏膜表层损伤，如损伤穿透黏膜下层甚至破坏血管，可引起溃疡出血。

感染常是导致胃黏膜损伤的重要因素，肠道细菌大量繁殖加上长期静脉高营养，没有食物经消化道进入体内，引起胃肠黏膜萎缩，屏障功能减弱，大量内毒素甚至细菌由肠道经门静脉系统入血。消化道功能紊乱是休克晚期发生肠源性败血症的主要原因之一。

（六）肝功能的变化

休克时常有肝功能障碍，主要表现为黄疸和肝功能不全，与肝脏的解剖部位和组织学特征有关。由肠道移位、吸收入血的细菌、毒素，首当其冲地作用于肝脏。肝脏的巨噬细胞，即Kupffer细胞，占全身组织巨噬细胞的 $80\% \sim 90\%$，它们与肝细胞直接接触。受到来自肠道的LPS的作用，Kupffer细胞比其他部位的巨噬细胞更容易活化。Kupffer细胞活化，既可分泌 IL-8、表达组织因子等，引起中性粒细胞黏附和微血栓形成，导致微循环障碍；亦可分泌 TNFα，产生 NO，释放氧自由基等，直接损伤紧邻的肝细胞。此外，肝脏富含嘌呤氧化酶，容易发生缺血-再灌注损伤。

由于肝代谢功能的代偿能力较强，因此有时虽有肝的形态改变，生化指标仍可正常，肝功能障碍常不能及时为临床常规检验所发现，肝性脑病的发生率并不高。有人提出，休克时肝线粒体功能障碍导致氧化磷酸化障碍和能量产生减少，从而认为更应从肝细胞能量代谢障碍的角度来探索肝功能障碍的发生。

第5节　休克防治的病理生理学基础

应在去除病因的前提下采取综合措施防治休克，以支持生命器官的血液灌流和防止细胞损害。

一、病因学防治

积极防治引起休克的原发病，去除休克的原始动因，如止血、镇痛；控制感染，及时扩创，防止和治疗败血症，正确、及时使用有效的抗生素。

二、发病学治疗

（一）补充血容量

各型休克都存在有效循环血量的绝对或相对不足，最终都会导致组织灌流量减少。除心源性休克外，补充血容量是提高心排血量和改善组织灌流的根本措施，要及时补给。

补充血容量时，要根据休克的类型、时期并参考血液流变学紊乱情况，选择全血、胶体或晶体溶液，同时要考虑输血和输液的比例以纠正血液浓缩、黏度增高等变化，将血细胞压积控制在 $35\% \sim 45\%$ 的范围较为适宜。

临床上补液的原则是"需多少，补多少"。在低血容量性休克Ⅱ期，微循环淤血，血浆外渗，补液的量应该大于失液量。感染性休克和过敏性休克时血管床容量扩大，虽然无明显失液，但有效循环血量也显著减少，也应该尽早补给血容量。但应该注意补充血容量不要超量输液，否则输液过多、过快将会导致肺水肿，诱发心力衰竭，甚至造成水中毒。

动态地观察静脉充盈程度、尿量、血压和脉搏等指标，可作为监护输液量多少的参考指标。动态地监测中心静脉压（central venous pressure，CVP）和肺小动脉楔入压（pulmonary artery wedge pressure，PAWP）可更精确地指导输液：CVP 和 PAWP 超过正常，说明补液过多或伴有心功能不全；反之，CVP 和 PAWP 低于正常，说明血容量不足，可继续补液。一般将 CVP

控制在 1.18kPa（12cmH$_2$O）以下，PAWP 控制在 1.33kPa（10mmHg）左右。

（二）纠正酸中毒

休克时缺血、缺氧，必然导致乳酸酸中毒。酸中毒加重微循环障碍、促发 DIC、引发高钾血症和抑制心肌收缩力，故必须纠正酸中毒。临床上可根据酸中毒的程度及时补充碱性药物。

（三）合理应用血管活性药

血管活性药物分为缩血管药物和扩血管药物。选用血管活性药物的目的是提高组织微循环的灌流量，不能单纯追求升高血压而过长时间大量应用血管收缩药，导致微循环的灌流量明显下降。血管活性药必须在纠正酸中毒的基础上应用。

扩血管药物应用是基于对休克微循环障碍的认识，因为能解除小血管和微血管的痉挛，从而改善微循环的灌流和增加回心血量，适用于低血容量性休克、高阻力型感染性休克和心源性休克。我国学者应用大剂量阿托品、东莨菪碱、山莨菪碱（654-2）等扩血管药物治疗休克，获得了较好的临床效果。扩血管药物可以使血压出现一过性降低，因此必须在充分扩容的基础上应用。

因缩血管药物能增强微血管的痉挛，进一步减少微循环的灌流量，故临床上不主张在各型休克中长期、大量应用。但缩血管药物应用仍有其适应证：① 血压过低而又不能立刻补液时，可用缩血管药物来暂时提高血压以维持心、脑的血液供应；② 对低阻力型感染性休克和心源性休克，缩血管药物也有疗效；③ 对过敏性休克和神经源性休克，缩血管药物疗效良好，可作为首选药物。

（四）细胞保护剂的使用

休克时细胞的损伤既可继发于微循环障碍后的缺血、缺氧，也可由休克的动因直接引起。改善微循环是防止细胞损伤的措施之一，此外尚可应用细胞保护剂。

临床应用肾上腺皮质激素治疗败血症及败血症休克有一定疗效，以往有人认为是由于肾上腺皮质激素有稳膜作用；目前认为，更有可能与糖皮质激素可上调抑制性 κB（inhibitory κB）水平，阻断核因子 κB（nuclear factor kappa B，NFκB）核移位，从而抑制细胞因子的合成和表达有关。山莨菪碱也是一种很好的细胞保护剂，其作用在于它能提高细胞对缺血、缺氧的耐受性，稳定细胞膜结构。

（五）拮抗体液因子

多种体液因子在休克的发生、发展中起重要作用，理论上可以通过抑制体液因子产生和阻断其作用，具有很好的抗休克效果，如卡托普利（captopril）抑制血管紧张素 II 生成，抑肽酶减少激肽的生成，纳洛酮拮抗内啡肽的作用，苯海拉明拮抗组胺的作用等。但在实践中发现，休克时体液因子繁多，临床上不可能应用多种拮抗剂来对抗其作用，因此必须了解体液因子产生和相互间作用的规律，探讨对多种因子产生抑制作用或拮抗主要因子作用的药物，才能有效地发挥抗休克作用。目前发现糖皮质激素能抑制核转录因子-κB 的活化，从而抑制多种细胞因子和炎症介质的产生；TNF-α 可能是感染性休克的关键介质，应用 TNF-α 单克隆抗体对感染性休克具有较好的疗效。

（六）防治器官功能障碍与衰竭

MODS 的防治必须在去除病因的前提下进行综合治疗，最大限度地保护各器官、系统的功能，切断可能存在的恶性循环。如一旦发生多器官功能障碍综合征，除一般的治疗外，应针对不同器官功能障碍应用不同治疗措施，如出现 ARDS 时，则正压给氧，改善呼吸功能；如出现急性心力衰竭时，要减少或停止输液，给予强心、利尿，并适当降低心脏前、后负荷；如出现肾衰竭时，应尽早采用利尿和透析等措施，防止出现多系统、器官衰竭。

三、支持与保护疗法

对一般患者应作营养支持，确保热量平衡，对危重患者则应作代谢支持，确保正氮平衡。

针对体内出现的高代谢状态，应提高患者蛋白质和氨基酸摄入量，提高缬氨酸等支链氨基酸的比例。其治疗机制主要是增加血中支链氨基酸浓度，促使肝脏利用几种氨基酸混合物合成蛋白质，并借支链氨基酸与芳香族氨基酸、含硫氨基酸间的竞争，减少芳香族氨基酸和含硫氨基酸对器官的损害。

为维持和保护肠黏膜的屏障功能，患者应缩短禁食时间，鼓励尽可能及早经口摄食。

（孙　湛）

参 考 文 献

陈主初. 2005. 病理生理学［M］. 北京：人民卫生出版社，261-279.

金惠铭. 2011. 病理生理学［M］. 7 版. 北京：人民卫生出版社，199-217.

石增立，张建龙. 2010. 病理生理学（案例版）［M］. 2 版. 北京：科学出版社，108-116.

吴立玲. 2008. 病理生理学［M］. 北京：北京大学医学出版社，202-219.

第10章
弥散性血管内凝血

第1节 概　述

血液在心血管系统内循环流动，是确保机体正常生命活动最基本的条件。正常机体存在着复杂的调节机制，使凝血和抗凝血功能处于动态平衡状态。当机体由于某种原因而导致出血时，可先后启动外源性凝血系统和内源性凝血系统，同时血管痉挛，血小板激活、黏附、聚集于损伤血管的基底膜，并在局部引起血液凝固，最终形成纤维蛋白凝块，而产生止血作用。凝血系统激活的同时，抗凝血系统和纤溶系统也被激活。抗凝系统的激活，可防止凝血过程的扩散。纤溶系统的激活则有利于局部血流的再通，以保证血液的供应。这样一来，既可达到局部止血的作用，又可防止凝血过程的扩大，保证正常的血液循环。可见正常机体的凝血、抗凝血、纤溶系统之间，处于动态的平衡。此外，血管内皮细胞及血小板等在维持这一平衡中也具有重要作用。一般情况下，血液凝固包括：① 血管挛缩；② 血小板激活、黏附、聚集；③ 内、外源性凝血系统激活；④ 纤维蛋白凝块形成；⑤ 凝血块降解。

当正常机体的凝血、抗凝血、纤溶系统之间的动态平衡过程被破坏，可造成一系列出血性或血栓性疾病过程，其中，多种病因可引起凝血过程在血管内异常启动，导致微血管内广泛微血栓形成，以此为基本特征的病理过程被称为弥散性血管内凝血（disseminated intravascular coagulation，DIC）。重症 DIC 可引起循环功能的严重障碍，直至威胁患者的生命。

在介绍弥散性血管内凝血以前，先回顾一下正常凝血和抗凝过程。

一、机体的止血、凝血功能

（一）血管收缩的止血功能

小血管损伤时，因损伤性刺激反射性引起血管收缩，还有损伤处的血管内皮细胞以及黏附于损伤处的血小板释放一些缩血管物质，如 5-羟色胺、血栓素 A_2（thromboxane A_2，TXA_2）、内皮素等，也可使血管收缩。血管收缩一方面可以使血流减慢，减少失血；另一方面可以使促凝血因子和活化的血小板聚集在损伤部位，利于凝血块的形成。同时损伤血管释放的组织因子（tissue factor，TF）启动凝血过程。

（二）凝血系统及其功能

凝血系统包括外源性凝血系统和内源性凝血系统，主要由多种凝血因子组成。所谓凝血因子指血浆和组织中直接参与凝血过程的各种物质，多数凝血因子是在肝脏合成，并以酶原的形式存在于血浆中。凝血因子包括凝血因子 Ⅰ（FⅠ）、Ⅱ（FⅡ）、Ⅲ（FⅢ）、Ca^{2+}（曾称为 FⅣ）、Ⅴ（FⅤ）、Ⅶ（FⅦ）、Ⅷ（FⅧ）、Ⅸ（FⅨ）、Ⅹ（FⅩ）、Ⅺ（FⅪ）、Ⅻ（FⅫ）、ⅩⅢ（FⅩⅢ）。其中 FⅢ 也称组织因子，来源于组织细胞。

目前认为，在启动凝血过程中起主要作用的是外源性凝血系统的激活。外源性凝血系统的激活是从组织因子的释放开始的。组织因子是由 263 个氨基酸残基构成的跨膜糖蛋白。血管外层的平滑肌细胞、成纤维细胞、周细胞、星形细胞、足状突细胞等不与血液直接接触的组织细胞，可恒定表达 TF，一旦血管壁损伤，则可启动凝血系统产生止血作用。但是，与血浆直接接触的血管内皮细胞，血液中的单核细胞、中性粒细胞，以及有可能接触血液的组织巨噬细胞等，正常情况下并不表达 TF。因此，虽然血液中可能有少量激活的凝血因子Ⅶ（Ⅶa），但正常时，由于血管内没有 TF 释放，凝血过程则不能启动。

血液中的凝血因子Ⅶ，其分子中含有 Ca^{2+} 结合氨基酸：γ-羧基谷氨酸（γ-carboxyglutamic acid，Gla），因此可结合数个 Ca^{2+}。一旦组织因子释放，则可通过 Ca^{2+} 形成 TF-Ca^{2+}-Ⅶ复合物，FⅦ则被激活为 FⅦa，于是外源性凝血系统被激活，从而启动凝血过程。

TF-Ⅶa 可激活 FⅩ，FⅩa 与 FⅤa、PL-Ca^{2+} 形成凝血酶原激活物，使凝血酶原转变为凝血酶，凝血酶降解纤维蛋白原产生纤维蛋白单体，纤维蛋白单体相互聚合，最终形成不溶于水的交联纤维蛋白多聚体；凝血酶还可使血小板活化，从而启动凝血过程。TF-Ⅶa 除激活 FⅩ 以外，还可激活 FⅨ，FⅨa 与 FⅧa、PL-Ca^{2+} 形成 Ⅹ 因子激活物，从而产生更多的凝血酶，起放大效应。可见，内源性凝血系统和外源性凝血系统并不是截然分开的，而是互相联系的（图 10-1）。

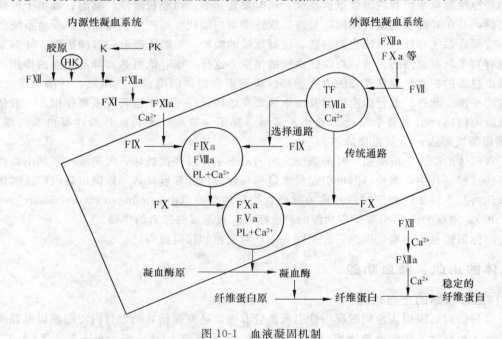

图 10-1　血液凝固机制

TF：组织因子；PK：激肽释放酶原；K：激肽释放酶；PL：细胞膜磷脂；
HK：高分子激肽原；○：分子复合物；□：细胞膜磷脂相活化反应

（三）血小板在凝血中的作用

血小板通过其活化、黏附、释放、收缩一系列功能直接参与凝血过程。

当外伤等原因导致血管内皮细胞损伤，暴露出基底膜胶原后，血小板膜上的糖蛋白 GPⅠb/Ⅸ 通过血管性假血友病因子（von Willebrand factor，vWF）与胶原结合，使血小板黏附。血小板膜糖蛋白与 vWF 因子或纤维蛋白原结合过程中需要 Ca^{2+} 的参与。蛋白激酶 C 抑制剂可抑制黏附反应。

胶原、凝血酶、ADP、肾上腺素、TXA_2、PAF 等可作为血小板的激活剂与血小板表面的相应受体结合，使血小板活化。不同激活剂激活血小板的途径可能不同，例如 TXA_2、凝血酶等，可通过 G 蛋白介导激活磷脂酶 C，分解质膜中的磷脂酰肌醇-4,5-二磷酸（PIP_2），生成二酰甘油（DG）及三磷酸肌醇（IP_3）；其中 IP_3 使内质网中储存的 Ca^{2+} 释放，通过钙调蛋白的作用使肌动蛋白收缩；肌动蛋白的收缩，一方面，可使血小板的形态发生变化，如伸出伪足等；另一方面，可引起血小板的释放反应，其中可释放致密颗粒中的 ADP、5-羟色胺等；α 颗粒中的纤维蛋白原、凝血酶敏感蛋白（thrombospondin，TSP）、纤维连接蛋白（fibronectin，FN）等黏附性蛋白进一步激活血小板，产生黏附作用；同时，血小板膜中的 PIP_2 被分解产生的 DG，则可激活血小板中的蛋白激酶 C，进一步使蛋白磷酸化，调节血小板功能。

此外，血小板激活也可使血小板的磷脂酶 A_2 激活，可使血小板膜磷脂裂解产生花生四烯酸，再经环加氧酶作用生成 PGG_2 或 PGH_2，进一步产生 TXA_2。TXA_2 有较强的促进血小板聚集作用。

$GPIIb/IIIa$ 在与纤维蛋白原结合后，进一步引起血小板结构变化，导致血小板细胞骨架蛋白的再构筑，引起血小板的扁平及伸展和血小板聚集等。

血小板活化后，活化血小板表面出现磷脂酰丝氨酸或肌醇磷脂等带负电荷的磷脂质。凝血因子 Ⅶ、Ⅸ、Ⅹ 以及凝血酶原等结构中均含有 Ca^{2+} 结合氨基酸，Gla 并与 Ca^{2+} 结合，通过带正电荷的 Ca^{2+}，这些凝血因子与血小板表面带负电荷的磷脂结合，使这些凝血因子在血小板磷脂表面浓缩、局限、激活，从而产生大量凝血酶；进而形成纤维蛋白网，网罗其他血细胞形成凝血块，其中血小板有伪足伸入网中，借助于血小板中肌动球蛋白的收缩，使凝血块回缩，逐渐形成较坚固的血栓（图 10-2）。

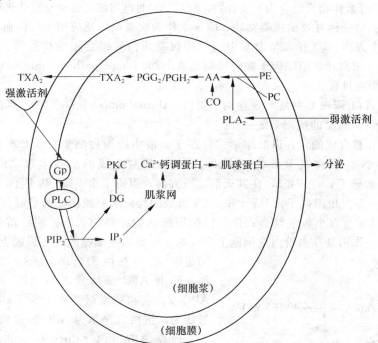

图 10-2　血小板激活过程

PC：磷脂酰胆碱；PE：磷脂酰乙醇胺；PLA_2：磷脂酶 A_2；AA：花生四烯酸；
PGG_2/PGH_2：前列腺素 G2/前列腺素 H_2；CO：环加氧酶；TXA_2：血栓素 A_2；
Gp：G 蛋白；PLC：磷脂酶 C；PIP_2：磷脂酰肌醇-4,5-二磷酸；
DG：二酰甘油；IP_3：三磷酸肌醇；PKC：蛋白激酶 C

二、机体的抗凝血功能

机体的抗凝系统主要包括细胞抗凝系统和体液抗凝系统。

（一）细胞抗凝系统

细胞抗凝系统指单核吞噬细胞系统对凝血因子、组织因子、凝血酶原激活物及可溶性纤维蛋白单体等的吞噬、清除作用。另外，肝细胞也能摄取并灭活已活化的凝血因子。

（二）体液抗凝系统

体液抗凝系统主要指血浆中的抗凝物质，包括：① 丝氨酸蛋白酶抑制物类物质，主要有抗凝血酶-Ⅲ（AT-Ⅲ）、补体 C_1 抑制物、α_1-抗胰蛋白酶、α_2-抗纤溶酶、α_2-巨球蛋白、肝素辅因子Ⅱ（HCⅡ）等；② 以蛋白 C 为主体的蛋白酶类抑制物质；③ 组织因子途径抑制物。当机体由于某些原因导致抗凝系统功能异常时，可使凝血与抗凝血平衡紊乱，临床上多表现为血栓形成倾向。

1. 丝氨酸蛋白酶抑制物和肝素的作用　血浆中丝氨酸蛋白酶抑制物类抗凝物质以抗凝血酶-Ⅲ为代表，多数凝血因子 FⅡ、FⅦ、FⅨ、FⅩ、FⅪ、FⅫ、FⅩⅢ 等均属丝氨酸蛋白酶类，其活性中心均含有丝氨酸残基，因此，作为丝氨酸蛋白酶抑制物的抗凝血酶-Ⅲ等，可使其活性受到抑制，产生明显的抗凝作用。

AT-Ⅲ是相对分子质量为 60 000 的单链糖蛋白，主要由肝脏和血管内皮细胞产生，可使 FⅦa、FⅨa、FⅩa、FⅪa 等灭活，但其单独灭活作用很慢，如与肝素或血管内皮细胞上表达的硫酸乙酰肝素（HS）结合，则其灭活速度将增加约 1000 倍。目前认为，在体内，首先是凝血酶与血管内皮细胞表面的肝素样物质结合为一复合物，然后 AT-Ⅲ再与该复合物反应并灭活凝血酶等。

此外，肝素也是一种有效的抗凝物质，临床上作为抗凝剂广泛应用于防治血栓性疾病。其抗凝机制主要有两个方面：① 肝素与血浆中的一些抗凝蛋白质结合增强抗凝蛋白质的抗凝活性；② 可刺激血管内皮细胞释放组织因子途经抑制物（tissue factor pathway inhibitor TFPI）等抗凝物质，从而抑制凝血过程。

2. 血栓调节蛋白-蛋白 C 系统　血栓调节蛋白（thrombomodulin，TM）-蛋白 C（protein C，PC）系统是属于蛋白酶类的抗凝系统。

蛋白 C 是在肝脏合成的，并以酶原形式存在于血液中的蛋白酶类物质。凝血酶可特定从蛋白 C 高分子链的 N-末端将其分解为一个由 12 个氨基酸组成的活性多肽，即激活的蛋白 C（APC）。APC 可水解 FⅤa、FⅧa，使其灭活。一方面，阻碍了由 FⅧa 和 FⅨa 组成的 Ⅹ因子激活物的形成；另一方面也阻碍了由 FⅤa 和 FⅩa 组成的凝血酶原激活物的形成（图 10-3）。此外，APC 还可限制 FⅩa 与血小板的结合；使纤溶酶原激活物抑制物灭活；使纤溶酶原激活物释放等。蛋白 C 的这一作用是在血管内皮细胞上完成的。血管内皮细胞或血小板膜上有另一种含 Gla 的蛋白质——蛋白 S（protein S，PS），蛋白 S 作为细胞膜上 APC 受体或者与 APC 协同，具有促进 APC 清除凝血酶原激活物中的 Ⅹa 因子等作用。一般认为，蛋白 S 是作为 APC 的辅酶而起作用的。

血栓调节蛋白（thrombomodulin，TM）是内皮细胞膜上凝血酶受体之一，与凝血酶结合后，降低其凝血活性，却大大加强了其激活蛋白 C 的作用。因此，TM 是使凝血酶由促凝转向抗凝的重要的血管内凝血抑制因子（图 10-3）。

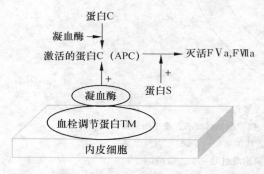

图 10-3　蛋白 C、蛋白 S 及血栓调节蛋白的作用

3. 组织因子途经抑制物　TFPI 是一种糖蛋白，

主要由血管内皮细胞合成。血浆中有游离型和与脂蛋白结合的 TFPI，一般认为体内起抗凝作用的是游离型 TFPI。肝素刺激可使血浆中 TFPI 明显增多，这可能是肝素刺激后，原与血管内皮细胞表面的硫酸乙酰肝素或葡氨聚糖结合的 TFPI 释放入血所致。TFPI 主要通过与 FXa 结合成 FXa-TFPI 复合物，并抑制 FXa 的活性；在 Ca^{2+} 的作用下，与 $FⅦa$-TF 结合，从而灭活 $FⅦa$-TF 复合物，发挥负反馈性抑制外源性凝血途径的作用。

4. 纤溶系统激活　纤溶系统主要包括纤溶酶原激活物、纤溶酶原、纤溶酶、纤溶抑制物等成分，其主要功能是使纤维蛋白凝块溶解，保证血流通畅，另外，也参与组织的修复和血管的再生等。

纤溶酶原主要在肝、骨髓、嗜酸粒细胞和肾脏等处合成，可被纤溶酶原激活物水解为纤溶酶。

纤溶酶原激活物的形成有两条途径：内源性激活途径和外源性激活途径。前者主要是内源性凝血系统激活时产生的血浆激肽释放酶原（PK）-FXI-高分子激肽原（HK）-$FXII$ 复合物，其中 PK 被 $FXIIa$ 分解为激肽释放酶，激肽释放酶、$FXIIa$、$FXIa$ 以及产生的凝血酶均可使纤溶酶原转变为纤溶酶。另一途径即外源性激活途径，组织和内皮细胞合成的组织型纤溶酶原激活物（tissue plasminogen activator, tPA）和肾合成的尿激酶（uPA）也可使纤溶酶原转变为纤溶酶。在这一途径中，产生的纤溶酶可使 MMP-3 等基质金属蛋白酶（matrix metalloproteinase，MMP）活化，MMP-3 可在 uPA 分子的 Glu143-Leu144 之间将其切断，使与 uPA 受体结合的片段分解为有丝氨酸活性的片段。MMP-3 也可分解纤溶酶原，即 MMP 可调节参与纤溶过程的 uPA 的活性和纤溶酶原的量。纤溶系统与 MMP 之间的相互作用，除调节纤溶系统活性之外，也与创伤修复、血管再生、癌转移等密切相关。

纤溶系统激活后产生的纤溶酶可使纤维蛋白（原）降解为纤维蛋白（原）降解产物。此外，纤溶酶是活性很强的蛋白酶，也能水解凝血酶、FV、$FⅧ$、$FXII$ 等，参与抗凝作用。

体内还存在抑制纤溶系统活性的物质，主要有：① 纤溶酶原激活物抑制物-1（plasminogen activator inhibitor type-1，PAI-1）：可抑制 tPA 和 uPA，主要由内皮细胞和血小板产生；② 补体 C_1 抑制物：抑制激肽释放酶和 $FXIIa$ 对纤溶酶原的激活；③ α_2-抗纤溶酶（α_2-纤溶酶抑制物）：抑制纤溶酶活性；④ α_2-巨球蛋白：抑制纤溶酶，也可抑制凝血酶、激肽释放酶等。此外，蛋白酶 C 抑制物、蛋白酶连结抑制素（PNI）、富组氨酸糖蛋白等对纤溶系统也均有一定的抑制作用。

近年来发现另一种纤溶酶抑制物——凝血酶激活的纤溶抑制物（thrombin-activatable fibrinolysis inhibitor，TAFI），是由 423 个氨基酸组成的糖蛋白，在肝脏合成，以酶原的形式存在于血浆中。血小板 α 颗粒中也存在 TAFI，并在受刺激时可释放出来。实验证明，激活 TAFI 的凝血酶主要由内源性凝血途径产生，特别是依赖于 FXI 的活化而产生的高浓度凝血酶对激活 TAFI 是必需的，因此称为 FXI 依赖性的，这说明内源性凝血过程也参与了纤溶过程的调节。血浆中 TAFI 产生也存在 FXI 非依赖性机制，但其意义尚待研究。

此外，目前认为，TAFI 的活化可能主要在纤维蛋白凝块内或表面发生，因此，有望应用 TAFI 的抑制物，如羧肽酶抑制物（CPI）治疗血栓病，既可提高溶栓效果，又不会引起出血倾向，从而为临床治疗血栓性疾病提供新途径。

三、血管内皮细胞的抗凝作用

血管内皮细胞（vascular endothelial calls，VEC）具有十分重要的功能，除了是血液与组织间的屏障外，还主要参与以下功能：① 产生各种生物活性物质；② 调节凝血与抗凝功能；③ 调节纤溶系统功能；④ 调节血管紧张度；⑤ 参与炎症反应的调节；⑥ 维持微循环的功能等。

血管内皮细胞的结构和功能正常是调节机体凝血、抗凝和纤溶平衡的重要机制之一（图 10-4）。

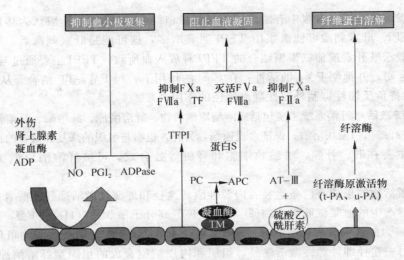

图 10-4　血管内皮细胞的抗凝作用

　　血管内皮细胞的这一作用主要体现在它的抗凝作用和促进纤溶作用方面，具体表现如下。

　　（1）血管内皮细胞在正常时并不表达 TF，因此不会使外源性凝血系统激活而启动凝血过程；此外，血管内皮细胞还可产生 TFPI，可防止局部产生的凝血扩大化。

　　（2）血管内皮细胞可产生 PGI_2、NO 及 ADP 酶等物质，这些物质具有扩张血管以及抑制血小板的活化、聚集等作用，从而发挥抗凝功能。

　　（3）血管内皮细胞可产生 tPA、uPA 等纤溶酶原激活物，促进纤溶过程。

　　（4）血管内皮细胞表面可表达 TM，通过 TM-PC 系统产生抗凝作用。

　　（5）血管内皮细胞表面可表达肝素样物质（硫酸乙酰肝素等）并与 AT-Ⅲ结合产生抗凝作用。

　　（6）血管内皮细胞也可产生 α_2-巨球蛋白等其他抗凝物质，起抗凝作用。

　　血管内皮细胞结构一旦破坏，则上述抗凝作用发生障碍，表现出明显的促凝作用。

　　总之，机体存在一系列复杂的调节机制，确保凝血和抗凝血功能处于平衡状态，这种平衡状态是机体重要的防御功能之一。血管结构和功能的异常以及凝血系统、抗凝血系统和纤溶系统功能的异常，均能使机体的凝血与抗凝血功能平衡紊乱，这一平衡的紊乱在临床上有两种倾向：一是血液凝固性增高和（或）抗凝血功能减弱，而导致血栓形成；二是血液凝固性降低和（或）抗凝血功能增强，易发生出血倾向，后者病理变化大多数是全身性的。

第 2 节　弥散性血管内凝血的概念、病因及分类

　　弥散性血管内凝血指在某些致病因子作用下，大量促凝物质入血，凝血因子和血小板被激活，使凝血酶增多，进而微循环中大量微血栓形成，因凝血因子和血小板大量消耗同时引起继发性纤维蛋白溶解系统功能增强，机体出现出血、休克、器官功能障碍以及微血管病性溶血性贫血等为突出表现的病理过程，是临床各科高度重视的医疗难题之一。

　　由于 DIC 过程变化复杂，既往对其命名各异，如消耗性凝血病（consumption coagulopathy）、去纤维蛋白综合征（defibrination syndrome）或血管内凝血-纤溶综合征（intravascular coagulation with fibrinolysis）等。有鉴于此，国际血栓止血学会 DIC 专业委员会于 2001 年将 DIC 重新定义为："DIC 指不同病因造成局部损害而出现的以血管内凝血为特征的继发性综合征。它既可由微血管系统受损而致，又可导致微血管系统的损伤。如果这种损伤严重则导致器官衰

竭"。这一定义的特点是：①强调了微血管体系在 DIC 发生中的地位；② DIC 为各危重疾病的一个中间病理环节，DIC 终末损害多为器官衰竭；③纤溶并非 DIC 的必要条件，因 DIC 的纤溶属继发性，DIC 早期多无纤溶现象。

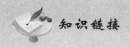

知识链接

微血管系统

微血管系统（microvasculature）是一个独立的功能体系，由血液和接触血液的微血管结构组成，包括单个核细胞（主要指单核-巨噬细胞）和血管内皮细胞。内皮细胞与血浆及血小板构成止血系统，保护巨大的微血管床，阻止其渗漏。生理条件下，微血管系统可视为血管内、外的转运器官，在维持机体内环境稳定（homeostasis）中起重要作用。

当血管受损时，稳态暂时受到干扰，单核-巨噬细胞系统被活化，血管内皮功能出现紊乱，凝血功能活化，由抗栓转变为促栓，出现血栓形成的止血过程。在许多情况下，止血机制是作为炎症反应的组成部分而被激活的。当出血停止，微血管系统启动修复过程，逐步回复稳态。在严重损伤时（如重度创伤、脓毒血症、内毒素血症）时，稳态系统发生紊乱，微血管系统失控，血管内凝血由局部性演变成弥漫性，导致 DIC 形成。此时微血管系统的严重应激反应，已转变成自身功能衰竭的炎性杀手。

一、DIC 的常见原因

引起 DIC 的原因很多，最常见的是感染性疾病，占 31%～43%，其中包括细菌、病毒等感染；其次为恶性肿瘤，占 24%～34%；产科意外也较常见，占 4%～12%；大手术和创伤占 1%～5%。此外，还有很多其他疾病也可引起 DIC，疾病过程中并发的缺氧、酸中毒以及相继激活的纤溶系统、激肽系统、补体系统等也可促进 DIC 的发生、发展。DIC 常见的病因见表 10-1。

表 10-1　DIC 常见病因

类型	主要疾病
感染性疾病	革兰阴性或阳性菌感染、败血症等；病毒性肝炎、流行性出血热、病毒性心肌炎等
肿瘤性疾病	胰腺癌、结肠癌、食道癌、胆囊癌、肝癌、胃癌、白血病、前列腺癌、肾癌、膀胱癌、绒毛膜上皮癌、卵巢癌、子宫颈癌、恶性葡萄胎等
妇产科疾病	流产、妊娠中毒症、子痫及先兆子痫、胎盘早期剥离、羊水栓塞、子宫破裂、宫内死胎、腹腔妊娠、剖宫产手术等
创伤及手术	严重软组织创伤，挤压综合征，大面积烧伤，前列腺、肝、脑、肺、胰腺等脏器大手术，器官移植术等

DIC 可以由单一原因或多种原因同时作用而引起，常见的原因：

1. 感染　革兰阴性杆菌如大肠杆菌、铜绿假单胞菌、变形杆菌及沙门菌属，革兰阳性菌如溶血性链球菌、金黄色葡萄球菌可导致急性 DIC；病毒感染如流行性出血热和急性重症病毒性肝炎亦常引发 DIC。

2. 恶性肿瘤　转移性癌、肉瘤、恶性淋巴瘤及各种急性白血病，尤其是急性早幼粒细胞白血病、单核细胞白血病以及慢性白血病的急性发作等。

3. 产科意外　胎盘早期剥离、宫内死胎滞留、羊水栓塞及感染流产等。

4. 创伤及大手术　严重创伤、挤压综合征、大面积烧伤、大手术如体外循环、器官移植、人工心瓣膜置换及门脉高压分流术等。

5. 其他 如恶性疟疾、黑热病、某些重度真菌病等。

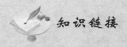

病例举例

患者，女，26岁，孕34周，5天前发现胎动消失，诊断死胎；4天前产钳分娩一死胎，胎盘、胎膜排出完整；产后2小时内阴道出血约1000ml；产后14小时，出现抽搐、神志不清。查体：血压测不出，心率130次/分，呼吸频率26次/分，重度贫血貌，双上肢及腹部可见多处大片瘀斑，呼吸音清，宫底平脐，轮廓清。实验室检查：白细胞7.2×10⁹/L，血小板7.0×10⁹/L，出凝血时间均为1分钟，血浆凝血原时间较对照延长6秒，3P试验阳性。经输液、输血等治疗无效死亡。

二、影响 DIC 发生和发展的因素

（一）单核-巨噬细胞系统功能受损

单核吞噬细胞系统可吞噬或清除血液中的凝血酶、纤维蛋白原、内毒素、FDP及其他促凝物质，创伤及缺血、缺氧、各种毒素等可使单核-吞噬系统功能抑制，使清除受损组织碎片、凝血物质及内毒素的能力减弱，表现为对创伤、失血及感染等诱发DIC的敏感性明显增强。如全身性施瓦茨曼反应（generalized Shwartzman reaction，GSR），即在实验性DIC的动物模型中，给兔间隔24小时先后两次注射小剂量内毒素，第一次注射通常并不引起动物明显反应，但第二次注射后，则可引起动物出血、血压下降、休克，尸解可在微循环中查见大量微血栓，即DIC。由于第一次注入的内毒素被单核-吞噬细胞吞噬，动物不发病，但却使单核-吞噬细胞系统功能封闭或严重障碍，使其清除血液中促凝物质的能力明显受损，故第二次注射则易引起DIC，其中，单核-吞噬细胞功能受损起着重要的作用。

（二）肝功能严重障碍

肝脏是体内单核-巨噬系统存在的主要器官，同时也是AT-Ⅲ和大多数凝血因子产生的场所。在急性、亚急性肝脏损伤时：①释放大量TF；②造成肝细胞损伤的病毒或化学物质可损伤血管内皮细胞；③AT-Ⅲ产生减少；④吞噬功能显著下降。尽管肝损伤时凝血因子产生也减少，但因为凝血因子的半衰期大多为3～6天，急性损伤时血浆中仍有一定浓度的凝血因子，因此，急、慢性肝损伤也容易引起DIC。

（三）血液高凝状态

血液的高凝状态最常见于妊娠和酸中毒。妊娠期间，孕妇血液中血小板及各类凝血因子逐渐增多，这是DIC重要的诱发因素：①妊娠期间多种凝血因子水平增高，如纤维蛋白原的浓度可由2.0g/L升至4.0～6.0g/L，凝血因子Ⅷ水平升高一倍，凝血因子Ⅴ、Ⅶ升高20%～80%，妊娠后期，血浆凝血因子总体水平约增加1/3；②妊娠期间血小板活性增强；③妊娠期间的纤溶活性降低；④妊娠的其他并发症，如酮症酸中毒、妊娠高血压综合征等，都可导致血流动力学异常。

酸中毒可使DIC的发生率增加3～4倍。因为酸中毒时的血液凝固性增高；酸性条件下，血小板聚集性增强；酸中毒能够损害血管内皮细胞，启动凝血系统，引起DIC；同时，酸中毒还能使凝血因子的酶活性增高，而肝素的抗凝活性减弱，并能促进血小板聚集，这些作用都能导致血

液处于高凝状态，促进 DIC 的发生、发展。与酸中毒相关的一些原发病（如糖尿病）也能影响 DIC 的发生。

（四）微循环障碍

休克时微循环障碍是 DIC 发病的重要诱因之一。休克诱发 DIC 的主要机制：①休克导致血流动力学紊乱，如血流缓慢、淤滞等，有利于 DIC 产生、发展；②休克时人体内多种活性物质，如儿茶酚胺代谢产物有活化血小板、激活凝血过程的作用；③休克导致组织细胞缺氧、坏死，引起 TF 大量释放，启动外源性凝血系统；④休克所致血管通透性增高，引起血液浓缩、黏滞度升高；⑤休克可引起代谢性酸中毒，后者亦是 DIC 的重要诱因。

微循环灌流量下降，流速缓慢，使毛细血管和微静脉中的血液淤滞，血黏度增高，使微循环障碍的局部的促凝物质、活化的凝血因子和纤维蛋白聚合物不能及时地清除和稀释，有利于血小板黏附、聚集和纤维蛋白沉积；同时微循环灌流障碍的局部缺血、缺氧和局部酸中毒，进一步导致血管内皮的损伤和局部凝血活性增强；严重的全身微循环灌流障碍还可导致肝、肾功能降低，机体清除促凝物质和活性凝血因子的能力降低。休克即是急性的全身微循环灌流障碍，所以休克后期常出现 DIC，成为休克难治的重要原因之一。

（五）纤溶功能降低

当纤溶系统功能正常时，血流中形成的微血栓在微循环中停留的时间只有 1 小时，即被纤溶酶水解。高龄、吸烟、糖尿病和妊娠后期，纤溶功能明显降低，过量使用某些纤溶抑制药，亦可导致体内纤溶系统功能过度抑制，一旦有强烈激活凝血的因素出现（如感染、创伤），体内就会发生 DIC。

三、DIC 的分类

（一）根据病情进展速度分类

1. 急性 DIC 起病急，常在数小时或 1～2 天内发生，病情凶险、进展迅速；血栓形成、器官衰竭、休克、出血等症状严重；多见于急性溶血、严重创伤、羊水栓塞、重度感染，尤其是革兰阴性菌引起的败血症时。

2. 亚急性 DIC 常在数日到几周内逐渐发病，病情较急性型者缓和，多见于急性白血病、癌症扩散、宫内死胎等。

3. 慢性 DIC 起病缓慢，病程可达数月至几年；多呈亚临床型，出血较轻，常表现为器官功能障碍，往往需通过实验室检查甚至尸检方能确诊；多由慢性肝病、胶原病、海绵状血管瘤等引起。

（二）根据机体代偿状态分类

代偿指凝血因子、血小板消耗与生成之间的平衡状态。

1. 失代偿型 凝血因子及血小板的消耗占优势，使其数量明显减少，血栓形成及出血、休克等症状严重，多见于急性及重度 DIC；

2. 代偿型 凝血因子及血小板的消耗可被其加速合成所代偿，可无明显症状或呈轻微出血，实验室检查凝血参数基本正常或只有轻微改变，多见于轻度 DIC；

3. 过度代偿型 特点是凝血因子及血小板的代偿合成超过了其消耗，血小板及纤维蛋白原浓度增高，常无明显症状，见于恢复期或慢性 DIC。

另外，国际血栓与止血学学会（ISTH）/科学标准化学会（SSC）将 DIC 分为两种类型：显性 DIC 与非显性 D1C。显性 DIC 包含了既往分类、命名的急性 DIC 与失代偿性 DIC；非显性 DIC 包含了慢性 DIC 与代偿性 DIC，DIC 前期亦纳入在内。

第3节　弥散性血管内凝血的分期及其发生机制

一、DIC的分期

根据 DIC 的病理生理特点和发展过程，典型的 DIC 可分为如下 4 期：

1. DIC 前期（pre-DIC）　pre-DIC 指在 DIC 基础疾患存在的前提下，体内与凝血及纤溶过程有关的各系统或血液流变学发生一系列病理变化，但尚未出现典型的 DIC 症状或尚未达到 DIC 确诊标准的一种亚临床状态。在这一阶段，凝血因子的消耗仍可由肝脏合成补充，因此又被称为代偿期 DIC。其病理特点是血液呈高凝状态，凝血因子及血小板并不降低。它是初期凝血异常的短暂过程，恰恰又是治疗最有效的阶段，不治疗会很快发展为 DIC。这一概念的提出，对 DIC 早期诊断和治疗极为重要。

2. 高凝期　由于各种病因导致凝血系统在血管内被广泛激活，以至凝血酶生成增多，微循环中大量微血栓形成导致血液的高凝状态（hypercoagulability）。

3. 消耗性低凝期　大量凝血酶的产生以及微血栓的形成，使凝血因子和血小板大量消耗而减少，血液处于低凝状态（hypocoagulability），此期常伴有出血表现。

4. 继发性纤溶亢进期　由于凝血酶及Ⅻa 的作用，纤溶系统被激活，产生大量纤溶酶，继发性纤溶功能亢进；进而又因纤维蛋白（原）降解产物〔fibrin（-ogen）degradation products，FDP/FgDP〕的形成，使纤溶和抗凝作用明显增强，故有较明显的出血表现。

虽然从理论上典型的 DIC 可分为上述 4 期，但临床实践中，各期之间常有交叉，如有的患者可同时有微血栓形成和出血的双重表现，且有些重症革兰阴性菌败血症患者也会出现原发性纤溶亢进，因此，上述 4 期之间并无截然的界限。

二、DIC的发生机制

（一）组织损伤，激活外源性凝血系统

正常时，血管壁外层的平滑肌细胞、成纤维细胞以及血管周围的星形细胞、足状突细胞可恒定地表达Ⅲ因子，即 TF，或称组织凝血激酶（tissue thromboplastin），以备止血；而与血液接触的内皮细胞、单核细胞、噬中性粒细胞及巨噬细胞正常时并不表达 TF，但被异常激活时亦可表达 TF。组织因子通过活化Ⅶ因子启动外源性凝血系统，血液中的Ⅶ因子以蛋白酶原形式存在，其分子中的 γ-羧基谷氨酸可与数个 Ca^{2+} 螯合，进而与 TF 形成复合物，此时Ⅶ因子活化为Ⅶa。Ⅶa-TF 复合物一旦形成，既可经"传统通路"激活 X 因子，又可通过"选择通路"激活Ⅸ因子（图 10-1）。不同病因所致的 TF 释放方式各不相同，例如：

1. 严重创伤、大手术等引起广泛的组织创伤　受损组织或细胞（包括白细胞）可将 TF 释放入血浆。

2. 感染　内毒素可引起单核细胞及巨噬细胞释放 TF，败血症时，LPS（脂多糖）可刺激单核细胞及巨噬细胞表达 TF；也可通过淋巴细胞黏附于内皮细胞，促进血小板活化因子（platelet-activating factor，PAF）、肿瘤坏死因子（tumor necrosis factor，TNF）生成，TNF 可刺激内皮细胞表达 TF。

3. 产科意外　胎盘早剥时，在剥离部位有蜕膜损伤乃至坏死，导致大量出血，形成血凝块；胎盘组织含有大量 TF，此时即可释放出进入母体血循环，从而触发外源性凝血过程。

分娩时子宫强烈收缩，使胎盘部分撕裂，释放 TF，羊水侵入附近血窦进入母体血流而引起羊水栓塞。由于羊水内含有大量脱落的上皮细胞、角化物、毳毛、胎脂、胎粪及黏液等，它们皆

有促凝活性，可直接触发外源性及内源性凝血过程。此外，羊水中的碎屑及周围血小板-纤维蛋白血栓可致肺微血管栓塞，释出的前列腺素可引起肺血管收缩，导致肺动脉高压，产妇可迅速出现急性呼吸及循环衰竭。

4. 恶性肿瘤　肿瘤细胞可产生 TF，与Ⅶ因子一起激活Ⅹ因子；生长迅速的恶性肿瘤坏死时可释放大量 TF 入血；癌细胞还可引起血小板聚集及释放反应，也能激活凝血系统。

（二）血管内皮细胞损伤，凝血、抗凝调控失调

缺氧、酸中毒、抗原-抗体复合物、严重感染、内毒素等原因，均可损伤血管内皮细胞。血管内皮细胞受损可产生如下作用：①损伤的血管内皮细胞可释放 TF，启动凝血系统，使促凝作用增强。②血管内皮细胞的抗凝作用降低：TM/PC 和 HS/AT-Ⅲ系统功能降低及产生的 TFPI 减少。③血管内皮细胞产生 tPA 减少，而 PAI-1 产生增多，使纤溶活性降低。④血管内皮细胞损伤使 NO、PGI_2、ADP 酶等产生减少，这不但使抑制血小板黏附、聚集的功能降低，而且由于血管内皮细胞损伤，使基底膜胶原暴露，还可使血小板的黏附、活化和聚集功能增强。⑤带负电荷的胶原暴露后，可使血浆中的血浆激肽释放酶原 PK-FXI-高分子激肽原（HK）复合物与 FⅫ结合，一方面，可通过 FⅫa 激活内源性凝血系统；另一方面，PK-FⅪ-HK-FⅫa 复合物中 PK 被 FⅫa 分解为激肽释放酶，激活激肽系统，进而激活补体系统等。激肽和补体产物也可促进 DIC 的发生。

（三）血细胞受损

1. 红细胞受损　异型输血、恶性疟疾等引起血管内溶血时，由于红细胞大量破坏，受损红细胞释放的膜磷脂可浓缩并局限Ⅱ、Ⅶ、Ⅸ及Ⅹ因子，促进内源性凝血系统的活化；来自红细胞的 ADP 则通过激活血小板，使其黏附而促进 DIC 的发生、发展。

2. 白细胞受损　血液中的单核细胞、中性粒细胞，在内毒素、TNF 及 IL-1 等的作用下，可诱导表达 TF 而启动外源性凝血系统。单核细胞活化所生成和释放的递质可吸引活化的中性粒细胞至炎症区域，通过释放自由基和酸性水解酶引起组织损伤。中性粒细胞的过度激活并集聚形成为白血栓，也可造成细胞及组织损害；中性粒细胞除含有 TF 外，还能释放其他促凝物质，如弹力蛋白酶、糜蛋白酶等，它们对纤维蛋白原及 V、Ⅷ、Ⅻ等因子都有明显的溶蛋白活性，可触发凝血。在化疗、放疗导致急性早幼粒细胞白血病患者白细胞大量破坏时，释出的组织促凝物质可促进 DIC 的发生。

值得注意的是，由于 TF 增多，一些白血病患者可出现 DIC；而另一些白血病患者则可因体内细胞介导（即通过白细胞蛋白酶和细胞自溶素 G 的作用）的纤溶活性增强，使血浆纤维蛋白原降解而导致出血。

3. 血小板受损　近年来，血小板在 DIC 发生、发展中的作用日趋受到重视。在各种病理因素的作用下，血小板的黏附、聚集及释放反应明显增强。

（1）血小板黏附：即血小板与其他物质之间的黏附。当内毒素、创伤等因素使血管内皮细胞受损而暴露内皮下胶原后，血小板膜糖蛋白 GPIb 可通过血管假性血友病因子与胶原结合而引起黏附反应。新近实验资料证明，血管内皮细胞功能严重受损，即使血管内皮下胶原未暴露，血小板也可与血管内皮细胞发生黏附反应。

（2）血小板聚集：即血小板与血小板之间的相互作用，活化血小板糖蛋白（glycoprotein，GP）Ⅱb/Ⅲa 通过纤维蛋白原与另一血小板 GPⅡb/Ⅲa 相连而发生集聚反应，可分为可逆（第一相聚集）与不可逆（第二相聚集）两个时相。能诱导血小板聚集的激活剂主要包括 ADP、TXA_2、PAF、胶原、凝血酶、肾上腺素等，其中，PAF 为当前发现的最强的促血小板聚集因子。不同激活剂诱导的血小板集聚途径可有所不同，但大多由于血小板膜相应受体的活化，通过胞内、外的信号转导，使血小板骨架蛋白重新构筑，引起聚集反应。以强激活剂 TXA_2 或凝血酶为例，此类激活剂与血小板膜受体相互作用，通过磷脂酶 A_2 活化，降解膜磷脂生成花生四烯酸，经环加氧酶的作用产生 PGG_2/PGH_2，进一步生成 TXA_2；亦可通过 G 蛋白介导的磷脂酶 C 活化，分解膜成分中的磷脂酰肌醇-4, 5-双磷酸（PIP_2），生成甘油二酯（DG）和三磷酸肌醇（IP_3），IP_3 可使内质网中储存的 Ca^{2+} 释放，在钙调蛋白的作用下使肌动-肌球蛋白收缩，此时血小板变平、伸展并发生集聚反应。

（3）血小板释放：上述过程中血小板可发生释放反应，致密颗粒可释放 ADP、5-HT 等；α-颗粒可释放凝血酶敏感蛋白、纤维连接蛋白、纤维蛋白原等。

血小板释放的因子多数为促凝物，但也有对血小板自身功能和血栓形成具调节作用的因子，如 TSP 是血小板的一种多功能糖蛋白，能与纤维蛋白原、FN、肝素、凝血酶、胶原、富组氨酸糖蛋白等作用，既能激活血小板，也能抑制血小板的聚集；FN 可通过分子中的纤维蛋白结合区域（domain）与纤维蛋白结合，从而抑制纤维蛋白凝块的形成。

血小板释放的促凝因子（platelet factor，PF）还有：

1）PF_1：类似于血浆 V 因子，为凝血酶原酶成分之一；

2）PF_2：能促进 Ⅱ-Ⅰ 因子的反应，加速纤维蛋白形成；

3）PF_3：为一种脂蛋白，可激活 X 因子；

4）PF_4：具有抗肝素作用，也有人认为 PF_4 就是 ⅩⅢ 因子；

5）PF_5：为血小板自身分泌的纤维蛋白原，参与介导血小板的聚集反应，但凝血酶不能使之成为纤维蛋白。

（四）其他促凝物质入血

1. 急性胰腺炎　由于胰腺的急性炎症及出血、坏死，使大量组织因子及胰蛋白酶从腺泡及导管逸出；胰蛋白酶入血后可直接激活凝血酶原生成凝血酶，直接激活 Ⅺ 因子及诱导血小板聚集。

2. 蛇毒　毒蛇咬伤时，某些蛇毒进入机体可广泛地引起凝血障碍，诱发 DIC 发生，其可能途径是：①蛇毒毒素具有类似凝血酶活性；②在 Ca^{2+} 缺乏的情况下，蛇毒毒素可直接激活凝血酶；③蛇毒可直接激活 FX、FV 的活性；④可激活纤维蛋白原的活性；⑤诱发血小板减少症；⑥通过低分子激肽原抑制血小板的聚集；⑦激活 PC 系统。如斑蝰蛇毒含有的两种促凝成分，或在 Ca^{2+} 参与下激活 FX，或可加强因子 V 的活性；而锯磷蝰蛇毒则可直接使凝血酶原变为凝血酶。

（五）细胞因子释放

目前认为，凝血和纤溶紊乱与体内多种细胞因子的释放和介导相关。此种观点已被动物实验和临床研究一致认同，因此在 DIC 发病机制中，细胞因子的研究成为焦点之一。

1. 白介素-1（interleukin-1，IL-1）　实验性菌血症与内毒素血症中血清细胞因子的水平增高，IL-1 是其中之一。IL-1 是一种非常强烈的 TF 表达增效剂。尽管许多由内毒素诱导的凝血前期变化可发生在循环中检出 IL-1 之前，但 IL-1 对 DIC 发病的直接影响是肯定的。

2. 白介素-6（interleukin-6，IL-6）　IL-6 能介导凝血过程的活化。研究发现，输入抗 IL-6 单抗后，可使黑猩猩中由内毒素诱导的凝血活化完全消除。此外，在肿瘤患者接受重组 IL-6 治疗后，可见血浆中的凝血酶生成。这些结果都确切地提示 IL-6 与出血症状相关，并干扰 TF 的生成。

3. 肿瘤坏死因子（tumor necrosis factor，TNF）　细菌性败血症是引起急性 DIC 的常见原因，其中关键因素是革兰阴性菌产生的脂多糖（LPS）能够刺激 TNF 的释放。适量的 TNF 能促进细胞增殖和分化，调节免疫功能，但过度生成将触发一系列不可控制的全身炎症反应，最终导致感染性休克和 DIC。在这一过程中，近年发现的血小板 Toll 样受体 4（toll-like receptor 4，

TLR4）可能是一个重要的阀门。

4. 白介素-10（interleukin-10，IL-10）　IL-10 是一种具有抗炎作用的细胞因子，它对凝血系统具有调节作用。研究发现，IL-10 能完全阻断由内毒素导致的凝血与纤溶改变，但其详细机制尚不清楚。

总之，在患败血症和内毒素血症时，单核-巨噬细胞和淋巴细胞等分泌的多种细胞因子可促进凝血过程及微血栓的形成，其中主要的有 IL-1、IL-6 和 TNF-α。IL-1 增加组织因子的释放，下调内皮细胞凝血酶调节蛋白的表达，并影响 PAI-1 的分泌。在体外试验和临床肿瘤患者的治疗上，TNFα 可引起与 DIC 相同的凝血与纤溶系统的激活，而且，一旦 DIC 的过程被启动后，其间所产生的凝血酶、FDP、D-二聚体（D-dimer）等可诱导单核-巨噬细胞进一步释放 IL-1、IL-6、TNFα、PAI-1 等，使血管收缩、痉挛，内皮细胞损伤，纤溶受抑，促进了微循环内血栓的形成。

第 4 节　弥散性血管内凝血对机体的主要影响

DIC 对机体的影响以及临床表现典型地表现在急性、失代偿型，主要包括出血、休克、器官功能障碍及微血管病性溶血性贫血。

一、凝血功能障碍——出血

在 DIC 发生过程中，出血常常是 DIC 最早被查见的临床表现，也是急性 DIC 最常见和最突出的表现，其发生率高达 80%～90%。多部位严重的出血倾向是 DIC 的特征性表现及重要诊断依据之一，患者可出现皮肤淤斑、呕血和黑粪、咯血、血尿、牙龈和鼻出血等。有时多部位出血来势凶猛，但有时又以隐蔽或轻微的形式出血，如内脏出血、伤口或注射部位渗血不止。其发生机制如下：

1. 凝血物质被消耗而减少　在 DIC 发生、发展过程中，各种凝血因子和血小板被大量消耗，特别是纤维蛋白原、凝血酶原、V 因子、Ⅷ 因子、X 因子和血小板普遍减少，血液进入低凝状态。

2. 继发性纤溶亢进　DIC 的病因在启动凝血系统的同时，又通过 Ⅻa、Ⅻf 及激肽释放酶的异常增多使纤溶酶原转变为纤溶酶的过程加强，凝血酶也可激活纤溶酶原成为纤溶酶。过多的纤溶酶一方面使纤维蛋白（原）降解加速；另一方面纤溶酶还可水解多种凝血因子，如凝血酶原、V、Ⅷ、Ⅻ 及 vWF 等，造成血液凝固性进一步降低。

3. FDP 增多　在凝血过程中，凝血酶分解纤维蛋白原，形成稳定的纤维蛋白多聚体，亦称交联纤维蛋白（Fbn）。纤溶系统激活后，产生的纤溶酶既可分解纤维蛋白（Fbn），也可分解纤维蛋白原（Fbg）。若纤溶酶分解 Fbg，可裂解出纤维肽 A（FPA）和纤维肽 B（FPB），余下为 X 片段；纤溶酶将 X 片段继续分解为 D 片段和 Y 片段，Y 片段可继续分解为 D 片段和 E 片段。但是，如果纤维蛋白原先经凝血酶作用，转变为纤维蛋白（Fbn），而后纤溶酶再分解 Fbn，则可使其分解为 X′、Y′、D′、E′ 及各种二聚体、多聚体等片段。纤溶酶水解 Fbg 及 Fbn 产生的各种片段，统称为纤维蛋白原降解产物（FgDP 或 fibrinogen degradation products，FDP）。这些片段有明显的抗凝作用：①抑制血小板聚集；②干扰纤维蛋白单体聚合；③对抗凝血酶作用；④增加血管通透性。

检测血浆 FDP 的生成是临床上诊断 DIC 的重要指标之一，所用方法称血浆鱼精蛋白副凝试验（plasma protamin paracoagulation test），又称"3P"试验。血浆鱼精蛋白为一种血清中分离出来的蛋白质，对肝素和 X′ 碎片有高度的亲和力。3P 试验的原理是：如果受检血浆中存在 FDP

的 X′碎片，则 X′碎片和纤维蛋白单体形成可溶性复合物，因此，DIC 患者的血液取出（或流出）后通常不会自发凝固，但当受检血浆加入鱼精蛋白后，可使复合物中的 X′碎片与鱼精蛋白结合，纤维蛋白单体分离并自发聚合而凝固，形成肉眼可见的白色沉淀。这种不需凝血酶的作用而使纤维蛋白聚合的现象称为副凝试验。DIC 时，"3P"试验呈阳性反应。

此外，检测体内 D-二聚体的存在对判断 DIC 或继发性纤溶也有重要的诊断价值。D-二聚体（D-dimer，DD）是纤溶酶分解纤维蛋白（Fbn）的产物。

纤溶酶既可分解纤维蛋白，又可分解纤维蛋白原，但一般情况下，纤维蛋白比纤维蛋白原更易被纤溶酶分解，大量纤维蛋白原分解产物常见于血栓溶解疗法时大量纤溶酶形成所致。因此，DIC 时，血中 FDP 的增加在临床上通常说明血中产生大量的纤维蛋白。前已述及，只有当纤维蛋白原首先被凝血酶分解产生纤维蛋白多聚体，然后纤溶酶分解纤维蛋白多聚体，最后才能生成 D-二聚体。换言之，只有在继发性纤溶亢进时，才会产生 D-二聚体。因此，D-二聚体是反映继发性纤溶亢进的重要指标。原发性纤溶亢进时，如富含纤溶酶原激活物的器官（子宫、卵巢、前列腺等）因手术、损伤等原因导致纤溶亢进时，血中 FDP 增高，但 D-二聚体并不增高。

应注意的是大量胸水、腹水或大血肿时，血肿及胸、腹水中的纤维蛋白产物可入血，使血中 D-二聚体增多；肺栓塞，心肌梗死，动、静脉血栓症及部分口服避孕药者也可见轻度升高。此外，高度纤溶亢进，由于 D-二聚体可进一步分解为小分子物质，此时测定值可比实际含量低。

二、广泛微血栓形成——器官功能障碍

约 90％的 DIC 病例尸检发现血管内有微血栓形成或纤维蛋白沉着，以肺、肾及胃肠道等器官较常见。虽然微血栓形成是 DIC 典型的病理变化，但因继发性纤溶，有时不易及时发现。DIC 的高凝期，广泛微血栓形成后，如果微血栓未能及时溶解，可因缺血、缺氧导致相关脏器实质细胞的损伤，出现不同程度的功能障碍；若并发严重出血或休克，更容易造成器官功能的障碍。常见的受损器官如下：

1. 肺脏 肺内 DIC 如果发生较慢，可出现呼吸增强或呼吸困难；肺内 DIC 若发生急骤且广泛，则可导致肺水肿或肺出血，严重时可引起呼吸衰竭、死亡。

2. 肾脏 肾脏是休克所致 DIC 时最易受损的器官，肾内 DIC 可引起肾皮质坏死和急性肾功能不全，临床上可出现少尿或无尿、血尿、蛋白尿和氮质血症等。

3. 脑 轻者可引起脑组织多发性小灶性坏死，临床上可出现谵妄、惊厥或嗜睡等中枢神经功能紊乱的表现；严重时可昏迷或死亡。

4. 肝脏 肝脏内发生 DIC，可出现黄疸、肝功能不全，血清胆红素、谷丙转氨酶值等明显高于正常。

5. 胃肠 DIC 时，胃肠黏膜可出现广泛的点片状出血，导致恶心、呕吐或腹泻；严重时发生应激性溃疡、消化道出血。

6. 内分泌腺 DIC 可引起肾上腺急性坏死，造成急性肾上腺皮质衰竭，称为华-佛综合征（Waterhouse-Friderichsen syndrome）；也可引起垂体坏死，导致席汉综合征（Sheehans syndrome）。

三、微循环功能障碍——休克

急性 DIC 常诱发休克，发生率可达 50％～80％；严重的休克过程又可促进 DIC 的发生、发展，二者互为因果，形成恶性循环。DIC 引起休克的机制主要与微循环有效血流量降低及组织、

器官血液灌流不足有关。

1. 广泛微血栓形成引起微血管阻塞 DIC 时，广泛微血栓形成可直接引起组织、器官血液灌流不足及回心血量明显减少。在凝血过程中，由于毛细血管内皮受损，酸中毒在毛细血管静脉端更加严重，因此，血小板聚集和微血栓形成大多先发生在毛细血管静脉端，并可因纤维蛋白继续附着而向静脉方向延伸，从而阻塞了微循环的出路，加重血液的隔离与淤滞，使有效循环血量显著减少，临床上中心静脉压、心排血量、动脉压明显下降。

2. 血管床容量增加 DIC 时，激肽、补体系统被激活，激肽能使微动脉和毛细血管前括约肌舒张，造成外周阻力显著下降；组织缺氧和酸中毒等可造成微循环淤血，并可刺激肥大细胞脱颗粒，通过释放组胺而发挥与激肽类似的作用，是急性 DIC 时动脉血压下降的重要原因；微动脉和毛细血管前括约肌舒张，毛细血管大量开放；此外，FDP 的形成可增加微血管通透性。以上结果造成血管床容量增加，有效循环血量、回心血量锐减。

3. 血容量减少 因广泛或严重的出血，可使循环血量减少；激肽、组胺、缺氧和酸中毒等可使微血管壁通透性增加，促使血浆渗出增多，导致血容量减少。血容量减少必然导致静脉回心血量不足，心排血量进一步下降。

4. 心泵功能障碍 DIC 微血管栓塞后，加重了组织缺氧损伤，心肌因缺血、缺氧、酸中毒或毒素的作用而严重损伤，可导致心排血量明显下降。

四、红细胞机械性损伤——微血管病性溶血性贫血

DIC 时可伴发一种特殊类型的贫血，即微血管病性溶血性贫血。这种贫血除具有溶血性贫血的一般特点外，周围血中可发现一些形态特殊的异型红细胞，如盔甲形、星形、新月形等，统称其为裂体细胞（schistocyte）（图 10-5）。

引起此种贫血的机制如下。

（1）当微血管内有纤维蛋白微血栓形成时，纤维蛋白丛在微血管腔内形成细网，当循环中的红细胞通过纤维蛋白网孔时，常会黏着或滞留在纤维蛋白丛上，由于血流的不断冲击，可引起红细胞破裂（图 10-6）。

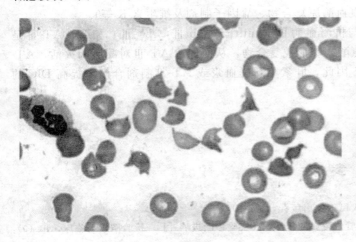
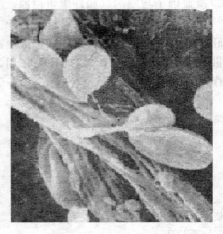

图 10-5　微血管病性溶血性贫血血涂片中的裂体细胞　　　图 10-6　微血管内红细胞碎片形成机制

（2）缺氧、酸中毒使红细胞变形能力降低，脆性加大，此种红细胞通过纤维蛋白网孔时更易受到机械性的损伤。

（3）在微血流通道发生障碍时，红细胞还可能通过肺组织等的血管内皮细胞间的裂隙，被

"挤压"到血管外组织去，这种通过裂缝时的机械作用，使红细胞变形、碎裂。

严重的病例可出现溶血性尿毒症综合征（hemolytic uremic syndrome，HUS），红细胞碎裂引起的溶血性贫血还伴有肾小球毛细血管丛及肾小动脉内皮损伤和血小板-纤维蛋白血栓导致的肾衰竭及高血压症。

第5节 弥散性血管内凝血防治的病理生理学基础

一、防治原发病

针对 DIC 的病因进行积极治疗，比如及时、有效地控制严重的感染，对 DIC 的预防和治疗具有非常重要的作用。若 DIC 程度不重，去除病因后则可迅速恢复。

二、改善微循环

疏通被微血栓阻塞的微循环，增加其灌流量等，在防治 DIC 的发生、发展中具有重要作用。通常采用右旋糖酐-40 扩充血容量、解除血管痉挛等措施。此外，也有人应用阿司匹林、双嘧达莫等抗血小板药稳定血小板膜、减少 TXA_2 的生成，从而对抗血小板的黏附和聚集，对改善微循环也具有一定的效果。

三、重建凝血与纤溶的动态平衡

在 DIC 的高凝期，常用肝素抗凝；同时应用抗凝血酶Ⅲ（ATⅢ）可增强肝素抗凝作用；但下列情况慎用或禁用：① DIC 晚期；② 手术后不久，大创面未愈；③ 有明显的局部出血者；④ 严重的低纤维蛋白原血症（500～700mg/L）。

6-氨基乙酸、对羟基苄胺，仅在 DIC 晚期、继发性纤溶亢进成为主要出血因素时可适量应用；在消耗性低凝期，用时开始有纤溶亢进时，应在使用足量肝素的基础上慎用小剂量抗纤溶药；在 DIC 早期不宜使用。

消耗性凝血障碍时，补充凝血因子有利于纠正出血，可输入：① 新鲜血浆；② 血小板悬液；③ 凝血因子与制剂（如纤维蛋白原、凝血酶原复合物、Ⅷ因子制剂及维生素 K 等）。

近年来研究发现，肝素抗凝效果与抗凝血酶Ⅲ（antithrombinⅢ，AT-Ⅲ）相关。AT-Ⅲ是肝素的辅助因子，肝素可与 AT-Ⅲ赖氨酸残基形成复合物，从而加速 AT-Ⅲ对凝血酶灭活，AT-Ⅲ对血小板聚集也有一定的抑制作用，因此，肝素与新鲜血浆或 AT-Ⅲ制剂合用可提高 DIC 的疗效。

（王生兰）

参 考 文 献

金惠铭. 2008. 病理生理学［M］. 北京：人民卫生出版社，179-197.

陆晓华，程礼敏，李伟，等. 2012. 弥散性血管内凝血的新认识及实验诊断进展［J］. 检验医学与临床，10（9）：1229-1231.

唐朝枢. 2009. 病理生理学［M］. 北京：北京大学医学出版社，128-142.

王树人. 2004. 病理生理学［M］. 成都：四川大学出版社，158-170.

杨惠玲，潘景轩，吴伟康，等. 2006. 高级病理生理学［M］. 北京：科学出版社，85-105.

张立克. 2007. 病理生理学［M］. 北京：人民卫生出版社，99-113.

第11章
细胞信号转导异常与疾病

生物为了适应内、外环境，维持正常的细胞功能，在长期进化发展中逐步建立起具有非常精细、庞大和复杂的细胞信号转导系统。细胞信号转导（cell signal transduction）指细胞通过位于胞膜或胞内的受体，感受细胞外信息分子的刺激，经细胞内复杂的级联信号转导，进而调节胞内蛋白酶活性或基因表达，使细胞发生相应的生物学功能反应的过程。细胞信号转导系统调控着细胞周期、增殖、分化、死亡、应激适应等多种重要的细胞过程。细胞每时每刻都受到大量不同的细胞外刺激作用，驱动了细胞内许多条信号转导途径，所有的这些信号通路都有严密的协调关系，不同的信号分子、不同的信号转导途径构成了复杂的信号转导网络调节系统。该系统对于维持正常的细胞生物学功能至关重要，任何环节异常都可能引起细胞功能改变，严重的可导致疾病的发生。

第1节　细胞信号转导系统概述

细胞信号转导系统主要由信息分子（如第一信使）、受体、胞内信号转导系统（如第二信使、信号转导相关分子）、效应器等构成。不同的信号转导通路之间相互联系，构成一个复杂的网络调节系统，维持细胞正常生物学功能。

一、细胞信号的类型

细胞的信号主要包括化学信号、物理信号以及生物信号，它们通常属于第一信使。

（一）化学信号

大多数信号转导涉及细胞外的信号分子（又称配基）与细胞表面受体的结合，二者结合触发细胞内发生一系列信号事件。细胞与基质（cell-substratum）相互作用也会触发细胞内的信号级联。类固醇（steroid）代表另一类细胞外的信号分子，由于其亲脂性（疏水性），使它们能更容易跨过细胞膜。多种类固醇激素，在细胞浆内有相应的受体，能够刺激相应受体与某些基因启动子区的类固醇反应元件（steroid-responsive element，SRE）结合，诱导类固醇反应基因（steroid-responsive gene）的表达。在大多细胞生物中有各种各样的小分子和多肽，在它们的协调下，个别细胞的生物学活性与个体的生命活动有机结合到一起。从功能上，这些分子可划分为以下几类：① 激素（hormone）：如褪黑激素（melatonin）、生长激素（growth hormone，GH）、促红细胞生成素（erythropoietin，EPO）等；② 生长因子（growth factor）：如表皮生长因子（epidermal growth factor，EGF）、转化生长因子（transforming growth factor，TGF）；③ 神经递质（nerve mediator）：如乙酰胆碱（acetylcholine，Ach）、肾上腺素（adrenaline）；④ 细胞因子（cytokine）：如肿瘤坏死因子 α（tumor necrosis factor-α，TNF-α）、γ-干扰素（interferon-γ，IFN-γ）、白细胞介素 1（interleukin-1，IL-1）、粒细胞集落刺激因子（granulocyte colony-stimulating factor，G-CSF）；⑤ 趋化因子（chemokine）：如调节、活化正常 T 细胞表达和分泌因子

（regulated on activation normal T cell expressed and secreted，RANTES）、单核细胞趋化蛋白 1（monocyte chemoattractant protein 1，MCP-1）、巨噬细胞炎性蛋白 1（macrophage inflammatory protein 1，MIP-1）；⑥ 细胞外基质（extracellular matrix，ECM）：如纤连蛋白（fibronectin，FN）、层黏蛋白（laminin，LN）、弹性蛋白（elastin）、蛋白聚糖（proteoglycan）等；⑦ 神经营养因子（neurotrophin）：如神经生长因子（nerve growth factor，NGF）、脑源神经营养因子（brain derived neurotrophin factor，BDNF）、神经营养因子 3（NT-3）等；⑧ 气味分子等。

上述这样的分类并未考虑每类中组成成员的分子性质。例如，神经递质中既包括神经肽，如神经营养肽，也包括小分子物质，如 5-羟色胺和多巴胺。激素也是如此，其中包含如胰岛素（属于多肽）、睾酮（属于类固醇）和肾上腺素（属于有机小分子）。一个分子隶属于哪一种类型也不是十分固定的，如中枢神经系统分泌的肾上腺素和去甲肾上腺素的作用是神经递质，而肾上腺分泌的则是激素。

（二）物理信号

物理信号种类很多，主要包括各种射线、电信号、机械信号（摩擦力、张力、牵张力、血液在血管中流动产生的切应力等）以及冷热刺激等。物理信号也能激活细胞内的信号转导通路，如视网膜细胞中的光受体，可以感受光信号并引起相应的细胞信号系统激活。

某些微生物的分子，例如病毒的核酸、细菌的脂多糖以及蛋白质抗原，都能引发免疫系统对入侵病原体发生反应，这些都是通过信号转导过程介导完成的。

二、细胞受体的概念、分类及其生物学功能

受体（receptor）是存在于细胞膜或细胞内的生物大分子物质（多数为蛋白质，个别为糖脂），能识别特异性的信号分子并与之结合，将信号传递到细胞内部，使细胞对外界刺激产生相应的效应。作为细胞内信号转导的关键起始构件，受体在细胞信号转导过程中起着非常重要的作用。与受体结合的分子被称为配基（ligand），配基可以是肽类、激素、药物或毒素等。受体结合配基后，其构象发生改变并促发细胞反应。

受体有两方面的功能：第一是识别自己特异的信号物质——配基，识别的表现在于两者特异性地结合；第二是把识别和接受的信号准确、无误地放大并传递到细胞内部，启动一系列胞内信号级联反应，最后导致特定的细胞效应。要使胞间信号转换为胞内信号，受体的两个功能缺一不可。根据分布部位将受体分为细胞表面受体和细胞内受体。

（一）细胞表面受体

细胞表面受体属于整合膜蛋白，绝大多数细胞外信号分子所识别的都是这类受体。穿膜受体在结构上有 3 部分：细胞外结构域、跨细胞膜区域和胞内结构域。当配基与受体的胞膜外结构域结合时，触发信号转导，而配基本身在受体结合之前并不穿越细胞膜。细胞表面受体可分为 3 类：配基门控性离子通道受体（ligand-gated ion channel receptor）、G 蛋白偶联受体（G-protein-coupled receptor，GPCR）和跨膜受体（transmembrane receptor）。

1. G 蛋白偶联受体 GPCR 由于其与三聚体的鸟苷酸结合蛋白（guanine nucleotide-binding protein，G-protein）结合而得名，它们都是单体，形成 7 个 α 螺旋的跨膜结构，因此，又称为七次跨膜受体（serpentine receptor）。由于肽链反复跨膜，在膜外侧和膜内侧形成了几个环状结构，分别负责与配基的结合和细胞内信号的传递，其中胞浆面第 3 个环能与 G 蛋白结合（图 11-1）。许多受体，如肾上腺素能受体（adrenergic receptor）、毒蕈碱型乙酰胆碱受体（muscarinic acetylcholine receptor，mAchR）、鸦片样受体（opioid receptor）、趋化因子受体（chemokine receptor）以及视网膜视紫红质受体（rhodophane receptor，RhR）都属于此家族。GPCR 参与许多生理过程，包括视觉、嗅觉、行为与情绪调控、免疫系统和炎症的调控、自主神经系统的功能调控等。

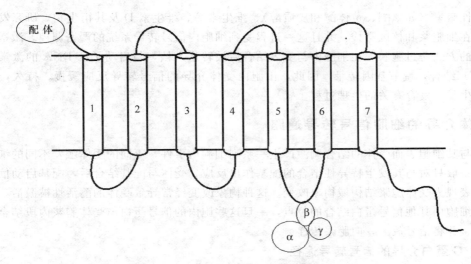

图 11-1　G 蛋白偶联受体结构模式图

2. 跨膜受体　这类受体是一种单次跨膜的酶蛋白，本身具有激酶/磷酸酶活性或能够通过胞浆内段与其他具有激酶活性的蛋白质相互作用来传递信号。受体酪氨酸激酶（receptor tyrosine kinase，RTK）是跨膜受体的典型代表。RTK 属于跨膜蛋白家族，其胞外段负责与配基结合，胞内段具有酪氨酸激酶活性，并可与 ATP 和底物结合，可把胞外信号直接转化为胞内效应。根据 RTK 的结构特征和结合配基的特异性，可将其分为不同的亚家族。许多生长因子，如血小板源性生长因子（platelet-derived growth factor，PDGF）、表皮生长因子（EGF）和胰岛素等的受体都属于此类受体，其所介导的信号转导途径，在参与细胞生长、分化的调控中起着重要作用。某些 RTK 的基因突变会使表达的受体处于持续的活化状态，带来细胞增殖活动的增强，其作用如同原癌基因，从而促进肿瘤的发生。细胞膜上还存在具有丝氨酸/苏氨酸蛋白激酶（PSTK）活性的受体，如转化生长因子 β（TGF-β）受体超家族成员、鸟苷酸环化酶受体、TNF 受体超家族的受体等。

3. 配基门控性离子通道受体　根据信号转导方式的不同，离子通道型受体可分为两类，一类是配基门控性离子通道受体，另一类是电压门控性离子通道受体（voltage-gated ion channel receptor）。配基门控性离子通道受体的特点是除了作为受体可接受信号外，本身又具有离子通道的功能，通常是由多个亚基组成的多聚体，每个亚基具有 2、4 或 5 个跨膜域，亚基在膜上组装成环状的、中间可供离子通过的孔道。与相应的配基识别并结合后，离子通道受体结构发生改变，在细胞膜上形成通道，供离子通过，产生离子流及电效应，并导致膜电位的变化。由离子通道型受体介导的跨膜信号转导无需中间步骤，反应快，一般只需几毫秒，烟碱型乙酰胆碱受体（nicotinic acetylcholine receptor，nAChR）、γ-氨基丁酸受体（glutamate/aspartate receptor）、5-羟色胺受体（5-hydroxytryptamine receptor）和 ATP 受体（ATP receptor）等神经突触膜上的受体都属于这类离子通道受体。

（二）细胞内受体

细胞内受体（intracellular receptor）以可溶性蛋白形式存在于核浆和（或）胞浆中，能直接影响基因转录的胞内受体称为核受体（nuclear receptor），而不直接影响基因转录的细胞内受体称为胞浆受体。核受体是主要的胞内受体，通常是单体，其氨基末端的氨基酸序列高度可变，长度不一，具有转录激活作用，有配基结合域。

核受体在细胞内的分布情况可不同，如糖皮质激素、盐皮质激素的受体位于胞浆中，而维生素 D₃ 及维甲酸的受体则存在于胞核内，还有一些可同时存在于胞浆及胞核中。核受体典型的配基是亲脂性激素（如睾酮、黄体酮和皮质醇）、维生素 A、维生素 D 及其衍生物。研究发现，胞内受体常在细胞浆和核区穿梭，并且这一过程受到细胞内信号转导系统的严密调控。激素通常以被动扩散的方式跨过胞膜，在细胞内与受体结合后被转运入核，与启动子区 DNA 的激素反应元件（HRE）结合，调节基因转录。因此，由胞内受体介导的信号转导反应缓慢、持久，参与调节许多与生长、发育有关的生理过程。

三、受体介导的细胞信号转导通路

配基与其细胞表面受体的结合刺激产生一系列细胞内事件，不同的受体触发不同的细胞内反应。受体一般只对与其发生特异性结合的配基作出反应，受体与配基结合后，配基启动信号的跨膜传递，表现为受体胞浆结构域构象改变。这种构象改变经常导致受体的酶活性被激活，或者暴露出可为细胞内其他信号蛋白结合的位点，一旦这些胞内的信号蛋白与受体胞浆内段结合，其本身被活化，并将信号放大，向胞浆传递。

（一）G 蛋白介导的信号转导途径

该信号转导途径通过配体作用于 G 蛋白偶联受体实现，具有极其重要的生物学意义。未受配基刺激时，GPCR 与无活性的 G 蛋白偶联在一起。无活性的 G 蛋白是一种由 G_α、G_β 和 G_γ 亚基组成的异源三聚体，与配基结合后 GPCR 的构象发生变化，使 G_α 与 GTP 结合，同其他两个亚基分离，这种分离暴露出 G 蛋白亚基上与其他分子作用的位点，导致 G 蛋白激活（图 11-2）。活化的 G 蛋白亚基与受体脱离，作用于下游多种酶类，包括腺苷酸环化酶（adenylyl cyclase，AC）、鸟苷酸环化酶（guanylate cyclase，GC）、磷脂酶 C（phospholipase C，PLC），通过这些酶类进一步生成第二信使分子，如 cAMP、cGMP、IP_3、DAG 和 Ca^{2+} 等，并发挥相应的生物学效应。这里以 cAMP 信号通路和磷脂酰肌醇信号通路为例介绍 GPCR 信号传递过程。

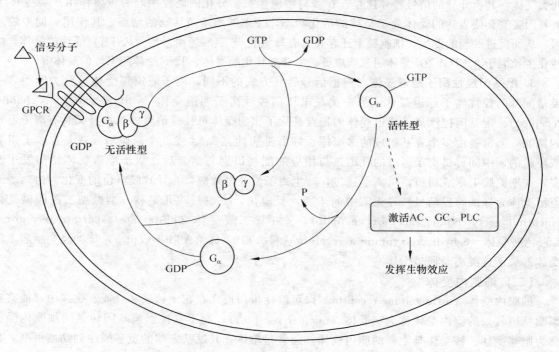

图 11-2 G 蛋白的活性调节

1. cAMP 信号通路 cAMP 信号通路主要包括 5 类成分：受体、G 蛋白（G-protein）、腺苷酸环化酶、蛋白激酶 A（protein kinase A，PKA）和 cAMP 磷酸二酯酶（phosphodiesterase，

PDE）。

　　GPCR 分为刺激性激素受体（stimulative hormone receptor，Rs）和抑制性激素受体（inhibitory hormone receptor，Ri），Rs 能与激活性信号分子结合并引起兴奋性反应；Ri 则能与抑制性信号分子结合引起抑制性效应。与 Rs 偶联的 G 蛋白为刺激调节性 G 蛋白（stimulative regulative G-protein，Gs），当 Gs 与 Rs 相偶联被激活时，其 α 亚基可刺激下游酶的活性或细胞内其他代谢过程；与 Ri 偶联的 G 蛋白为抑制调节性 G 蛋白（inhibitory regulative G-protein，Gi），与 Gs 相反，当 Gi 和 Ri 相偶联被激活时，其 α 亚基可抑制下游酶的活性或细胞内其他代谢过程（图 11-3）。

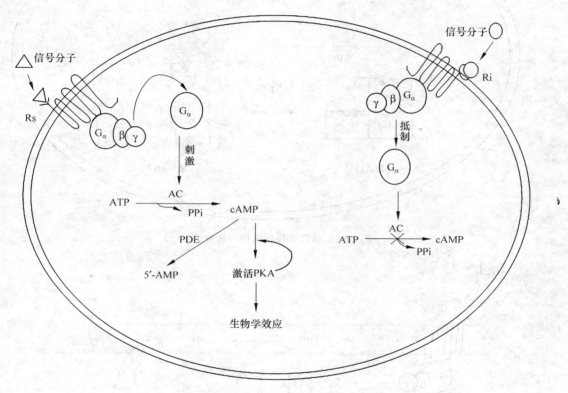

图 11-3　刺激性和抑制性受体调节作用

　　腺苷酸环化酶（AC）是一种 12 次穿膜糖蛋白，在 Mg^{2+} 或 Mn^{2+} 的帮助下，AC 催化 ATP 形成 cAMP。cAMP 是细胞中的第二信使，也是 PKA 的别构激动剂。

　　PKA 是细胞代谢过程中一种重要的酶，它既能使代谢通路中特定的酶磷酸化以调节细胞代谢，也能调节特定基因的表达、细胞分泌以及细胞膜通透性。PKA 有两个催化亚基和两个调节亚基。无 cAMP 时，PKA 没有活性；当 cAMP 与 PKA 调节亚基结合时，PKA 构象发生改变，调节亚基解离，PKA 被活化，继续引发一系列生物学效应（图 11-4）。cAMP 磷酸二酯酶可降解 cAMP 形成 5′-AMP，终止信号过程。

　　2. 磷酸肌醇信号通路　当细胞外信号分子与细胞膜表面 GPCR 结合后，位于浆膜侧的 PLC 被激活。PLC 将磷脂酰肌醇 4，5-二磷酸（phosphatidylinositol 4，5-bisphosphate，PIP_2）水解成 IP_3 和 DAG。这两个分子都是细胞内重要的第二信使，IP_3 能够与滑面内质网和线粒体膜表面受体结合，使 Ca^{2+} 通道开放。Ca^{2+} 具有重要的生物学作用，不仅可与 DAG 协同激活 PKC，而且能够与钙调蛋白结合，使钙调蛋白构象改变，继而激活钙调蛋白依赖性激酶 II（calmodulin-dependent kinaseⅡ，CaMKⅡ），由此磷酸化下游的靶分子并调节其活性。而 DAG 可激活蛋白激酶 C（protein kinase C，PKC），继而磷酸化许多其他蛋白质，引发一系列生物学效应（图 11-5）。

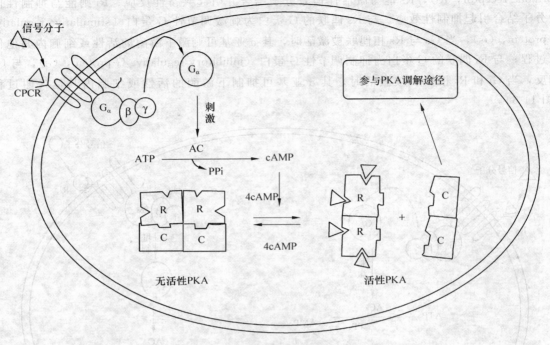

图 11-4　腺苷酸环化酶信号转导途径

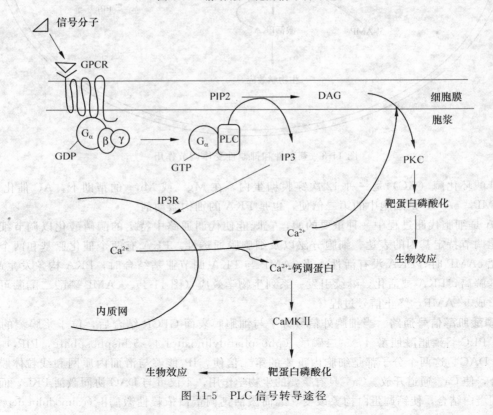

图 11-5　PLC 信号转导途径

（二）受体酪氨酸蛋白激酶（RTK）信号转导途径

受体酪氨酸蛋白激酶是单次跨膜受体介导过程的典型代表，可以单独完成跨膜信号传递，而不需要第二信使参与。RTK 由多个亚家族组成，该超家族的共同特征是受体本身具有酪氨酸蛋白激酶（protein tyrosine kinase，PTK）活性，配体主要为多种生长因子、胰岛素和同源癌基因产物等。它们在细胞的生长、分化、代谢及有机体的生长发育中发挥重要作用。虽然 RTK 大都是由一条单次跨膜肽链组成，但是在受到生长相关的信号刺激后可以在胞膜上形成二聚体（dimer）。形成二聚体的两个受体分子的胞浆段相互作用，使其酪氨酸激酶结构域中的酪氨酸自主磷酸化（autophosphorylation），胞浆段的构象随之改变，形成能结合并激活含 SH_2 和 PTB 结构域的蛋白的位点，包括 Src 和 PLC_γ。磷酸化的 Src 和 PLC_γ 继续激活下游胞浆分子的磷酸化信号级联过程。

（三）非受体酪氨酸蛋白激酶信号转导途径

此途径的共同特征是受体本身不具有 PTK 活性，配体主要是激素和细胞因子。当配体与受体结合使受体二聚化后可通过 G 蛋白介导激活 PLC-β 或与胞质内磷酸化的 PTK 结合激活 PLC_γ，进而引发细胞信号转导级联反应。

（四）受体鸟苷酸环化酶信号转导途径

一氧化氮（NO）和一氧化碳（CO）可激活鸟苷酸环化酶（GC），增加 cGMP 生成，cGMP 激活蛋白激酶 G（PKG），磷酸化靶蛋白发挥生物学作用（图 11-6）。

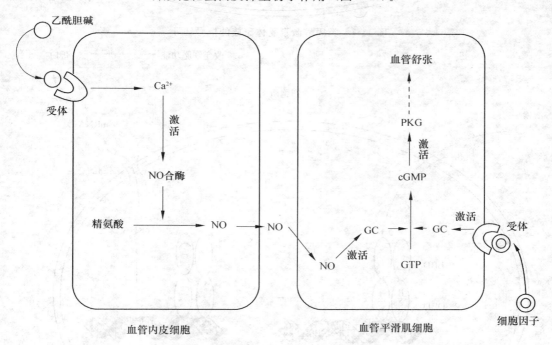

图 11-6　血管鸟苷酸环化酶信号转导途径

（五）核受体信号转导途径

核受体按结构和功能可分为类固醇激素受体家族和甲状腺素受体家族。类固醇激素受体（雌激素受体除外）位于胞质，与热休克蛋白（HSP）结合存在，处于非活化状态。配体与受体的结合使 HSP 与受体解离，活化的受体二聚化并移入核内，与 DNA 上的激素反应元件（HRE）相结合或与其他转录因子相互作用，增强或抑制基因的转录（图 11-7）。甲状腺素受体位于核内，不与 HSP 结合，配体与受体结合激活后，通过 HRE 调节基因转录（图 11-8）。

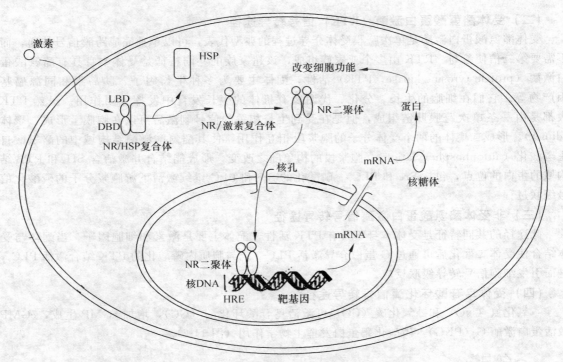

图 11-7 类固醇激素受体家族的信号转导

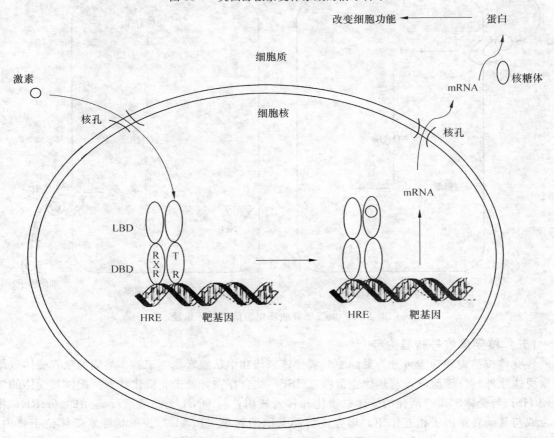

图 11-8 甲状腺素受体家族的信号转导

四、细胞信号转导的调节

（一）信号调节

如前所述，许多因素都可以作为细胞信号，即通常所说的第一信使，引起一定的细胞信号转导系统活化，调节细胞结构和功能。根据配体引起细胞反应的结果，将配体分为激动剂和拮抗剂两大类，前者与受体结合可激活受体的内在活性；后者与受体结合可阻抑激动剂与受体结合，从而抑制激动剂的作用。配体一般通过两种方式控制信号转导蛋白的活性。

1. 配体与信号蛋白结合直接改变信号蛋白活性　如细胞内信使分子 cAMP 与二酰甘油（DAG）能分别激活蛋白激酶 A（PKA）和蛋白激酶 C（PKC）。

2. 配体通过激活受体型蛋白激酶控制信号转导　如胰岛素可激动酪氨酸蛋白激酶型受体——胰岛素受体，通过激活多条信号转导通路控制糖、蛋白质代谢及细胞增殖等功能。

（二）受体调节

1. 受体数量的调节　当体内配体持续升高时，配体-受体复合物可被细胞内化，内化后配体及部分受体被降解，部分受体返回胞膜重新利用，可致自身受体数量减少，称为受体下调（down-regulation）；持续高浓度的配体与受体结合，除可引起自身受体数量下调外，还可引起其他受体明显增多，称为受体上调（up-regulation）。

当受体下调时，可引起信号转导抑制；受体上调时，则引起该受体介导的信号转导加强。

2. 受体亲和力的调节　受体的磷酸化和脱磷酸化是调节受体亲和力与活性的重要方式。在受体介导的信号转导通路中，激活的蛋白激酶可反过来使同种或异种受体磷酸化，导致受体与配体结合的亲和力降低。使受体磷酸化的蛋白激酶分为受体特异性和非特异性两种，前者如 G 蛋白偶联受体激酶（G-protein-coupled receptor kinases，GRKs），该酶只能使 GPCR 磷酸化；后者如 PKA 和 PKC，它们对所作用的受体类型无严格选择性，能磷酸化含有 PKA 和 PKC 作用位点的受体。

受体信号转导的调节是防止信号转导活动的过大波动和保持内环境稳态的需要，但过度或过长时间的调节可导致受体数量、亲和力或受体后信号转导过程长时间的变化，使细胞对特定配体的反应性减弱或增强，引起相应的信号转导脱敏（desensitization）或超敏（supersensitization），使细胞的代谢和功能发生紊乱造成疾病。已知心力衰竭患者循环血中儿茶酚胺含量增加，具有代偿性增强心肌收缩力作用，但长期过度增高又会引起心肌 β-受体下调，导致心肌对儿茶酚胺的敏感性降低，从而促进心力衰竭的发生。

（三）受体后调节

1. G 蛋白调节　该调节的重要环节是通过 GTP/GDP 循环达到调节 G 蛋白的活性状态，从而发挥调控下游信号转导的作用。当 G 蛋白激活时能激活腺苷酸环化酶、磷脂酶、离子通道等，介导多种受体引发的跨膜信号转导。G 蛋白激活的同时，其内在的 GTPase 分解 GTP 为 GDP，使 G 蛋白转变为非活化形式，关闭信号转导通路（图 11-2）。由于 G 蛋白常处于跨膜信号转导的上游，故有信号转导过程的"分子开关"之称。

2. 经可逆磷酸化快速调节靶蛋白活性　信号转导通路对靶蛋白调节的最重要的方式是可逆性的磷酸化调节。信号转导通路中激活的蛋白激酶（如 PKA、PKC、MAPK 家族中的成员等）或磷酸酶能通过对各种效应蛋白（如调节代谢的酶、离子通道、离子泵、运输蛋白等）进行可逆的磷酸化修饰，快速调节其活性和功能，产生相应的生物学效应。以丝裂原激活的蛋白激酶（mitogen-activated protein kinase，MAPK）家族为例，该家族包括细胞外信号调节的蛋白激酶（extracellular-signal regulated kinase，ERK）、c-jun N 端激酶（c-jun N-terminal kinase，JNK）/应激激活的蛋白激酶（stress activated protein kinase，SAPK）和 p38MAPK。

　　MAPK 家族酶的激活机制相似，都是通过磷酸化的 3 步酶促级联反应进行的，即 MAPK 激酶的激酶（MAPKKK）磷酸化激活 MAPK 激酶（MAPKK），后者磷酸化后再激活 MAPK，但参与不同通路的磷酸化级联反应的酶的组成不同。

　　已证实生长因子等相关刺激可作用于 ERK 通路；物理、化学因素引起的细胞外环境变化以及致炎细胞因子可调节 JNK/SAPK 通路；紫外线照射、细胞外高渗、致炎细胞因子以及细菌病原体等都能激活 p38 通路。通过 ERK 通路，调节生长、发育和分化；通过 JNK/SAPK 通路和 p38 通路，共同调节炎症反应、凋亡及生长分化。

　　3. 经调节基因表达产生较为缓慢的生物效应　细胞外信号调节基因转录有两种方式：一是胞外信号启动细胞的信号转导，在信号通路中激活的蛋白激酶首先磷酸化细胞中现存的转录因子，使其激活并转入胞核，启动相应基因的转录过程；二是某些信号可直接进入细胞（如甾体激素），与核受体结合，调节靶基因的表达而产生较为缓慢的生物学效应。

第 2 节　细胞信号转导异常与疾病

　　由于从信号的发放、接受，信号在细胞内的传递，直至作用靶蛋白出现效应是一整个过程，因此无论信号、受体或受体后信号通路的任何一个环节出现障碍都可能会影响到最终的效应，进而造成与这种信号转导相关的细胞代谢和功能障碍，并由此引起疾病。生物学因素、理化因素以及遗传因素等都可以导致信号转导异常；某些信号转导蛋白的基因突变或多态性虽然并不能导致疾病，但它们在决定疾病的严重程度以及疾病对药物的敏感性等方面起重要作用。

一、细胞信号转导异常发生的环节和机制

　　信号转导异常发生机制总体上包括两方面：信号的异常和信号转导的异常。

（一）信号异常

　　信号的异常一般是信号的产生异常增加或减少，也可能是由于信号的拮抗因素产生增多或产生了抗信号的自身抗体；另一方面外源性的刺激或损伤同样可以导致细胞信号异常。

　　1. 体内细胞信号异常　细胞信号异常可以由多种不同的途径引起，如糖代谢障碍可能是胰岛素减少、体内产生抗胰岛素抗体和应激时产生的影响或对抗胰岛素作用的激素过多而引起。再如嗜铬细胞瘤患者，由于肿瘤细胞大量分泌儿茶酚胺，激动 β-受体，通过 Gs 蛋白激活 AC，引发 cAMP-PKA 通路，引起多种靶蛋白磷酸化，如膜上的 L 型 Ca^{2+} 通道、磷酸化酶激酶、糖原合成酶、受磷蛋白等磷酸化，结果促使细胞外 Ca^{2+} 内流，Ca^{2+} 内流继而导致 Ca^{2+} 激发的肌质网 Ca^{2+} 释放，引起心肌收缩力和速率增加；儿茶酚胺激动血管壁平滑肌细胞膜上 α_1-受体，通过激活 Gq-PLC-DG-PKC 通路，PLC 引起细胞内 IP_3 与 DG 增多，一方面通过 IP_3 增加细胞内 Ca^{2+}，促进平滑肌收缩；另一方面，通过 DG 激活 PKC 促进基因表达和细胞的增殖，最后造成心肌收缩力加强，外周阻力加大，血压增高。

　　2. 外源性损伤信号

　　（1）病原体及相关物：各种致病微生物的菌体蛋白、脂多糖、核酸等均可作为配体干扰细胞的信号转导过程，近年来，已逐渐明确其作用的受体。1994 年，Nomuria 等发现哺乳动物有一种与果蝇 Toll 蛋白相似的蛋白，至今已发现共有 10 种 Toll 蛋白的同源物，被命名为 Toll 样受体（Toll like receptor，TLR）。Toll 样受体为 I 型膜蛋白，其胞内部分与 IL-1 受体（IL-1R）明显同源，在信号转导方面亦相似，被归于 TLR/IL-1R 超家族。TLR 可以在一定程度上识别并区分不同类型的病原体及其相关物，介导生物因素引起的细胞信号转导。

　　（2）理化损伤性刺激：环境中很多化学物质可以引起细胞信号异常并导致信号转导异常。许

多化学致癌物，如多环芳烃类化合物能诱导小鼠小 G 蛋白 K-ras 基因突变，使 Ras 的 GTP 酶活性降低，引起 Ras 处于与 GTP 结合的持续激活状态，通过激活 Ras-Raf-MEK-ERK 通路，导致细胞异常增殖，从而诱发肿瘤。各种物理刺激同样可以引起细胞信号异常，如心肌的牵拉刺激、血管中流体的切应力对血管的刺激等可通过特定的信号转导通路，激活 PKC、ERK 等，促进细胞的增殖，导致心肌肥厚、动脉硬化等病变。

（二）细胞信号转导异常

细胞信号转导异常指由于受体或受体后信号转导通路的异常，使信号转导出现异常（包括信号异常增强或减弱）。

1. 受体异常　受体的异常可由编码受体的基因突变、免疫学因素和继发性改变所致。基因突变可使受体数量改变或功能（如受体与配体结合功能、受体激酶的活性、核受体的转录调节功能等）异常，后者又分为失活性突变和激活性突变。还有一种情况是受体本身没有异常，但受体功能所需的相关因子或辅助因子缺陷，也可导致受体功能异常。基因突变发生在生殖细胞可导致遗传性受体病，而发生在体细胞的突变与肿瘤的发生、发展有关。

由于染色体异常，出现受体蛋白基因的缺失、插入突变和点突变等，导致受体蛋白出现结构和功能的改变，使其介导的细胞信号转导异常而引起的疾病称为遗传性受体病。根据受体异常的特点，遗传性受体疾病包括：

（1）受体数量改变：受体合成数量减少、组装或定位障碍，使受体生成减少或受体降解增加，最终导致受体数量减少或缺陷，出现受体功能丧失可导致靶细胞对相关配体不敏感。这类疾病的特点是患者体内的相应激素水平并无明显降低，但由于细胞受体缺陷，使患者表现出该激素减少的症状和体征。如家族型肾性尿崩症（nephrogenic diabetes insipidus，NDI），患者由于遗传性肾集合小管上皮细胞膜上的 2 型血管升压素（ADH）受体（V_2R）数目或功能缺陷，使其对 ADH 的反应性降低，导致对水的重吸收降低；雄激素抵抗征/雄激素不敏感综合征（androgen insensitivity syndrome，AIS）也是由于遗传性的雄激素受体（androgen receptor，AR）的功能缺陷而导致的性分化障碍。而受体数量异常增加，所引起的是受体过度激活，如肿瘤。

（2）受体结构异常：受体基因突变引起受体结构改变，导致其功能出现降低或缺失，如受体与配体结合障碍、受体酶活性降低及受体-G 蛋白偶联障碍、受体与 DNA 结合障碍、受体的调节异常等。基因突变也可引起受体成为异常的不受控制的激活状态，又称组成型激活（constitutive activation）状态。促甲状腺激素受体（TSHR）激活型突变导致的甲状腺功能亢进和 TSHR 失活性突变导致甲状腺功能减退是典型的临床病例。

2. 自身免疫性受体病　自身免疫性受体病是机体通过免疫应答反应产生了针对自身受体的抗体所引起的疾病。根据抗受体抗体与相应受体结合所产生的功能可分为阻断型和刺激型。前者与受体结合后，可阻断受体与配体的结合，从而阻断受体的信号转导通路和效应，导致靶细胞功能低下；后者可模拟信号分子或配体的作用，激活特定的信号转导通路，使靶细胞功能亢进。如自身免疫性甲状腺病分为 Graves 病（又称 Basedow 病或毒性甲状腺肿）为甲状腺功能亢进，而桥本病（慢性淋巴细胞性甲状腺炎）表现为甲状腺功能低下。重症肌无力患者体内发现抗 N 型乙酰胆碱受体（nAChR）的抗体，该抗体能阻断运动终板上的 nAChR 与乙酰胆碱结合，导致肌肉收缩障碍。

3. 继发性受体异常　大量的研究已经证实很多内环境因素可以调节或改变受体的数量及与配体的亲和力，从而引起继发性受体的调节性改变。机体在缺血、缺氧、炎症、创伤等内环境紊乱时可出现神经内分泌的改变，使神经递质、激素、细胞因子、炎症介质等释放异常（持续增加或减少），导致特定受体的数量、亲和力及受体后信号转导系统发生改变，引起细胞对特定信号的反应性表现增强或减弱，前者称为高敏，后者称为脱敏。

（三）受体后信号转导异常

受体后信号转导通路异常多由基因突变所致的信号转导蛋白失活或异常激活引起。如 Ras 基因突变，突变率较高的是甘氨酸[12]、甘氨酸[13]或谷氨酰胺[61]为其他氨基酸所取代，使 Ras 处于与 GTP 结合的持续激活状态而引起细胞增殖，因此，该通路的异常激活与多种肿瘤的发病有关。如人膀胱癌细胞 Ras 基因编码序列第 35 位核苷酸由正常 G 突变为 C，相应的 Ras 蛋白突变成缬氨酸，使其处于持续激活状态。

需要指出的是，细胞信号系统是一个网络，信号转导通路之间存在交互通话（cross-talk）和作用，某种信号蛋白的作用丧失后，可由别的信号蛋白来替代，或者功能代谢不受明显地影响，因此并非所有的信号转导蛋白异常都能导致疾病。

二、细胞信号转导异常与炎症

炎症是机体对于各种外源性或内源性损伤因子引起的组织或细胞损伤所产生的机体防御性反应，发生机制非常复杂，涉及了多种细胞，如内皮细胞、单核-巨噬细胞、成纤维细胞、血小板等；而导致炎症反应的因素繁多，主要包括物理性因子、化学性因子、生物性因子、组织坏死和变态反应等；参与炎症调节的因子主要有激素、体液因子、细胞黏附分子（cell adhesion molecule，CAM）以及代谢产物，它们之间具有相互促进或相互拮抗的关系，共同促进或抑制炎症反应，构成了复杂的炎症调控网络。细胞信号转导系统与炎症的启动、放大和反应过程密切相关。

炎症启动首先是炎细胞的激活，内皮细胞、吞噬细胞如单核-巨噬细胞、嗜酸粒细胞、多形核中性粒细胞（polymorphonuclear neutrophil，PMN）以及参与炎症反应的血小板均属于炎细胞。被激活的炎细胞产生多种促炎因子和趋化因子，如 TNF-α、IL-1、IL-6、IL-8 以及活性氧（reactive oxygen species，ROS）等，它们又可反作用于炎细胞本身，使其进一步激活。LPS、TNF-α、黏附因子、细胞因子、趋化因子等介导的细胞信号转导通路都参与了机体炎症反应的发生和发展过程。

（一）LPS 受体介导的炎细胞信号转导

革兰阴性菌壁外膜脂多糖（lipopolysaccharide，LPS）可诱导促炎细胞因子、趋化因子、生长因子等的合成与释放，导致炎症。LPS 介导细胞激活需要血浆或细胞表面的一些结合蛋白的参与，包括肝脏产生的脂多糖结合蛋白（lipopolysaccharide binding protein，LBP）和单核-巨噬细胞膜上的 CD14。LBP 具有转运功能，可以通过其脂质 A 区域与 LPS 结合，形成的 LPS-LBP 复合物，将 LPS 运送到细胞膜上与 CD14 高亲和力结合。但 CD14 是以糖基磷脂酰肌醇（glycosyl phosphatidylinositol，GPI）锚定在巨噬细胞表面的膜蛋白，无跨膜区及胞浆内段，不能直接把信号转导到细胞内。后来发现，Toll 样受体 4（Toll like receptor 4，TLR$_4$）可作为 LPS-LBP-CD14 三联复合物的特异性受体。TLR 是在固有免疫系统发挥重要作用的一组蛋白，TLR 为 Ⅰ 型膜蛋白，具有 10 种以上的同源物，大都以同源二聚体形式发挥作用。TLR 能识别来自微生物结构的保守分子，即病原体相关分子模式（pathogen-associated molecular pattern，PAMP），包括 LPS、脂蛋白、病毒的双链 RNA 等。因而，TLR 是一类模式识别受体（pattern recognition receptor，PRR）。

某些 TLR 与配基的结合还依赖辅受体分子（co-receptor），如 TLR 识别 LPS 需要髓样分化蛋白-2（myeloid differential protein-2，MD-2）。TLR 胞浆内段序列与 IL-1 受体（IL-1 receptor，IL-1R）胞内保守序列具有明显的同源性，在信号转导方面相似，因此，将其统一归于 Toll/IL-1R 家族。在哺乳动物细胞，参与 LPS 信号转导的主要是 TLR$_4$。LPS-LBP 与 CD14 结合后，CD14 与 TLR$_4$ 发生二聚化，通过接头蛋白髓样分化因子 88（myeloid differentiation factor 88，MYD$_{88}$），激活 IL-1 受体相关激酶（IL-1 receptor associated kinase，IRAK），后者又通过肿瘤坏死

因子受体结合因子 6（TNF receptor-associated factor 6，TRAF₆）激活 TGF-β 活化激酶 1（TGF-β activated kinase 1，TAK₁），再激活 IκB 激酶（IκB kinase，IKK），并进一步磷酸化 NF-κB 抑制性亚基（inhibitor of κB，IκB）。激活的 NF-κB 与 IκB 解离后转位入核与多种靶基因启动子/增强子上的 κB 序列结合，从而诱导多种细胞因子（IL-2、IL-6、IL-8、TNF-α、IFN-β 等）、黏附分子以及诱导性一氧化氮合酶（inducible nitric oxide synthase，iNOS）等的表达（图 11-9）。

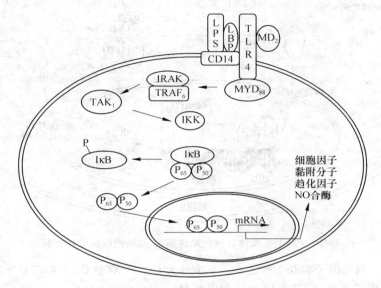

图 11-9　LPS 介导的信号转导途径

MAPK 在多种情况下都参与了细胞的炎症反应过程。研究表明，ERK、JNK 和 p38MAPK 通路激活参与了 LPS 诱导炎症因子生成的细胞信号调控过程。LPS 刺激 TLR₄ 的二聚体化，通过 MYD₈₈→IRAK→TRAF₆ 激活保守的 MAPK 三级激酶级联，致使转录因子 ATF₂、MEF2C、c-Jun 等活化，促进靶细胞炎症因子表达，从而参与 LPS 诱导的炎症反应过程。

总之，LPS 与其受体结合能启动炎细胞内的多条信号转导通路，激活多种转录因子和酶，从而合成和释放多种细胞因子、趋化因子、脂质炎症介质和 ROS 等。LPS 刺激巨噬细胞分泌的细胞因子和炎症介质，可作用到包括巨噬细胞自身的多种炎细胞，如内皮细胞、中性粒细胞等，这会导致这些炎细胞进一步激活和炎症反应的扩大。

（二）TNF-α 受体介导的炎症反应信号转导

TNF-α 是多种感染或内毒素休克早期产生的最重要的细胞因子之一，对炎症或内毒素休克的发展起着重要的作用。TNF-受体（TNF receptor，TNFR）可分为两种：TNFR₁ 和 TNFR₂。TNF 与 TNFR₁ 结合后，通过 TNF 受体相关死亡结构域（TNF receptor-associated death domain，TRADD）和 Fas 相关死亡结构域（Fas-associated death domain，FADD）中介蛋白启动导致半胱天冬酶（caspase）活化的信号通路。TNF 和 TNFR₁ 的结合还能间接激活与细胞存活和炎症反应相关的转录因子，如 NF-κB 信号通路、鞘磷脂酶-神经酰胺信号转导通路、PLC-PKC 通路、JNK 通路等，使单核-巨噬细胞分泌 PAF、IL-1、IL-6、IL-8 和 TNF-α，出现细胞因子级联反应（cytokine cascade）；使白细胞和内皮细胞表达黏附分子，并可使细胞出现吞噬活性，释放蛋白水解酶和氧自由基，从而导致炎症反应扩大（图 11-10）。

（三）趋化因子受体介导的炎症反应信号转导

趋化因子由活化的单核-巨噬细胞、内皮细胞、血小板和成纤维细胞产生，其相对分子质量

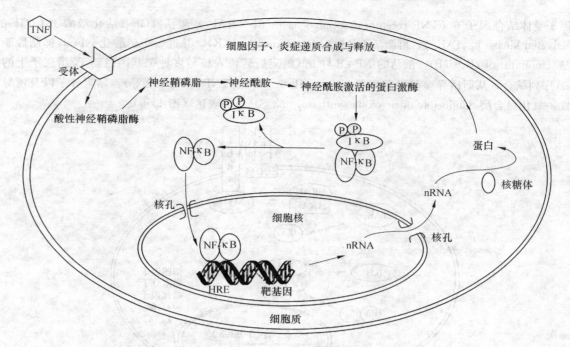

图 11-10 TNF-α 受体介导的鞘磷脂酶-神经酰胺信号转导通路

为 8000～10 000。趋化因子有几十种之多，至少分为 CC、CXC、C、CX3C 4 个亚族。CXC 亚族包括 IL-8、生长相关癌基因/黑素瘤生长刺激活性（growth-related oncogene/melanoma growth stimulating activity，GRO/MGSA）、血小板因子-4（platelet factor-4，PF-4）和干扰素诱导蛋白-10（interferon-γ inducible protein-10，IP-10）等，主要趋化中性粒细胞。CC 亚族包括 MIP-1、RANTES、MCP-1、MCP-2、MCP-3 等，主要趋化单个核细胞。不同趋化因子对白细胞的作用有明显的特异性和选择性。如 IL-8 能选择性作用于中性粒细胞，IL-8 与中性粒细胞上的受体结合后能通过 G 蛋白激活 PLC$_{\beta2}$，后者可分解 PIP$_2$ 生成 IP$_3$ 和 DAG，IP$_3$ 能升高细胞内的 Ca^{2+} 水平，导致呼吸爆发和脱颗粒，而 DAG 通过激活的 PKC 磷酸化细胞骨架蛋白和肌球蛋白链等，导致白细胞的运动游走，并参与中性粒细胞中过氧化物的形成和溶酶体酶的释放。IL-8 还能通过受体激活小 G 蛋白 Rho、Rac 和 Ras，激活 PI-3K 通路和 Ras-Raf-MAPK 通路等，促进中性粒细胞与内皮细胞的黏附，以及通过诱导细胞骨架蛋白的重组，促进白细胞的趋化运动。

（四）细胞黏附分子介导的炎症反应信号转导

细胞黏附在炎症、休克和血栓形成等病理生理过程中起重要作用。黏附分子（adhesion molecule，AM）是介导细胞与细胞间或细胞与基质间相互接触和结合的一类分子，大都为糖蛋白，分布于细胞表面或细胞外基质中。黏附分子以配基-受体相对应的形式发挥作用，介导细胞与细胞间、细胞与基质间或细胞-基质-细胞之间的黏附。按黏附分子的结构特点，可将其分为整合素（integrin）家族、免疫球蛋白超家族（immunoglobulin superfamily）、选择素（selectin）家族、钙离子依赖的细胞黏附素（cadherin）家族以及其他未归类的黏附分子。黏附分子参与机体炎症反应时，通过表达于白细胞的黏附分子，如 CD11a/CD18、CD11b/CD18、CD11c/CD18、VLA-4、L-选择素、CD15、CD15s 介导细胞与内皮细胞之间的黏附。激活的炎细胞具有与血管内皮细胞黏附，穿过内皮向炎症部位趋化游走，并通过脱颗粒及呼吸爆发杀灭细菌，清除异物（如中性粒细胞）的功能。这些功能都受包括细胞黏附分子在内的受体介导的信号转导通路调节。

（五）体内存在的抗炎机制

炎细胞不仅能产生各种炎症介质，也能产生具有抗炎作用的细胞因子。抗炎细胞因子主要包括 IL-4、IL-10 和 IL-13，可抑制多种促炎因子的生成。IL-10 能抑制由 LPS 激活的人单核细胞产生 IL-1、IL-6、IL-12 和 TNF-α 等多种细胞因子。前列腺素 E_2（prostaglandin E_2，PGE_2）和膜联蛋白（annexin）等也是具有抗炎作用的因子。膜联蛋白-1 的主要作用是通过与磷脂底物的结合抑制磷脂酶 A_2（phospholipase A_2，PLA_2）的活性，使脂质炎症介质前列腺素（prostaglandin，PG）、血栓素 A_2（thromboxane A_2，TXA_2）、白三烯（leukotriene，LT）和血小板活化因子（platelet activating factor，PAF）合成减少。

体内还有多种应激激素对炎症、免疫都具有调节作用，其中以糖皮质激素（glucocorticoid，GC）的作用最为明显。糖皮质激素的抗炎作用表现在对免疫调节蛋白和免疫调节细胞的抑制，具体机制包括：减少炎症渗出；降低炎症调节因子的产生和效能；减少炎症细胞向炎症部位的聚集；抑制炎症细胞的活化。GC 与其受体（glucocorticoid receptor，GR）结合后，可抑制 IL-1、IL-6、IL-12 和 TNF-α 等多种促炎因子的基因转录，促进膜联蛋白-1 和 IL-1 受体拮抗剂等抗炎物质的表达，并能拮抗 AP-1 等转录因子对基因转录的激活作用，从而减少细胞因子的合成和释放。

此外，能起抗炎作用的还有促炎细胞因子的可溶性受体以及针对受体的拮抗剂。它们能够竞争性地与促炎细胞因子（如 IL-1 和 TNF-α）结合，但不能介导信号转导，因而对促炎细胞因子起拮抗作用。总之，人体通过上述多种机制将炎症控制在一定的限度，防止过度炎症反应对组织的损伤。

三、细胞信号转导异常与糖尿病

糖尿病的本质是胰岛素作用不全，其主要原因：一是胰岛中 β 细胞分泌胰岛素不足（1 型糖尿病）；二是胰岛素靶细胞对它的敏感性降低，即对胰岛素产生了抵抗性，使之不能正常传递信号（2 型糖尿病）。

胰岛素介导的信号转导通路障碍时会导致细胞摄取葡萄糖能力下降，诱发糖尿病。导致糖尿病发生的原因较多，其机制也比较复杂，糖尿病信号转导障碍可发生在胰岛素、胰岛素受体（IR）或受体后的信号分子等几个不同环节。

（一）胰岛素合成不足

自身免疫性疾病、病毒感染、遗传等因素均可导致胰岛素 β 细胞合成和释放胰岛素不足。在 1 型糖尿病患者血液中可查出多种自身免疫抗体，如谷氨酸脱羧酶（glutamic acid decarboxy-lase，GAD）抗体、胰岛细胞抗体（islet cell antigen，ICA）等。通过自身抗体带来的免疫反应可损伤人体胰岛 β 细胞，使之不能正常分泌胰岛素。研究发现，流行性腮腺炎、风疹病毒以及能引起脊髓灰质炎的柯萨奇病毒家族，都可能损伤胰岛 β 细胞，从而在 1 型糖尿病中发挥作用。1 型糖尿病有家族性发病的特点，研究发现人第 6 对染色体的 HLA 抗原异常的遗传缺陷可能是某些家族性 1 型糖尿病的发病基础。

（二）胰岛素受体的改变

胰岛素通过与受体结合启动细胞内信号途径，影响细胞内物质的合成和代谢。细胞膜上的胰岛素受体数量处于一个合成与降解的动态平衡之中，受体结合胰岛素具有高度特异性及高度的亲和力，无论是 IR 数量的不足或受体结合胰岛素的亲和力下降都会导致糖尿病的发生。2 型糖尿病患者及肥胖者细胞膜上胰岛素受体数量减少，亲和力降低，使胰岛素不能发挥正常的生理作用。当其相应的基因突变（包括编码区和非编码区突变）后，受体的数量或结构变化，发生胰岛素抵抗。IR 的编码基因位于第 19 号染色体上，已发现的基因突变超过 60 种，其具体表现形式主要有 3 种：①受体数量减少：IR 基因 mRNA 链提前终止使基因表达减少；IR 蛋白质翻译后加工障碍，受体分子的折叠异常，受体不能从内质网及高尔基体转移到细胞膜，使细胞表面受体数量减少;IR 在没有到达细胞膜以前因结构异常而被分解,使 IR 的数量减少。②受体与胰岛素的亲和力降低:有些基因突变发生在 IR 与胰岛素结合的结构域,使受体与胰岛素的亲和力下降,如受体 735 位精氨酸突变为丝氨酸,使合成的受体不能正确折叠,与胰岛素亲和力下降。③受体的活性降低:有些 IR 基因突变发生在胰岛素受体酪氨酸激酶(insulin receptor tyrosine kinase,IRTK)的关键结构区域,导致激酶活性降低。研究证实,在胰岛素抵抗个体的多种胰岛素靶组织中,存在胰岛素受体酪氨酸激酶活性缺陷。如 1008 位甘氨酸突变为缬氨酸等发生在酪氨酸激酶上的基因突变,可引起酪氨酸激酶活性降低或丧失,干扰胰岛素与其受体结合后的信息传递,造成胰岛素抵抗。由于受体后缺陷的存在,即使高浓度的胰岛素也不能产生正常的生物效应;血液胰岛素浓度升高,通过降调节使受体数量减少,胰岛素抵抗更趋严重。

(三)胰岛素受体下游信号分子异常

目前认为磷脂酰肌醇-3 激酶(PI-3K)作为一个传递受体 PTK 活性到调节丝/苏氨酸蛋白激酶的级联反应的分子开关,在胰岛素上游信号转导中具有重要作用。2 型糖尿病患者的肌肉和脂肪组织也可见胰岛素对 PI-3K 的激活作用减弱。PI-3K 基因突变可产生胰岛素抵抗,目前发现 p85 基因有突变,但尚未发现 p110 的突变。胰岛素受体后信号转导异常除因 PI-3K 表达的改变外,也与胰岛素受体底物-1(insulin receptor substrate 1,IRS-1)和 IRS-2 的下调使胰岛素引起的经 PI-3K 介导的信号转导过程受阻有关。在敲除 IRS-2 基因的小鼠可见胰岛素对肌肉和肝细胞 PI-3K 的刺激作用减弱,提示受体后信号转导障碍可发生在 IRS 和 PI-3K 两个环节。

四、细胞信号转导异常与肿瘤

肿瘤细胞信号转导的改变是多成分、多环节的,肿瘤发生的早期主要是与增殖、分化、凋亡有关的基因发生改变,造成调控细胞生长、分化和凋亡的信号转导异常,使细胞出现高增殖、低分化、凋亡减弱等特征;而晚期则主要是控制细胞黏附和运动性的基因发生变化,使肿瘤细胞易于转移。肿瘤主要是由于细胞过度增殖造成的,研究发现,绝大多数癌基因的表达产物都是受体酪氨酸蛋白激酶介导的信号转导途径中的组成成分,而这一途径在调节细胞生长与分化中有重要作用。

(一)促进细胞增殖的信号转导过强

1. 生长因子生成增多 自分泌在肿瘤发生、发展过程中发挥着重要作用,已证明多种肿瘤组织可分泌生长因子,如 TGF-β、PDGF、成纤维细胞生长因子(fibroblast growth factor,FGF)等。肿瘤细胞还可以表达生长因子样物质,如 sis 癌基因的表达产物与 PDGFβ 链高度同源,这些生长因子样物质同样可刺激细胞增殖。而肿瘤细胞具有多种生长因子的受体,因此,肿瘤细胞可通过自分泌或旁分泌方式刺激细胞过度增殖。

2. 生长因子受体的改变 研究表明,肿瘤细胞普遍存在着生长因子相关受体的数量、结构和功能的异常变化,这会使肿瘤细胞过度增殖。大量实验表明,恶性肿瘤常伴有某些生长因子受体表达异常增多,且其表达量与肿瘤的生长速度密切相关。在人的多种肿瘤细胞,如前列腺癌、乳腺癌、胃肠道肿瘤、卵巢癌中发现编码表皮生长因子受体(epidermal growth factor receptor,EGFR)的原癌基因 c-erb B 的扩增及 EGFR 的过度表达。生长因子受体或其类似物表达异常增多,可在缺少或低量生长因子存在的条件下持续激活细胞生长相关的信号通路,起到促进增殖的作用。

某些 RTK 的突变属于组成型激活突变,引起下游增殖信号通路的活化过强。已在多种肿瘤组织中证实存在有 RTK 的组成型激活突变,如在肺癌、乳腺癌、卵巢癌中发现一种缺失了 N 端配基结合区的头部截短的 EGFR,这种受体处于配基非依赖性的持续激活状态,能持续刺激细胞的增殖转化。

3. 生长因子受体下游信号分子的改变 在人类肿瘤中发生频率最高的突变是小 G 蛋白 Ras

的第 12 位和（或）第 13 位甘氨酸、第 61 位谷氨酸为其他氨基酸残基所取代。当 Ras 癌基因发生突变时，变异的 RasGTP 不能转变成 RasGDP，或与 GDP 解离的速率增加，因而始终处于 GTP 结合的活性态，造成 Ras-Raf-MEK-ERK 通路的过度激活，引起细胞过度增殖，从而导致肿瘤的发生。

某些癌基因产物具有增殖信号通路上酪氨酸激酶或丝/苏氨酸激酶活性，可引起相关信号转导通路的异常激活，促进细胞异常增殖和分化。而核内与基因转录相关的蛋白，如 myc、fos、jun 等癌基因的表达产物的过量表达，可作为转录因子直接与 DNA 结合，激活基因转录，促进肿瘤发生。

（二）抑制细胞增殖的信号转导过弱

细胞内除了存在促进细胞增殖的信号转导系统外，还存在抑制细胞生长的信号调节系统。生长抑制因子受体的减少、丧失以及受体后的信号转导通路异常，会带来细胞生长负调控机制减弱或丧失，使细胞发生癌变。

TGF-β 对多种肿瘤细胞具有抑制增殖及激活凋亡的作用，TGF-β 受体（TGF-β receptor，TPR）具有丝/苏氨酸蛋白激酶（protein serine-threonine kinase，PSTK）活性，分为 I 型和 II 型。II 型受体与配基结合后，与 I 型受体形成寡聚体，使 I 型受体磷酸化激活，并使 Smad 蛋白在丝/苏氨酸位点发生磷酸化。磷酸化的 Smad 形成二聚体，并转位入核调节靶基因的转录，通过抑制细胞周期素依赖性激酶 4（cyclin-dependent protein kinase 4，CDK_4）的表达，诱导 $p21^{wafl}$、$p27^{kip1}$ 和 $p15^{ink4b}$ 等 CDK 抑制因子（CDK inhibitor，CKI）的产生，将细胞阻滞于 G_1 期。

已发现在肿瘤细胞中，如胃肠癌、肝癌及淋巴癌中有 TGF-β II 型受体（TPR II）的突变，并在多种肿瘤中证实有 $Smad_4$ 的失活、突变或的缺失。受体和 $Smad_4$ 的突变可使 TGF-β 的信号转导障碍，使细胞逃脱 TGF-β 的增殖负调控而发生肿瘤。

另外，抑癌基因的产物可对肿瘤细胞增殖起负调控作用。因此，抑癌基因一旦功能减弱或失活也能促使肿瘤的发生。Rb 基因是最初发现于儿童视网膜母细胞瘤（retinoblastoma）的一种肿瘤抑制基因，其编码的蛋白质为 p105。细胞内的 Rb 蛋白以磷酸化和非磷酸化两种形式存在，在正常情况下，非磷酸化形式 Rb 蛋白在 G_0 和 G_1 期与转录因子 E-2F 结合成复合物，使 E-2F 处于非活化状；在 S 期，Rb 蛋白被磷酸化而与 E-2F 解离，细胞立即进入增殖阶段。当 Rb 基因发生缺失或突变，丧失结合、抑制 E-2F 的能力，就会使细胞增殖过度活跃，导致肿瘤发生。

细胞信号转导障碍对疾病的发生、发展具有多方面的影响，其发生原因也是多种多样的，基因突变、细菌毒素、细胞因子、自身抗体和应激等均可造成细胞信号转导过程的原发性损伤，或引起它们的继发性改变。细胞信号转导障碍可以局限于单一环节，也可同时或先后累及多个环节甚至多条信号转导途径，造成调节信号转导的网络失衡，引起复杂多变的表现形式。细胞信号转导障碍在疾病发生、发展中的作用亦表现为多样性，既可以作为疾病的直接原因，引起特定疾病的发生；亦可干扰疾病的某个环节，导致特异性症状或体征的产生。细胞信号转导障碍还可介导某些非特异性反应，出现在不同的疾病过程中。随着研究的不断深入，已经发现越来越多的疾病或病理过程存在着信号转导异常，认识其变化规律对揭示疾病发生、发展的分子机制具有重要的病理生理意义。近些年在细胞信号转导方面的研究成果为一些疾病的治疗及新一代药物的设计提供了新思路和作用的新靶点，以纠正信号转导异常为目的的生物疗法和药物设计已成为近年来一个新的研究热点，如研制的多种受体的激动剂和拮抗剂、离子通道的阻滞剂以及蛋白激酶（如 PTK、PKC、PKA、p38MAPK 等）的抑制剂等新药物已在临床应用中取得明显疗效，充分显示出一定的应用前景。

（陈新年）

参 考 文 献

金惠铭，王建枝. 2012. 病理生理学［M］. 7版. 北京：人民卫生出版社，96-109.

李桂源. 2010. 病理生理学［M］. 2版. 北京：人民卫生出版社，51-72.

石增立，张建龙. 2010. 病理生理学［M］. 2版. 北京：科学出版社，64-73.

BRYANT C，FITZGERALD K A. 2009. Molecular mechanisms involved in inflammasome activation［J］. Trends Cell Biol，19（9）：155-464.

CHOW C J. 1999. Toll-like receptor-4 mrdiates lipopolysaccharide-induced signal transduction［J］. J Biol Chem，274（16）：10689-10692.

REVOLLO J R，CIDLOWSKI J A. 2009. Mechanisms generating diversity in glucocorticoid receptor signaling［J］. Ann N Y Acad Sci，1179：167-178.

SCOTT J D，PAWSON T. 2009. Cell signaling in space and time：where protein come together and when they're apart［J］. Science，326（5957）：1220-1224.

第12章
细胞增殖、凋亡异常与疾病

细胞是构成生命体的基本单位。从生物学的角度看，一个受精卵在适宜的条件下通过增殖、分化、凋亡等过程形成由多种细胞、组织和器官构成的复杂个体，同时多细胞生物体从组织到器官的结构形成和功能发挥则取决于细胞的数量和质量。在正常情况下，细胞通过分裂增加细胞的数量，通过细胞分化形成特定形态、结构和生理功能的子代细胞，通过凋亡参与胚胎的发育和形态造就的过程，清除体内失去功能的、有害的、突变的或受损的细胞，以保证细胞的数量和质量。增殖、分化、凋亡等过程并不仅限于个体的发育阶段，在成熟个体上述过程依然存在，始终贯穿于生命的全过程，在正常生命活动过程中发挥重要作用，它们相互伴随，相互关联，它们既受细胞外信号的影响，又依靠细胞内的级联反应进行调控，使细胞的增殖、分化或凋亡有序地进行，如果其中的任一环节发生障碍，可使机体内特定的细胞、组织和器官的结构、功能和代谢异常，导致疾病的发生。本章节主要讨论细胞增殖和凋亡异常与疾病。

第1节 细胞增殖异常与疾病

细胞增殖（cell proliferation）指细胞分裂和再生的过程，是通过细胞周期来实现的。细胞周期是一个非常复杂的过程，涉及大量调节蛋白，在这些蛋白质的调节下，一个细胞按照一系列特定顺序在经过有丝分裂发生后最终产生两个子细胞。

一、细胞周期的概述

细胞周期（cell cycle）或称细胞增殖周期指细胞从一次分裂结束到下一次分裂终了的过程或间隔时间。依不同时相特点，细胞周期分为 4 个阶段：G_1 期（first gap phase，DNA 合成前期）、S 期（synthetic phase，DNA 合成期）、G_2 期（second gap phase，DNA 合成后期）和 M 期（mitotic phase，有丝分裂期）（图 12-1），其中最关键的是 S 期，此期细胞进行 DNA 倍增和染色体复制。但并非所有细胞均处于增殖状态，根据细胞的增殖特性可将其分为 3 种：

1. 周期性细胞 周期性细胞也称连续分裂细胞，按 $G_1 \rightarrow S \rightarrow G_2 \rightarrow M$ 4 个阶段循环连续进行。如表皮细胞和骨髓细胞等，它们担负着组织生长和修复任务。周期性细胞始终处于增殖和死亡的动态平衡中，不断地增殖以补充衰老、脱落或死亡的细胞，

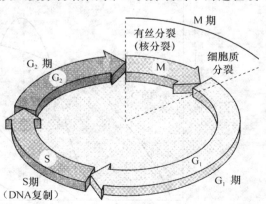

图 12-1　细胞周期时相的划分
（引自：胡以平. 2009. 医学细胞生物学［M］.
北京：高等教育出版社）

这种更新称为稳态更新（steady-state renewing）。

2. G₀期细胞　G₀期细胞也称休眠细胞，可暂时脱离细胞周期，不进行增殖，需要适当刺激方可重新进入细胞周期，如肝和肾细胞等。G₀期细胞在遭遇损伤或应激等刺激后可返回细胞周期，进行细胞增殖，这种更新称为条件性更新（conditional renewing）。

3. 终端分化细胞　终端分化细胞也称不分裂细胞，一般情况下这些细胞不可逆地脱离细胞周期，丧失增殖能力，但具有一定生理功能，如神经细胞和心肌细胞等。但最近有迹象表明这些细胞在特定的条件下可返回细胞周期，并进行增殖。

细胞周期的特点：① 单向性：即细胞只能沿 $G_1 \rightarrow S \rightarrow G_2 \rightarrow M$ 方向推进而不能逆行；② 阶段性：各期细胞形态和代谢特点有明显差异，细胞可因某种原因而在某时相停滞下来，待生长条件适合后细胞又可重新活跃到下一时相；③ 检查点：各时相交叉处存在着检查点（checkpoint），决定细胞下一步的增殖趋向；④ 细胞微环境：细胞周期是否顺利推进与细胞外信号和条件等密切相关。

二、细胞周期的调控

在多细胞生物体内，各类细胞周期存在一个非常严密的调控系统，使各类细胞可依机体的需要进行增殖或处于静止状态。细胞周期通过细胞内某些物质的合成、降解或活化来控制，还受细胞内外各种信号的种类、强度和持续时间的影响。

（一）细胞周期的自身调控

细胞周期的运行主要是通过细胞周期素或称细胞周期蛋白（cyclin）随细胞周期不同时相进行合成与降解，通过细胞周期素依赖性蛋白激酶（cyclin dependent kinase，CDK）有序地磷酸化和去磷酸化来调节，同时可由细胞周期素依赖性蛋白激酶抑制因子（cyclin dependent kinase inhibitor，CDI）时相变化，检查点对 DNA 损伤及复制和纺锤体组装作出反应加以调控等来实现。

1. 细胞周期素　已发现哺乳动物细胞中至少有 11 种细胞周期素，共 16 个成员，即 cyclin A、cyclin B1-2、cyclin C、cyclin D1-3、cyclin E、cyclin F、cyclin G1-2、cyclin H、cyclin I、cyclin K 和 cyclin T1-2。依据其在细胞周期调控中所起的作用分为 3 大类，即 G_1 期、S 期和 G_2/M 期细胞周期素，各成员分别在相应时期高表达（图 12-2）。细胞周期素作为调节亚基需要与催化

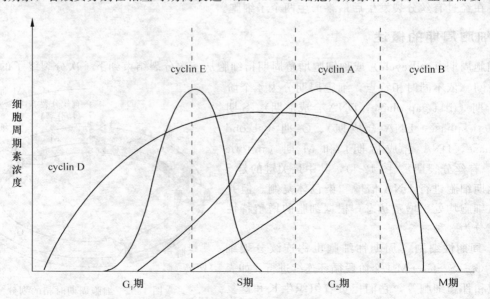

图 12-2　各时相周期素的表达和相对浓度

（引自：李桂源. 2010. 病理生理学 [M]. 北京：人民卫生出版社）

亚基细胞周期素依赖性蛋白激酶形成复合物，激活相应的细胞周期素依赖性蛋白激酶和加强细胞周期素依赖性蛋白激酶对特定底物的作用，驱动相应的期前行（表 12-1）。

表 12-1 细胞周期不同时段发挥作用的细胞周期素和 CDK

细胞周期素依赖性蛋白激酶	细胞周期素	发挥作用的细胞周期素时相
CDK4	cyclin D1、D2、D3	G_1
CDK6	cyclin D1、D2、D3	G_1
CDK2	cyclin E	G_1/S 过渡
CDK2	cyclin A	S
CDK1	cyclin A、B1	G_2/M 过渡
CDK1	cyclin B	M
CDK7	cyclin H	细胞周期所有阶段

cyclin 在细胞周期中自始至终是以恒定的速度产生，有丝分裂时消失是因为降解大于合成，在间期时积累是由于合成大于降解。在各类细胞中，CDK 表达的分子浓度在细胞周期各阶段是稳定的，由于 cyclin 的周期性波动，以致 CDK 出现周期性的活性变化。

2. 细胞周期素依赖性蛋白激酶（CDK） CDK 是一组丝氨酸/苏氨酸（serine/threonine，Ser/Thr）蛋白激酶，各成员有不同程度的同源性，故称 CDK 家族，已发现有 9 个成员（CDK1～9）。

CDK 激活依赖于与 cyclin 的结合和其分子中某些氨基酸残基的磷酸化状态。含催化亚基的 CDK 需要 cyclin 提供调节亚基才能显示活性，只有 cyclin 浓度升高达到阈值时，才能与相应的 CDK 结合形成 cyclin-CDK 复合物，这时 CDK 才能被激活；CDK 分子中含有活化部位和抑制部位，只有前者处于磷酸化而后者处于去磷酸化状态，CDK 才显活性。CDK 的活性还受其上游的 CDK 活化激酶（CDK-activating kinase，CAK）的影响，CAK 通过使 CDK 分子中的活化部位的氨基酸残基磷酸化来参与调控 CDK 的活性。

CDK 的灭活，除了泛素（ubiquitin）介导的蛋白水解体系外，CDI 也可特异性抑制 CDK 的活性（图 12-3）。

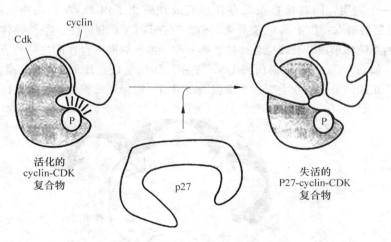

图 12-3 细胞周期素依赖性蛋白激酶的灭活

（引自：胡以平. 2009. 医学细胞生物学［M］. 北京：高等教育出版社）

3. 细胞周期素依赖性蛋白激酶抑制因子（CDI） CDI 是 CDK 的抑制物，相对分子质量较小，哺乳类动物细胞的细胞周期素依赖性蛋白激酶抑制因子主要包括 Ink4（inhibitors of kinase

4)、Kip（kinase inhibitory protein，Kip）或称 Cip（cdk-interacting protein）或 Waf1（wild-type P53 activated fragment-1)。① Ink4 是一组 CDK4 的抑制蛋白，相对分子质量为 15 000～20 000，含有一个重复的结构域锚蛋白（ankyrin)，可特异性地与 CDK4/6 结合，防止其与 cyclin 再结合或降低 cyclin-CDK 复合物的稳定性，以抑制其激酶活性。Ink4 的成员包括 P16[Ink4a]、P15[Ink4b]、P18[Ink4c]、P19[Ink4d]，其中研究较多的为 P16[Ink4a]，在 S 期达高峰，是 G1/S 限制点负调控机制的重要组成部分。② Kip 是一组 CDK 的抑制蛋白，N 端含有一个保守的 80 个氨基酸序列，可经非共价键与 cyclin-CDK 复合物结合，形成三元体或四元体抑制 CDK。Kip 的成员包括 P21[kip1]、P27[kip1] 和 P57[kip2]，它们在 N-末端具有高度的结构和功能相似性，可特异性抑制几种 cyclin D/CDK 的蛋白酶活性；但其 C-末端还具有各不相同的功能区。其中研究得较多的是 P21[kip1]、P27[kip1]，P21[kip1] 是作用较强、作用谱较广的一种 CDI，它主要调控细胞周期确保遗传物质精确地传递给下一代，以消除由于 DNA 损伤而引发肿瘤，还参与细胞应激状态的信号转导。调节其合成主要有 P53 依赖性和 P53 非依赖性两条途径。P27[kip1] 为停止细胞分裂所必需，在休眠细胞内呈高表达，而在增殖细胞内呈低表达。P27[kip1] 与 G1 后期所形成的 cyclin E/CDK2 复合物结合，通过 C-末端抑制 CDK2（T160）的磷酸化，灭活其活性，阻滞细胞周期。由此可以看出细胞周期素依赖性蛋白激酶抑制因子在细胞周期的调控中发挥着负调控作用。

4. 细胞周期检查点　细胞周期调控系统操纵细胞周期的进程属于非常精确的时序性调控过程，一方面，细胞内部的细胞周期素-Cdk 复合物活性的周期性变化，触发了一系列事件的顺序发生及细胞周期相关基因的有序表达，从而使细胞周期沿 G1→S→G2→M 顺序循环进行；另一方面，因细胞所处环境的变化，在细胞周期正常事件受到影响时，处于周期进程中的细胞将通过细胞周期检查点（cell cycle checkpoint）的反馈调控机制，保证细胞周期关键事件的准确完成，以监控细胞周期的正常运行。

细胞周期检查点分为 3 种：① DNA 损伤检查点：位于 G1/S 交界处，如果染色体 DNA 因电离辐射或化学物质作用受到损害，细胞将通过"刹车"机制，使细胞周期延迟进入 G1 期和 S 期，同时诱导修复基因的表达，以确保细胞在其 DNA 未得到修复之前不能从 G1 期进入 S 期。在 DNA 损伤检查点上，延迟则为 DNA 提供了充分的修复时间，DNA 修复之后细胞周期恢复正常而继续进行下一个周期，同时检查点的存在也有效地防止了因 DNA 损伤所引起的细胞基因突变。② DNA 复制检查点：位于 S/G2 交界处，负责检查 DNA 复制进度。③ 纺锤体组装检查点：通过检查有功能的纺锤体形成，管理染色体的正确分配。细胞周期中存在的这些检查点，可对细胞周期中前一事件（如 DNA 完整性和损伤或 DNA 复制）作出反应，比如 DNA 受损、DNA 复制不正常、纺锤体上不正确的染色质联会则发生细胞周期阻滞，以保证细胞增殖正常进行（图 12-4）。

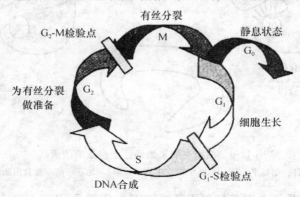

图 12-4　细胞周期的检查点
（引自：李桂源. 2010. 病理生理学 [M]. 北京：人民卫生出版社）

检查点由 3 个部分构成：①探测器：负责检测上一期进展的质量问题；②传感器：将探测器所检获的"出了质量问题"的信号下传，如磷酸激酶传递给效应器；③效应器：由效应器去中断细胞周期进程并启动修复机制。细胞周期反应 CDK 既是细胞周期转折的主要调节因子，也是细胞周期检查点的效应器。因此，细胞周期中某一检查点失灵、检查点的组成部件受损或检查点控制回路的调节障碍与肿瘤发生等密切相关。

（二）细胞外信号对细胞周期的调控

细胞外信号包括细胞因子、激素、基质和营养等，可分为增殖信号和抑制信号两种。

增殖信号如大多数肽类生长因子等可促使 G_0 期细胞进入细胞周期。这些因子与细胞膜上的受体结合，启动细胞内的信号转导，促进 cyclin D 合成，同时下调 CDI 的合成，cyclin D 与相应的 CDK 结合，使 $P105^{Rb}$ 磷酸化（PRb）而失去抑制 E2F 的作用，游离的 E2F 激活 DNA 合成基因等，使细胞进入 G_1 期，如丝裂原刺激持续存在，细胞继而进入 S 期。而 MAPK 若被磷酸化，则可抑制 cyclin 降解，使细胞停留在 M 期。

抑制信号如转化生长因子-β（transforming growth factor-β，TGF-β）在体内外能广泛抑制正常细胞和肿瘤细胞生长，并使细胞阻滞于 G_1 期。TGF-β 对细胞周期的调节是下调 cyclin 和 CDK 等的表达，主要是在 G_1 期抑制 CDK4 的表达，同时还诱导 $P21^{kip1}$、$P27^{kip1}$ 和 $P15^{Ink4b}$ 等 CDI 产生。

三、细胞周期调控异常与疾病

细胞周期的调控是细胞在对不同信号进行整合后依靠细胞内的级联反应完成的，其中任一环节发生异常则可导致细胞增殖过度或缺陷，其本质是细胞周期调控出现了异常。

（一）细胞增殖过度

细胞增殖过度可致疾病，如肿瘤，肝、肺、肾纤维化，前列腺肥大，原发性血小板增多症，家族性红细胞增多症，类风湿关节炎，银屑病，肾小管间质性病变，动脉粥样硬化等，其中研究最为深入的是肿瘤。下面以肿瘤为例，探讨肿瘤细胞恶性增殖与细胞周期调控异常的关系。

1. 细胞周期素的异常　肿瘤的发生与 cyclin（主要是 cyclin D、E）过量表达有关。Cyclin D（又称为 bcl-1）是公认的原癌基因产物，同时也是生长因子感受器。研究显示在许多肿瘤中 cyclin D1 呈过量表达，其机制为：①基因扩增：这是 cyclin D1 过量表达的主要机制，如在 B 细胞淋巴瘤、乳腺癌、胃肠癌及食管癌中，扩增程度可高达 16 倍以上；②染色体倒位：如在人甲状旁腺肿瘤发生倒位 inv（11）（p15：q13），使 cyclin D1 基因受控于 bcl-1 启动子，D1 蛋白伴随甲状旁腺素的大量分泌而大量产生；③染色体易位：如在 B 细胞淋巴瘤，由于 bcl-1 断裂点发生 t(11：14)（ql3：q32）易位，使 cyclin D1 基因易受免疫球蛋白重链基因增强子的影响大量表达；④其他：cyclin D1 在许多肿瘤中发现有扩增，尤其在乳腺癌中基因扩增达 15%，而蛋白过表达高达 45%，基因的扩增与过表达不成比例，提示除了扩增还可能存在其他导致过表达的机制。

Cyclin D1 对于正常细胞及某些肿瘤细胞的 G_1 期是至关重要的，实验研究已证明过量表达的 cyclin D1 可使细胞易被转化，但其单独增加却不足以使原代培养细胞发生转化，需与其他癌基因协同作用，如与 ras 协同作用才能转化大鼠肾细胞或大鼠胚胎成纤维细胞，与 myc 协同作用能诱导转基因小鼠发生 B 淋巴瘤等。另外 cyclin D1 本身的升高存在一个阈值，超过此阈值，则细胞反而不会进入 S 期。

2. 细胞周期素依赖性蛋白激酶的增多　肿瘤细胞中常见 CDK4 和 CDK6 的过表达，其中 CDK4 可能是 TGF-β 介导细胞增殖抑制的靶蛋白。用 TGF-β 处理人角化细胞时可抑制 CDK4 的 mRNA 表达；用 TGF-β 处理水貂肺上皮细胞（MVILU）时可引起 CDK4 蛋白的减少。高浓度的 CDK4 可对抗 P15 的作用；在诱导细胞分化过程中，常有 CDK4 表达的下调，而 CDK4 持续高表达则抑制细胞分化的进行。

3. 细胞周期素依赖性蛋白激酶抑制因子表达不足和突变　真核细胞的细胞周期由 cyclin 依次激活相应的 CDK 所推动，作为 CDK 的抑制物，CDI 的变化直接影响 CDK 的活性，由此影响细胞周期的进行。CDI 基因是肿瘤抑制基因，在肿瘤中 CDI 基因有不同程度的异常，肿瘤细胞呈现 CDI 表达不足或突变。

（1）Ink4 失活：Ink4 可直接与 cyclin D1 竞争结合 G_1 期激酶 CDK4/CDK6，抑制其对 P105^{Rb} 的磷酸化作用，使游离的 E2F-1 与未磷酸化的 P105^{Rb} 结合，导致依赖于 E2F-1 转录的基因不能转录；也可间接地抑制多种生化反应（包括 DNA 合成），从而抑制细胞周期进展。Ink4 失活（以缺失为主，错义突变也较常见）将导致细胞周期调控紊乱，诱发多种肿瘤。其中研究较多的是 p16^{Ink4a} 基因，该基因失活如纯合性缺失、染色体异位、CpG 岛高度甲基化等可与多种肿瘤发生有关，如黑色素瘤、胶质瘤、胰腺癌、非小细胞肺癌、食管癌、急性白血病、乳腺癌和直肠癌细胞等。

（2）Kip 含量减少：Kip 能抑制多种 CDK 的活性，如 CDK2/3/4/6 等，在细胞分化、细胞周期监控以及肿瘤的发生方面具有极其重要的作用，其中对 P21^{kip1}、P27^{kip1} 的研究较为深入。P21^{kip1} 的表达减弱或消失可使抑制细胞增殖的作用减弱，或细胞正常增生转变为过度增生且分化不良，导致肿瘤（如肝癌、黑色素瘤和骨肉瘤等）的发生。P27^{kip1} 的表达降低常与肿瘤发生、分化、分级和预后等有关，P27^{kip1} 的表达越低，肿瘤分化越差、分级越高，预后越差。在人类肿瘤中常可以检测到 P27^{kip1} 的表达降低，如乳腺癌、前列腺癌、肺癌、胃癌、大肠癌、卵巢癌等。

4. 检查点功能障碍　细胞周期主要的检查点是 DNA 损伤检查点，分别位于 G_1/S 和 G_2/M 交界处，当它探测到 DNA 损伤（包括基因组或纺锤体损伤）时，就会中断细胞周期进程。正是在检查点的正确调控下，确保细胞周期精确和有序地进行。P53 基因是人类肿瘤中突变率最高的基因。在 G_1/S 交界处，P53 作为一个 DNA 损伤检查点分子，能保证细胞在 DNA 损伤后，停顿于 G_1 期，以使在 DNA 复制前有充分时间对损伤进行修复。如果 DNA 损伤修复失败，P53 则过度表达，通过直接激活 bax 凋亡基因或下调 bcl-2 抗凋亡基因表达而诱导凋亡。这样可以防止癌前病变细胞不恰当地进入 S 期，否则会促进癌症的发生和发展。另外，如果 P53 丢失可使细胞易于产生药物诱导的基因扩增和细胞分裂，并降低染色体准确度。正常中心粒的复制开始于 G_1/S 转变期，缺失 P53 时，一个细胞周期中可产生多个中心粒，最终导致有丝分裂时染色体分离异常，遗传的不稳定性又导致染色体数目和 DNA 倍数改变，细胞进一步逃避免疫监视而演变成恶性肿瘤细胞，同时可见肿瘤侵袭性、转移性或化疗抵抗作用等增加。如 Li-Fraumeni 癌症综合征患者很容易在 30 岁前患各种癌症，就是因为遗传一个突变的 P53 基因，因而肿瘤高发。

DNA 双链断裂还可在 G_2/M 转变或激活 DNA 损伤检查点，阻止细胞进入有丝分裂，以增加修复时间和诱导修复基因转录，完成 DNA 断裂损伤的修复。如果失去 G_2/M 检查点的阻滞作用，就会引起染色体端粒附近 DNA 序列丢失以及染色体的重排和基因扩增。

（二）细胞增殖缺陷

增殖缺陷可导致许多疾病，如糖尿病肾病、神经退行性疾病（阿尔茨海默病和帕金森病）和再生障碍性贫血等。糖尿病肾病是糖尿病的慢性肾脏并发症，主要是由于肾小球硬化导致肾功能减退。在糖尿病实验模型中，虽然无 G_1/S 期 cyclin 及 CDK2、CDK4 的改变，但是研究发现肾小球 P27 表达增高，如利用 P27 反义寡核苷酸处理可以促进在高糖环境中系膜细胞增殖。同时研究发现高血糖或糖基化产物促进体内 TGF-β1 及受体表达，TGF-β1 又作用于细胞周期调控蛋白，使 pRb 处于低磷酸化状态。总之，糖尿病肾病与 P27 过表达和 pRb 低磷酸化状态协同作用抑制肾小管上皮细胞、系膜细胞或血管内皮细胞的增殖有关。

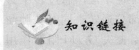

知识链接

再生障碍性贫血

再生障碍性贫血（aplastic anemia）简称再障，是一组由多种病因所致的骨髓功能障碍，以全血细胞减少为主要表现的综合征，在我国年发病率约为 0.74/10 万。确切病因尚未明确，已知其发病与化学药物、放射线、病毒感染及遗传因素有关。发病机制主要有 3 种学说，即干细胞损伤、造血微环境缺陷和免疫功能失调。再障分为先天性和获得性，后者又分为原因不明的原发性再障和能查明原因的继发性再障。根据起病和病程急缓分为急性和慢性再障。

此外，值得一提的是衰老，衰老是细胞脱离细胞周期并不可逆地丧失增殖能力后进入的一种相对稳定的状态。研究表明衰老细胞中的 CDK 及 cyclin 均有异常表达，如 cyclin D 和 cyclin E 的 mRNA 水平比休眠细胞高很多倍，但 cyclin-CDK 复合物的活性却比休眠细胞低得多；衰老细胞缺乏 cyclin A、cyclin B、CDK4 和 CDK2 的 mRNA 及其产物；同时有研究表明衰老细胞，CDK2 总磷酸化水平不变，但 cyclin D/E-CDK 中的磷酸化水平却下降，从而导致细胞停滞于 G_1 期；另外在衰老细胞中，CDI 如 $P16^{Ink4}$、$P15^{Ink4}$ 和 $P21^{kip1}$ 的过表达，能抑制 G_1 期 cyclin-CDK 复合物的活性。总之，就目前的研究进展而言，衰老是多因素综合作用的结果，但衰老时 cyclin、CDK 和 CDI 的异常表达的原因以及其促进衰老的机制尚未阐明。

四、细胞增殖调控与疾病的防治

细胞周期及其调控好似一台高度自动化且精密的机器，一经启动就按编好的程序有序地进行。如细胞自动程序、检查机制或信息传递通路等任一环节出现故障，都可使细胞周期失控，导致各种异常，其中最常见的是肿瘤，因此以肿瘤为例探讨调控细胞周期与疾病的防治。

1. 合理利用增殖相关信号 上皮生长因子（epidermal growth factor，EGF）作为生长信号在乳腺癌（尤其是非激素依赖型乳腺癌）的发病机制中有着十分重要的意义。该信号可通过与受体结合激活受体酪氨酸激酶系统，经过 Ras 和 Akt 等途径激活 NF-κB，提高 CDK2 激酶活性和使 cyclin D1 过表达，促进肿瘤细胞的增殖，通过降低 EGF 含量或采用抗 EGFR 的单抗阻抑 EGF 与 EGFR 结合可使细胞增殖减弱。另外，当神经细胞受损时，通过输注外源性神经生长因子可促使神经细胞的修复。

2. 抑制 cyclin 或 CDK 的表达和活性 体外内实验证实，向肿瘤细胞注射抗 cyclin D1 抗体或反义寡核苷酸可在一定程度上抑制肺癌细胞由 G_1 向 S 期过渡，并逆转转化细胞的形态。CDK 抑制剂 Flavopiridol 是一种作用谱较广的 CDK 抑制剂，在纳摩尔浓度水平可抑制 CDK1、CDK2、CDK4 和 CDK6，从而使细胞停滞于 G_1/S 和 G_2/M。

3. 提高 CDI 的表达和活性 CDI 基因是肿瘤抑制基因，肿瘤中 CDI 基因和蛋白有不同程度的异常，如将外源 p27 转染人星形瘤细胞、乳腺癌和鼻咽癌细胞，能够抑制其生长，逆转恶性表型，减少非整倍体细胞，同时使 G_2/M 细胞增多；如将 p21cDNA 转染人甲状腺、脑、肺和直肠癌等多种瘤细胞，可抑制其生长和增强其对化疗的敏感性；如采用 TGF-β 或 cAMP 处理骨髓瘤细胞系、电离辐射处理成纤维细胞瘤或 1，25-$(OH)_2$ 维生素 D_3 处理 Hela 细胞系均可使 $P27^{kip1}$ 的表达量明显增加，因此增加 CDI 的量和提高 CDI 的活性，通过修复缺陷的细胞周期调控机制可达到抑癌作用。

4. 修复或利用缺陷的细胞周期检查点 在多数的肿瘤中可见 p53 基因的异常，通过转染野生型 p53 (^{wt}p53) 修复缺陷的细胞周期检查点，可使肿瘤细胞的恶性表型部分逆转。同时在肿瘤治疗中，尤其是 G_1/S 期和 G_2/M 期 DNA 损伤关卡均缺陷的肿瘤，可利用丧失 G_2/M 阻滞作用的特性提高治疗效果。电离辐射可引起含 ^{wt}p53 基因的人类肿瘤细胞 G_1 期和 G_2 期阻滞；含突变型 p53 (^{mt}p53) 基因的肿瘤细胞则只有 G_2 期阻滞，应用药物（如咖啡因）缩短瘤细胞 G_2 期则可以增加含 ^{mt}p53 基因的肿瘤细胞放射敏感性。此外大多数肿瘤 p53 基因是突变的，这些细胞 G_1/S 期和 G_2/M 期 DNA 损伤关卡都已丧失，而肿瘤周围正常组织仍含有 ^{wt}p53，如果同时应用缩短 G_2 期的药物可使常规放化疗能够选择性地杀伤肿瘤细胞而减少对正常组织的不良作用。

第 2 节 细胞凋亡异常与疾病

一、细胞凋亡的概念

细胞凋亡（apoptosis）指由体内、外因素触发细胞内预存的死亡程序而导致的细胞死亡过程，是程序性细胞死亡（programmed cell death，PCD）的形式之一，即在一定时间内，细胞按一定的程序发生死亡，这种细胞死亡具有严格的基因时控性和选择性。"apoptosis"来源于希腊语，"apo"意为"分离"，"ptosis"指花瓣或树叶的脱落、凋零，选用这个词，是为了强调这种细胞死亡是自然的生理学过程。许多学者认为，细胞凋亡与 PCD 有一定的区别：PCD 是一个功能性概念，描述在一个多细胞生物体中，某些细胞的死亡是个体发育中一个预定的、并受到严格控制的正常组成部分；而凋亡是一个形态学概念，指与细胞坏死不同的受到基因控制的细胞死亡形式；PCD 的最终结果是细胞凋亡，但细胞凋亡并非都是程序化的。此外，细胞凋亡也可见于 PCD 之外的病理状态，如抗癌药所致的癌细胞死亡、循环负荷过重引起的细胞死亡等。

二、细胞凋亡的特征

由于细胞凋亡是一种主动的、由基因决定的细胞死亡的过程，其性质与细胞坏死完全不同，两者属于截然不同的细胞学现象（表 12-2）。

表 12-2 细胞凋亡和细胞坏死的区别

比较内容	细胞凋亡	细胞坏死
性质	生理性或病理性，特异性	病理性，非特异性
诱导因素	较弱刺激，非随机发生	较强刺激，随机发生
发生范围	单个、散在细胞	大片组织或成群细胞
形态变化	细胞固缩变小，细胞膜在形成凋亡小体前保持完整，细胞核固缩，染色质聚集在核膜下呈半月状，线粒体发生自身吞噬	细胞肿胀变大，细胞膜破损，细胞核发生弥漫性降解，染色质呈絮状，线粒体肿胀
生化特点	主动过程，有新蛋白质合成，耗能	被动过程，无新蛋白质合成，不耗能
DNA 电泳	DNA 片段化，电泳呈梯状条带	弥散性降解，电泳呈均一 DNA 片状
炎症反应	溶酶体相对完整，局部无炎症反应	溶酶体破裂，局部炎症反应
凋亡小体	有，被邻近细胞或巨噬细胞吞噬	无，细胞自溶，残余碎片被巨噬细胞吞噬
基因调控	有	无

（一）细胞凋亡的形态学改变

细胞发生凋亡的早期，其表面的微绒毛消失，并与胞外基质或周围细胞分离，随后胞浆脱水，胞膜空泡化（blebbing），细胞体积缩小，出现固缩（condensation）。内质网不断扩张并与胞膜融合，形成膜表面的芽状突起，称为出芽（budding）。晚期核质高度浓缩融合成团，染色质集中分布在核膜的边缘，呈新月形或马蹄形分布，称为染色质边集（margination）。但线粒体和溶酶体的形态结构变化不大。胞膜皱缩内陷，分割包裹胞浆和（或）核碎片，形成泡状小体称为凋亡小体（apoptosis body），这是凋亡细胞特征性的形态学改变（图 12-5）。

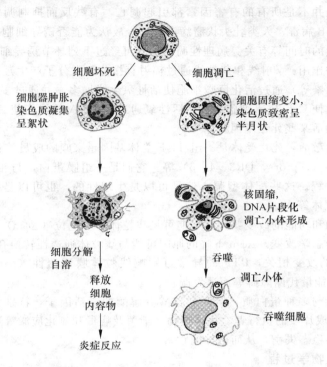

图 12-5　细胞坏死和凋亡的形态学区别

（引自：胡以平. 2009. 医学细胞生物学［M］. 北京：高等教育出版社）

（二）细胞凋亡的生化改变

细胞凋亡过程中可出现各种生化改变，如内源性核酸内切酶激活、caspase 的激活和 DNA 的片段化断裂等，其中后者尤为重要。

DNA 的片段化是细胞凋亡主要特征。它是细胞凋亡诱导性因素通过激活内源性核酸内切酶，并攻击核小体之间的连接区以致发生断裂而形成 180~200bp 或其整倍数的片段。这些片段在琼脂糖凝胶电泳中可呈特征性的"梯状"（ladder pattern）条带，这是判断凋亡发生的客观指标之一。同时伴有 caspase 的激活，它是引起细胞凋亡形态学改变的主要原因之一。

三、细胞凋亡的调控

（一）凋亡信号

1. 生理性凋亡信号

（1）某些激素和细胞因子的直接作用：糖皮质激素是淋巴细胞凋亡的典型信号；甲状腺素在蝌蚪转变为青蛙的器官凋亡性退化中起重要作用；TNF 可诱导多种细胞发生凋亡；某些兴奋性神经递质也能诱导某些神经元凋亡，如谷氨酸可诱导皮质神经元等发生凋亡。

（2）某些激素和细胞因子的间接作用：细胞增殖需要从其他细胞获得足够的增殖信号，当其缺乏时，自杀基因（killer gene）可被激活并引发凋亡。如睾丸组织发育不良使睾丸酮不足，可致前列腺上皮细胞发生凋亡；腺垂体分泌的促肾上腺皮质激素不足可促进肾上腺皮质细胞凋亡等。

2. 病理性凋亡信号 一般认为能对细胞造成伤害的许多因素都可诱发凋亡，如生物及化学毒素、病毒感染、射线、应激和化疗药等，甚至营养因素的缺乏和过度的功能负荷都能诱导凋亡，如心肌细胞负荷过重导致心肌细胞凋亡。但上述有害因素超过一定的剂量范围时则可直接引起细胞坏死。另外，并不是所有的有害因素都引起凋亡，有些反而抑制凋亡，如各种化学促癌物、某些病毒（如 EB 病毒、人类乳头状瘤病毒）等，故认为能否诱导细胞凋亡可能与有害因素的种类、强度和持续的时间等有关。病理性凋亡信号可经过下列环节诱导细胞凋亡：

（1）氧化应激的作用：γ 射线和紫外线通过辐射直接分解水分子产生羟自由基（OH·）；损伤因素（如感染、毒素等）通过活化巨噬细胞使活性氧生成增多，并通过多种途径诱导凋亡，如启动膜脂质的过氧化使 Ca^{2+} 进入细胞增多；活性氧通过对 DNA 的损伤使 ADP 核糖转移酶活化促进凋亡；或直接激活某些死亡基因程序等。

（2）死亡受体的激活：死亡受体是一组 TNF 受体基因超家族的成员，包括 Fas、TNFR1 和死亡受体 3-5（death receptors，DR3、4、5）等。它们是一组膜蛋白，与相应配体（凋亡信号）结合后即触发凋亡过程。这些配体型凋亡信号可以是生理性的，也可以是病理性的，如 Fas 配体、TNF、DR3-5 配体等。

（3）线粒体结构和功能的改变：凋亡早期可见线粒体跨膜电位（Δψm）的明显下降，其出现早于凋亡的生化和形态学改变。Δψm 下降的原因可能与线粒体通透性转换孔（permeability transition pore，PTP）的改变相关，PTP 的异常可影响线粒体膜通透性（permeability transition，PT），导致线粒体的能量代谢障碍等而诱发凋亡。

另外，Ca^{2+} 是参与多种蛋白质、磷脂和核酸分解酶的激活因子，特别是核酸内切酶，它是凋亡过程 DNA 断裂成片段的执行者。化学毒物、细菌及病毒和氧化应激等通过干扰细胞 Ca^{2+} 通道及转运系统引起钙稳态失衡，从而诱导凋亡。

（二）凋亡的生物学过程

从细胞受到凋亡信号的作用到细胞凋亡结束大致可分成以下 4 个阶段：

1. 凋亡信号触发阶段 细胞内、外的各种凋亡信号通过受体和非受体途径作用于细胞，细胞产生一系列复杂的生化反应，形成与细胞凋亡有关的信号分子；

2. 信号整合与调控阶段 通过细胞内凋亡信号网络对信号的整合和传递，一些转录因子被激活，继而与凋亡相关的基因开始表达，同时细胞内 Ca^{2+} 浓度增加，ATP 产生减少；

3. 凋亡的执行阶段 前面的两个阶段决定了是否对细胞执行凋亡，而凋亡主要的执行者是核酸内切酶和 caspase，前者彻底破坏细胞生命活动所必需的全部指令，而后者导致细胞结构的解体，同时细胞表面出现吞噬识别标志（磷脂酰丝氨酸）；

4. 凋亡细胞吞噬清除阶段 凋亡的细胞最终化解为凋亡小体，邻近的吞噬细胞或其他细胞能识别凋亡小体的表面标志，并将其吞噬、分解。

上述过程需时约数分钟至数小时不等，从凋亡信号转导到凋亡执行的各个阶段都有负调控因子存在，以形成完整的反馈环路，使凋亡过程受到精确、严密的调控。

（三）细胞凋亡信号的转导

1. 死亡受体介导的凋亡通路 "死亡受体通路"是由胞外 TNF 超家族的死亡配体，如 TNF-α、FasL、TWEAK 和 TRAIL 引发的。这些配体和相关的细胞表面死亡受体（如 Fas、TNFR、DR3-5）结合，使受体三聚化并活化，三聚化的死亡受体通过死亡域（death domain，DD）募集衔接蛋白如 TRADD 和（或）FADD。衔接蛋白通过死亡效应域（death effecter domain，DED）与 procaspase-8 形成死亡诱导信号复合物（death-inducing signaling complex，DISC）。

Procaspase-8 具有弱的催化活性,在 DISC 中局部浓度高,可发生自我剪接并活化,然后释放到胞浆并启动 caspase-8 的级联反应,激活下游的效应 caspase 如 caspase-3、6 和 7,导致细胞凋亡;活化的 caspase-8 同时能激活 Bcl-2 家族的促凋亡因子 Bid(binding interface database),形成一种截短的 Bid(truncated Bid, tBid),后者转移到线粒体,破坏线粒体膜的通透性,从而诱导 Cyto-C 释放进入胞浆,进而把死亡受体通路和线粒体通路联系起来,有效地扩大了凋亡信号的作用。

目前研究较多的是 Fas 蛋白,Fas 蛋白是细胞膜上的跨膜蛋白,属于 TNFR 家族。作为膜受体的 Fas 蛋白可与 T 淋巴细胞表面的 Fas 配体结合,也可与抗 Fas 的抗体结合,从而启动细胞凋亡,其相关的信号转导通路为:① Fas 配体或抗 Fas 抗体与 Fas 蛋白结合,引起神经鞘磷脂酶的活性上升,使神经鞘磷脂分解产生神经酰胺并作为第二信使激活相应的蛋白激酶,从而诱导细胞凋亡;②抗 Fas 抗体或 TNF 与 Fas 蛋白结合后可激活 ICE(IL-1β converting enzyme)样的 caspase,后者可降解 H1 组蛋白,使染色体松弛,DNA 链舒展而暴露出核酸内切酶的酶切位点,使 DNA 链易被切割;③ Fas 蛋白被激活后也可以通过 Ca^{2+} 信号系统传递死亡信息而导致细胞凋亡。

2. 线粒体介导的凋亡通路　线粒体途径是众多细胞凋亡信号转导途径中最重要的途径之一,该通路涉及一个 CED-4/CED-3 样的"凋亡体",还需要位于线粒体的促凋亡蛋白的参与,它主要是由死亡受体非依赖的凋亡诱导信号(如射线、化疗药、微生物、细胞因子和生长因子缺乏等)启动的。一般认为氧化应激所致的损伤和钙稳态失衡等可作用于线粒体通透性转换孔,导致线粒体膜通透性的增高,促使线粒体释放凋亡启动因子(Cyto-C、AIF、Apaf-1)、Smac/Diablo(second mitochondria-derived activator of caspase/direct IAP-binding protein with low pI)和 procaspase-3 等入胞浆,并通过下列机制导致细胞凋亡:① Cyto-C 在 dATP 存在的情况下,与凋亡蛋白酶激活因子(Apaf-1)结合,使 Apaf-1 暴露出 CARD(caspase activation and recruitment domain),并与 procaspase-9 的 CARD 结合形成凋亡复合体(apoptosome),导致 procaspase-9 激活,后者通过级联反应激活下游的 procaspase-3、6、7 等,这些蛋白酶通过多个途径作用于细胞骨架蛋白、DNA 修复调节因子、细胞周期调节蛋白等,也包括 Bcl-2 家族的某些成员,导致细胞 DNA 修复功能丧失、核酸内切酶激活、DNA 片段化,失去正常功能而凋亡;② AIF 通过促进线粒体释放细胞色素 C 而增强凋亡的信号,可快速激活核酸内切酶;③ Smac/Diablo 可能通过阻断凋亡抑制蛋白(inhibitors of apoptosis protein,IAPs)的作用,参与细胞凋亡的调控。IAPs 为一组具有抑制凋亡作用的蛋白质,主要抑制 caspase-3、7、9 而抑制细胞的凋亡。

另有报道提及内质网可以介导凋亡通路,内质网中过多蛋白质的积累或钙平衡的破坏,可以导致细胞凋亡。一般情况下凋亡刺激可以激活凋亡通路之一,且以前两种为主。

(四) 细胞凋亡

1. 半胱氨酸天冬氨酸蛋白酶(cystein aspartate specific protease,caspase)　又称半胱天冬酶,是目前研究得最清楚的细胞凋亡执行者。最先发现的 caspase 是 ICE,即 caspase-1,随后又发现了一系列的 caspase,统称为 caspases,以序号区分(caspase-1～14)。

caspase 成员都具有相似的氨基酸序列、结构和底物特异性,通常以酶原形式存在,包括 3 个结构域即 NH_2 末端结构域、大亚基和小亚基,各结构域之间由天冬氨酸水解酶识别结构分隔。procaspase 有两个结构特点对其活化至关重要:① NH_2 末端结构域的序列和长度高度变异,而该结构可能与 caspase 所表现的不同功能以及各自的活化机制有关;②所有 procaspase 的各结构域之间具有相同的分割区域,这提示 procaspase 可以自身活化或者被具有相同结构特点的酶活化。procaspase 活化时,各结构域之间蛋白连接结构水解,大、小亚基结合形成异二聚体。在已知晶体结构的 caspase-1 和 caspase-3 活化体中，由异二聚体进一步形成四聚体，当中包含两个催化基团。每个催化结构域中大、小亚基紧密相连，共同完成底物结合与催化功能。caspase 是一种高度特异的蛋白酶，它具有在天冬氨酸之后剪切蛋白的特点。被剪切蛋白质 NH_2 末端至少有 4 种氨基酸对剪切位置是明确的，这是 caspase 具有催化活性的必要保证。对这 4 种氨基酸的识别在 caspase 之间显著不同，导致 caspase 成员之间生物功能的差异，但并非所有含有这 4 种氨基酸结构的蛋白质都被活化，这提示 caspase 三级结构可能会影响底物识别。

caspase 可分为启动型 caspase（caspase-8～10）和效应型 caspase（caspase-3、6、7）两类。以 caspase-8 为例，凋亡信号与死亡受体 Fas 结合后，Fas 的胞内死亡结构域 DD 与接头蛋白 FADD 结合，进一步激活 caspase-8 通过自身催化功能，在局部形成高浓度的启动型 caspase，后者再活化其他效应型 caspase，引起凋亡。

目前已知的 caspase 功能：① 灭活凋亡抑制蛋白：正常细胞中 caspase 激活的脱氧核糖核酸酶（caspase-activated deoxyribonuclease，CAD）与 ICAD 结合不具有催化活性。当发生凋亡时，ICAD 被 caspase 灭活并与 CAD 分离，此时 CAD 即表现出核酸酶活性，使 DNA 片段化；同时 caspase 可抑制凋亡抑制蛋白 Bcl-2 并产生一些可促进凋亡的片段。② 直接作用于细胞结构并使之解体：在核膜下有一层由 lamins 物质构成的板层结构，它参与染色质构成。凋亡细胞中 lamins 被 caspase 裂解，从而使板层结构崩解并导致染色质浓缩。③ 分解与细胞骨架构成相关的蛋白质：如 PAK2 可使细胞结构重组并凋亡。④ 瓦解核结构成核碎片。

2. 内源性核酸内切酶　在正常情况下，多种内源性核酸内切酶是以无活性的酶原形式存在胞核内，且多数为 Ca^{2+}/Mg^{2+} 依赖的，Zn^{2+} 可抑制其活性。凋亡诱导因素可通过启动信号转导，调控胞内某些成分（如 Ca^{2+}）激活内源性核酸内切酶，活化的内切酶可作用于核小体连接区，使 DNA 断裂成核小体倍数大小（即 180～200bp）的片段。

3. 其他　据报道，组织型转谷氨酰胺酶（tissue-type transglutaminase）与凋亡小体的形成有关，它通过催化 γ 谷氨酸与 ε 赖氨基交联形成稳定的构架，使内容物保留在凋亡小体内。另外，当胞浆 Ca^{2+} 增多时，使定位于胞浆的需钙蛋白酶（calpains）被活化，参与酶的活化和膜的再塑等凋亡过程。

（五）细胞凋亡的基因调控

1. Bcl-2 家族　Bcl-2 家族的成员是高等动物中生存和死亡信号至关重要的整合因子。该家族可细分成 3 大类：抗凋亡成员，如 Bcl-2 和 Bcl-XL，它们能使细胞免受凋亡；促凋亡成员，如 Bax 和 Bak；以及 BH3-only 死亡蛋白。促凋亡和抗凋亡成员间的相互作用决定了细胞死亡的阈值。Bcl-2 是 B 细胞淋巴瘤/白血病 2（B cell lymphoma/leukemia-2，Bcl-2）基因的缩写形式，它是第一个被确认具有抑制凋亡作用的基因。人的 Bcl-2 蛋白由 229 个氨基酸组成，小鼠为 236 个。应用单克隆抗体定位研究证实，Bcl-2 蛋白主要分布在线粒体内膜、细胞膜内表面、内质网和核膜等处，广泛存在于造血细胞、上皮细胞、淋巴细胞、神经细胞及多种瘤细胞。Bcl-2 的高表达能阻抑多种凋亡诱导因素（如射线和化学药物等）所引发的细胞凋亡，如依赖神经生长因子的神经细胞，当撤除神经生长因子后，细胞会迅速发生凋亡，如果将表达 Bcl-2 的基因质粒注入细胞中，则可防止神经细胞凋亡，表明 Bcl-2 蛋白能抑制许多因素引起的细胞凋亡，明显延长细胞的生长期，但不能刺激细胞的增殖，而 bax 的过度表达可抑制 Bcl-2 功能，而促进细胞凋亡，因而认为 Bcl-2 与的 Bax 之间的比值决定了细胞是否接受了诱导凋亡的信号，决定着接受刺激后细胞的生死。

目前认为 Bcl-2 抗凋亡的主要机制：① 直接抗氧化；② 抑制线粒体释放促凋亡的蛋白质，如细胞色素 C 和凋亡诱导因子（AIF）；③ 抑制促凋亡性调节蛋白 Bax 和 Bak 的细胞毒作用；④ 抑制凋亡蛋白酶（caspases）的激活；⑤ 维持细胞钙稳态。

2. p53　野生型 p53（^{wt}p53）基因具有诱导细胞凋亡的功能。野生型 p53 基因编码的 p53 蛋白是一种 DNA 结合蛋白，p53 蛋白在细胞周期的 G_1 期发挥检查点（checkpoint）的功能，负责检查染色体 DNA 是否有损伤，一旦发现有缺陷的 DNA，它通过刺激 CDI 的表达阻滞细胞周期，并启动 DNA 修复；如果修复失败，p53 则启动细胞凋亡，把可能演变为癌的细胞消灭在萌芽状态，对细胞增殖和转化有抑制作用，因此 p53 有"分子警察"（molecular police）的美誉。p53 突变型（^{mt}p53）具有可以灭活野生型 p53 的功能，同时可以抑制凋亡并导致细胞转化和过度增殖而产生肿瘤。

3. 其他　C-myc 是一种癌基因，可以翻译出 c-myc 1 和 c-myc 2 两种产物，其蛋白具有双向的调节作用。C-myc 蛋白作为重要的转录调节因子，既可激活介导细胞增殖的基因，诱导细胞增殖，也可激活介导细胞凋亡的基因而诱导凋亡，也就是说 C-myc 既是凋亡的激活子，也是凋亡的抑制因素。c-myc 1 和 c-myc 2 的作用不能一概而论，受作用细胞的微环境、时期、位点以及自身质和量的影响，细胞何去何从主要取决于细胞接受何种信号以及细胞所处的生长环境，如在 c-myc 基因表达后，如果没有足够的生长因子持续作用，细胞就发生凋亡；反之，细胞就处于增殖状态。

（六）吞噬细胞对凋亡细胞的识别与吞噬

正在凋亡的细胞以及凋亡小体的最终结局是被邻近的吞噬细胞或正常细胞迅速识别和吞噬，进而被吞噬细胞内的溶酶体酶彻底消灭，这是机体保持正常生理功能的需要。如果吞噬细胞的内涵物外泄，就会引起炎症反应和次级损伤。同时，如果凋亡细胞的核小体释放出来，还会刺激正常活细胞合成 DNA 和免疫球蛋白，这可能是某些系统性红斑狼疮患者血中有核小体 DNA、抗核抗体以及炎性自身抗体产生的原因。

巨噬细胞是"专职"的吞噬凋亡细胞和凋亡小体的细胞群，除此之外，各种肿瘤细胞甚至正常细胞（如上皮细胞）也有此功能。体外研究表明，吞噬细胞上至少有 3 类受体，可对凋亡细胞进行识别，而凋亡细胞上也有相应的死亡标记，表明其"可食性"。

1. 吞噬细胞凝集素（lectin）的作用　细胞相互作用的机制之一是一个细胞表面的糖类可与另一个细胞表面的凝集素结合，这种结合作用可被凝集素所识别的单糖激活。凋亡细胞表面糖蛋白失去唾液酸侧链时，原来处于隐蔽状态的 N-乙酰葡萄糖胺、N-乙酰半乳糖和半乳糖等单糖暴露出来，从而可与吞噬细胞表面的植物凝集素结合并发生相互作用。

2. 血小板反应蛋白介导吞噬　吞噬细胞分泌的血小板反应蛋白（TSP）可介导巨噬细胞上的 vitronectin 受体对凋亡细胞的吞噬。TSP 是一个多功能的三聚体式的共含有 RGD 序列的黏附糖蛋白。许多细胞都能分泌 TSP，它与血小板凝集、肿瘤转移、胚胎发生等细胞间和细胞与基质的相互作用有关。TSP 由巨噬细胞合成并分泌入外周血，TSP 结合到 CD36 等上，在巨噬细胞表面形成粘连复合物，并在巨噬细胞表面和凋亡的中性粒细胞之间形成分子桥，介导巨噬细胞对凋亡细胞的清除。

3. 磷脂酰丝氨酸受体的作用　正常血细胞膜上的磷脂是不对称分布的，外层为中性磷脂，如鞘磷脂与磷脂酰胆碱，内层为磷脂酰丝氨酸（PS）。当细胞凋亡时，这种磷脂的不对称分布被破坏，暴露内层的相关成分，从而导致这些细胞被巨噬细胞上的磷脂酰丝氨酸受体识别和吞噬。

以上介绍了吞噬细胞参与凋亡细胞的识别和吞噬 3 类分子，对于不同识别机制的选择和在吞噬识别过程中的相互作用了解甚少。在吞噬识别中，一类吞噬细胞中的不同个体可能使用了不同的识别机制，或者不同的吞噬细胞使用了相同的吞噬识别机制。

四、细胞凋亡调控异常与疾病

细胞凋亡具有重要的生理和病理意义。适度的凋亡具有以下作用：① 确保正常生长发育：

清除多余和（或）失去功能的细胞，在组织、器官成熟过程中发挥重要作用，如人胚胎肢芽发育过程中指（趾）间组织，通过细胞凋亡而被逐渐消除，形成指（趾）间隙；② 维持内环境稳定：细胞凋亡可清除受损、突变或衰老的细胞，以维持内环境稳态，预防疾病发生或满足生理的需要，如清除了针对自身抗原的 T 淋巴细胞，以维持免疫系统功能的稳定；③ 发挥积极的防御功能：当感染病毒时，受感染的细胞发生凋亡，使 DNA 发生降解，整合于其中的病毒 DNA 随之被破坏而阻止了病毒的复制。

因此适度、适时的细胞凋亡是维持细胞群体数量稳态的重要手段，如果凋亡失调将影响正常的生长、发育、促进衰老和导致各种疾病。凋亡失调包括细胞凋亡不足或（和）凋亡过度。

（一）细胞凋亡不足

这类疾病包括肿瘤、病毒感染性疾病和自身免疫病等，其共同特点是细胞凋亡相对不足，细胞群体稳态被破坏，导致病变细胞异常增多，病变组织、器官体积增大和功能异常。

1. 细胞凋亡不足与肿瘤

（1）细胞凋亡不足与肿瘤的发生：目前认为，肿瘤发生与细胞凋亡不足密切相关，主要与下列基因有关：① Bcl-2 基因：是细胞凋亡抑制基因，研究表明 Bcl-2 基因在滤泡性 B 细胞淋巴瘤、神经母细胞瘤、白血病、前列腺癌和结肠癌等癌组织中高表达，且与预后不良相关；② p53 基因：是目前最受关注的抑癌基因，已有研究表明在多数癌组织中 p53 基因突变或缺失（如在非小细胞肺癌 p53 基因的突变率为 50% 以上），导致细胞凋亡减弱，使肿瘤的发生率明显增加。

（2）细胞凋亡不足与肿瘤的发展：当发生癌前病变和肿瘤时，细胞增殖与凋亡失衡，使细胞净增长率提高，具体表现：① 细胞增殖增强，细胞凋亡减弱；② 细胞增殖并不增强，但细胞凋亡显著减弱。临床评估肿瘤的发展和预后等应统筹考虑细胞增殖与凋亡两个方面，但遇到的主要障碍是细胞凋亡很难被准确定量检测，因为凋亡发展快，且不留痕迹。

（3）细胞凋亡不足与肿瘤的转移：当环境变得不适宜细胞生长时，正常细胞就会发生凋亡。肿瘤细胞尤其是转移性肿瘤细胞失去上述特性，它可移行到远离起源组织的地方定居、存活，形成转移灶。已知一些癌细胞对生理性刺激诱导的凋亡反应低下，根据瘤细胞的异型性和分化程度，皮肤基底细胞癌和 Bowen 瘤应属高度恶性的肿瘤，但却表现为细胞生长缓慢、侵袭力弱和极少发生转移，研究证实这些组织中的细胞凋亡非常明显。因此推测细胞凋亡减少与肿瘤的浸润和转移相关，但目前尚缺乏有力的证据。

2. 细胞凋亡不足与病毒感染性疾病　病毒感染中，病毒和宿主通过调控细胞凋亡的速率以利于自身生存。宿主利用细胞凋亡介导感染细胞的自杀，而结束病毒的繁殖，如 HIV 感染的 $CD4^+$ 淋巴细胞；而病毒在逃避宿主防御机制时逐渐形成抑制感染细胞凋亡的程序。病毒及其产物抗凋亡的可能机制：① 灭活 p53：p53 是 G_1/S 期交界处检查点的主要物质，它可阻止有突变基因组等的细胞进入 S 期，并可诱导细胞发生凋亡，如 SV40 的 T 抗原、腺病毒的 E1B55kD 蛋白和 E1B19kD 蛋白等都可结合 p53，并阻断其转录活性。② 高表达 Bcl-2 或 Bcl-2 样蛋白：腺病毒 E1B 蛋白能直接阻断凋亡，其基因结构与 Bcl-2 部分同源。EB 病毒的基因 BHRF1 等基因序列和功能与 Bcl-2 有不同程度的类似，可使淋巴细胞永生化。临床发现 EB 病毒与人类 Burkitt 淋巴瘤和鼻咽癌等有关。据报道，EB 病毒的产物潜伏膜蛋白（latent membrane protein，LMP）能特异性地上调 Bcl-2，防止 B 细胞凋亡。③ 灭活 ICE 痘病毒产生 ICE 的抑制物，如牛痘病毒基因 CrmA 产物作为 ICE 家族特异性抑制剂可抑制多种刺激诱导的凋亡，这是感染病毒细胞逃避凋亡的机制之一。

3. 细胞凋亡不足与自身免疫病　自身免疫病的特征是自身抗原受到自身抗体或致敏 T 淋巴细胞的攻击，造成自身组织、器官损伤和破坏，如系统性红斑狼疮、多发性硬化症、胰岛素依赖性糖尿病、慢性甲状腺炎和系膜增殖性肾小球肾炎等。它可能与免疫系统在发育过程中未能将针对自身抗原的免疫细胞以细胞凋亡的方式有效清除相关。

（二）细胞凋亡过度

这类疾病包括免疫缺陷疾病、心血管疾病和神经元退行性疾病等，其共同特点是细胞凋亡过度，细胞死大于生，细胞群体的稳态被破坏，导致细胞异常减少，组织器官体积变小和功能异常。

1. 细胞凋亡过度与 AIDS 艾滋病又称获得性免疫缺陷综合征（acquired immunodeficiency syndrome，AIDS），它是由人类免疫缺陷病毒（HIV）感染引起的一种传染性疾病，其关键的发病机制是 $CD4^+$ 淋巴细胞被选择性地破坏，由于 $CD4^+$ 淋巴细胞数目显著减少而导致相关免疫功能缺陷。HIV 导致 $CD4^+$ 淋巴细胞凋亡与下列因素有关：

（1）gp^{120} 糖蛋白的表达：HIV 感染可刺激宿主细胞膜表达 gp^{120} 糖蛋白，gp^{120} 可与表面存在其受体的淋巴细胞的 $CD4^+$ 分子结合，与触发 $CD4^+$ 淋巴细胞凋亡有关。

（2）合胞体的形成：受 HIV 感染的大部分 $CD4^+$ 淋巴细胞逐步融合形成合胞体（syncytia）多核巨细胞，合胞体在形成过程中或形成后均可发生凋亡而解体。

（3）Fas 基因表达的上调：HIV 感染可引起 $CD4^+$ 淋巴细胞的 Fas 基因表达上调，使其对 Fas 介导的凋亡敏感性升高。

（4）T 细胞的激活：HIV 感染使 $CD4^+$ 淋巴细胞处于激活状态，正常情况下被激活的细胞会迅速发生增殖反应，但在 HIV 感染时，被激活的 $CD4^+$ 淋巴细胞不但不增殖，反而发生凋亡。这与 HIV 的侵袭引起淋巴细胞生长因子的生成减少有关，即激活的 $CD4^+$ 淋巴细胞由于处于非生理环境而发生凋亡。

（5）细胞因子的分泌：受 HIV 感染的巨噬细胞分泌 TNF 增多，TNF 可通过与 TNFR-1 结合启动死亡程序，也可刺激 $CD4^+$ 淋巴细胞产生大量氧自由基而触发细胞凋亡。

（6）Tat 蛋白的产生：受 HIV 感染的细胞可产生 Tat 蛋白，这种蛋白可自由通过细胞膜，当 Tat 蛋白进入 $CD4^+$ 淋巴细胞后，可诱导细胞产生氧自由基，增强 Fas 抗原表达而提高其对细胞凋亡的易感性。

（7）在 HIV 慢性感染阶段，受感染的 $CD4^+$ 淋巴细胞可作为效应细胞诱导未受感染的 $CD4^+$ 淋巴细胞凋亡，这是慢性 HIV 感染时 $CD4^+$ 淋巴细胞数量减少的原因。

总之，HIV 感染通过多因素和多途径诱导 $CD4^+$ 淋巴细胞凋亡，使 $CD4^+$ T 淋巴细胞大量减少，它虽然可导致相关免疫功能缺陷，但也具有一定的保护意义，因为凋亡可使宿主细胞的 DNA 发生降解，使整合于其中的病毒 DNA 被破坏，这样可有效地终止病毒的复制和表达，但细胞凋亡在 HIV 感染中的有限的保护作用不足以补偿它对整个免疫系统的打击。因此在积极抗病毒治疗的同时，如何阻止免疫细胞的凋亡是 AIDS 患者免疫重建的关键所在。

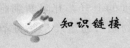

知识链接

获得性免疫缺陷综合征

获得性免疫缺陷综合征（艾滋病）（acquired immunodeficiency syndrome），是人类因为感染人类免疫缺陷病毒（human immunodeficiency virus，HIV）后导致免疫缺陷，并发一系列机会性感染及肿瘤，严重者可导致死亡的综合征。目前，艾滋病已成为严重威胁世界人民健康的公共卫生问题。1983 年，人类首次发现 HIV。目前，艾滋病已经从一种致死性疾病变为一种可控的慢性病。

2. 细胞凋亡过度与心脏疾病 心肌缺血或缺血-再灌注损伤和心力衰竭与细胞凋亡有关。近期研究显示心肌细胞损伤不但有坏死，也有凋亡。缺血-再灌注损伤细胞凋亡有如下特点：①缺血早期以细胞凋亡为主，晚期以细胞坏死为主；②在梗死灶的中央通常以细胞坏死为主，周边部分以细胞凋亡为主；③轻度缺血以细胞凋亡为主，重度缺血通常以细胞坏死为主；④在一定时间范围内，缺血-再灌注损伤时发生的细胞凋亡比同时间的单纯缺血更严重；⑤急性、严重的心肌缺血以心肌坏死为主，而慢性、轻度的心肌缺血则以细胞凋亡为主。

此类疾病引起细胞凋亡的机制可能与下列因素有关：①体内实验证明，应用 SOD 可显著减少缺血-再灌注引起的心肌细胞凋亡，提示与氧化应激有关；②缺血或缺氧可引起心肌细胞死亡受体 Fas 显著上调，使其可能通过与 FasL 反应而导致细胞凋亡；③缺氧可增加 p53 基因的转录，因此认为缺血所导致的凋亡可能与 p53 基因的激活有关。

另外，在心力衰竭发生、发展过程中出现的许多病理因素，如压力或容量负荷过重、氧化应激、缺血和缺氧等都可诱导心肌细胞凋亡，这提示细胞凋亡可能是心力衰竭发生、发展的重要原因之一。如在压力负荷过重引起的心力衰竭动物模型观察到心肌细胞数量减少，研究证实它是细胞凋亡过度所致；同时临床证实心力衰竭患者心肌标本的凋亡指数（即发生凋亡的细胞核数/100 个细胞核）可高达 35.5%（对照 0.2%～0.4%）；另外研究表明阻断诱导心肌细胞凋亡的信号有助于阻遏凋亡，防止心肌细胞数量的减少。这说明心力衰竭时心肌细胞数量的减少是因凋亡过度所致。

3. 细胞凋亡与神经退行性疾病　　细胞凋亡过度可致阿尔茨海默病（Alzheimer's disease，AD）和帕金森病（Parkinson's disease，PD）等。其中 AD 的研究最为广泛，AD 又称早老性痴呆，它的发病机制主要是细胞凋亡所致神经元丧失。其发病机制可能与下列因素有关：① Fas 抗原的介导：AD 患者死后大脑组织发现有 β-淀粉样物质沉积的老年斑及有许多 Fas 阳性细胞（其中主要是星形神经细胞），但大多数抗原阳性细胞的胶原纤维酸性蛋白（GFAP）呈阳性，Fas 抗原介导该星形神经细胞凋亡，其机制可能与 GFAP 的下调密切相关。② p53 基因的活化：在转基因小鼠中观察到沉积 β-淀粉样物质的神经元和 p53 活化的关系，发现伴随神经元核内片段有 p53 的表达，AD 患者颞部皮质 p53 表达量高于正常，这说明了 p53 活化并参与 AD 患者神经胶质细胞凋亡过程。③ c-Jun 和 c-foc 及其编码蛋白的作用：在培养的海马细胞中加入 β-淀粉样物质后可表达 Jun 蛋白，其蛋白可诱导海马细胞凋亡，同时发现 AD 患者海马细胞 c-foc 过度表达，这说明 c-Jun 和 c-foc 在 AD 的病理过程中发挥重要的作用。④ APP695 基因突变的作用：β-淀粉样物质的前体是正常的 APP695，在 AD 患者神经胶质细胞中可见 APP695 的错义突变，后者可能通过细胞膜内侧的 G 蛋白介导参与凋亡。⑤ 低亲和力神经生长因子受体（P75^{NGFR}）高表达：P75^{NGFR} 是 TNF 家族成员之一，研究显示 P75^{NGFR} 在 AD 中高度表达，且表达 P75^{NGFR} 的神经细胞对 β-淀粉样物质致损的敏感性显著提高，这说明 P75^{NGFR} 与神经细胞凋亡有关。⑥ NF-κB 的活化：已有研究显示 β-淀粉样物质可导致 NF-κB 活化，若用抗氧化剂（如维生素 E），清除氧自由基，可阻止该过程。同时研究发现采用钙拮抗剂尼莫地平可抑制胞内游离钙浓度的上升，并阻断细胞凋亡，延缓神经元的死亡，改善 AD 的症状。因此推测在 AD 中 β-淀粉样物质可通过产生活性氧而活化 NF-κB，后者作为一种转录因子直接或间接地参与细胞的凋亡。

另外还有凋亡不足和过度共存的现象，人类组织、器官通常由不同种类的细胞构成，如心脏的主要细胞是心肌细胞和心肌间质细胞，血管则以内皮细胞和平滑肌细胞为主。由于细胞类型的差异，在致病因素的作用下，有些细胞表现为凋亡不足，另一些可表现为凋亡过度，因此在同一疾病或病理过程中两种情况也可同时并存。如动脉粥样硬化其内皮细胞凋亡过度，而平滑肌细胞则是凋亡不足。

五、调控细胞凋亡与疾病的防治

调控细胞凋亡的速率可防治各种疾病，目前人们正针对凋亡发生的各个环节探索各种防治方法。

1. 合理利用凋亡相关因素　凋亡诱导因素是凋亡的始动环节，人们正尝试将这类因素直接用于治疗一些因细胞凋亡不足或过度而引起的疾病。例如低剂量照射、使用外源性 TNF、高温、激素受体阻断剂和某些生长因子或激素的撤除，也可通过给细胞转染 Bcl-2 等来调控细胞凋亡。

2. 干预凋亡信号转导　Fas/FasL 信号系统是重要的凋亡信号转导通路之一，理论上凡能调节和抑制 Fas 和 FasL 的因素均能用于凋亡有关疾病的治疗，如利用阿霉素刺激肿瘤细胞在其细胞膜上表达 Fas/FasL 从而诱导凋亡。另外研究表明调节和抑制线粒体介导的凋亡通路可防止细胞凋亡，如免疫抑制剂环孢霉素 A（cyclosporin A）具有阻抑 $\Delta\psi m$ 下降和防止 PTP 开放的作用，从而防止细胞凋亡的发生。

3. 调节凋亡相关基因　运用分子生物学手段，人为地控制凋亡相关基因的表达以控制凋亡过程，可以达到防治疾病的目的。如利用各种载体将抑癌基因导入肿瘤细胞内，从而诱导肿瘤细胞凋亡。人们可通过反义寡核苷酸特异地与凋亡相关基因互补来抑制相应基因的表达，反义 DNA 是人工合成的与靶 mRNA 某些区段互补的 DNA 片段，它与靶 mRNA 结合形成 DNA-mRNA 杂交链，抑制或封闭相应基因的表达。如运用反义 Bcl-2 寡核苷酸来抑制 Bcl-2 过表达的 B 淋巴细胞癌的生长或提高肿瘤细胞对抗癌药物的敏感性，使肿瘤细胞凋亡明显增多。

4. 控制凋亡相关的酶　核酸内切酶和 caspases 是调控细胞凋亡最为关键的酶，若能抑制它们的活性，细胞凋亡过程必然受阻。如 caspase 酶基因转入白血病细胞并使其高表达，可加速白血病细胞发生凋亡；或通过使用 caspases 抑制剂可明显减少心肌细胞凋亡，从而缩小心肌梗死面积和改善心肌功能。使用含锌药物可抑制内源性核酸内切酶的活性，从而治疗某些与细胞凋亡过度有关的疾病，如 AD 和 AIDS 等。

（姜怡邓）

参 考 文 献

胡以平. 2009. 医学细胞生物学 ［M］. 北京：高等教育出版社，217-275.

金惠铭，王建枝. 2012. 病理生理学 ［M］. 7 版. 北京：人民卫生出版社，110-125.

李桂源. 2010. 病理生理学 ［M］. 2 版. 北京：人民卫生出版社，20-42.

第13章
心功能不全

　　循环系统是体内的运输系统，主要由血流通道血管和提供血流动力的心脏组成。心脏的功能包括舒张期的充盈和收缩期的射血两个方面，通过其节律性收缩和舒张运动推动血液沿着单一方向循环流动，周流全身，完成体内的物质运输，使机体新陈代谢不断进行，生命活动得以维持。心脏协调地收缩与舒张活动犹如水泵一样，故也称为心泵功能。在正常情况下，心脏具有强大的心力储备（cardiac reserve），可随机体代谢需要成十余倍地提高其功能。若在各种致病因素的作用下心脏的收缩和（或）舒张功能发生障碍，使心排血量绝对或相对下降，即心泵功能减弱，以致不能满足机体代谢的需要的病理生理过程或综合征称为心力衰竭（heart failure）。当心力衰竭呈慢性经过时，往往伴有血容量和组织液的增多，并出现水肿，临床上称为充血性心力衰竭（congestive heart failure）。

　　心功能不全（cardiac insufficiency）或称心功能障碍（cardiac dysfunction），包括代偿阶段和失代偿阶段。在代偿阶段，机体是否出现临床症状和体征取决于机体的代偿程度，如果代偿是完全的，患者可不出现明显的症状和体征；心力衰竭则属于心功能不全的失代偿阶段，患者有明显的临床症状和体征。实际上心功能不全与心力衰竭二者在发病学上的本质是相同的，只是在程度上有所区别，在临床实践中二者往往通用。

　　心肌衰竭（myocardial failure）指心肌自身舒缩能力严重降低引起的心力衰竭，此时泵功能障碍是原发的。如心肌炎时，心肌的变性、坏死、渗出或结缔组织增生等可使心肌收缩力明显减弱，又如心肌梗死时可因部分心肌坏死而致心肌收缩力减弱等。心肌衰竭是引起心力衰竭的主要原因，但心力衰竭未必是心肌衰竭。

　　目前心功能不全已是全球高发病率和高死亡率的主要临床综合征。本章拟从病理生理学角度逐一对其发生的原因、心功能不全时机体的代偿、发病机制以及心力衰竭时的功能代谢变化等方面进行介绍。

第1节　心功能不全的病因、诱因和分类

一、心功能不全的病因

　　凡是影响心脏射血和充盈的任何结构性或功能性的病变，均可导致心功能不全。常见的病因有以下几类：

（一）心肌损伤
心肌损伤是引起心力衰竭的重要病因，常见于：

1. 原发性心肌病变　各种原因导致的心肌炎（风湿性、细菌性、病毒性等）、心肌病、心肌梗死、心肌中毒等可造成原发性心肌细胞变性、坏死及组织结构的破坏，这将直接导致其舒缩能

力的降低。

2. 继发性心肌损伤　冠状动脉粥样硬化、严重贫血和呼吸功能障碍等造成的心肌缺血缺氧，严重维生素 B_1 缺乏（因丙酮酸脱氢酶的辅酶不足）引起的心肌能量代谢障碍等均可引起继发性心肌损伤，这些损伤可引起心肌的舒缩性能进行性降低。

（二）心脏负荷过重

心脏的负荷分为压力负荷和容量负荷。

1. 压力负荷（pressure load）**过度**　压力负荷又称后负荷，指心脏收缩时所承受的负荷。高血压、主动脉流出道受阻（如主动脉瓣狭窄）由于射血阻抗增大可引起左室压力负荷过重；而右室压力负荷过度则可由肺动脉高压、肺动脉瓣狭窄、肺栓塞及慢性阻塞性肺疾患等引起。

2. 容量负荷（volume load）**过度**　容量负荷又称前负荷，指心脏舒张时所承受的负荷，相当于心腔舒张末期容积。主动脉瓣或二尖瓣关闭不全可引起左心室容量负荷过重；室间隔缺损、三尖瓣或肺动脉瓣关闭不全可造成右心室容量负荷过重；全身高动力循环状态（如慢性贫血、甲状腺功能亢进、动-静脉瘘等）时，左、右心室容量负荷均增加。

（三）心室舒张期充盈受限

房室瓣狭窄、限制型心肌病、缩窄性心包炎和心脏压塞等均可使心脏舒张时受到机械性限制，心脏充盈不足，舒张末期容积减少，引起心排血量降低和静脉淤血。

在发达国家，目前冠心病引起的心力衰竭已占心力衰竭总数的 50％～70％，在我国 20 世纪 80 年代前，瓣膜性疾病是引发心力衰竭的第一位病因，现在冠心病和高血压已成为引起心力衰竭的主要原因。

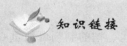

知识链接

动脉粥样硬化

各种原因导致的动脉血管壁增厚、变硬、失去弹性，同时管腔缩小的血管病变称为动脉硬化。动脉粥样硬化是动脉硬化的一种重要类型，病变特征为在大、中型动脉内膜和中膜内层，出现由脂质沉积、坏死而形成的粥样物，伴有平滑肌细胞和纤维组织增生。冠心病和脑卒中是动脉粥样硬化的常见并发症，是世界范围内的两大主要死亡病因。人类对动脉粥样硬化的认识可追溯到 16 世纪，当时对其病因尚未完全阐明。目前认为动脉粥样硬化是多因素通过不同环节综合作用所致的疾病，其中任一因素的出现都只起到提高动脉粥样硬化发病率的作用，称这些因素为动脉粥样硬化发生的危险因素。以高胆固醇血症为代表的异常脂血症和高血压是动脉粥样硬化发生的主要危险因素。

二、心功能不全的诱因

在心力衰竭基本病因的基础上，临床上有许多因素可诱发心力衰竭，凡能加重心肌受损和负荷的因素均属心力衰竭的诱因。据统计，约 90％以上的心力衰竭的发生都有诱因存在，它们通过不同途径和作用方式诱发心力衰竭。常见的诱因包括：

（一）感染

呼吸道感染是心力衰竭最常见的诱因，其次是风湿活动、泌尿系统感染及消化系统感染。感染可通过多种途径加重心脏负荷，削弱心肌的舒缩能力而诱发心力衰竭。感染诱发心力衰竭的机制：①感染发热时，交感神经兴奋，代谢率增高，心肌耗氧量增加，加重心脏负荷；②感染所产生的内、外毒素直接抑制心肌的舒缩功能；③ 心率加快，缩短心脏舒张期，冠脉血流量减少，使心肌供血、供氧不足；④ 呼吸道感染使肺血管阻力增大加重右心负荷，影响心肌供血、供氧。

（二）酸碱平衡及电解质代谢紊乱

1. 酸中毒　各种原因引起的酸中毒通过下列作用干扰心血管功能而诱发心力衰竭：① 酸中毒时 H^+ 竞争性抑制 Ca^{2+} 与心肌肌钙蛋白的结合，抑制 Ca^{2+} 内流和肌浆网的 Ca^{2+} 释放，使心肌收缩力减弱；② H^+ 抑制肌球蛋白 ATP 酶活性使心肌收缩功能障碍；③ 酸中毒时糖、脂肪酸等氧化过程发生障碍，ATP 生成减少，导致心肌舒缩功能障碍。

2. 钾代谢障碍　高钾血症和低钾血症可引起心肌生理特性的改变，导致心律失常而诱发心力衰竭。

（三）心律失常

心律失常（尤其是快速型心律失常）可使心泵功能下降，如阵发性房颤、阵发性室性或室上性心动过速。一方面由于舒张期缩短，冠脉血流不足，使心肌处于不同程度的缺血、缺氧状态；另一方面由于心率加快，使心肌耗氧量增加，两者综合作用导致心室充盈不足直接引起心排血量下降。此外，严重心动过缓也会使心排血量减少而诱发心力衰竭。

（四）妊娠与分娩

这是育龄妇女发生心力衰竭最常见的诱因，其原因是妊娠至临产期的血容量可比妊娠前增加 20% 以上，特别是血浆容量增加比红细胞增加更多，可出现稀释性贫血，加上心率增快和心排血量增大，使机体处于高动力循环状态，心脏负荷加重；分娩时，宫缩疼痛、精神紧张，使交感肾上腺髓质系统兴奋，一方面使静脉回流增加，心脏前负荷加大，另一方面外周小血管收缩，阻力增加，使心脏后负荷加重，加上心率加快使心肌耗氧量增加和冠脉流量不足，从而诱发心力衰竭。

（五）药物作用

如使用洋地黄类制剂、抗心律失常药物不当，过多、过快地输入潴留水、钠的制剂可加重心脏的负荷。

除上述常见的心力衰竭诱因外，劳累、紧张、激动、贫血、甲状腺功能亢进等也可成为心力衰竭的诱因。另外，年龄也是影响心功能不全的重要因素之一，随着年龄增长，心力衰竭患病率明显增高。因此，熟悉心力衰竭的诱因并及时、有效地加以防治，对心力衰竭的控制也是十分必要的。

三、心功能不全的分类

可按不同的标准从多个角度对心功能不全进行分类，常用的分类方法如下。

（一）按病程发展速度分类

1. 急性心力衰竭（acute heart failure）　发病急骤，进展迅速，机体来不及代偿，心脏的排血量在短时间内急剧下降，多见于急性心肌梗死、急性弥漫性心肌炎、严重心律失常、大面积肺梗死、急性心脏压塞等，临床多表现为晕厥、急性肺水肿、心源性休克等。急性心力衰竭亦可由慢性心力衰竭急性发作而来。

2. 慢性心力衰竭（chronic heart failure）　较常见，一般要经过较长的代偿阶段（心腔扩张、心肌肥厚、循环血量增多等）后才发生，所以发病缓慢。这些代偿可使心排血量接近或恢复正常，但患者淤血症状的表现较为显著，多见于慢性肺源性心脏病、高血压病和心瓣膜病等。

（二）按解剖部位分类

1. 左心衰竭（left heart failure）　左心衰竭指因左室受损或负荷过重，导致左室泵血功能下降，使从肺循环流到左心室的血液不能充分射入主动脉，残留在左心的血液量增多导致的心力衰竭。左心衰竭的血流动力学特点是肺循环淤血及心排血量降低，其临床表现主要是肺循环血量增加、肺淤血性呼吸困难、肺水肿以及心排血量减少和组织灌流障碍等。最常见的左心衰竭的原因是心肌梗死，其他原因有冠心病、高血压病以及主动脉瓣、二尖瓣狭窄或关闭不全等。

2. 右心衰竭（right heart failure）　右心衰竭是由于右心室不能将体循环回流的血液充分排至肺循环时所发生的心力衰竭。右心衰竭的血流动力学特点是体循环血量增加、静脉系统压力增高，其临床表现主要是颈静脉怒张、肝脾肿大、下肢水肿、胸腔积液和腹腔积液等，常见于肺心病、三尖瓣或肺动脉瓣的病变。

3. 全心衰竭（whole heart failure）　全心衰竭多见于心脏病晚期，可以是左、右两侧心脏同时受累，如严重心肌炎、心肌病等；亦可由一侧心力衰竭波及另一侧演变而来，如左心衰竭导致肺循环阻力增加，久之可发生右心衰竭，临床上同时存在左、右侧心力衰竭的表现。

（三）按心排血量的高低分类

1. 低排出量性心力衰竭（low output heart failure）　大多数心力衰竭都属此类，患者发生心力衰竭后，机体在静息及运动后心排血量均明显低于正常群体的平均水平，常见于心肌病、冠心病、心脏瓣膜病、高血压病等引起的心力衰竭。

2. 高排出量性心力衰竭（high output heart failure）　高排出量性心力衰竭继发于代谢增高或心脏后负荷降低的疾病，如甲状腺功能亢进症、严重贫血、妊娠、严重的维生素 B_1 缺乏病和动静脉瘘等。因处于高动力循环状态，需要远高于正常人的心排血量才能满足这种病理状态的需求，故患者循环血量增多或循环速度加快，使心排血量相应增高；由于心脏做功增强，心肌耗能过多使得能量供应相对不足，容易发生心力衰竭。此类患者心力衰竭发生后，心排血量绝对值仍可稍高于或不低于正常水平，但却不能满足这种异常增高的代谢水平的需要。

（四）按心肌收缩与舒张功能障碍的状态分类

1. 收缩性心力衰竭（systolic heart failure）　收缩性心力衰竭指因心肌收缩功能障碍而引起的心力衰竭，表现为心室射血明显降低而舒张功能正常。射血分数降低、收缩末期心室容积增大为其主要临床特征。该型属临床常见的心力衰竭类型，多见于高血压性心脏病、冠心病等。

2. 舒张性心力衰竭（diastolic heart failure）　其病因主要是使心肌僵硬度增大导致心室舒张性能降低及充盈受限，而心肌收缩功能尚无明显降低。心脏射血分数正常和舒张期充盈减少是其主要特征，可见于冠心病、肥厚型心肌病等的早期。

（五）按心功能不全的严重程度分类

此分类按患者胜任体力活动的能力结合临床表现，将心脏功能分为四级、心力衰竭分为 3 度（表 13-1）。此分类方法是纽约心脏学会（New York Heart Association，NYHA）1928 年提出的，在多年的临床应用中被广泛采用并不断修订、完善。

表 13-1　按心功能不全的严重程度分类

心脏功能级别	心力衰竭程度	患者表现
一级	心功能代偿期	活动不受限，一般体力活动不引起过度的疲劳、呼吸困难或心悸，但有引起心功能障碍的病因存在
二级	轻度心力衰竭	体力活动轻度受限，休息时没有症状，一般的体力活动就产生疲劳、呼吸困难或心悸等症状，休息后症状消失
三级	中度心力衰竭	体力活动明显受限，轻度体力活动即可出现上述心力衰竭的症状和体征
四级	重度心力衰竭	完全丧失任何体力活动的能力，在安静休息状态下仍有心力衰竭的临床表现

（六）按心功能障碍的发展过程分类

美国心脏病学会（American College of Cardiology，ACC）与美国心脏学会（American

Heart Association，AHA）2001 年联合提出慢性心功能不全分类方法及治疗新指南（表 13-2）。慢性心功能障碍是一种渐进性病理过程，患者经有效治疗后，其心功能等级可以发生变化，但基础疾病并没有改变。该法强调了慢性心力衰竭的演变进展过程，旨在补充 NYHA 心功能分级分类法。

表 13-2　ACC/AHA 成人慢性心力衰竭分级

分级	条　　件	举　　例
A 级	存在与心力衰竭密切相关的高危状况，但未发展到心脏结构改变，从未出现过心力衰竭症状或体征	冠心病、高血压、糖尿病者，有酗酒史、风湿热史者等，经检查心脏结构无异常
B 级	存在与心力衰竭密切相关的结构性心脏病变，但从未出现过心力衰竭症状与体征	左室肥厚或纤维病变，扩张或收缩能力降低，无症状瓣膜心脏病，既往发生过心肌梗死等，但从无心力衰竭症状
C 级	现在有或过去有过心力衰竭症状，并且存在心脏结构损害	现存在因左室舒张功能下降导致的呼吸困难或乏力，或既往出现过心力衰竭症状经治疗已无症状
D 级	结构性心脏病晚期，虽经最大努力治疗，静息状态下仍有明显心力衰竭症状，或需特殊治疗	因心力衰竭经常住院或不能安全出院者，需持续静脉滴注正性肌力药缓解心力衰竭症状或使用机械性循环辅助装置的患者，准备接受心脏移植的住院患者

第 2 节　心功能不全时机体的代偿适应反应

代偿反应是机体在心力衰竭发生时防止心排血量进一步减少的必要措施，且代偿反应的强度与心力衰竭是否发生、发生速度以及严重程度密切相关。就急性心力衰竭患者而言，例如心肌梗死并发急性左心衰竭时，由于机体的代偿反应不能及时动员，患者常在短时间内即可表现出严重的心力衰竭状态。反之，慢性心力衰竭发生时，例如高血压性心脏病发生心力衰竭之前往往可通过心脏代偿和心外代偿，这个过程的持续时间长达数年甚至更久，以致患者在相当长的时间内能维持相对正常的生命活动。

心功能不全机体内主要的代偿反应有：

一、神经-体液代偿反应

近年来的研究表明，神经-体液调节机制激活是心功能减退时调节心内和心外代偿与适应的基本机制，但也是导致心力衰竭发生与发展的关键途径。在神经-体液调节机制中，研究最为深入的是交感-肾上腺髓质系统和肾素-血管紧张素-醛固酮系统的作用。

（一）交感-肾上腺髓质系统（sympathetic nervous system，SNS）**激活**

研究发现，各种原因引起的心功能不全发生后，心排血量减少，由于心腔淤血和动脉压下降，通过刺激容量感受器和压力感受器可使 SNS 兴奋，血浆儿茶酚胺浓度明显升高。一方面，儿茶酚胺与 β-受体结合，引起心肌收缩性增强、心率增快、心排血量增加；另一方面，通过 α-受体引起外周血管选择性收缩，血流重新分配以保障心、脑等重要脏器的灌流。但长期过度地交感神经激活，可使心脏舒张期缩短，减少冠状动脉灌流量；外周血管阻力增加会加重后负荷；过量儿茶酚胺可使心肌细胞膜离子转运异常，易诱发心律紊乱；内脏器官长期缺血会引起其代谢、功能和结构改变。此时，交感神经激活的负面效应将成为心力衰竭的重要因素。

（二）肾素-血管紧张素-醛固酮系统（renin angiotensin aldosterone system，RAAS）**激活**

交感兴奋性增高可通过：①引起肾血管收缩导致肾灌流量和灌注压降低，使肾入球小动脉受到的牵张刺激减少；②去甲肾上腺素激活肾小球球旁细胞膜的 β_1-受体；③交感紧张性增高引起出球小动脉收缩程度超过入球小动脉，提高肾小球滤过分数使近曲小管重吸收增强，导致流经远曲小管致密斑的 Na^+ 负荷减少。这些途径可激活肾素分泌，肾素的增多可激活肾素-血管紧张素-醛固酮系统，使血浆血管紧张素和醛固酮增多。血管紧张素增加可以直接与去甲肾上腺素协同引起血管收缩，还可促进心肌和非心肌细胞肥大或增殖，是致心室重塑的主要因子。醛固酮增加除可促进远端小管和集合管上皮细胞对钠、水的重新收，引起水、钠潴留外，还可以作用于心脏成纤维细胞，促进胶原合成和心室重塑，也是促进心力衰竭不断发展的体液因子。心肌、肾、脑和血管壁等组织器官都有表达 RAAS 全部组分的能力，心肌局部血管紧张素Ⅱ（AngⅡ）在促进心室重塑中的作用较循环中的 AngⅡ更为重要，主要表现为：① 促进心交感神经末梢释放去甲肾上腺素，在提高心肌舒缩功能的同时增大心肌耗氧量；② 引起冠状血管收缩，促进血管壁增生及纤维化；③ 促进心肌细胞肥大、心肌间质纤维化，引起心室重塑。

此外，心功能不全还会激活心房钠尿肽（artrial natriuretic peptide，ANP）的释放、激活肿瘤坏死因子等炎性介质的释放、引起内皮素和一氧化氮等血管活性物质的改变，这些因素都在不同程度上参与了心功能不全的代偿以及失代偿。

在神经-体液机制的调控下，机体对心功能降低的代偿反应可以分为心脏本身的代偿和心外代偿两部分。

二、心脏本身的代偿反应

心脏本身的代偿形式包括心率增快、心脏紧张源性扩张、心肌收缩性增强和心室重塑。其中，心率增快、心肌紧张源性扩张和心肌收缩性增强属于功能性调整，可以在短时间内被动员起来；而心室重塑是伴有明显形态、结构变化的综合性代偿，是心脏在长期负荷过度下的主要代偿方式。

（一）心率加快

这是一种发动快、见效迅速的代偿反应。启动这种代偿反应的机制是：① 当心排血量减少引起动脉血压下降时，颈动脉窦和主动脉弓上的压力感受器的传入冲动减少，压力感受器反射活动减弱，使心迷走神经兴奋性减弱，交感神经兴奋性增强，心率增快；② 心力衰竭时，心室舒张末期容积增大，心房淤血，压力升高，刺激容量感受器，引起交感神经兴奋，心率加快；③ 当肺淤血导致缺氧时，可以刺激主动脉体和颈动脉体化学感受器，反射性引起心率加快。心率加快发挥的代偿作用早，且贯穿于心功能不全发生、发展的全过程。这种代偿在一定范围内可提高心排血量，并可提高舒张压，有利于冠状动脉的血液灌流，对维持动脉压、保证对脑血管、冠状动脉的灌流具有积极的意义。但心率过快（成人＞180 次/分）时反而出现心收缩力下降和心排血量减少，这是因为：① 心率过快，由于舒张期缩短，冠状动脉灌流时间明显减少，导致心肌缺血及心室充盈不足，尤其是在冠状动脉病变、储备能力降低的情况下；② 心率过快增加了心肌耗氧量。心脏每收缩和舒张一次，耗氧量分别为 $8\sim15ml/(min/100g)$ 组织和 $2ml/(min/100g)$ 组织，心率越快，耗氧量越多。

（二）心脏扩张

心力衰竭时心脏的扩张分为两种类型，一种是起代偿作用的扩张，即紧张源性扩张（tonogenic dilatation）；另一种是代偿失调后出现的扩张，即肌源性扩张（myogenic dilatation）。

根据 Frank-Starling 定律，心肌收缩力和心排血量在一定范围内随心肌纤维粗、细肌丝相互重叠的状况而变化。当肌节长度小于 $2.2\mu m$ 时，随着肌节长度增加，收缩力逐渐增大；达到 $2.2\mu m$ 时，粗、细肌丝处于最佳重叠状态，有效横桥的数目最多，产生的收缩力最大。这个肌节长度称为最适长度（L_{max}）。正常情况下，心室舒张末期压力为 $0\sim1.33kPa$，此时肌节的初长度为 $1.7\sim2.1\mu m$ 之间，即尚未达到 L_{max}，因此心室还有进一步扩张的余地，心室扩张使之达到 L_{max}，增强心肌收缩力，增加心排血量，这对心力衰竭是一种有价值的代偿方式。这种容量加大并伴有收缩力增强的心脏扩张称为紧张源性扩张。

当心室扩张、肌节长度超过 L_{max} 时，心肌收缩力反而下降，心排血量减少。肌节长度达到 $3.65\mu m$ 时，粗、细肌丝不能重叠，肌节弛张，丧失收缩能力。这种心肌拉长不伴有收缩力增强的心脏扩张称为肌源性扩张，此时已丧失代偿意义。即肌节的过度拉长是心脏扩张从代偿转向失代偿的关键因素。

（三）心肌收缩性增强

心功能损害的急性期，由于交感-肾上腺髓质系统兴奋，儿茶酚胺增加，通过激活 β-肾上腺素受体，增加胞浆 cAMP 浓度，激活蛋白激酶 A，使肌膜钙通道蛋白磷酸化，胞浆 Ca^{2+} 浓度升高而发挥正性变力作用。这是动用心排血量储备的最基本机制，也是最经济的心脏代偿方式。但是心肌收缩力的增强，必然伴有耗氧量的增加，有可能转为失代偿状态。

（四）心室重塑 （ventricular remodeling）

心室重塑是心室在长期容量和压力负荷增加时，通过改变心室的代谢、功能和结构而发生的慢性代偿适应性反应。心脏由心肌细胞、非心肌细胞（包括成纤维细胞、血管平滑肌细胞、内皮细胞等）及细胞外基质组成。近年来研究表明，心脏的结构性适应不仅有量的增加（心肌肥大），同时还伴有质的变化（细胞表型的改变）；同时非心肌细胞和细胞外基质也会发生明显的变化。

1. 心肌细胞重塑（myocardial remodeling） 心肌细胞重塑包括心肌肥大和心肌细胞表型的改变。

（1）心肌肥大（myocardial hypertrophy）：心肌肥大在细胞水平指心肌细胞体积增大，即细胞的直径增宽，长度增加；在组织水平表现为心室质量增加。虽然大多数学者认为，哺乳类动物出生后不久，心肌细胞即丧失了有丝分裂能力而成为终末分化细胞，但心肌肥大达到一定程度（成人心脏质量超过 500g）时，心肌细胞亦有数量的增多。心肌肥大可由多种原因引起，当部分心肌细胞丧失时，残余心肌可以发生反应性心肌肥大（reactive hypertrophy）；长期负荷过重可引起超负荷性心肌肥大（overloading hypertrophy），按照超负荷原因和心肌反应形式的不同可将超负荷性心肌肥大分为：

1）向心性肥大（concentric hypertrophy）：心脏在长期、过度的压力负荷（即后负荷）作用下，可使收缩期心室壁应力增大，引起心肌纤维呈并联性增生（parallel hyperplasia），心肌细胞变粗。其特征是心室壁明显增厚而心腔容积正常甚或缩小，使室腔直径与室壁厚度的比值小于正常，常见于高血压性心脏病及主动脉瓣狭窄。

2）离心性肥大（eccentric hypertrophy）：心脏在长期、过度的容量负荷（即前负荷）作用下，可使舒张期心室壁应力增大，引起心肌纤维呈串联性增生（series hyperplasia），心肌细胞增长，心腔容积扩大；而心腔增大又使收缩期室壁应力增大，进而刺激肌节并联性增生，使室壁有所增厚。离心性肥大的特征是心腔容积显著增大与室壁轻度增厚并存，室壁厚度与室腔半径的比值基本保持正常，常见于二尖瓣或主动脉瓣关闭不全。

无论是向心性肥大还是离心性肥大都是对室壁应力增加产生的适应性变化，是慢性心功能不全时极为重要的代偿方式。心肌肥大时，室壁增厚，可通过降低心室壁张力而减少心肌的耗氧量，有助于减轻心脏负担。另外，心肌肥大时单位质量心肌的舒缩性是降低的，但由于整个心脏的质量增加，所以心脏总的收缩力是增加的，有助于维持心排血量，使心脏在较长的一段时间内能满足组织对心排血量的需求而不致发生心力衰竭。但是，心肌肥大的代偿作用也是有一定限度的，过度肥大的心肌具有不平衡生长的特性，即心肌细胞体积的增大超过神经、血管和细胞器的生长，导致心肌交感神经末梢、毛细血管、线粒体分布的密度相对下降，可造成不同程度的缺血、缺氧、能量代谢障碍和心肌舒缩能力减弱等，使心功能由代偿转变为失代偿。

（2）心肌细胞表型（myocyte phenotype）改变：心肌细胞表型改变指由于所合成的蛋白质的种类变化所致的心肌细胞"质"的改变。在引起心肌肥大的机械信号和化学信号刺激下，可使在成年心肌细胞处于静止状态的胎儿期基因被激活，如 β-肌球蛋白重链基因等，合成胎儿型蛋白质增加，这种胎儿型同工蛋白合成速度较成年型快，但是其 ATP 酶活性却较低，使心肌细胞更易发生衰竭。

2. 非心肌细胞及细胞外基质的变化　心功能减退引起交感神经系统及 RAAS 系统激活，导致 AngⅡ、去甲肾上腺素和醛固酮等分泌增多。而这些神经-体液因子又可促进非心肌细胞活化或增殖，分泌出大量的细胞外基质，同时又合成降解胶原的间质胶原酶、明胶酶等，通过对胶原合成与降解的调控，使胶原网络结构的生物化学组成和空间结构都发生改变，发生心肌间质的增生与重塑。细胞外基质是存在于细胞间隙、肌束之间及血管周围的结构糖蛋白、蛋白多糖及糖胺聚糖的总称，其中最主要的是Ⅰ和Ⅲ型胶原纤维。Ⅰ型胶原是与心肌束平行排列的粗大胶原纤维的主要成分，Ⅲ型胶原则形成了较细的纤维网状结构。胶原网络与细胞膜上的结合蛋白质相连，维系着心肌细胞的有序排列，为心肌提供高强度的抗牵拉能力，同时又将心肌收缩和舒张时伴随的张力变化传递至心肌的各个部分。胶原纤维的量和成分是决定心肌伸展及回弹性能（僵硬度）的重要因素。一般来说，重塑早期Ⅲ型胶原增多较明显，这有利于肥大心肌肌束组合的重新排列及心室的结构性扩张。在重塑后期以Ⅰ型胶原增加为主，这种改变可提高心肌的抗张力强度，防止在室壁应力过高的情况下心肌细胞侧向滑动造成室壁变薄和心腔扩大。但这种改变也有不利的方面，一方面不适当的非心肌细胞增殖及基质重塑会降低室壁的顺应性而使僵硬度相应增强，影响心脏舒张功能；另一方面冠状动脉周围的纤维增生和管壁增厚，使冠脉循环的储备能力和供血量减低；同时心肌间质的增生与重塑还会影响心肌细胞之间的信息传递和舒缩的协调性，影响心肌细胞的血氧供应，促进心肌的凋亡和纤维化。

三、心脏以外的代偿反应

（一）增加血容量

增加血容量是慢性心功能不全的主要代偿方式之一，通过这种代偿可以使静脉回流及心排血量增加。其发生机制：① 交感神经兴奋：心功能不全时，心排血量和有效循环血量减少，引起交感神经兴奋，导致肾血流量下降，使近曲小管重吸收水、钠增多，血容量增加；② RAAS 系统激活：促进远曲小管和集合管对水、钠的重新收；③ 血管升压素（ADH）释放增多：随着钠的重吸收增加，ADH 的分泌和释放也增加，使血浆 ADH 水平增高，促进远曲小管和集合管对水的重吸收增多；④ 抑制水、钠重吸收的激素减少：PGE_2 和心房钠尿肽可促进钠、水的排出，心力衰竭时 PGE_2 和心房钠尿肽的合成、分泌减少，促进钠、水潴留。一定范围的血容量增加可提高心排血量和组织灌流量，但长期过度的血容量增加可加重心脏负荷，使心排血量下降而加重心力衰竭。

（二）血液重新分配

心力衰竭时，由于交感神经兴奋，使皮肤、骨骼肌、腹腔器官以及肾血管收缩，血流量减少，而心、脑供血量增加，这样既可防止血压下降，又可保证心、脑的血流量，对急性或轻度心力衰竭有重要的代偿意义。但对重度慢性心力衰竭的代偿则有限，这是因为：① 区域血管的长期收缩，一方面影响该器官的功能，另一方面该区小血管可因持续的缺血、缺氧而发生扩张，出现继缺血后血管中又过度充血，导致主要器官血流量减少；② 外周血管长期收缩，使外周阻力升高，虽可防止血压下降，但却加重衰竭心脏的后负荷，使心排血量更为减少。

（三）组织细胞利用氧的能力增强

心力衰竭时，由于血液循环系统对周围组织的供氧减少，组织细胞通过自身功能、结构、代谢的调整来加以代偿，以克服供氧不足带来的不利影响。例如，心力衰竭慢性缺氧时细胞线粒体数量增多，表面积加大，呼吸链有关的细胞色素氧化酶活性增强，这些变化有助于细胞内呼吸功能的改善；细胞磷酸果糖激酶活性增强有助于细胞从糖酵解中获得能量的补充；肌肉中的肌红蛋白含量增多，可改善肌肉组织对氧的储存和利用。研究资料证实，心功能越差时动静脉氧差越大，这是一种代偿现象，其机制是心力衰竭时红细胞内 2，3-二磷酸甘油酸增多，血红蛋白与氧的亲和力降低，有利于血红蛋白将氧转移到组织。

（四）红细胞增多

心功能不全时，体循环淤血和血流速度减慢可引起循环性缺氧，肺淤血和肺水肿又可引起乏氧性缺氧。缺氧刺激骨髓造血功能增强，红细胞和血红蛋白增多，既有助于增加血量，又可提高血氧容量和血氧含量，具有代偿意义。但血量过多，使血液黏滞性增加，又会造成不利影响。

综上所述，心功能不全时，在神经-体液调节下，机体可以动员心脏本身和心外的多种代偿机制进行代偿，并且这种代偿贯穿于心功能不全的全过程（图 13-1）。一般而言，在心脏泵血功能受损的急性期，神经-体液调节机制激活，通过心率增快，心肌收缩力增强，增加外周阻力、维持血压和器官血流灌注。同时迅速启动心室重塑，随着代偿性心肌肥大，心功能维持于相对正常的水平。但心室重塑仍在缓慢而隐匿地进行着，其副作用日益明显，终将导致心力衰竭，进入心功能不全代偿期。

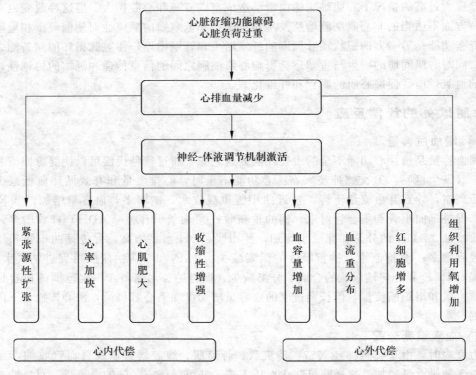

图 13-1 心功能不全时机体的代偿

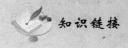

知识链接

心室重塑学说

20世纪90年代中期以后，随着免疫组织化学及分子生物学技术的应用，证实心力衰竭发生的基本机制是心室重塑。心力衰竭时心脏的宏观变化是心室腔的扩大，室壁变薄或肥大以及心室几何形状的改变。微观变化则是心肌细胞的坏死和凋亡，心肌细胞胚胎基因的再表达导致心肌细胞适应不良性肥大，心肌细胞长/宽比例增加；心肌细胞外表现为间质胶原蛋白过度沉积和纤维化。心室重塑虽然是一种自身不断发展的过程，但合理的治疗干预可促使其缓解，甚至逆转。

第3节　心功能不全的发病机制

心力衰竭的发生机制比较复杂，目前尚未完全阐明。尽管不同原因的心力衰竭或心力衰竭的不同发展阶段，其机制不一，但其发生的基本机制是心肌的收缩、舒张功能障碍及心脏各部舒缩活动的不协调性。为了理解有关的问题，首先简要复习心肌舒缩的分子生物学基础。

肌节是心肌舒缩的基本单位，主要由粗、细肌丝组成。粗肌丝（相当于肌节的暗带）的主要成分是肌球蛋白（myosin），其相对分子质量约 50 000，全长 150nm，一端为杆状的尾部，另一端为粗大的头部（S_1），二者之间是能弯曲的颈部（S_2）。头部是 ATP 酶的活动中心，它在肌动蛋白和肌球蛋白之间的搭桥和粗细肌丝之间的滑行中可分解所需的 ATP；头部还含有与肌动蛋白之间形成横桥（cross-bridge）的位点。细肌丝（相当于肌节的明带区）的主要成分是肌动蛋白（actin），相对分子质量 47 000，呈球状，串联而成双链螺旋状的细肌丝纤维。肌动蛋白上有特殊的位点，可与肌球蛋白形成可逆结合。肌动蛋白和肌球蛋白是心肌舒缩活动的物质基础，称为收缩蛋白。在双链之间的沟槽内，杆状的向肌球蛋白（tropomyosin）和肌动蛋白卷曲在一起。每距 36.5nm 处还有一个肌钙蛋白（troponin）分子，肌钙蛋白由 3 个亚单位组成，即向肌球蛋白亚单位（troponin，TnT）、抑制亚单位（inhibitor troponin，TnI）、钙结合亚单位（calcium combining troponin，TnC）。向肌球蛋白和肌钙蛋白本身不起收缩作用，主要通过肌钙蛋白与 Ca^{2+} 可逆性结合改变向肌球蛋白的位置来调节粗、细肌丝的结合与分离，故称为调节蛋白。

Ca^{2+} 在心肌兴奋时的电活动与机械收缩之间起偶联的作用，当心肌细胞兴奋时，细胞膜电位的变化可以激活细胞膜上的 L 型钙通道开放，Ca^{2+} 从细胞外转移到心肌细胞的胞质中，同时也从肌质网释放入胞质，使胞质内 Ca^{2+} 浓度升高（由 $10^{-7}mol/L$ 至 $10^{-5}mol/L$）。此时肌钙蛋白的 TnC 即迅速与 Ca^{2+} 结合，这种结合相继使 TnC 和 TnI 的构型发生变化，其结果是 TnI 从肌动蛋白移开。这种构型变化还可通过 TnT 影响肌球蛋白的位置，使向肌球蛋白旋转到肌动蛋白两条螺旋状链的深沟中，从而暴露肌动蛋白的受点，并与肌球蛋白的头部相接触，形成横桥。S_1 的 ATP 酶随即作用于 ATP 而释放能量，肌动-球蛋白（actomyosin）发生收缩，完成由化学能向机械能的转化，形成一次兴奋-收缩偶联。心肌收缩后，由于 Ca^{2+} 又重新转移到细胞外及进入肌质网，细胞质内 Ca^{2+} 浓度又降至 $10^{-7}mol/L$。此时肌钙蛋白的 TnC 失去了 Ca^{2+}，TnC 和 TnI 的构型恢复原状，故 TnI 又与肌动蛋白结合，进而通过 TnT 使向肌球蛋白从肌动蛋白的深沟中转移出来并恢复到原来的位置，于是肌动蛋白上的受点又被掩盖，肌动球蛋白重新解离为肌动蛋白和肌球蛋白，横桥解除，心脏舒张（图 13-2）。

有关心力衰竭的发病机制从以下 3 个方面进行讨论。

一、心肌收缩性减弱

绝大多数心力衰竭的发生都是由于心肌收缩的原发性或继发性减弱所致。心肌收缩性（myocardial contractility）指心肌在受到有效刺激后产生张力和缩短的能力，它是决定心排血量的 4 个基本因素（心肌舒缩性、前负荷、后负荷和心率）中最关键的因素。引起心肌收缩性减弱的基本机制可以从结构基础、能量代谢、钙转运及其调控 3 个方面阐述（图 13-3）。

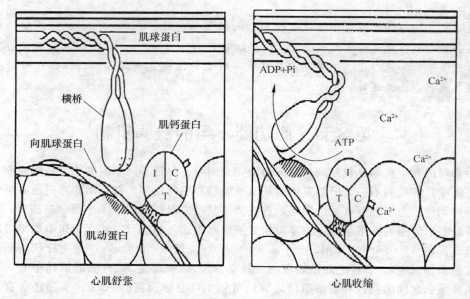

图 13-2　心肌舒缩的分子生物学基础

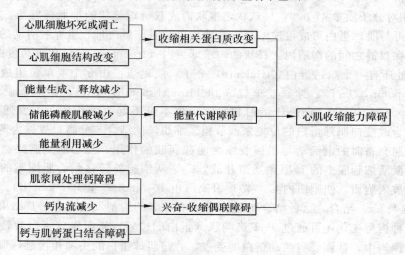

图 13-3　心肌收缩功能降低的机制

（一）心肌结构的破坏

完整的心肌结构是实现心肌舒缩功能的物质基础，若心肌结构中收缩成分相对或绝对减少，或其正常结构发生变化，都可造成心肌收缩功能的降低。具体表现如下：

1. 心肌细胞数量减少　许多病因可导致心肌细胞变性、萎缩，坏死和凋亡是心肌细胞死亡的两种形式。

（1）心肌细胞坏死（myocyte necrosis）：当严重缺血（如心肌梗死）、心肌炎和心肌病时，心肌细胞可发生坏死。一方面，坏死细胞由于溶酶体破裂，大量溶酶体酶特别是蛋白水解酶释放，引起细胞成分自溶，与收缩功能相关的蛋白质被破坏，心肌收缩功能严重受损；另一方面，心肌病变继发引起的心肌内损伤性因素，如 TNF-α、细胞内游离 Ca^{2+} 和氧自由基等增多，可通过多种损伤机制导致细胞坏死。心肌梗死是引起心肌细胞坏死的最常见的原因，一般而言，当心肌梗死范围达左心室面积的 23％时便可发生急性心力衰竭。

（2）心肌细胞凋亡（myocyte apoptosis）：近年来有关细胞凋亡与心力衰竭关系的研究表明，

心肌细胞凋亡造成心肌数量减少是心力衰竭发生、发展的重要机制之一。实验研究发现，在心肌缺血的中心区以细胞坏死为主，而在缺血边缘区可以观察到许多心肌细胞凋亡。凋亡是老年心脏心肌细胞数减少的主要原因。在代偿期，细胞凋亡可以导致心肌肥厚与后负荷不匹配，使室壁应力增大并进一步刺激重塑与凋亡；在衰竭期，心肌细胞凋亡及坏死又可以导致室壁变薄，心室进一步扩大。在心力衰竭发生、发展过程中出现的细胞凋亡机制可能涉及细胞应激-生长-凋亡失衡，也可能是促凋亡-抑凋亡失衡的结果。目前干预凋亡已成为心力衰竭治疗的重要目标之一。

2. 心肌结构改变　心肌细胞体积增大初期，线粒体数目增多，体积增大，肌原纤维增多，细胞核增大，细胞内的组织结构基本与正常相同；心肌细胞进一步肥大，肌原纤维远远超过线粒体生长，使心肌细胞能量供应发生障碍，肌节不规则叠加，加上显著增大的细胞核对邻近肌节的挤压，都可造成肌原纤维排列紊乱。心肌肥大晚期，心肌结构紊乱加剧，突出表现为肌原纤维减少，部分心肌细胞萎缩，同时胶原含量增加，间质与心肌比值增大，发生纤维化，最终使心肌僵硬度加大，顺应性下降，影响心肌的舒缩。

（二）心肌能量代谢障碍

心脏是个高功能、高耗能、高耗氧器官。心肌要正常的收缩及舒张有赖于 Ca^{2+} 和其他离子的有序同步交换，使其在适当的时期存留在心肌的关键部位。如果心肌细胞缺乏能量，可使这些活动受到干扰，引起心肌收缩性减弱。心肌的能量代谢主要依赖有氧氧化，其过程大致可分为能量生成（释放）、储存和利用 3 个阶段。因此，凡能干扰能量生成、储存或利用的因素，都可影响心肌的收缩性。

1. 心肌能量生成和释放障碍　心脏是绝对需氧器官，心脏活动所需的能量几乎全部来自有氧氧化。心肌在充分供氧的情况下，可利用多种能源物质氧化产生 ATP。当心肌供血、供氧减少时即会影响心肌的能量生成，临床上引起心肌能量生成障碍最常见的原因是心肌缺血、缺氧（如缺血性心脏病、严重贫血、过度心肌肥大等）。缺血、缺氧使有氧氧化发生障碍，ATP 的产生可迅速减少。例如，在常温下，心肌缺血 15 分钟，ATP 含量降到对照水平的 35%，缺血 40 分钟进一步下降到对照水平的 10% 以下。此外，维生素 B_1 缺乏导致焦磷酸硫胺素（丙酮酸脱氢酶的辅酶）生成不足，使丙酮酸不能通过氧化脱羧转变成乙酰辅酶 A 进入三羧酸循环，以致 ATP 生成减少，心肌收缩性减弱。ATP 作为高能磷酸化合物的主要储存和利用形式，一旦缺乏，可以从以下几方面影响心肌的收缩性：①肌球蛋白头部的 ATP 酶水解 ATP 将化学能转为供肌丝滑动的机械能减少，心肌的收缩性减弱。②肌浆网和胞膜对 Ca^{2+} 的转运需要 ATP，ATP 缺乏可引起 Ca^{2+} 的转运和分布异常，从而导致 Ca^{2+} 与肌钙蛋白的结合、解离发生障碍，影响心肌的收缩。此外，细胞膜上的钠泵（Na^+-K^+-ATP 酶）也因 ATP 缺乏，导致大量 Na^+ 进入胞内并通过 Na^+-Ca^{2+} 交换，转而使大量 Ca^{2+} 进入胞内造成胞内钙超载（calcium overload），使心肌挛缩、断裂，收缩性减弱。③由于 ATP 缺乏，心肌细胞将不能维持其正常的胞内离子环境，大量 Na^+ 携带水分进入细胞引起细胞肿胀并波及线粒体，导致线粒体膜通透性改变，大量 Ca^{2+} 进入线粒体，形成钙超载，Ca^{2+} 与 HPO_4^{2-} 反应形成的不溶性钙盐沉积在线粒体基质中，线粒体氧化磷酸化功能进一步受损，ATP 生成更加减少。④收缩蛋白、调节蛋白等功能蛋白质的合成与更新需要 ATP，ATP 不足使这些蛋白质的含量减少，直接影响心肌的收缩性。

2. 心肌能量储存障碍　心肌中能量以 ATP 和磷酸肌酸（CP）的形式储存。肌酸相对分子质量小且在心肌内的浓度比 ADP 大 100 倍。心肌线粒体中生成的 ATP 经磷酸肌酸激酶（CPK）催化将高能键转给肌酸生成 CP，CP 透过线粒体膜进入胞质，在用能部位再经 CPK 催化又将高能键转给 ADP 生成 ATP，供耗能部位消耗。心肌肥大初期 ATP 及 CP 含量以及 CP/ATP 可在正常范围，但随着病情发展，CPK 同工酶谱发生变化，高活性的成人型（MM 型）CPK 减少，而低活性的胎儿型·（MB）CPK 增加，导致磷酸肌酸激酶活性减低，使储能形式的磷酸肌酸含量减少。

3. 心肌能量利用障碍 心肌细胞内氧化磷酸化过程所产生的 ATP 经肌球蛋白头部 ATP 酶作用而水解，为心肌收缩提供能量。在心力衰竭发生过程中，肌球蛋白头部的 ATP 酶活性降低，造成能量利用障碍而发生心力衰竭，在心肌负荷过重或心肌肥大失代偿时，即使心肌 ATP 含量正常，但因该酶活性降低，也不能正常利用（水解）ATP 将化学能转为机械能供肌丝滑动。

肌球蛋白由两条重链和两条轻链组成，具有 ATP 酶活性的重链有两种同工型，MHC-α 及 MHC-β，分别由相应的基因编码。这两条重链由 3 种组合决定其 ATP 酶的同工型，即 V_1、V_2 及 V_3。V_1（αα）活性最高，V_2（αβ）次之，V_3（ββ）活性最低。大鼠负荷过重所致的心肌肥大由于 MHC-β 表达增强，MHC-α 表达减弱，ATP 酶同工型由 V_1 占优势转向 V_3 占优势，活性降低，心肌收缩速率减慢，同时收缩单位的耗氧量也减少，这被认为是一种减少能耗的适应性机制。然而人与大鼠恰好相反，正常成人心室肌 MHC-β 占 90%（成年大鼠仅占 10%）。因此，虽然在人的衰竭心室肌中也观察到 MHC-α 减少，但 V_1 向 V_3 转换的这一机制显然不足以解释人类衰竭心肌 ATP 酶活性的降低。随着对衰竭心脏的心肌活检及心脏移植的开展，初步研究结果表明，人类衰竭心肌 ATP 酶活性降低，主要与心肌调节蛋白改变有关。实验发现人类衰竭心肌中肌球蛋白调节轻链-1 的低活性的胎儿型同工型增多，同时肌钙蛋白中的向肌球蛋白亚单位（TnT）的胎儿同工型（TnT4）也增多，肌钙蛋白抑制亚单位（TnI）磷酸化减弱。这些同工酶的转变可视为心脏对供能不足的一种保护性反应，然而肥大心肌中收缩单位数量增多而做功效率却降低，使心肌内功消耗相对增大，因而肌球蛋白 ATP 酶活性降低并不能减少肥大心肌的耗能量，却成为肥大心肌收缩能力降低的重要原因。

酸中毒抑制肌球蛋白 ATP 酶活性，是造成心肌收缩蛋白功能降低的另一重要原因，在心肌缺血导致心功能降低中起着不可忽视的作用。

（三）心肌兴奋-收缩偶联障碍

心肌的兴奋是电活动，而收缩是机械活动，在这个过程中，Ca^{2+} 在把兴奋的电信号转化为收缩的机械活动中发挥了极为重要的中介作用，任何影响 Ca^{2+} 转运、分布的因素都会影响心肌的兴奋-收缩偶联。

1. 肌浆网 Ca^{2+} 转运障碍 肌浆网通过摄取、储存和释放 3 个环节来调节胞内的 Ca^{2+} 浓度，进而影响兴奋-收缩偶联。对心力衰竭患者的心肌研究发现，衰竭心肌胞质中游离 Ca^{2+} 浓度在心肌收缩期较正常心肌降低，而舒张期较正常心肌升高，这与衰竭心肌细胞的肌浆网对 Ca^{2+} 转运发生障碍有关。肌浆网要维持正常的 Ca^{2+} 释放，必须有足够的 Ca^{2+} 储存在肌浆网的钙池内，钙池内 Ca^{2+} 的储存量与肌浆网摄取 Ca^{2+} 的能力有关，所以，任何原因导致肌浆网摄取 Ca^{2+} 的能力降低时，就会影响 Ca^{2+} 的储存，也影响 Ca^{2+} 的释放。心力衰竭时，由于缺血、缺氧，ATP 供应不足，肌浆网的 Ca^{2+} 泵活性减弱以及由于心肌细胞重塑及心肌细胞表型改变，使肌浆网 Ca^{2+} 通道蛋白表达减少，其结果是造成心肌细胞复极化时肌浆网摄取 Ca^{2+} 不足。另外，由于慢性心脏功能降低引起交感神经系统持续兴奋性增高，一方面使心交感神经末梢储存的去甲肾上腺素（NE）耗竭，导致心肌内 NE 减少，另一方面由于体内儿茶酚胺持续高水平，引起 β-受体减敏，均可引起受磷蛋白磷酸化减弱，使肌浆网摄取 Ca^{2+} 能力下降。由于肌浆网摄取 Ca^{2+} 减少，结果导致 Ca^{2+} 储存也随之减少。肌浆网 Ca^{2+} 储存量减少，导致心肌收缩时释放到胞质中的 Ca^{2+} 减少，心肌收缩性减弱。如伴有酸中毒时，H^+ 还可使 Ca^{2+} 与钙储存蛋白结合更牢固，不易解离，使肌浆网 Ca^{2+} 释放量减少。

2. Ca^{2+} 内流障碍 Ca^{2+} 内流障碍主要见于伴有严重心肌肥大的心力衰竭。心肌收缩时胞浆中的 Ca^{2+} 来自肌浆网与细胞外液，来自细胞外液的 Ca^{2+}，不但能直接提高胞浆中 Ca^{2+} 浓度，还可诱发肌浆网释放 Ca^{2+}，故对激发心肌收缩起重要作用。细胞外液的 Ca^{2+} 主要是通过两条钙通道内流的：① 膜电压依赖性 Ca^{2+} 通道：此通道受膜电位调节而启闭，去极化时，膜内电位变正，钙通道开放，细胞外 Ca^{2+} 顺浓度差进入细胞内；复极化时，膜内电位变负，钙通道关闭，Ca^{2+} 内流终止。② 受体操纵性 Ca^{2+} 通道：其关闭受细胞膜上 β-受体和某些激素的调控，与膜去极化无关。当交感神经兴奋，释放去甲肾上腺素，后者与 β-受体结合，激活腺苷酸环化酶，使 ATP 变为 cAMP，cAMP 再激活膜上受体操纵性 Ca^{2+} 通道，使其开放而 Ca^{2+} 内流。当去甲肾上腺素减少或 β-受体与腺苷酸环化酶活性降低时，该通道关闭，Ca^{2+} 内流终止。心力衰竭时，心肌膜 β-受体密度明显降低，且心肌内源性去甲肾上腺素明显减少，结果导致 Ca^{2+} 内流受阻，影响心肌兴奋-收缩偶联过程。另外，酸中毒时 H^+ 增高可降低 β-受体对儿茶酚胺的敏感性，使 Ca^{2+} 内流受阻。还有细胞外液的 K^+ 与 Ca^{2+} 在心肌膜有竞争作用，故在高钾血症时，K^+ 可阻止 Ca^{2+} 的内流，使胞浆中 Ca^{2+} 浓度降低，这也是心肌兴奋-收缩偶联障碍的一个因素。

3. 肌钙蛋白与 Ca^{2+} 结合障碍　完成兴奋-收缩偶联过程，不但需要胞浆中 Ca^{2+} 浓度迅速达到"收缩阈值"（即 Ca^{2+} 由 $10^{-7}\,mol/L$ 升至 $10^{-5}\,mol/L$），而且还要求肌钙蛋白活性正常，能迅速与 Ca^{2+} 结合，否则，兴奋-收缩偶联过程也难以完成。在心力衰竭患者心室重塑中，肌钙蛋白表型改变，胎儿型 TnC 增多，对 Ca^{2+} 的敏感性降低，可影响肌钙蛋白与 Ca^{2+} 的结合，阻止兴奋-收缩偶联过程。心肌缺血、缺氧导致 ATP 生成不足和酸中毒，一方面 ATP 不足使肌浆网钙泵运转 Ca^{2+} 能力下降，另一方面，酸中毒时，由于 H^+ 与肌钙蛋白的亲和力远大于 Ca^{2+}，H^+ 占据了肌钙蛋白上的 Ca^{2+} 结合位点，此时即使胞质中 Ca^{2+} 浓度已上升到"收缩阈值"，也无法与肌钙蛋白结合，心肌的兴奋-收缩偶联因而受阻。

二、心室舒张功能障碍

心脏的射血功能不但取决于心肌的收缩性，还决定于心室的舒张功能和顺应性。资料表明由于心肌舒张功能障碍引起的心力衰竭占全部心力衰竭的 30% 左右，尤其在老年患者中发病率较高。可见心脏舒张功能障碍，对阐明心力衰竭的发生机制和治疗具有重要作用。

心肌舒张指心肌收缩后其张力下降和伸长的能力，即心肌收缩后恢复到原来容积和压力的能力，或心室肌纤维恢复到舒张末期长度的能力。心肌舒张功能主要与等容舒张期室内压下降的速度和持续的时间以及在心室充盈期心室的充盈量和速度有关，反映了心肌的主动伸展性能。心室舒张功能障碍的确切机制目前尚不完全清楚（图 13-4），可能与下列因素有关。

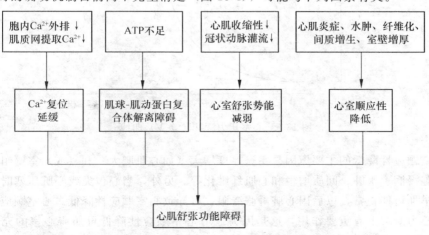

图 13-4　心肌舒张功能异常的机制

1. 钙离子复位延缓 胞质中 Ca^{2+} 浓度降到"舒张阈值"（10^{-7} mol/L），Ca^{2+} 与肌钙蛋白脱离，肌钙蛋白恢复到原来的构型，心肌舒张活动才能进行。胞质中 Ca^{2+} 浓度迅速下降，一方面通过肌浆网摄取 Ca^{2+} 储存在钙池中，另一方面通过胞质中 Ca^{2+} 向胞外排出。肥大和衰竭心肌细胞可造成 ATP 供应不足、肌浆网或心肌细胞膜上 ATP 酶活性降低，再加上心肌细胞重塑及心肌细胞表型的改变，其结果造成心肌细胞复极化后不能将胞浆中 Ca^{2+} 转入肌浆网和移出胞外，使心肌收缩后胞浆内 Ca^{2+} 浓度不能迅速降低并与肌钙蛋白解离，导致心室舒张迟缓，从而使心肌舒张功能降低。

2. 肌球-肌动蛋白复合体解离障碍 心肌舒张必须使肌球-肌动蛋白复合体解离，这样肌动蛋白才能恢复原有的构型，其"作用点"重新被向肌球蛋白掩盖，细肌丝方能向外滑行，恢复到收缩前的位置。完成此过程不但需要 Ca^{2+} 从肌钙蛋白结合处及时脱离，而且还需要 ATP 的参与。心力衰竭时，可能由于肌钙蛋白与 Ca^{2+} 的亲和力增加，使 Ca^{2+} 难以脱离，或因 ATP 不足，使肌球-肌动蛋白复合体难以解离，致使心肌处于不同程度的收缩状态，心肌舒张功能障碍，影响心室充盈。

3. 心室舒张势能降低 心室舒张功能不但取决于心肌本身的舒张性能，还与心室舒张势能的高低有关。心室舒张势能来自心室的收缩，由于心室几何结构的改变，心室收缩末期可产生一种促使心室复位的舒张势能。心室收缩越好，这种势能就越大，对于心室的舒张也就越有利，因此，凡是削弱收缩功能的因素就可通过减少势能影响心室的舒张。心力衰竭时，由于心肌收缩性减弱，收缩时心脏几何构型改变不明显，产生舒张势能减小，影响心室充分舒张。此外，心室舒张期冠状动脉的充盈、灌流也是促进心室舒张的一个重要因素。当冠状动脉因粥样硬化发生狭窄、冠状动脉内血栓形成、室壁张力过大或者心室内压过高（如高血压病和心肌病）等，都会引起冠状动脉的灌流不足，从而影响心室舒张功能。

4. 心室顺应性降低 心室顺应性（ventricular compliance）指心室在单位压力变化下所引起的容积改变（dV/dp），反映了心肌的被动伸展性能，其倒数（dp/dV）为心室僵硬度（ventricular stiffness）。心室顺应性（或僵硬度）常以心室舒张末期压力（纵轴）-容积（横轴）曲线（p-V 曲线）表示，当心室顺应性降低（或僵硬度升高）时，p-V 曲线向左上移位；反之则向右下移位（图 13-5）。

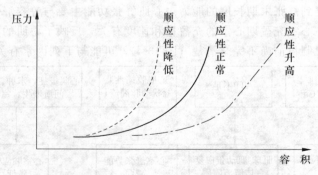

图 13-5 心室压力-容积（p-V）曲线

引起心室顺应性降低的主要原因是室壁厚度增大（如心肌肥大）和（或）室壁组成成分的改变如炎症细胞浸润、水肿、间质增生和心肌纤维化等。另外，当心包炎或心脏压塞时，心肌本身舒张顺应性早期可能正常，以后因心脏舒张受限，可导致心室顺应性降低。心室顺应性降低，在诱发或加重心力衰竭上有重要作用，这是因为：① 心室顺应性降低可妨碍心室的充盈，导致心排血量减少；② 由于 p-V 曲线明显左移，故当左室舒张末期容积扩大时，将引起更明显的左室舒张末期压力升高和肺静脉压升高，导致肺淤血、水肿等左心衰竭征象。因此，心室顺应性下降可诱发或加重心力衰竭。

三、心脏各部分舒缩活动的协调性障碍

心脏为了实现正常的泵血功能，必须保持左-右心之间、房-室之间、心室本身各区域之间的舒缩活动处于高度协调的工作状态。也就是说，心排血量的维持除受心肌舒缩功能的影响外，还需要心房和心室、左心和右心舒缩活动的协调一致。一旦心脏舒缩活动的协调性被破坏，将因心泵功能紊乱而导致心排血量下降，这也是心力衰竭的发病机制之一。

破坏心脏舒缩活动协调性最常见的原因是各种类型的心律失常。例如，房室活动不协调时，心排血量可下降40％；两侧心室不同步舒缩时，心排血量也有明显下降。同一心室，由于病变（如心肌梗死）呈区域性分布，病变轻的区域心肌舒缩活动减弱，病变重的完全丧失收缩功能，非病变心肌功能相对正常，3种心肌共处一室，特别是病变面积较大时必然使全室舒缩活动不协调，最终导致心排血量下降。度过心肌梗死的急性期后，坏死心肌被纤维组织取代，此处室壁变薄，收缩时可向外膨出，影响心脏泵血（图 13-6）。

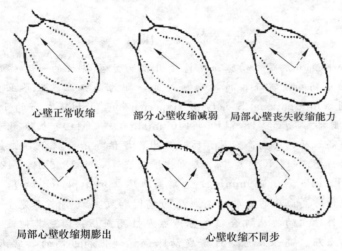

心壁正常收缩　　部分心壁收缩减弱　　局部心壁丧失收缩能力

局部心壁收缩期膨出　　　　　心壁收缩不同步

图 13-6　心室壁收缩不协调常见类型

实线为舒张末期心腔容积，虚线为舒缩末期心腔容积。实线箭头表示心室
收缩期指向流出道的射血向量，虚线箭头表示心室收缩期分流的射血向量。

最后，应当强调指出，心肌的收缩性、心室的舒张功能以及顺应性是密切相关的。临床上心力衰竭的发生、发展，往往是多种机制共同作用的结果，但由于引起心力衰竭的原因不同，心力衰竭发生的基本机制也不同。多数心力衰竭主要由于心肌收缩性减弱所致，有的主要是舒张功能障碍和心室顺应性异常的结果，也有的是两者兼有。另外，随着心力衰竭发展阶段和程度的不同，参与作用的基本机制也有所不同，例如，当心脏因压力负荷过度而发生心肌肥大时，随着室壁的增厚，首先出现舒张顺应性逐渐降低，心脏的舒张充盈受限，当心脏由代偿转为代偿失调而发生扩张时，心肌的收缩性减弱在引起心力衰竭中的作用就逐渐突出起来。在一些病例，心室各部舒缩活动的不协调性，在心力衰竭的发生中也可能起着一定作用。

综上所述，心力衰竭的发病机制归纳如下，见图 13-7。

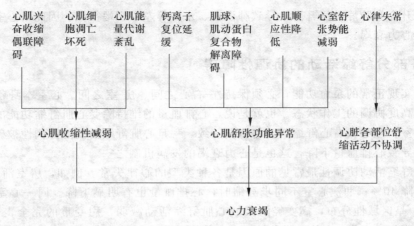

图 13-7　心力衰竭的发病机制

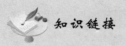

高 血 压

　　高血压（hypertension）是以动脉血压持续升高为主要特征的一类临床综合征。安静状态未服用抗高血压药物情况下，持续血压升高，即为高血压。世界卫生组织（WHO）和国际高血压联盟（International Society of Hypertension，ISH）发布的 1990 年高血压治疗指南中，将动脉收缩压≥18.7kPa（140mmHg）或（和）动脉舒张压≥12.0kPa（90mmHg），定为高血压；美国高血压预防、查出、评估和治疗联合委员会 2003 年提出的第 7 版高血压治疗新指南（JNCⅦ）中，认为收缩压在 16.0～18.6kPa（120～139mmHg），舒张压在 10.7～11.9kPa（80～89mmHg）为前高血压（prehypertensive），即应注意改善生活方式，采取措施预防高血压的发展。高血压的病因和发病机制尚不完全明确，以血压升高为主要表现的一种独立的临床综合征，称为原发性高血压；因患其他疾病引起的血压升高，称为继发性高血压。高血压可通过诱发动脉粥样硬化和过高的器官灌注压，引起脑、心、肾等重要脏器损伤而对机体造成严重影响，甚至威胁生命。对原发性高血压目前虽无根治方法，但降低血压能显著减少高血压患者心、脑血管病的发生率和死亡率，降压措施实施越早对患者越有益；对继发性高血压，则应根据其不同的发病原因，选用不同的针对性治疗方案。

第 4 节　心功能不全时机体的功能和代谢变化

　　心力衰竭时，心脏在超出负荷状态下，由于神经-体液调节机制过度激活，可导致全身血流动力学障碍和代谢紊乱。临床上表现为两类症候群：一类为心脏前向衰竭（forward failure），也称低排出量综合征；另一类为心脏后向衰竭（backward failure），又称静脉淤血综合征（图 13-8）。

一、前向衰竭

　　患者心排血量减少在临床上表现为低排出量综合征，称为前向衰竭。

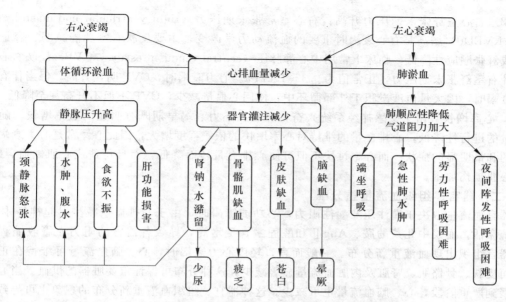

图 13-8　心功能不全时机体的功能和代谢变化

（一）心脏泵血功能降低

心功能降低是心力衰竭时最根本的变化，主要表现为心脏泵血功能低下引起的一系列血流动力学的变化。通常用以评价心脏泵功能的指标都发生显著的改变。

1. 心排血量减少及心脏指数降低　心排血量（cardiac output，CO）是每搏量（stroke volume，SV）与心率的乘积，是评价心脏泵血功能的重要指标之一，正常人为 3.5～5.5L/min，心力衰竭时往往低于 2.5L/min（指低排出量心力衰竭），该项指标横向可比性较差。心脏指数（cardiac index，CI）则是单位体表面积的每分钟心排血量，正常值为 2.5～3.5L/（min·m²），其横向可比性较好，心力衰竭时心脏指数降低，多数在 2.2L/（min·m²）以下。心脏泵血功能受损的早期阶段，心力储备减少。随着心力衰竭的发展，心排血量显著降低，心室功能曲线趋于低平，心排血量常常依赖升高的充盈压和（或）增快的心率才能满足组织代谢的需要。严重心力衰竭时，即使卧床休息心排血量也显著降低。

2. 射血分数降低　射血分数（ejection fraction，EF）是每搏量与心室舒张末期容积（ventricular end diastolic volume，VEDV）的比值，正常为 0.67～0.78，是评价心室射血效率的指标。它较少受 VEDV 的影响，能较好地反映心肌收缩力的变化。心力衰竭时，由于心肌收缩性减弱，SV 正常或减少而 VEDV 增大，故 EF 降低。此外，反映心肌收缩性的指标，如等容收缩期心室内压上升的最大速率（$+\mathrm{d}p/\mathrm{d}t_{\max}$），以及反映心肌舒张性能的指标，如等容舒张期心室内压下降的最大速率（$-\mathrm{d}p/\mathrm{d}t_{\max}$），也有不同程度的降低。

3. 心室舒张末期压力升高和容积增大　各种原因引起的心力衰竭，往往伴有心肌细胞重塑，当发展到失代偿阶段，心肌细胞重塑以心肌细胞伸长为主，此时必伴有心室容积增大和射血分数降低。另外心脏功能障碍使收缩末期心室残余血量增多，舒张能力降低或心室充盈受限以及代偿调节使回心血量增多等均会导致心室充盈压即心室舒张末压（VEDP）升高和心室舒张末容积（VEDV）增大。

（1）左心室舒张末期压力升高：当左心室收缩功能减弱或容量负荷过度时，左心室舒张末期压力（left ventricular end diastolic pressure，LVEDP）增高。因临床上测定 LVEDP 比较困难，多用肺毛细血管楔压（pulmonary capillary wedge pressure，PCWP）来代替 LVEDP 反映左心房压和左室舒张末压，正常值为 0.8～1.6kPa。左心衰竭时，PCWP 明显高于正常。

（2）右心室舒张末期压力升高：右心室舒张末期压力（right ventricular end diastolic pressure，RVEDP）增高是右心衰竭时重要的血流动力学改变，主要反映右室功能减弱、容量负荷过度或舒张顺应性降低。临床上常用中心静脉压（central venous pressure，CVP）反映右心房压并估计右室舒张末期压力，正常值为 0.4～1.2kPa。心力衰竭时，CVP 明显升高；但当伴有外周循环衰竭时，因大量血液淤积于外部循环中，使回心血量减少，CVP 不但不升高甚至降低。

4. 心率增快　由于交感神经系统兴奋，患者在心力衰竭早期既有明显的心率增快。随着心排血量的进行性降低，心排血量的维持对心率增快的依赖程度增大，因此心悸常是心力衰竭患者最早的和最明显的症状。而心率过快不但可使心排血量转而降低，而且可造成心肌缺血、缺氧，导致心肌损伤加重。

（二）器官、组织血流量重分配

器官血流量取决于灌注压及灌注阻力，心功能障碍时，由于心排血量减少引起神经-体液调节系统激活，血浆中儿茶酚胺、Ang Ⅱ 和醛固酮含量增高，导致各器官的阻力血管收缩程度不一，器官组织出现血液重新分布。一般而言，轻度心力衰竭时，心、脑血流量可维持在正常水平，而皮肤、骨骼肌、肾脏及内脏血流量显著减少，这种分布可保证重要脏器的供血。当心力衰竭发展到严重阶段，心、脑血流量也可减少。这种器官、组织血液重新分布的现象也可导致周围器官的长期供血不足而出现功能紊乱，比如当机体对心排血量需求增加（如体力活动）时，由于血流重分配引发的骨骼肌血流量减少，可使心力衰竭患者易感疲劳及对体力活动的耐受力降低。当出现严重心功能障碍时，部分患者除了对直立位的耐受性降低外（如出现头晕、晕厥等），还会出现多数组织、器官持续低灌流的表现，如出现尿量减少、下肢水肿、消化不良、低蛋白血症、皮肤温度降低等体征和症状。

二、后向衰竭

心力衰竭时，心泵收缩功能障碍可造成收缩末期心室剩余血量增多，舒张功能障碍使充盈速率和幅度减小，都导致舒张末心室内压增高，使充盈阻力增大、静脉回流受阻而发生静脉系统淤血；心泵功能低下、交感神经系统兴奋性增高引起肾小管对钠、水的重吸收增强；以及在慢性缺氧的刺激下，肾脏产生的促红细胞生成素增多，骨髓造血活动增强，血红蛋白与红细胞增多，均可导致循环血量增多。循环血量增多导致的前负荷增大，出现心肌功能降低时，不仅不能使每搏量相应增加，反而使充盈压随着循环血量增多而进行性升高而造成静脉淤血，表现为静脉淤血综合征，也称为后向衰竭。根据静脉淤血的主要部位分为体循环淤血和肺循环淤血。

（一）体循环淤血

体循环淤血发生在右心衰竭和全心衰竭，主要表现为体循环静脉系统的过度充盈、静脉压升高、内脏充血和水肿等。

1. 静脉淤血和静脉压升高　右心衰竭时，因水、钠潴留及右心室舒张末期压力升高，使上、下腔静脉回流受阻，静脉异常充盈，临床上以受重力影响最大的部位出现最早或最显著，表现为下肢和内脏的淤血。右心淤血明显时出现颈静脉怒张，按压肝脏后颈静脉异常充盈，称为肝颈静脉反流征阳性。

2. 水肿　水肿是右心衰竭以及全心衰竭的主要临床表现之一。根据水肿液的分布可以表现为皮下水肿、腹水及胸水等，通常称为心性水肿，其发生主要与毛细血管血压增高和水、钠潴留有关。此外，摄食减少、肝功能障碍导致的低蛋白血症也是引起心性水肿的原因。

3. 肝淤血及肝功能改变　右心衰竭时，由于下腔静脉回流受阻，使肝淤血、肿大；加之心排血量减少，使肝动脉血液灌流不足，造成肝功能障碍。久之，使肝细胞发生变性、坏死和纤维组织增生，严重时发展为心源性肝硬化。由于肝淤血、肿大，质地较软（发展为心源性肝硬化，质地变硬），压痛明显，肝颈反流征阳性。右心衰竭在短期内急剧加重者，肝急剧增大，常伴有右上腹部及剑突下剧痛及黄疸，血清谷丙转氨酶活性显著增高。

4. 胃肠淤血及功能的改变　由于下腔静脉淤血，造成胃肠静脉血液严重淤积，同时由于心排血量减少，胃肠动脉血液灌流不足，使消化功能发生障碍，表现为消化不良、食欲缺乏。有时因胃肠黏膜淤血、水肿，出现恶心、呕吐和腹泻等。

5. 肾功能变化及继发性水、电解质和酸碱平衡紊乱　左、右心心力衰竭都将导致肾淤血或肾血流量减少，肾功能降低，出现少尿或者夜尿。肾脏是调节机体水、电解质和酸碱平衡的重要器官，心功能不全时，由于肾脏功能障碍，将导致钠、水在体内潴留，其发生机制：① 肾小球滤过率减少：在心排血量减少时，各器官中以肾脏血流量的减少最为显著，而右心衰竭引起的肾淤血，也可使肾脏血流量减少，肾血流量的减少即可使肾小球滤过率减少；② 肾小管吸收功能加强：心排血量减少以致肾血流量减少时，可通过肾素-血管紧张素-醛固酮系统系统的激活和血管升压素的增多，引起肾内血流重分布，导致肾小球滤过分数的升高而使肾小管对钠、水的重吸收加强，这一方面会影响 H^+、K^+ 的排泄造成严重高钾血症和代谢性酸中毒，从而进一步加重心脏损伤，另一方面也是导致心性水肿的重要因素之一。

（二）肺循环淤血

肺循环淤血主要见于左心衰竭。当肺毛细血管楔压升高，首先出现肺循环淤血征。当肺淤血严重时，可出现肺水肿。肺淤血、肺水肿的共同表现为呼吸困难。呼吸困难是一种主观感觉，在主动呼吸时有呼吸费力及气短的感受，具有一定的限制体力活动的保护意义。

1. 呼吸困难的发生机制

（1）肺顺应性降低：肺淤血、肺水肿导致肺泡顺应性降低，要吸入同样量的空气，就必须增加呼吸肌作功，消耗更多的能量，患者会感到呼吸费力；

（2）气道阻力增大：当肺淤血、水肿时，常伴有支气管黏膜充血、水肿，使呼吸道阻力增大，患者感到呼吸费力；

（3）肺毛细血管旁感受器兴奋性增高：肺毛细血管压力增高和（或）肺间质水肿，刺激肺泡毛细血管旁 J 感受器，传入冲动经迷走神经传入延髓，引起反射性浅快呼吸。

2. 呼吸困难的表现形式　根据肺淤血和水肿的严重程度，呼吸困难可有不同的表现形式。

（1）劳力性呼吸困难（dyspnea on exertion）：为左心衰竭的最早表现之一，是指伴随着体力活动而出现的呼吸困难，休息后即行消失。其发生机制：① 体力活动时回心血量增多，加重肺淤血，造成肺毛细血管压力升高，肺顺应性降低，气道阻力增大，患者感到呼吸困难；② 体力活动时，心率加快，耗氧量增加，舒张期缩短，左心室充盈减少，加重肺淤血；③ 体力活动时，需氧量增加，但因衰竭的左心室不能相应地提高心排血量，机体进一步缺氧，刺激呼吸中枢，使呼吸加深、加快，发生呼吸困难。

（2）端坐呼吸（orthopnea）：患者在安静情况下也感到呼吸困难，平卧时尤为明显，故常被迫采取端坐位或半卧位以减轻呼吸困难的程度，称为端坐呼吸。其发生机制是：① 平卧位时，机体下半身的血液回流增多，加重肺淤血、水肿，而端坐位，血液由于重力作用，部分（可达15%）转移至腹腔和下肢，使回心血量减少，肺淤血减轻；② 平卧位，特别是伴有肝肿大、腹水时，因膈肌位置升高，胸腔容积变小，使肺活量进一步降低（平均降低25%），端坐位则膈肌下移，胸腔容积变大，肺活量增加，减轻呼吸困难；③ 平卧位，下肢水肿液吸收入血增多，端坐位则水肿液吸收减少，肺淤血减轻。

3. 夜间阵发性呼吸困难（paroxysmal nocturnal dyspnea）　夜间阵发性呼吸困难是左心衰竭造成严重肺淤血的典型表现，患者夜间入睡后常突然感到气闷而被惊醒，称为夜间阵发性呼吸困难。此时，患者被迫坐起喘气和咳嗽，才稍感好转。其发生机制是：① 端坐呼吸的患者入睡后往往滑向平卧位，因而下半身静脉血回流增多，且在白天因重力关系积聚在下垂部位组织间隙中的水肿液吸收入血增多，使肺淤血、水肿加重，加之膈肌上移，肺活量减小，发生呼吸困难；②入睡后迷走神经兴奋性相对升高，使支气管收缩，气道阻力增大；③入睡后中枢神经系统处于抑制状态，神经反射的敏感性降低，只有当肺淤血比较严重、PaO_2降到一定水平时，才足以刺激呼吸中枢，使患者突感呼吸困难而被憋醒。如果患者在发作时伴有哮鸣音，则称为心源性哮喘（cardiac asthma），可能与患者有潜在的支气管炎诱发支气管痉挛有关。

重症急性左心衰竭时，由于肺毛细血管内压升高，使毛细血管管壁通透性增大，血浆渗出到肺间质与肺泡而引起急性肺水肿。此时，患者可出现发绀、气促、端坐呼吸、咳嗽、咯粉红色（或无色）泡沫样痰等症状及体征。

左心衰竭引起长期肺淤血，肺循环阻力增加，使右心室后负荷增加，久之可引起右心衰竭。当病情发展到全心衰竭时，由于部分血液淤积在体循环，肺淤血可较单纯左心衰竭时有所减轻。

第5节　心功能不全的防治原则

一、防治原发病及消除诱因

采取积极、有效的措施防治可能导致心力衰竭发生的原发病，进行早期诊断及正确、合理治疗，是降低心力衰竭发病率及死亡率的重要措施。比如，采用冠状动脉搭桥术或放置支架来解除冠状动脉堵塞；高血压患者经适当的药物治疗，可使心力衰竭的发生率明显降低；另外要戒烟、纠正血脂异常、有规律地运动、限制饮酒和控制肥胖等。此外，资料证实，90%以上心力衰竭的发生均能找到诱发因素，所以消除诱因必须引起重视，例如，控制感染、避免过度紧张和劳累、纠正电解质和酸碱平衡紊乱等。

二、调节神经-体液系统失衡及干预心室重塑

神经-体液系统的功能紊乱在心力衰竭的发生和发展中扮演着很重要的角色，近年来有专家提出，治疗心力衰竭的关键就是阻断神经-体液系统的过度激活和阻断心室重塑。到目前为止，已有大量的临床试验表明，应用血管紧张素转换酶抑制剂（angiotensin conversing enzyme inhibitor，ACEI）治疗心功能不全能够降低其发展为严重的心力衰竭的危险性，减少心力衰竭的住院率，降低病残率和死亡率。在高血压伴左心室肥厚患者中，ACE抑制剂有明显的消退左心室肥厚的作用。ACE抑制剂的作用机制主要是抑制循环和心脏局部的肾素-血管紧张素系统，延缓心室重塑；另一机制是作用于激肽酶Ⅱ，抑制缓激肽的降解。动物实验表明，缓激肽能减少胶原沉积和改善急性梗死后冠状动脉血流，使具有扩血管作用的一氧化氮和前列腺素产生增多，对改善心室功能和心室重塑有益。目前，ACE抑制剂已成为慢性心力衰竭的标准的常规治疗药物。不能耐受ACE抑制剂的患者，可以用AngⅡ受体阻滞剂替代。β-肾上腺素能受体阻滞剂可通过抑制受体的活性，防止交感神经对衰竭心肌的恶性刺激，不仅能改善慢性心力衰竭患者的心功能，提高生存质量，而且能降低患者的病死率。在应用利尿剂及ACE抑制剂的基础上，加用β-受体阻滞剂，尤其是兼有拮抗 α_1-受体及抗氧化作用的非选择性β-受体阻滞剂，已初步证明比单用ACE抑制剂更为有效。基础实验和临床研究表明，醛固酮拮抗剂对中、重度心力衰竭患者也有心脏保护作用。

三、改善心脏泵血功能

（一）减轻心脏负荷

1. 降低心脏后负荷　心力衰竭时，交感神经兴奋，大量缩血管物质的分泌可导致周围血管

强烈收缩，外周阻力上升，引起心脏后负荷加大。合理使用血管扩张剂，如动脉血管扩张剂、血管紧张素转换酶抑制剂、钙拮抗剂等，可降低周围阻力，减轻心脏后负荷，减少心肌耗氧量，而且可因射血时间延长及射血速度加快，在每搏功不变的条件下使心排血量增加。

2. 调整心脏前负荷　前负荷过重时，不但不能使每搏量增加，反而会诱发心力衰竭。对有液体潴留的心力衰竭患者，应适当限制钠盐的摄入。利尿剂通过抑制肾小管对钠或氯的重吸收而排出多余的液体，降低血容量，不仅可通过降低前负荷而减轻水肿及淤血症状，也可使患者的泵血功能改善。目前，利尿剂、血管转换酶抑制剂和 β-受体阻滞剂是心力衰竭的标准常规治疗，对不能耐受 ACE 抑制剂的心力衰竭患者，可使用扩张静脉血管的药物（如硝酸甘油等），减少回心血量，减轻心脏的前负荷。

（二）改善心脏舒缩功能

对于收缩性心力衰竭且心腔扩大明显、心率过快的患者，可适当选用正性肌力药物（如洋地黄类、钙增敏剂等）。目前，治疗舒张性心力衰竭的临床试验较少，许多患者使用与收缩性心力衰竭相似的药物，主要是用于治疗其伴随疾病，如心房颤动、高血压、糖尿病和冠心病等。

（三）改善心肌的能量代谢

除补充能量底物等一般治疗外，新近主张增强心肌对丙酮酸的氧化能力及改善线粒体功能，这样除能改善心肌的能量代谢，还可维持心肌内的 H^+ 稳态，减少氧自由基的生成，如 β-受体阻滞剂美托洛尔抑制心肌脂肪酸氧化，而增强葡萄糖氧化。然而，这些药物对心力衰竭的有效性和作用机制、长期应用的安全性等还需要进一步验证。

四、其他

替代严重衰竭的心脏，如辅助泵装置、全人工心脏、心脏移植、心肌细胞移植和转基因技术等的应用，使心力衰竭的防治展现出令人振奋的前景。

（令亚琴）

参 考 文 献

陈主初. 2005. 病理生理学［M］. 北京：人民卫生出版社，261-279.

金惠铭. 2011. 病理生理学［M］. 7 版. 北京：人民卫生出版社，199-217.

李桂源. 2012. 病理生理学［M］. 2 版. 北京：人民卫生出版社，327-358.

李晓涛，郭喜朝. 2008. 心力衰竭分子机制的研究进展［J］. 心血管病学进展，29（3）：444-448.

石增立. 2007. 病理生理学［M］. 北京：科学出版社，108-122.

吴翠珍. 2006. 病理生理学［M］. 北京：人民卫生出版社，194-215.

吴立玲. 2008. 病理生理学［M］. 北京：北京大学医学出版社，202-219.

徐大立，陶以嘉，范永华，等. 2004. 心力衰竭研究进展［J］. 心血管病学进展（增刊），114-118.

ACC/AHA. 2001. Guidelines for the evaluation and managemint of chronic heart failure in the adult ［J］. Circulation，104（24），2996-3007.

JEFFERY D H, BARRY H G. 2000. Congestive heart disease: pathophysiology, diagnosis, and comprehensive approach to management ［M］. 2nd ed. New York: Lippincott Williams & Wilkins Ins.

ORUS J, ROIG E, PEREZ V F, et al. 2000. Prognostic valuve of serum cytokines in patients with congestive heart failure ［J］. J Heart Lung Transplant，19（2）：419-425.

第14章
呼吸功能不全

呼吸为气体交换过程，完整的呼吸功能包括外呼吸、气体运输和内呼吸功能。外呼吸包括肺通气（肺泡气与外界环境之间的气体交换过程）和肺换气（肺泡气与肺泡毛细血管血液之间的气体交换过程）两个基本环节；内呼吸即组织换气，指组织毛细血管血液与组织细胞间的气体交换过程，以及细胞内生物氧化的过程。肺借助外呼吸功能不断给机体提供 O_2，排出 CO_2，以维持机体血气平衡和内环境稳定。正常成年人在海平面静息时，动脉血氧分压（PaO_2）的正常范围为 $(100-0.32×年龄)±4.97mmHg$。PaO_2 随年龄、运动及所处的海拔高度而异。动脉血二氧化碳分压（$PaCO_2$）极少受年龄的影响，为 $(5.33±0.67)$ kPa$[(40±5.04)mmHg]$。呼吸功能不全（respiratory insufficiency）指各种原因引起的外呼吸功能障碍，以致在静息状态下亦不能维持足够的气体交换，导致 PaO_2 降低，伴或不伴有 $PaCO_2$ 升高，或在静息时血气值正常，但当呼吸负荷增加时 PaO_2 明显降低或伴有 $PaCO_2$ 水平增高，并出现相应临床表现的病理过程。呼吸衰竭（respiratory failure）是呼吸功能不全的严重阶段，其判断标准一般为静息状态、呼吸空气的条件下 PaO_2 低于 8kPa（60mmHg），伴或不伴有 $PaCO_2$ 高于 6.67kPa（50mmHg）。当吸入气的氧浓度（FiO_2）不足 21% 时，可采用呼吸衰竭指数（respiratory failure index，RFI）（又称氧合指数）作为呼吸衰竭的诊断指标。$RFI=PaO_2/FiO_2(100/0.2)$，如 $RFI≤300$ 可诊断为呼吸衰竭。本章重点论述呼吸衰竭。

呼吸衰竭必定有 PaO_2 的明显降低，根据 $PaCO_2$ 是否升高，可将呼吸衰竭分为低氧血症型（Ⅰ型）和高碳酸血症型（Ⅱ型）；根据发病机制的不同，可分为通气性和换气性呼吸衰竭；根据原发病变部位不同可分为中枢性和外周性呼吸衰竭；根据发病的急缓，分为急性和慢性呼吸衰竭。

第1节　呼吸衰竭的原因和发病机制

呼吸衰竭属于外呼吸功能障碍，因此凡能使肺通气和（或）换气过程发生障碍者，均可导致呼吸衰竭。

一、肺通气功能障碍

（一）肺通气功能障碍的机制
肺通气的实现取决于两方面因素，即推动气体流动的动力和阻止其流动的阻力，前者必须克服后者，方能实现肺通气。呼吸运动是肺通气的原动力。肺通气的阻力包括弹性阻力和非弹性阻力，弹性阻力是肺和胸廓组织结构形成弹性的综合，表现为可扩张的难易性，用顺应性即弹性阻力的倒数来表示。顺应性指在外力作用下弹性组织的可扩张性，容易扩张者顺应性大，弹性阻力小；不易扩张者，顺应性小，弹性阻力大。弹性阻力是平静呼吸时的主要阻力，约占总阻力的

70％。非弹性阻力以气道阻力为主，气道阻力受气道内径、长度、形态、气流速度和形式等诸多因素的影响，其中气道内径是影响气道阻力的最主要因素。气道阻力与气道半径的 4 次方成反比：

$$阻力（R）= \frac{8L\eta}{\pi r^4}（\pi：圆周率，L：气道长度，r：气道半径，\eta：气体黏滞度）$$

当肺通气动力减弱或阻力增加时，即可造成肺泡通气不足，发生呼吸衰竭。因此，肺通气障碍可分为以下两类。

1. 限制性通气不足　由于肺通气的动力减弱或弹性阻力增加，造成吸气时肺泡扩张受限而引起的肺泡通气不足，称为限制性通气不足（restrictive hypoventilation）。正常平静吸气时肺泡扩张是吸气肌收缩的主动过程，呼气则是肺泡弹性回缩和肋骨与胸骨借重力作用复位的被动过程。主动过程较易发生障碍，其原因如下。

（1）呼吸肌活动障碍：中枢或周围神经系统的器质性病变，如脑炎、脑血管意外、脑外伤、脊髓灰质炎、多发性神经根炎等，使驱动呼吸肌做功的神经冲动发放或传导障碍；由过量镇静药、安眠药和麻醉药引起的呼吸中枢抑制；由长时间呼吸困难和呼吸运动增强引起的呼吸肌疲劳，特别是膈肌，因为膈肌在吸气时所起的作用占 60％～80％；由营养不良、慢性阻塞性肺病（chronic obstructive pulmonary disease，COPD）、持续机械通气、慢性低氧、长期大量应用糖皮质激素以及重症肌无力、低钾、低镁或高镁、低磷、低钙和酸中毒等均可使吸气肌收缩减弱而发生限制性通气不足。

（2）肺的顺应性降低：肺顺应性定义为单位压力变化时所引起的肺容量的变化。肺容量的变化，除了取决于肺的弹性阻力，还受肺总容量（可扩张肺泡数目）的影响。肺弹性阻力来自肺组织本身的弹性回缩力和肺泡内面液体层与肺泡气之间的表面张力所产生的回缩力，其中 2/3 来自表面张力，1/3 来自肺组织弹性成分的回缩力。因此，肺顺应性降低：① 肺总容量减小：如肺不张、肺叶切除、肺实变等，可通气的肺泡数量减少；② 严重的肺纤维化、肺淤血、肺水肿使肺组织硬化；③ 肺泡表面张力增大：当肺泡表面活性物质合成、分泌不足（如新生儿呼吸窘迫综合征、急性呼吸窘迫综合征）或消耗、稀释和破坏增加（如肺过度通气、肺水肿和急性胰腺炎等）时，肺顺应性降低，甚至发生肺不张。肺泡回缩力加大还可降低肺泡壁毛细血管周围压力，促进肺水肿的形成。

（3）胸廓的顺应性降低：严重的胸部畸形、脊柱后侧凸、胸膜粘连增厚或纤维化等可限制胸部的扩张。

（4）胸腔积液或气胸：胸腔大量积液时，肺严重受压导致肺扩张受限；张力性气胸时，胸内负压消失，在回缩压力的作用下，导致肺塌陷，从而发生肺限制性通气障碍。

2. 阻塞性通气不足　由于气道狭窄或阻塞，使气道阻力增加引起通气不足，称阻塞性通气不足（obstructive hypoventilation）。气道阻力是通气过程中主要的非弹性阻力，健康成人呼吸道阻力为 0.1～0.3kPa/(L·S)，呼气时略高于吸气时，其中 90％发生于直径大于 2mm 的气管与支气管，直径小于 2mm 的外周小气道约占 10％。气道内、外压力的改变，管壁痉挛、肿胀或纤维化，渗出物、异物或肿瘤等阻塞管腔，肺组织弹性降低以致对气道管壁的牵引力减弱等，均可使气道内径变窄或变形而增加气流阻力，从而引起阻塞性通气不足。气道阻塞可分为大气道阻塞和小气道阻塞。

（1）大气道阻塞：大气道阻塞指喉、气管、大支气管的狭窄和阻塞，常发生于声门以下的气道，急性阻塞较慢性阻塞多见。常见原因有炎症、水肿、异物、肿物压迫或阻塞气道，以及声带麻痹、喉痉挛等。如阻塞位于胸外，吸气时气体流经病灶引起的压力降低，可使气道内压明显低于大气压，导致气道狭窄加重；呼气时则相反，气道内压高于大气压，气道阻塞减轻，患者可出现明显的吸气性呼吸困难，加强吸气可导致胸骨上窝、锁骨上窝、肋间隙凹陷的"三凹征"。如阻塞位于胸内部位，则吸气时由于胸内压降低，气道内压可大于胸内压，使阻塞减轻；用力呼气时胸内压升高，而压迫气道，使气道阻塞加重，患者表现以呼气性呼吸困难为主（图14-1）。

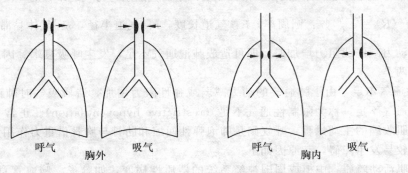

呼气　胸外　吸气　　　呼气　胸内　吸气

图14-1　不同部位气道阻塞所致呼气与吸气时气道阻力的变化模式图

（2）小气道阻塞：小气道阻塞又称外周气道阻塞，指内径小于2mm的小支气管和细支气管阻塞。由于这些小支气管管壁仅有不规则的软骨片，细支气管则管壁薄无软骨支撑，且与管周围的肺泡结构紧密相连，其内径可随着吸气与呼气时跨壁压的改变发生动力学变化。吸气时胸膜腔内压降低、肺泡扩张，细支气管受周围弹性组织牵拉而口径变大、管道伸长；呼气时小气道变窄缩短。慢性阻塞性肺疾病主要累及小气道，使小气道管壁增厚或痉挛，管壁顺应性降低，管腔也可被分泌物堵塞，肺泡壁的损坏还可降低对细支气管的牵引力，因此小气道阻力增加，患者主要表现为呼气性呼吸困难；尤其在用力呼气时，由于胸膜腔内压的增加，使小气道阻塞更加严重甚至闭合，肺泡气难以呼出，这是由于外周小气道阻塞导致"等压点"（equal pressure point）向小气道（肺泡端）移动的缘故。所谓"等压点"指在用力呼气过程中气道上存在的气道内压与胸内压相等的部位，在生理情况下，吸气时不可能出现等压点，因为此时气道内压力必定大于肺泡内压，肺泡内压也大于胸腔内压；在平静呼气时，由于胸腔内压最大时还是负值，不可能存在等压点，肺泡内气体随压力降低而呼出；但当用力呼气时，胸内压大于大气压，此时气道压也是正压，压力由小气道至中央气道逐渐下降，在呼出的气道上必然有一部位气道内压与胸内压相等，即等压点。在等压点至肺泡侧的较小气道段气道内压大于胸内压，管腔不会被压缩；在等压点至气道开口的较大气道段气道内压小于胸内压，故气道可能被压缩，管腔变小。正常人因肺泡弹性回缩压力大，小气道阻力小，用力呼气到肺容量接近10%～20%肺活量时，小气道内压仍高于胸内压，等压点主要位于管壁有软骨支撑的大气道，故小气道端不致被压缩。但等压点在用力呼气过程中位置并非固定不变，它所反映的是动态生理变化。当小气道发生病变或阻塞性通气功能障碍时，气道阻塞和狭窄加重，使呼气时气流通过狭窄的气道后压力迅速下降；或肺气肿患者由于肺泡弹性回缩力减弱使肺泡内压减小，气道内压也随之降低，导致等压点向肺泡端移动，移至无软骨支撑的膜性气道，导致小气道受压，甚至闭合（图14-2）。

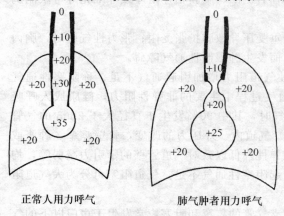

正常人用力呼气　　　肺气肿者用力呼气

图14-2　气道等压点向肺泡端移动与气道闭合

（二）肺泡通气不足时的血气变化

肺通气功能障碍使总肺泡通气量下降，导致肺泡内气体的氧分压（alveolar PO_2，P_AO_2）下降和二氧化碳分压（alveolar PCO_2，P_ACO_2）升高，流经肺泡毛细血管的血液不能充分氧合，导

致 PaO_2 降低和 $PaCO_2$ 升高，最终出现 II 型呼吸衰竭。此时，$PaCO_2$ 的增值与 PaO_2 的降值呈一定比例关系，其比值相当于呼吸商（respiration quotient，R）。

$$R = \frac{P_ACO_2 \times V_A}{(P_iO_2 - P_AO_2) \times V_A}$$

其中，P_iO_2 为吸入气氧分压（PO_2 of inspired gas），在海平面为 20kPa（150mmHg），V_A 为肺泡通气量。由上式可得：

$$P_AO_2 = P_iO_2 - \frac{P_ACO_2}{R}$$

可见，当 R 为 0.8 时，V_A 减少一半使 P_ACO_2 由正常的 5.33kPa（40mmHg）增加至 10.7kPa（80mmHg），P_AO_2 就由正常的 13.3kPa（100mmHg）降低至 6.67kPa（50mmHg）；相应地，$PaCO_2$ 也升至 10.7kPa（80mmHg），比正常升高 1 倍，PaO_2 也比正常降低 6.67kPa（50mmHg），两变化值之商为 0.8，相当于呼吸商，这是全肺单纯通气不足时血气变化的特点。如呼吸中枢受损或抑制、中央气道狭窄或阻塞时引起的肺泡通气量不足为全肺单纯通气不足（图 14-3）。

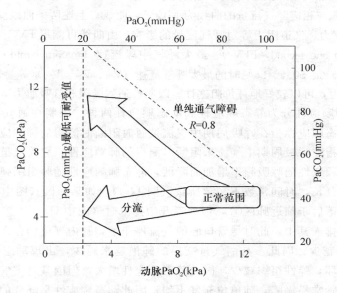

图 14-3　肺泡通气障碍时 PaO_2 和 $PaCO_2$ 与呼吸商的关系

但在慢性支气管炎引起的外周小气道狭窄或阻塞等情况下，仅发生病变的局部肺泡通气量减少，而无病变部位的肺泡通气量代偿性增加，可排出一定量的 CO_2，此时 P_ACO_2 的升高不如全肺单纯通气不足者显著，$PaCO_2$ 升高与 PaO_2 下降不成比例。

$PaCO_2$ 是反映总肺泡通气量变化的最佳指标，取决于每分肺泡通气量（V_A，L/min）与体内每分钟产生的二氧化碳量（V_{CO_2}，L/min），$PaCO_2$ 与总肺泡通气量呈反变关系。当 $PaCO_2$ 及大气压的单位为 mmHg 时，可以用下式表示：

$$PaCO_2 = P_ACO_2 = \frac{0.863 \times V_{CO_2}}{V_A}$$

可见，如 V_{CO_2} 不变，V_A 减少必然会引起 P_ACO_2 和 $PaCO_2$ 相应增高。

（三）通气障碍时肺功能的变化

正常肺通气功能的维持主要取决于 3 个因素：呼吸肌功能、呼吸道通畅程度、胸肺舒缩阻力。常用以下指标测定肺通气功能。

1. 肺容量　限制性通气不足时，肺总量（total lung capacity，TLC）、肺活量（vital capacity，VC）、潮气量（tidal volume，V_T）、功能残气量（functional residual capacity，FRC）、残气量（residual volume，RV）均明显减少。阻塞性通气不足时 TLC、FRC 和 RV 一般均增加，亦可不变，VC、V_T 可减少。

2. 无效腔和肺泡通气量　无效腔气量（dead space volume，V_D）即解剖无效腔和肺泡无效腔之和，通常以 V_D/V_T 表示无效腔的大小，正常 $V_D/V_T \leqslant 30\%$。比值增大可见于肺泡无效腔增加的疾病，如各种原因引起的肺血管床减少如肺气肿、肺血流量减少和肺血管栓塞等。

3. 最大自主通气量（maximal voluntary ventilation，MVV）　指在 1 分钟内以最大的呼吸幅度和最快的呼吸频率吸入或呼出的气量，通常用来评估肺组织弹性、气道阻力、胸廓弹性和呼吸肌的力量。通气障碍时最大自主通气量减少。

4. 用力肺活量-时间曲线（forced vital capacity-time curve，FVC-t）、**最大呼气流量-容积曲线**（maximum expiratory flow-volume curve，MEF-V_C）　用力肺活量指深吸气至肺总量后以最大力量、最快速度所能呼出的全部气量，描记用力呼气过程中肺容积改变与呼气时间相关的曲线为 FVC-t 曲线；而呼出的气体容积与相应呼气流量的曲线为 MEF-V_C 曲线。上述两条曲线受用力呼气过程中胸膜腔内压、肺弹性回缩力、气道阻力等对呼吸流量的影响。由曲线可测得 FVC、第 1 秒用力呼气量（forced vital capacity in one second，FEV_1）、最大呼气中段流速（maximal mid-expiratory flow rate，MMFR）、肺活量为 75%、50%、25% 时的最大呼气流速（V_{75}、V_{50}、V_{25}）等参数，它们可反映大、小气道功能和呼吸肌力，可以较好地评价阻塞性、限制性通气受限和呼吸肌力减弱等。

5. 肺顺应性　肺顺应性分为静态顺应性和动态顺应性两种。限制性通气不足时往往有肺静态顺应性降低。肺静态顺应性指在呼吸周期中气流被暂时阻断时测得的肺顺应性，反映肺组织的弹力；动态肺顺应性指在呼吸周期中气流未阻断时测得的肺顺应性，它受气道阻力的影响。在小气道阻塞时，动态肺顺应性随呼吸频率增加而降低，静态肺顺应性随肺组织弹力减弱而升高。这是由于肺泡排空时间延长，时间常数不一致所致（图 14-4）。如某肺区（图中 A、B 肺区②）气道受阻，其吸气膨大落后于临近肺区①，但后者开始排空时（图中 C），区②仍在充气，这样其毗邻的肺单位气体将排入其中。此时尽管口腔的气流停止了，肺内气流仍存在，呼吸越快则潮气中进入阻塞区②的量越少，因此参与潮气量交换的肺泡越来越少，出现动态顺应性降低。当肺气肿时由于肺泡壁破坏，弹性组织减少，因此静态顺应性增大，但因其对支气管牵拉扩张作用减弱了，病变部位支气管常易塌陷，肺单位充气不均，因此动态顺应性是降低的。

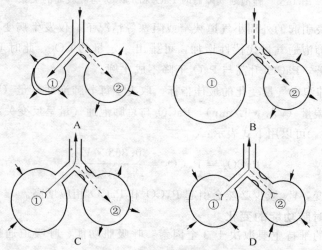

图 14-4　肺泡时间常数不同对通气的影响

6. 呼吸肌功能　呼吸肌功能主要反映在肌力和耐力两个方面。吸气肌与呼气肌肌力降低时，最大吸气压与最大呼气压都降低；膈肌疲劳时，跨膈压和最大跨膈压明显减少。膈肌耐力减弱时，膈肌张力时间指数增大、耐受时间缩短。慢性阻塞性肺病患者的膈肌张力时间指数比正常人高 2.5～4 倍，尤其是在并发急性感染时，呼吸道阻力增加，使其进一步增大。

二、肺换气功能障碍

（一）肺换气功能障碍的机制

换气功能障碍包括弥散障碍、肺泡通气与血流比例失调及解剖分流增加。

1. 弥散障碍　气体在单位时间内通过肺泡-毛细血管膜（肺泡膜）的弥散量取决于膜两侧的气体分压差、肺泡膜的面积与厚度以及气体的弥散常数。CO_2 在水中的溶解系数较 O_2 大 20 多倍，弥散能力大，肺泡膜几乎不存在对 CO_2 的阻挡作用，因此弥散障碍通常只是氧的弥散障碍。O_2 的弥散需先经过肺泡膜（包括肺泡内面液体、上皮细胞、基膜、血管内皮、血浆和红细胞膜），最后与血红蛋白发生结合反应，所结合的氧量又取决于毛细血管血量和氧合反应的速率，所以肺弥散容量受肺泡膜和结合反应的影响。弥散障碍常见的原因如下。

（1）肺泡膜面积减少：正常成人肺泡膜面积约为 $80m^2$，静息时参与换气的面积为 $35～40m^2$，运动时增大。由于储备量大，只有当肺泡膜面积减少一半以上时才会发生换气功能障碍。肺泡膜面积减少可见于肺实变、肺不张、肺气肿和肺叶切除等。

（2）肺泡膜增厚：气体弥散速率与肺泡膜厚度成反比，膜越厚，气体经历的交换距离越大，需要时间越长，单位时间内交换的气体量越少。肺泡膜薄区是气体交换的部位，由肺泡上皮、毛细血管内皮细胞及两者共有的基底膜构成，其厚度不到 $1\mu m$，而且红细胞经肺时与毛细血管壁相互接触，O_2 和 CO_2 弥散几乎不需经过血浆层。由此可见，气体交换是非常迅速的。当肺水肿、肺泡内透明膜形成及肺纤维化时，可引起肺泡膜厚度增加，使肺泡膜通透性降低或弥散距离增宽而致弥散障碍。

（3）弥散时间缩短：正常静息时，血液从肺泡毛细血管动脉端流向静脉端所需时间约为 0.75 秒，而血液中 PO_2 只需 0.25 秒即从 5.33kPa（40mmHg）升至 13.9kPa（104mmHg）。因此，即使肺泡膜面积减少和增厚的患者，虽然弥散速度减慢，一般在静息时气体交换仍可在正常的接触时间（0.75 秒）内完成，而不致发生低氧血症。只有在体力活动增加时，因心排血量增加和肺血流加快，影响了血红蛋白的氧合，导致气体交换障碍。

2. 肺泡通气-血流比例失调　流经肺脏的血液得以充分换气的另一个重要因素是肺泡通气量与血流量的比例。正常成人在静息状态下，肺泡每分通气量（V_A）约为 4L/min，每分钟肺血流量（Q）约为 5L/min，V_A/Q 约为 0.8。健康人的肺各部分通气与血流的分布是不均匀的，直立时肺尖部肺泡的 V_A/Q 比值大而肺底部的小，且随年龄的增长，这种差别更大，但由于肺泡膜面积远远大于实际需要，所以不会影响肺换气。这种生理性的肺泡通气与血流比例不协调是造成正常 $PaCO_2$ 比 P_ACO_2 稍低的主要原因（图 14-5）。

肺部病变时常由于通气分布不均或血流分布不均而造成肺泡通气-血流比例失调，虽然经过代偿，肺泡总通气量与总血流量可以维持正常，全肺的 V_A/Q 比值也保持于 0.8 左右，但由于病变肺泡的 V_A/Q 比例失调，不能有效地换气，仍可导致呼吸衰竭，这是肺部疾患引起呼吸衰竭最常见的机制。

（1）肺泡通气-血流比例失调的类型：① 部分肺泡通气不足（V_A/Q 比值降低）：慢性阻塞性肺疾病、肺实变、肺纤维化、肺不张等引起的部分肺泡阻塞性或限制性通气障碍都可导致 V_A/Q 比值降低。因其通气障碍分布常严重不均匀，病变严重的部位肺泡通气明显减少，但血流并无相应减少，甚至还可因炎性充血而有所增加，使 V_A/Q 显著降低，以致流经该处的静脉血未经充分

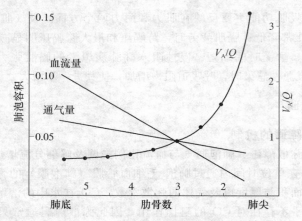

图 14-5　直立体位时生理性通气血流比例改变

氧合便掺杂到动脉血内（称静脉血掺杂）。这种情况类似肺动-静脉短路，故又称功能性分流增加。正常人由于肺内通气分布不均形成的功能分流，仅占肺血流量的 3%，但在严重阻塞性肺疾患时，功能分流可明显增加至相当于肺血流量的 30%～50%，严重影响肺换气功能（图 14-6）。②部分肺泡血流量减少（V_A/Q 比值升高）：肺动脉分支栓塞，DIC，部分肺血管收缩、受压或扭曲，肺毛细血管床广泛破坏（如肺气肿）或肺动脉压降低（出血、脱水）等，都可能造成部分肺泡灌流减少甚至缺失，而肺泡通气量无变化，导致 V_A/Q 比值增高。由于病变部位肺泡内吸入的空气很少参与气体交换，故称为无效腔样通气。正常人的生理无效腔约占潮气量的 30%，疾病时功能性无效腔可占潮气量的 60%～70%，从而导致呼吸衰竭（图 14-6）。

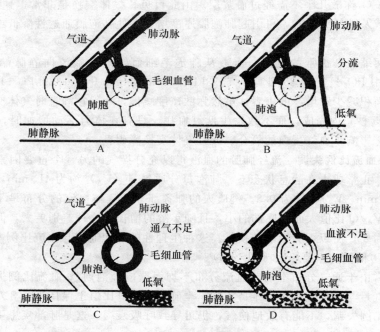

图 14-6　肺泡通气-血流比例失调和解剖分流增加模式图

A. 肺通气-血流比例正常；B. 解剖分流增加（真性静脉血掺杂）；
C. 功能性分流增加；D. 无效腔样通气增加

（2）肺泡通气与血流比例失调时的血气变化：无论是部分肺泡通气不足引起的功能性分流增加，还是部分肺泡血流不足引起的功能性无效腔增加，均可导致 PaO_2 降低，而 $PaCO_2$ 可正常或降低，极严重时也可升高。

部分肺泡通气不足时，病变部位肺的 V_A/Q 可≤0.1，则流经此处的静脉血不能氧合，一般通过健肺的肺泡加强通气可部分代偿。其氧分压与氧含量降低而二氧化碳分压与含量增高，这种血气变化可引起代偿性呼吸运动增强和总通气量增加，主要是使无通气障碍或通气障碍较轻的肺泡通气量增加，以致该部分肺泡的 V_A/Q 显著大于 0.8。流经这部分肺泡的血液氧分压异常升高，但氧含量则增加很少（此时氧离曲线进入 S 形曲线平坦段，血氧含量不随 PaO_2 升高而明显增加），而二氧化碳分压与含量均明显降低（根据二氧化碳解离曲线，随肺泡气二氧化碳分压降低，血液中的二氧化碳可以排出更多）。因此，来自 V_A/Q 降低区与 V_A/Q 增高区的血液混合而成的动脉血的氧含量和氧分压都是降低的，二氧化碳分压和含量则可正常。如代偿性通气增强过度，可使 $PaCO_2$ 低于正常。如肺通气障碍的范围较大，加上代偿性通气不足，使总的肺泡通气量低于正常，则 $PaCO_2$ 高于正常（图 14-7）。

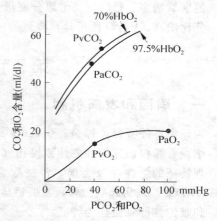

图 14-7　血液氧与二氧化碳解离曲线

部分肺泡血流不足时，病变区肺 V_A/Q 可高达 1.0 以上，其他部位的肺泡则血流增多而通气相对不足，出现程度不同的 V_A/Q 比例降低。这类患者如发生呼吸衰竭也常为 Ⅰ 型，但它较功能性分流易发生 $PaCO_2$ 增高，因为代偿性增加通气也会增加无效腔样通气量，当无效腔通气量占潮气量的 60% 以上时，有效肺泡通气量将严重不足而致 CO_2 潴留。

3. 解剖分流增加　生理情况下，肺内也存在解剖分流，即一部分静脉血经支气管静脉和极少的肺内动-静脉交通支直接流入肺静脉。解剖分流的血液完全未经气体交换过程，故称为真性分流（true shunt）（图 14-6），正常占心排血量的 2%～3%，如果真性分流达 20%～29% 时可危及生命。支气管扩张或支气管癌时，支气管循环血管增多；肺小血管收缩或栓塞使肺动脉压增高，导致肺动静脉吻合支开放；支气管周围炎性肉芽组织内肺静脉与支气管静脉间形成许多吻合支，如并发肺源性心脏病右心衰竭，由于右心房压力增高，支气管静脉回流受阻，使较多静脉血通过吻合支流入肺静脉等，都可增加解剖分流量。肺的严重病变，如肺实变和肺不张等，使该部分肺泡完全失去通气功能，但仍有血流，流经的血液完全未进行气体交换而掺入动脉血，类似解剖分流，也称为真性分流。

解剖分流增加使不经过肺泡进行气体交换的真性静脉血掺杂显著增多，从而引起低氧血症；由于代偿性通气加强，可不出现高碳酸血症。

在呼吸衰竭的发病机制中，单纯的通气不足、单纯的弥散障碍、单纯的肺内分流增加或单纯的无效腔增加的情况较少，往往是几个因素同时存在或相继发生作用。例如休克肺（急性呼吸窘迫综合征），既有由肺不张引起的肺内分流增加，有微血栓形成和肺血管收缩引起的无效腔样通气，还有由肺水肿引起的气体弥散功能障碍等。

（二）换气障碍时肺功能的变化

1. 肺泡弥散量减少　肺泡弥散量指肺泡膜两侧气体分压差为 0.13kPa（1mmHg）条件下，每分钟通过肺泡膜的气体量。弥散障碍时肺泡弥散量减少。

2. 肺泡气-动脉血氧分压差增大　正常人体 $P_{(A-a)}O_2$≤2kPa(15mmHg)，并随年龄而增加。单纯通气障碍时 $P_{(A-a)}O_2$ 无变化，换气障碍时则增大。但真性静脉血掺杂增加与肺泡膜增厚或 V_A/Q 比例失调不同，可用吸入纯氧加以鉴别。肺泡膜增厚或 V_A/Q 比例失调患者吸入纯氧 15～20 分钟后，PaO_2 可升高至接近常人吸纯氧的水平 ［>73.3kPa（550mmHg）］，因此时所有换气的肺

泡中 $P_{A}O_2$ 都一样，通气差的肺泡 PO_2 也很高；另一方面肺泡氧处于 $70\sim80kPa$（$526.3\sim601.5mmHg$）压力之下，肺泡膜增厚引起的弥散障碍也被克服，所以 $P_{(A-a)}O_2$ 也与正常人相似 [正常 $3.33\sim10kPa$（$25\sim75mmHg$）]。而真性静脉血掺杂增加者因分流血液不流经肺，吸氧不能使其 PO_2 增高，因此其 PaO_2 升高较少 [常$<46.7kPa$（$350mmHg$）]，$P(A-a)O_2$ 也明显增大。

3. 无效腔样通气与功能性分流增加　无效腔样通气增加时 V_D/V_T 增大，V_A/Q 比值异常增高的区域增多。肺内分流常以分流量占总血流量的百分比表示，正常为 $2\%\sim7\%$，分流增加时百分比增高，V_A/Q 比值异常降低的区域增多。

第 2 节　急性呼吸窘迫综合征

一、病因和发病机制

急性呼吸窘迫综合征（acute respiratory distress syndrome，ARDS）是由于弥漫性肺泡-毛细血管膜损伤 [简称急性肺损伤（acute pulmonary injury，ALI）] 引起的以肺水肿和炎症为病理特征的急性呼吸衰竭，曾被称为成人呼吸窘迫综合征（adult respiratory distress syndrome，ARDS）。该病起病急骤，发展迅猛，预后极差，死亡率高达 50% 以上，临床以进行性呼吸窘迫和难治性低氧血症为特征。

引起 ARDS 的原因很多，有直接损伤肺的因素，如严重的肺部感染、肺挫伤、吸入毒气烟雾或胃内容物、淹溺、肺栓塞、肺移植后再灌注损伤等。2002 年首先在我国广东省发生并涉及多个地区、国家，由新型冠状病毒引起的严重急性呼吸综合征（severe acute respiratory syndrome，SARS），其发生呼吸衰竭的原因就是由 ALI 所致。另有几乎一半以上的 ARDS 是由肺外因素继发引起的间接性肺损伤，如严重创伤、败血症、休克、DIC、多次大量输血、体外循环、急性胰腺炎、药物和麻醉品中毒等。如果多个原因同时存在，病情将更为严重。

肺泡-毛细血管膜损伤是肺内病变形成的基础，肺泡-毛细血管膜损伤可原发于侵袭肺的理化或生物性因子的直接作用，但更重要的是因感染性或非感染性炎症反应引起的继发性损伤。肺是全身性炎症反应综合征最常受累的器官，其损伤机制除与原发疾病有关外，以中性粒细胞为主的多种炎细胞及其释放的炎症介质和细胞因子是导致肺泡-毛细血管膜和肺泡上皮损伤的重要因素。内毒素是炎症介质和细胞因子释放的启动因子，它可诱导巨噬细胞释放 IL-8 等炎症介质，使血管内皮细胞表达白细胞黏附分子，并扩大血小板介导的中性粒细胞反应，激活中性粒细胞并使其在肺微血管内大量聚集渗出。激活的中性粒细胞和巨噬细胞释放大量蛋白水解酶、氧自由基、花生四烯酸的代谢产物（如前列腺素、白细胞三烯、血栓素 A_2 等），引起肺泡毛细血管壁弥漫性损伤和通透性增强，发生肺水肿和纤维素渗出；$\mathbb{I}$ 型肺泡上皮细胞损伤，肺泡表面活性物质减少或消失，导致肺透明膜形成和肺萎陷。上述改变均可引起肺泡内氧弥散障碍，通气血流比例失调，发生低氧血症和呼吸窘迫。

二、急性肺损伤引起呼吸衰竭的机制

急性肺损伤时，肺内主要病理变化为肺间质弥漫性充血、水肿，肺泡内透明膜（由渗出的血浆蛋白、纤维素及崩解的肺泡上皮细胞碎屑构成）形成。此外，肺内尚可见灶状出血、坏死及肺萎陷，微血管内可见透明血栓形成和白细胞阻塞现象。数日后，$\mathbb{I}$ 型肺泡上皮细胞增生，肺内渗出物和坏死物被机化，纤维组织增生，最终导致弥漫性肺泡内和肺间质纤维化。由于水肿液、纤维化引起的气道阻塞以及炎症介质引起的支气管收缩，或因低氧性肺血管收缩反应受损，导致功能性分流增加；炎症介质、低氧性肺血管收缩、微血栓等，导致无效腔样通气增加；肺不张导致真性静脉血掺杂。虽然通过代偿性通气增加使肺泡总通气量及心排血量可无明显减少，甚至反而增加，但因通气血流的分布不均匀，导致 V_A/Q 比例失调，这是 ARDS 发生呼吸衰竭最主要的机制。其次，肺泡膜因水肿、透明膜形成或纤维化增厚引起换气功能障碍；还可因肺表面活性物质减少，导致肺顺应性降低引起限制性通气障碍。患者常首先出现 I 型呼吸衰竭，即 PaO_2 降低，$PaCO_2$ 正常或降低（图 14-8）；严重患者尤其发生呼吸肌疲劳时可出现 II 型呼吸衰竭。

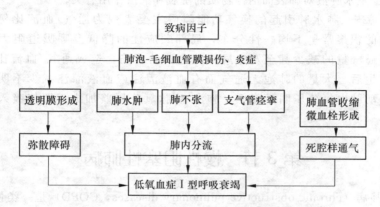

图 14-8　急性肺损伤发生呼吸衰竭的机制

三、新生儿呼吸窘迫综合征

新生儿呼吸窘迫综合征（neonatal respiratory distress syndrome，NRDS）指新生儿已出现短暂的自然呼吸后，发生进行性呼吸困难、发绀、呻吟等急性呼吸窘迫症状和呼吸衰竭。本病多见于早产儿、体重过低儿、过期产儿等，其发生有家族性倾向。发病急，死亡率高，其发病主要与肺发育不成熟、缺乏肺泡表面活性物质有关。

四、高原肺水肿

（一）高原肺水肿的原因及发生机制

少数人从平原快速进入 3000m 以上高原时，可发生高原性肺水肿（high-altitude pulmonary edema，HAPE），发病高峰在进入高原后 48～72 小时，多于夜间发病。表现为心悸、呼吸困难、发绀、咯白色或粉红色泡沫痰，双肺弥漫性湿性啰音，严重者可并发高原脑水肿。登高速度过急、过劳、寒冷或上呼吸道感染等因素可诱发。HAPE 主要病理变化是广泛的呈片块状分布的肺泡水肿，偶尔可见透明膜形成。HAPE 发生的机制尚不十分清楚，可能与下列因素有关：① 低氧引起肺血管收缩，但并不均匀一致，血液转移至收缩弱的部位，使其毛细血管内压增高，血浆、蛋白质和红细胞经肺泡-毛细血管壁漏出，发生间质性或肺泡性肺水肿。② 低氧应激下肺毛细血管壁的完整性受到损害，导致通透性升高，与低氧时肺的实质细胞、肺泡巨噬细胞和中性粒细胞释放活性氧、VEGF、IL-1、TNF-α 等增多有关。③ 急性缺氧引起交感-肾上腺髓质系统兴奋性增强，外周血管收缩，血流重新分布，使肺血流量明显增加，液体容易外渗。④ 肺水清除障碍：肺泡上皮具有主动转运、清除肺泡内液体的功能，肺泡上皮的钠、水主动转运系统由内皮钠通道、Na^+-K^+-ATP 酶和水通道蛋白组成。肺泡上皮 II 型细胞的肺泡侧内皮钠通道从肺泡摄取 Na^+，然后由基底侧表面的 Na^+-K^+-ATP 酶将 Na^+ 转移至细胞内，同时伴随水的渗透性吸收。此外，肺泡内水分还可经肺泡上皮细胞表面的水通道蛋白排出。低氧时肺泡上皮的钠、水主动转运系统的表达和功能降低，对肺泡内钠和水的清除能力降低。

（二）高原肺水肿引起呼吸衰竭的机制

肺水肿的发展经历间质水肿和肺泡水肿两个阶段，间质性肺水肿对呼吸功能的影响主要表现在肺机械力学和呼吸做功方面，肺泡水肿时则通气和换气功能均可出现明显异常。

1. 由于肺顺应性降低导致通气功能障碍 肺水肿时顺应性的降低主要与肺充血、肺泡水肿引起的肺容量减少及水肿液对肺表面活性物质的洗脱和灭活作用有关。

2. 换气功能障碍 肺水肿引起的换气功能障碍主要表现为通气/血流比例失调，这是由于水肿液在肺内的积聚常呈不均一性分布，局部顺应性的降低及呼吸道阻力和闭合容积的增加，引起该区通气量的减少甚至发生局部肺泡群的萎陷，造成通气/血流比例降低。特别是在肺泡水肿发生后，大量的肺泡无通气而有血液灌注或血液灌注减少不明显，引起功能性分流。此时，动脉血氧分压明显降低，肺泡-动脉氧分压差加大，即使吸入纯氧也难以纠正低氧血症。

第3节　慢性阻塞性肺病

慢性阻塞性肺病（chronic obstructive pulmonary diseases，COPD）是一类慢性气道阻塞性疾病的统称，主要指具有不可逆性气道阻塞的慢性支气管炎和肺气肿两种疾病；支气管哮喘病情发展出现不可逆气流受阻时，即哮喘与慢性支气管炎、肺气肿并存时，亦属COPD。慢性呼吸衰竭可发生于许多疾病，最多见于COPD和睡眠呼吸暂停综合征。

一、COPD 的病因及发病机制

1. 慢性支气管炎 慢性支气管炎是气管、支气管黏膜及其周围组织的慢性非特异性炎症，是由多种因素长期、综合作用所致，如呼吸道反复感染、吸烟、长期接触工业粉尘、大气污染和过敏因素等。炎症导致气管、支气管黏膜上皮纤毛倒伏，甚至脱失；上皮细胞变性、坏死脱落，上皮再生时，杯状细胞增多，并可发生鳞状上皮化生；黏液腺肥大、增生，分泌亢进，浆液腺发生黏液腺化生；管壁充血、水肿，淋巴细胞、浆细胞浸润；管壁平滑肌束断裂、萎缩，而喘息型患者平滑肌束可增生、肥大，管腔变窄；软骨可发生萎缩、变性、钙化或骨化。支气管炎反复发作的结果，病变逐渐加重，且逐级向纵深发展蔓延至细支气管，细支气管因管壁薄，炎症易向管壁周围组织及肺泡扩展，导致细支气管周围炎，而且还可发生纤维闭塞性细支气管炎，是引起慢性阻塞性肺气肿的病变基础。

2. 阻塞性肺气肿 阻塞性肺气肿指终末细支气管远端的末梢肺组织（包括呼吸性细支气管、肺泡管、肺泡囊和肺泡）因残气量增多而呈持久性扩张，并伴有肺泡间隔破坏而无明显纤维化，以致肺组织弹性减弱、容积增大的一类疾病。慢性阻塞性细支气管炎是引起肺气肿的重要原因，发病机制与下列因素有关：①慢性炎症性损害：慢性支气管炎时由于炎性渗出物和黏液栓造成支气管阻塞，细支气管炎症使其管壁增厚、管腔狭窄，同时炎症破坏了支气管壁及肺间质的支撑组织。②肺内抗蛋白酶-蛋白酶平衡失调：慢性支气管炎时，肺组织内渗出的中性粒细胞和单核细胞释放大量弹性蛋白酶，对支气管壁及肺泡间隔的弹力蛋白有破坏溶解作用；体液中含有丰富的蛋白酶抑制剂，如 α_1-抗胰蛋白酶、α_2-巨球蛋白、抗白细胞蛋白酶等，炎症时，局部蛋白酶活性超过了抗蛋白酶活性时，或者遗传性缺乏抗蛋白酶，导致肺内抗蛋白酶-蛋白酶平衡失调，使弹力蛋白降解，肺泡间隔破坏。

二、COPD 引起慢性呼吸衰竭的机制

1. 阻塞性通气障碍　阻塞性通气障碍是 COPD 通气不足的主要原因。由于小气道管壁充血、水肿，黏液腺肥大增生，肉芽组织增生引起的支气管壁肿胀；因气道高反应性、炎症介质作用导致支气管痉挛；因黏液分泌增多、纤毛细胞受损引起的支气管堵塞；因小气道阻塞、肺泡弹性回缩力降低引起的气道等压点移向肺泡端。

2. 限制性通气障碍　因 Ⅱ 型肺泡上皮受损致表面活性物质减少；肺气肿患者肺泡间隔的破坏，附着点减少，使牵拉肺泡的作用减小，导致肺泡扩张受限；缺氧、酸中毒、营养不良以及呼吸肌疲劳等都可使呼吸肌收缩力减弱引起限制性通气障碍。

3. 弥散功能障碍　肺气肿患者因肺泡壁损伤导致肺泡膜的弥散面积减少以及肺泡膜炎性增厚，均可引起气体的弥散功能障碍。

4. 肺泡通气血流比例失调　因气道阻塞不均引起部分肺泡通气降低；因微血栓形成引起部分肺泡血流量降低，导致肺泡通气血流比例失调（图 14-9）。

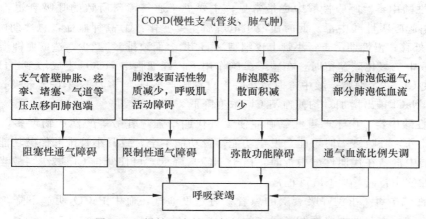

图 14-9　慢性阻塞性肺病发生呼吸衰竭的机制

COPD 早期主要因换气功能障碍可引起 Ⅰ 型呼吸衰竭，以后大多发展为全肺总通气量不足而导致 Ⅱ 型呼吸衰竭。

慢性呼吸衰竭患者虽然有 PaO_2 的降低和 $PaCO_2$ 升高，但通过机体代偿，在静息时可能无组织缺氧和酸中毒的临床表现。当在某些诱因作用下，如呼吸道感染、肺栓塞、应用镇静药或麻醉药使呼吸中枢抑制、静脉输液过多引起肺水肿、发热、劳累以及氧疗控制不当、左心功能不全等，均可加重呼吸负担，发生失代偿，出现慢性呼吸衰竭急性加剧。

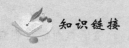 **知识链接**

阻塞性睡眠呼吸暂停低通气综合征

阻塞性睡眠呼吸暂停低通气综合征（obstructive sleep apnea hypopnea syndrom，OS-AHS）指睡眠时上气道塌陷、阻塞，反复出现呼吸暂停和（或）通气不足，引起低氧血症、高碳酸血症和睡眠结构紊乱，从而使机体发生一系列病理生理改变的临床综合征。病情逐渐发展可出现肺动脉高压、肺心病、呼吸衰竭、高血压、心律失常等严重并发症，严重影响患者的生活质量，日益受到人们的普遍重视。

第4节　呼吸衰竭时机体主要功能代谢的变化

通气与换气功能障碍的直接效应是低氧血症和高碳酸血症以及由其引起的酸碱平衡紊乱，它们是呼吸衰竭时功能代谢变化的基础。轻度缺氧 [PaO_2 为 5.33～8kPa（40～60mmHg）] 和轻度高碳酸血症 [$PaCO_2$ 为 6.67～10.7kPa（50～80mmHg）] 主要引起机体一系列代偿适应反应，以改善组织的供氧，调节酸碱平衡和改变组织器官的功能代谢，以适应新的内环境；重度缺氧 [$PaO_2 < 5.33kPa$（40mmHg）] 和重度高碳酸血症 [$PaCO_2 > 10.7kPa$（80mmHg）] 时，则可出现各系统严重的代谢和功能障碍。

一、酸碱平衡及电解质紊乱

外呼吸功能障碍可引起呼吸性酸中毒、代谢性酸中毒、呼吸性碱中毒，也可并发代谢性碱中毒，临床常见的多为混合性酸碱平衡紊乱。

1. 呼吸性酸中毒　呼吸性酸中毒最常见，主要见于通气障碍所致的呼吸衰竭，因大量二氧化碳潴留可引起呼吸性酸中毒。此时血液中电解质主要变化：①高钾血症：急性期由于酸中毒可致细胞内 K^+ 外移；慢性期由于肾小管上皮细胞泌 H^+ 增多而致排 K^+ 减少，造成血钾增高。②低氯血症：当血液中二氧化碳潴留时，在碳酸酐酶作用下，红细胞中 HCO_3^- 生成增多，HCO_3^- 与细胞外 Cl^- 交换使 Cl^- 进入细胞；酸中毒时肾小管上皮细胞产 NH_3 增多及 $NaHCO_3$ 重吸收增多，使尿中 NH_4Cl 和 $NaCl$ 排出增加，均使血清 Cl^- 浓度降低。

2. 代谢性酸中毒　由于严重低氧血症使无氧代谢增强，乳酸等酸性产物增多，可引起代谢性酸中毒；此外，呼吸衰竭时可能会发生功能性肾功能不全，致肾小管排酸保碱功能降低，亦可导致代谢性酸中毒。在代谢性酸中毒时，由于 HCO_3^- 降低，可使肾排 Cl^- 减少，故当呼吸性酸中毒并发代谢性酸中毒时，血 Cl^- 可正常。

3. 呼吸性碱中毒　Ⅰ型呼吸衰竭的患者如有过度通气，血中 $PaCO_2$ 明显下降，可发生呼吸性碱中毒，此时可引起低钾血症和高氯血症。

4. 代谢性碱中毒　呼吸衰竭患者还可并发代谢性碱中毒，且多为医源性。如Ⅱ型呼吸衰竭患者使用人工呼吸机过度，CO_2 迅速、大量排出，而体内原来经肾脏充分代偿增加的 HCO_3^- 来不及排出可能使血 HCO_3^- 增高，导致代谢性碱中毒。纠正酸中毒时使用 $NaHCO_3$ 过量、肺心病患者使用利尿剂，也可导致代谢性碱中毒。

急性呼吸衰竭发病急速，机体常不能充分代偿，因此同样程度的 PaO_2 降低或 $PaCO_2$ 增高较慢性呼吸衰竭引起的损伤更为严重。慢性患者由于肾脏代偿性加强排酸保碱，增加血 HCO_3^-，血 pH 可维持于正常范围。

二、呼吸系统变化

外呼吸功能障碍造成的低氧血症和高碳酸血症可进一步影响呼吸功能。轻度低氧血症可刺激颈动脉体与主动脉体化学感受器，反射性增强呼吸运动，引起肺通气增加，当 PaO_2 低于 8kPa（60mmHg）时作用更明显，PaO_2 为 4kPa（30mmHg）时肺通气增加效应最大；但当 PaO_2 低于 4kPa（30mmHg）时，缺氧对中枢的抑制作用可大于反射性的兴奋作用而使呼吸抑制。轻度高碳酸血症兴奋中枢化学感受器，引起呼吸加深、加快，以增加肺泡通气量；当 $PaCO_2$ 高于 10.7kPa（80mmHg）时，反而可抑制呼吸中枢，形成中枢 CO_2 麻醉，此时呼吸运动主要靠动脉血低氧分压对血管化学感受器的刺激得以维持。在此情况下，氧疗只能吸入 24%～30%、低流速的氧，PaO_2 维持在 8kPa（60mmHg）左右，以免缺氧完全纠正后反而抑制呼吸，使高碳酸血症更加重，病情恶化。

引起呼吸衰竭的呼吸系统疾病本身也会导致呼吸运动的变化，如中枢性呼吸衰竭时可表现为浅而慢和节律异常的呼吸，如潮式呼吸、间歇呼吸、抽泣样呼吸或叹气样呼吸等。其中潮式呼吸最为常见，可能由于呼吸中枢敏感性严重下降而引起呼吸暂停，从而使血中 CO_2 逐渐增多，$PaCO_2$ 升高到一定程度才引起呼吸中枢兴奋，肺排出 CO_2 增多，当 $PaCO_2$ 降低到一定程度又可导致呼吸暂停，如此形成周期性呼吸运动。药物中毒可引起呼吸匀缓。肺顺应性降低所致限制性通气障碍的疾病，因牵张感受器或肺毛细血管旁感受器（J 感受器）兴奋而反射性地引起呼吸浅快。阻塞性通气不足时，由于气流受阻，可表现为深慢呼吸。上呼吸道不全阻塞时可出现吸气性呼吸困难；下呼吸道阻塞时可发生呼气性呼吸困难。

三、血液循环系统变化

低氧血症与高碳酸血症对心血管的作用相似，两者具协同作用。

1. 代偿性心率加快，心肌收缩力增强　轻度缺氧和高碳酸血症可刺激心血管中枢，通过交感神经使心脏活动增强、心率加快、外周血管收缩，加上呼吸运动增强使静脉回流增加，导致心排血量增加。局部无氧代谢产物如乳酸、腺苷等堆积，使冠状动脉和脑动脉扩张，有利于增加心、脑的血液供应。但严重缺氧和高碳酸血症可直接抑制心血管中枢和心脏活动，并使血管扩张（肺血管例外），重者可致血压下降、心肌收缩力减弱、心律失常甚至心搏骤停等严重后果。

2. 慢性肺源性心脏病　慢性呼吸衰竭常引起肺动脉高压，从而引起右心肥大和衰竭，即肺源性心脏病。其发病机制：①肺泡缺氧和二氧化碳潴留所致血液 H^+ 浓度过高，血管对缺氧的收缩敏感性增强，引起肺小动脉收缩，使肺动脉压升高，致右心负荷增加，这是右心受累的主要原因。②慢性缺氧使肺小动脉长期处于收缩状态，可能是因为缺氧使平滑肌细胞膜对 Ca^{2+} 的通透性增加，细胞内 Ca^{2+} 浓度增高，平滑肌兴奋-收缩偶联效应增强；慢性缺氧时肺内产生多种生长因子，使肺小动脉和肌型肺微动脉的平滑肌细胞肥大或萎缩，间质增多，内膜弹力纤维及胶原纤维增生，无肌性微动脉肌化，使血管壁增厚和硬化，形成持久的慢性肺动脉高压。③肺部炎症或气肿等病变，使肺毛细血管床数量减少，肺小动脉壁炎性增厚或纤维化，增加肺循环阻力，导致肺动脉高压。④长期缺氧可刺激促红细胞生成素的产生增加，导致红细胞增多，使血液黏度增高，从而增加肺血流阻力而加重右心的负荷。⑤呼气困难时用力呼气使胸内压升高，心脏受压，影响心脏舒张功能；或吸气困难时，用力吸气使胸内压降低，即心脏外面的负压增大，可增加右心收缩的负荷，促使右心衰竭。⑥缺氧、二氧化碳潴留、酸中毒和电解质代谢紊乱，均可损害心肌，促使右心衰竭的发生。

呼吸衰竭也可累及左心，因为：①低氧血症和酸中毒同样能使左心室肌收缩力减弱；②胸内压的高、低同样会影响左心的舒缩功能。

四、中枢神经系统变化

中枢神经系统对缺氧最为敏感，随着缺氧程度的加重，可出现一系列中枢神经系统功能障碍。早期，当 PaO_2 降至 8kPa（60mmHg）时，可出现智力和视力轻度减退；在 PaO_2 迅速降至 5.33kPa（40mmHg）以下时，就会引起一系列神经、精神症状，如头痛、欣快感、烦躁不安，逐渐发展为定向和记忆障碍、精神错乱、嗜睡，甚至昏迷；PaO_2 低于 2.67kPa（20mmHg）时，几分钟就可造成神经细胞的不可逆损害。慢性呼吸衰竭患者因为对慢性缺氧适应，即使 PaO_2 低至 2.67kPa（20mmHg）神志仍可清醒；而急性呼吸衰竭患者 PaO_2 达 3.6kPa（27mmHg）即可昏迷。二氧化碳潴留使 $PaCO_2$ 超过 10.7kPa（80mmHg）时，可引起头痛、头晕、烦躁不安、言语不清、扑翼样震颤、精神错乱、嗜睡、昏迷、抽搐、呼吸抑制等"二氧化碳麻醉"症状。

由呼吸衰竭引起的以中枢神经系统功能障碍为主要表现的综合征，称为肺性脑病（pulmonary encephalopathy），主要见于Ⅱ型呼吸衰竭。发生的根本原因是低氧血症、高碳酸血症及酸碱平衡紊乱，表现为淡漠、幻听幻觉、无意识的动作、肌震颤、视神经乳头水肿、抽搐、嗜睡和昏迷等。其发病机制如下。

1. 缺氧和酸中毒对脑血管的作用　二氧化碳潴留除对中枢有直接抑制作用外，还可直接使脑血管扩张。当 $PaCO_2$ 升高 1.33kPa（10mmHg），脑血流量约可增加 50%。缺氧和酸中毒还能损伤血管内皮使其通透性增高，引起脑间质水肿。缺氧还可致细胞 ATP 生成减少，影响 Na^+-K^+泵功能，使细胞内 Na^+、水增多，形成脑细胞水肿。脑水肿可使颅内压升高，压迫脑血管，更加重脑缺氧，由此形成恶性循环，严重时可导致脑疝形成。

2. 缺氧和酸中毒对脑细胞的作用　缺氧和酸中毒导致脑细胞能量代谢障碍，ATP 生成不足。由于存在血脑屏障，正常时脑脊液 pH（pH7.33～7.4）较动脉血液低。因为 CO_2 为脂溶性物质，能迅速通过血脑屏障，脑脊液内碳酸很快增加，而血液中 HCO_3^- 为水溶性通过血脑屏障极为缓慢，因此Ⅱ型呼吸衰竭发生呼吸性酸中毒时，脑脊液 pH 降低更为明显，可使脑细胞受损更为严重。呼吸衰竭时，pH 低于 7.25 可使脑电波变慢，pH 低于 6.8 时脑电活动完全消失。神经细胞内酸中毒一方面可增加脑谷氨酸脱羧酶活性，使 γ-氨基丁酸生成增多，导致中枢抑制；另一方面可增强磷脂酶活性，使溶酶体水解酶释放，引起神经细胞和组织的损伤（图 14-10）。

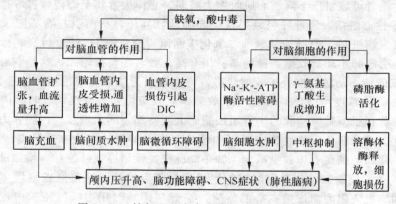

图 14-10　缺氧、酸中毒对中枢神经系统的影响

五、肾功能变化

呼吸衰竭患者严重时可发生急性肾衰竭，出现少尿、氮质血症和代谢性酸中毒，此时肾结构往往并无明显改变，为功能性肾衰竭。肾衰竭的发生是由于缺氧与高碳酸血症反射性通过交感神经使肾血管收缩、肾血流量严重减少所致。

六、胃肠道变化

严重缺氧可使胃壁血管收缩，降低胃黏膜的屏障作用；CO_2 潴留可增强胃壁细胞碳酸酐酶活性，使胃酸分泌增多，故呼吸衰竭时可出现胃肠黏膜糜烂、坏死、出血与溃疡形成等病变。

第5节　呼吸衰竭的防治原则及其病理生理学基础

1. 防治原发病　治疗原发病、去除诱发因素是防治呼吸衰竭的根本；慢性呼吸衰竭应减少呼吸作功，防止诱因作用导致急性加重。

2. 提高 PaO₂　低氧血症是危及生命的最重要因素，纠正低氧血症是治疗呼吸衰竭的重要措施，应尽快将 PaO_2 提高到 6.67kPa（50mmHg）以上，但应控制性给氧。给氧的原则是：Ⅰ 型呼吸衰竭只有缺氧而无二氧化碳潴留，可吸入较高浓度的氧（一般不超过 50%）；Ⅱ 型呼吸衰竭患者吸氧浓度不宜超过 30% 左右，流速为 $1 \sim 2L/min$，使 PaO_2 上升到 $6.67 \sim 8kPa$（$50 \sim 60mmHg$）即可。其原因是血中高浓度二氧化碳对呼吸中枢产生抑制作用，此时主要依靠低氧血症刺激外周化学感受器反射性兴奋呼吸中枢而调节呼吸，如果给高浓度氧，则低氧血症对呼吸中枢的刺激停止，呼吸中枢抑制加深，加重二氧化碳潴留甚至产生肺性脑病。慢性呼吸衰竭在原因难以消除的情况下，若 $PaO_2 < 7.33kPa$（55mmHg），应当进行长期氧疗。

3. 降低 PaCO₂　$PaCO_2$ 增高是由肺总通气量减少所致，故提高肺泡通气量是降低 $PaCO_2$ 的关键。常用的措施如下。

（1）保持呼吸道通畅：如积极治疗呼吸道原发病，及时清除分泌物，解除气道痉挛；

（2）增强呼吸动力：呼吸中枢兴奋剂，只适用于由原发呼吸中枢抑制所致限制性通气障碍；

（3）人工辅助通气：以人工呼吸维持必需的肺通气量，同时也可使呼吸肌得到休息，有利于呼吸肌功能的恢复；

（4）补充营养：补充营养以改善呼吸肌功能。

4. 改善内环境及重要脏器功能　如纠正酸碱平衡与电解质紊乱，预防和治疗肺心病及肺性脑病等。

（李能莲）

参 考 文 献

陈文彬，潘祥林. 2006. 诊断学 [M]. 6 版. 北京：人民卫生出版社，555-566.

陈主初. 2001. 病理生理学 [M]. 北京：人民卫生出版社，296-307.

陈主初. 2005. 病理生理学 [M]. 北京：人民卫生出版社，294-309.

金惠铭. 2008. 病理生理学 [M]. 7 版. 北京：人民卫生出版社，219-247.

李桂源. 2010. 病理生理学 [M]. 2 版. 北京：人民卫生出版社，359-373.

李萍，肖纯. 2012. 病理学 [M]. 北京：科学出版社，241-246.

王迪浔，金惠铭. 2008. 人体病理生理学 [M]. 3 版. 北京：人民卫生出版社，732-749.

吴伟康，赵卫星. 2009. 病理学 [M]. 2 版. 北京：人民卫生出版社，336-347.

姚泰. 2006. 生理学 [M]. 6 版. 北京：人民卫生出版社，137-166.

第15章
肝功能不全

　　肝脏是人体最大的腺体和代谢器官，参与体内的消化、代谢、排泄、解毒以及免疫等多种功能，来自胃肠吸收的物质，几乎全部进入肝脏，在肝内进行合成、解毒、转化和储存。各种致病因素使肝实质细胞和肝非实质细胞发生严重损害，引起明显代谢、分泌、合成、生物转化和免疫等功能障碍，导致机体发生水肿、黄疸、出血、感染、肾功能障碍及肝性脑病等临床综合征，称肝功能不全（hepatic insufficiency）。

　　肝衰竭（hepatic failure）一般是指肝功能不全的晚期阶段。在肝性脑病发生前或发生当中往往伴有肾衰竭（少尿），根据临床资料报道，死于肝性脑病的肝硬化患者，84％伴有肾衰竭；100例已发生昏迷的暴发性肝炎患者，其中73例发生了肾衰竭。因此，肝衰竭的临床主要表现为肝性脑病与肾衰竭（肝肾综合征）。

第1节　肝脏疾病的常见病因和机制

（一）生物性因素

　　寄生虫（血吸虫、华枝睾吸虫、阿米巴）、钩端螺旋体、细菌、病毒等均可造成肝脏损害。感染肝炎病毒，如乙肝病毒、丙肝病毒、甲肝病毒等，均可导致肝脏损害；目前已发现7种病毒可导致病毒性肝炎。病毒性肝炎的发病与病毒的数量、毒力以及感染途径有关，也与病毒侵入机体后机体的反应状态（即引起的细胞免疫及体液免疫等情况）密切相关。例如小量病毒往往导致隐性感染，成为病毒携带者；大量病毒感染则往往导致严重的病变。病毒感染后所引起的细胞免疫和体液免疫反应，有利于杀灭病毒，但也可攻击感染的肝细胞，使肝细胞受损。一般认为，T细胞介导的细胞免疫反应是引起病毒性肝细胞损伤的主要因素。

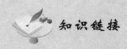 知识链接

病毒性肝炎

　　病毒性肝炎是世界范围内流行的疾病，病理上以肝细胞变性、坏死、炎症反应为特点，临床以恶心、呕吐、厌油、乏力、食欲减退、肝肿大、肝功能异常为主要表现，部分患者可出现黄疸，亦可以表现为无症状感染或自限性隐性感染，有些患者还可表现为慢性肝炎或肝衰竭。病毒性肝炎是由几种不同的嗜肝病毒（肝炎病毒）引起的以肝脏炎症和坏死病变为主的一组感染性疾病，是法定乙类传染病，具有传染性较强、传播途径复杂、流行面广

泛、发病率高等特点；部分乙型、丙型和丁型肝炎患者可演变成慢性，并可发展为肝硬化和原发性肝细胞癌，对人民健康危害甚大。不同类型的病毒性肝炎传播途径不尽相同，如甲型病毒性肝炎及戊型病毒性肝炎主要通过消化道（粪-口途径）传播，病毒通过污染食物和（或）水源而引起大范围的流行。例如，1988 年由于食用受病毒污染的毛蚶在上海引起新中国成立以来最大的一次甲型肝炎流行；1986 年 9 月至 1988 年 4 月，由于水源的污染，中国新疆南部暴发戊型肝炎流行。乙型、丙型及丁型病毒性肝炎是通过血液、体液途径及母婴垂直传播。2006 年统计数据显示，我国 1～59 岁人群乙肝表面抗原携带率为 7.18%，属于中流行地区。年幼患者中，主要是通过母婴传播获得感染的，随着乙肝计划免疫的实施，母婴传播率已明显下降，5 岁以下儿童的 HBsAg 携带率仅为 0.96%。我国一般人群丙型肝炎抗体检出率为 3.2%，主要通过输血或血制品传播，但近年来通过静脉吸毒引起的传播已受到高度重视。丁型肝炎是在乙型肝炎的基础上才会发生的，我国 HBsAg 阳性人群中丁型肝炎病毒抗体阳性率约为 2%。

（二）药物及肝毒性物质

四氯化碳、氯仿、磷、锑、砷剂等，往往可破坏肝细胞的酶系统，引起代谢障碍，或使氧化磷酸化过程受到抑制，ATP 生成减少，导致肝细胞变性、坏死；有些药物，如氯丙嗪、对氨水杨酸、异烟肼、某些碘胺药物和抗生素（如四环素），即使治疗剂量就可以引起少数人的肝脏损害，这可能与过敏有关。药物所致肝损害一般分为过敏性肝损害与中毒性肝损害。药物本身或其代谢产物均可损害肝细胞。

药物或毒物摄入后，与肝细胞内 p450 酶系及一些基团，如葡萄糖醛酸、硫酸酯甲基、巯基、甘氨酸、谷氨酸、芳香基等结合而被解毒。如果此防御功能失效，有毒产物也可与蛋白质等结合，引起脂质过氧化、蛋白质硫代氧化等，最终导致肝细胞受损、死亡。

酒精的代谢与分解主要在肝脏进行，酒精可直接或通过其代谢产物乙醛损伤肝脏；此外，嗜酒所致的营养缺乏也起一定作用。慢性中毒可引起脂肪肝、酒精性肝炎和肝硬化。

（三）遗传缺陷

有些肝病是由于遗传缺陷而引起的遗传性疾病，例如由于肝脏不能合成铜蓝蛋白，使铜代谢发生障碍而引起肝豆状核变性；肝细胞内缺少 1-磷酸葡萄糖半乳糖尿苷酸转移酶，1-磷酸半乳糖不能转变为 1-磷酸葡萄糖而发生蓄积，损害肝细胞，引起肝硬化。

（四）免疫功能异常

肝病可以引起免疫反应异常，免疫反应异常又是引起肝脏损害的重要原因之一。例如乙型肝炎病毒引起的体液免疫和细胞免疫都能损害肝细胞，乙型肝炎病毒的表面抗原（HBsAg）、核心抗原（HBcAg）、e 抗原（HBeAg）等能结合到肝细胞表面，改变肝细胞膜的抗原性，引起自身免疫。又如原发性胆汁性肝硬化，患者血内有多种抗体（抗小胆管抗体、抗线粒体抗体、抗平滑肌抗体、抗核抗体等），也可能是一种自身免疫性疾病。

（五）营养缺乏

缺乏胆碱、甲硫氨酸时，可以引起肝脂肪性变。这是因为肝内脂肪的运输须先转变为磷脂（主要为卵磷脂），而胆碱是卵磷脂的必需组成部分，甲硫氨酸供给合成胆碱的甲基，当这些物质缺乏时，脂肪从肝中移除受阻，造成肝的脂肪性变。单纯营养缺乏不能导致肝病的发生，但可促进肝病的发生、发展。而随食物摄入的黄曲霉素、亚硝酸盐和毒蕈等，也可促进肝病的发生。

第2节 肝功能不全时机体的功能代谢变化

(一) 物质代谢障碍

肝脏由肝实质细胞（即肝细胞）和非实质细胞所构成。肝非实质细胞包括肝巨噬细胞（即 Kupffer 细胞）、肝星形细胞（即贮脂细胞）、肝脏相关淋巴细胞（即 Pit 细胞）和肝窦内皮细胞。肝细胞的损害可导致肝脏功能障碍，但非实质细胞的异常在肝脏功能障碍的发生、发展中也具有重要意义，特别是 Kupffer 细胞的功能障碍具有十分重要的意义。

肝细胞是完成肝脏功能的主要细胞，参与多种蛋白质合成，如清蛋白、纤维蛋白原、凝血酶原、脂蛋白、补体蛋白以及多种载体蛋白等；合成胆汁及胆红素；参与脂类与激素的代谢和生物转化等。此外，机体代谢过程中产生的某些有毒产物或从肠道吸收的有害物质经肝细胞解毒；肝细胞还参与某些药物的代谢。肝受到严重损害时往往出现低血糖症、低清蛋白血症、低钾血症和低钠血症等。

1. 糖代谢障碍 肝糖原是血糖的主要来源，其合成与分解受胰高血糖素和胰岛素的调节。肝细胞在维持血糖稳定中有重要作用，暴发性肝炎时常见低血糖（hypoglycemia），严重肝病患者往往因低血糖而诱发肝昏迷。其机制可能与下列因素有关：① 肝细胞大量死亡使肝糖原储备明显减少；② 受损肝细胞内质网葡萄糖-6-磷酸酶活性降低，肝糖原转变为葡萄糖过程出现障碍；③ 肝细胞灭活胰岛素功能降低，可使血中胰岛素含量增加，出现低血糖。

但也有报道部分肝功能严重障碍的患者可出现类似糖尿病患者的糖耐量降低，一旦患者摄入较多葡萄糖时，就会出现高血糖，这可能是血浆中来自胰腺细胞的胰高血糖素比胰岛素更多的缘故。

2. 蛋白质代谢障碍 肝是人体合成和分解蛋白质的主要器官，也是血浆蛋白质的重要来源（包括血浆清蛋白、凝血因子、运载蛋白、多种酶类等）。近 31 种血浆蛋白在肝细胞合成，特别是清蛋白，每天约合成 12g，占肝合成蛋白的 25%。由于血浆蛋白可供体内各种组织蛋白的更新之用，故肝合成血浆蛋白的作用对维持机体蛋白质代谢具有重要意义。

肝细胞的大量死亡和代谢障碍使清蛋白合成减少，产生低蛋白血症，一方面使血浆胶体渗透压下降，导致水肿；另一方面，清蛋白所担负的多种物质的运输功能也受到影响。此外，肝细胞合成多种运载蛋白功能障碍（如运铁蛋白、铜蓝蛋白等），也可导致相应的病理改变。

(二) 能量代谢障碍

肝细胞功能的正常有赖于线粒体产生能量的正常，而肝细胞产生能量由线粒体对葡萄糖等基质的氧化磷酸化能力所决定。线粒体的氧化还原状态决定其氧化磷酸化作用的强弱，每当线粒体氧化还原电位降低时，各种酶系统受抑制，特别是丙酮酸氧化酶 A，从而抑制葡萄糖、酮体、α-酮戊二酸进入三羧酸循环，而使能量生成衰竭。

(三) 水、电解质代谢紊乱

1. 肝性腹水 肝硬化等肝病晚期可出现腹水。其发生机制如下。

（1）门脉高压：肝硬化时再生结节和增生的结缔组织直接压迫门静脉分支，使静脉血流受阻，门静脉压增高；同时又由于肝内门静脉和肝动脉之间在形成假小叶过程中出现了吻合枝，高压的肝动脉血直接流入门静脉也使门静脉压力升高，肠系膜毛细血管压随之升高，促使液体漏出，产生腹水。

（2）血浆胶体渗透压降低：失代偿期肝硬化患者由于有效肝细胞总数的减少和肝细胞功能障碍，引起清蛋白合成减少一半或更多。

（3）淋巴循环障碍：肝硬化时，肝静脉受挤压发生扭曲、闭塞，继而引起肝窦内压增高，由于肝窦壁通透性高，因而，包括蛋白质在内的血浆成分进入肝组织间隙，超过淋巴回流能力，则可从肝表面漏入腹腔，形成腹水。

（4）钠、水潴留：这是肝性腹水形成的全身性因素，由于门脉高压等原因使血液淤积在脾、胃、肠等脏器，有效循环血量减少，肾血流量减少，可致：① 肾小球滤过率降低；② 肾素-血管紧张素-醛固酮系统激活，加之醛固酮在肝脏的灭活又减少，使醛固酮过多；③ 心房钠尿肽等减少：肝功能障碍时，心房钠尿肽可减少，使其抑制肾小管重吸收钠的作用低下。上述这些变化均可导致钠、水潴留，促进腹水的形成。

2. 电解质代谢紊乱

（1）低钾血症：肝硬化晚期大量腹水形成，使有效循环血量减少，同时肾素-血管紧张素-醛固酮系统激活；肝细胞损伤又使醛固酮灭活减少，可导致醛固酮过多，使肾排钾增多，导致低钾血症。

（2）低钠血症：有效循环血量减少，引起血管升压素分泌增加，而肝脏灭活 ADH 减少，使 ADH 过多，肾小管重吸收水增多，加之体内原有钠水潴留，可造成稀释性低钠血症。低钠血症时，由于细胞外液渗透压降低，水进入细胞内，导致细胞内水肿，特别是脑细胞水肿可产生中枢神经系统功能障碍。

（四）胆汁分泌和排泄障碍（黄疸）

胆汁是由肝细胞不断生成和分泌的，既含有与消化有关的分泌物（如胆盐等），也含有与消化无关的排泄物（如胆红素等）。胆红素的摄取、运载、酯化、排泄及胆汁酸的摄入、运载及排泄均由肝细胞完成。

正常时胆红素的生成、运输和肝对胆红素的摄取、运载、结合（或酯化）、排泄以及肝外胆红素排泄（包括肝外胆管排泄、肝肠循环以及肾的排泄）之间保持着动态平衡，如果其中一个或数个环节发生障碍，就会导致高胆红素血症（hyperbilirubinemia）或黄疸（jaundice，icterus）的发生。结合胆红素水平过高通过抑制氧化磷酸化而使中枢神经系统功能发生障碍，可使肾小管上皮细胞对缺血性损害的敏感性增强而易于发生变性与坏死。非结合胆红素过高能改变磷脂膜的表面张力，Ⅱ型肺胞上皮受损，使表面活性物质的合成与分泌减少；同时对胃排空有着抑制作用。

肝细胞同样也通过各种载体摄入、运载和排泄胆汁酸。肝细胞对机体内异物或废物解毒后，也可将其排出体外，其排泄通路主要是随胆汁流排入十二指肠，最后与粪便一同排出。胆汁酸是胆汁流的重要驱动力，因为，胆汁酸一旦排入毛细胆管内，Na^+ 随即移入毛细胆管内，于是产生了渗透压差，使水进入毛细胆管内，驱动胆汁流动。某些药物，如环孢素、秋水仙碱、氯丙嗪、红霉素及雌激素等，可影响载体对胆汁酸的摄入、运载或排泄功能，导致肝内胆汁淤滞。

（五）凝血功能障碍

正常情况下，凝血与抗凝血系统保持着动态平衡，若平衡失调则发生出血或血栓形成。肝在这一动态平衡的调节中起着重要作用，其机制：① 几乎合成全部的凝血因子（除凝血因子Ⅳ为无机钙离子外）；② 清除活化的凝血因子；③ 合成溶酶原；④ 合成纤溶酶；⑤ 清除循环中的纤溶酶原激活物。

多种严重肝病伴有凝血和（或）纤维蛋白溶解异常，易发生出血倾向或出血，其凝血障碍主要表现：① 凝血因子合成减少；② 凝血因子消耗增多：因急性肝衰竭和少数失代偿期肝硬化时常并发 DIC；③ 循环中抗凝血物质增多：类肝素物质、FDP 产生增多；④ 易发生原发性纤维蛋白溶解：肝病时血循环中抗纤溶酶减少，不能充分地清除纤溶酶原激活物，从而增强了纤维蛋白溶解酶的活力；⑤ 血小板量与功能异常：将近一半急性肝衰竭患者和肝硬化患者血小板数目严重减少，肝病时血小板常发生释放障碍、聚集性缺陷和收缩不良。

（六）生物转化功能障碍

1. 药物代谢障碍　很多药物可损害肝细胞，同时损害的肝细胞也降低了对药物的代谢能力，使药物在体内的代谢过程改变，从而增加药物的毒、副作用，易发生药物中毒。肝细胞功能障碍所致的血清清蛋白减少，使血中游离型药物增多，药物在体内的分布、代谢及排泄等发生变化。此外，肝硬化侧支循环的建立，可使门脉血中药物绕过肝脏而免于被肝细胞代谢。因此，肝病患者的用药要慎重。

2. 解毒功能障碍　肝细胞损害，其解毒功能会发生障碍。特别是来自肠道的有毒物质，由于肝细胞解毒功能降低，使毒物入血增多；毒物也可经侧支循环绕过肝脏，直接进入体循环，严重时可导致肝性脑病。

3. 激素灭活功能减弱　肝细胞在激素灭活中有重要作用，肝细胞受损后，激素的灭活功能障碍，出现相应的临床表现。如胰岛素的灭活减少在肝性脑病的发病中有重要作用；醛固酮、血管升压素灭活减少，在水肿的发病中有重要作用；雌激素灭活减弱，可产生月经失调、男性患者女性化及小动脉扩张等变化。肝病患者的很多临床表现与激素灭活功能障碍有关。

（七）免疫功能异常

库普弗细胞是存在于肝窦内的巨噬细胞，在全身的巨噬细胞中约占80%，它来源于骨髓及血液中的单核细胞，约占肝细胞总数的11%。库普弗细胞在吞噬、清除来自肠道的异物、病毒、细菌及其毒素等方面起着重要作用，并参与监视、抑制和杀伤肿瘤细胞，也参与清除衰老、破碎的红细胞，在抗原提呈、T细胞增殖等功能方面也具有重要作用。在一定条件下，库普弗细胞还会产生一系列生物活性物质和各种细胞因子，在肝细胞损害和肝功能障碍中有重要作用。因此，库普弗细胞是抵御细菌、病毒感染的主要屏障，据估计门静脉中的细菌有99%在经过肝窦时被吞噬。

1. 细菌感染与菌血症　严重肝病时，感染所致的死亡率达20%~30%。肝病并发感染常见于菌血症、细菌性心内膜炎、尿道感染和自发性细菌性腹膜炎等。库普弗细胞能产生超氧阴离子以杀灭细菌，产生干扰素发挥其抗病毒作用，还能合成补体成分及其他细胞毒性物质。补体系统和循环中的吞噬细胞是防御感染的关键。在暴发性肝炎时，出现补体严重不足，故对细菌的调理作用有缺陷；血浆纤维连接蛋白严重减少，使库普弗细胞吞噬功能严重受损，故并发感染率很高。慢性肝病特别是酒精性肝病和慢性活动性肝炎患者常有补体缺乏，使得中性粒细胞对金黄色葡萄球菌的吞噬能力严重下降。

2. 肠源性内毒素血症　革兰阴性细菌释放内毒素，在正常情况下间歇地进入门静脉，或漏入肠淋巴并转漏至腹腔，在进入肝后迅速被库普弗细胞的吞噬作用所清除，故不能进入体循环。

在严重肝病情况下往往出现肠源性内毒素血症，其原因与下列因素有关：① 通过肝窦的血流量减少：严重肝病时肝小叶正常结构遭到破坏，出现肝内、外短路（侧支循环），内毒素便可通过肝进入体循环；② 库普弗细胞功能受到抑制：如伴有淤积性黄疸的肝病患者，肝内淤积的胆汁酸和结合胆红素可抑制库普弗细胞功能，使内毒素得以进入体循环；③ 内毒素从结肠漏出过多：结肠壁发生水肿时（常见于肝硬化门脉高压）漏入腹腔的内毒素增多；④ 内毒素吸收过多：严重肝病时肠黏膜屏障可能受损，致使内毒素吸收增多，胆盐具有抑制肠腔内毒素吸收的作用，故在黄疸时，由于胆汁排泄受阻，肠腔内胆盐量少，有利于内毒素吸收入血。

在内毒素引起的肝损害中，除内毒素直接损伤作用外，更重要的是通过激活库普弗细胞释放的细胞因子 TNF-α、IL-1、IL-6 等，白三烯、血小板活化因子、血栓素等脂质炎症介质，自由基，蛋白酶类等。

第 3 节 肝性脑病

一、肝性脑病的概念、分型和分期

肝性脑病（hepatic encephalopathy，HE）是在排除其他已知脑疾病前提下，继发于肝功能紊乱的一系列严重的神经精神综合征。肝性脑病早期具有人格改变、智力减弱、意识障碍等特征，并且这些特征为可逆的，肝性脑病晚期发生不可逆性肝昏迷（hepatic coma）甚至死亡。

肝性脑病的临床表现因基础病的性质、肝细胞损伤的程度、快慢及诱因的不同而很不一致，且和其他代谢性脑病相比并无特异性。1998 年第 11 届世界胃肠病学大会按照肝脏的异常、神经病学的症状和体征及持续时间不同重新将肝性脑病分为 3 类：A 型为急性肝衰竭相关的脑病；B 型为门体旁路相关并不伴有固有肝细胞疾病的脑病；C 型是指肝硬化伴门脉高压或门体分流相关的脑病。其中，C 型肝性脑病又分为 3 个亚型：间歇型、持续型、轻微型。A 型 HE 发生在暴发性肝衰竭基础上，常在起病数日内由轻度的意识错乱迅速陷入深昏迷，甚至死亡，而无明确诱因，并伴有急性肝衰竭的表现，如黄疸、出血、凝血酶原活动度降低等。C 型 HE 以慢性反复发作的性格、行为改变甚至木僵、昏迷为特征，常伴有肌张力增高、腱反射亢进、扑翼征、踝阵挛阳性或巴宾斯基征阳性等神经系统异常。多数患者在初期为复发型，随后症状转为持续型，常有进食蛋白质等诱因，亦可以是自发的或因停用治疗 HE 的药后发生。C 型 HE 患者除脑病的表现外，还常伴有慢性肝损伤、肝硬化等表现。轻微型肝性脑病（MHE）常无明确的临床症状，只有通过神经精神或神经生理测试才能测出。

肝性脑病在临床上按神经精神症状的轻重分为 4 期：① 一期（前驱期）：轻微的神经精神症状，可表现为轻度知觉障碍、欣快或焦虑、精神集中时间缩短等，轻微扑翼样震颤（asterixis）；② 二期（昏迷前期）：一期症状加重，出现嗜睡、淡漠、轻度时间及地点感知障碍、言语不清、明显的人格障碍及行为异常，明显的扑翼样震颤；③ 三期（昏睡期）：有明显的精神错乱、时间及空间定向障碍、健忘症、言语混乱等症状，也表现为昏睡但能唤醒；④ 四期（昏迷期）：昏迷，不能唤醒，对疼痛刺激无反应，无扑翼样震颤。

二、肝性脑病的发病机制

肝性脑病发生时脑组织并无明显的特异性形态学改变，因此，目前多数学者主张肝性脑病的发生主要是脑组织的代谢和功能障碍所致。但最近研究发现肝性脑病存在神经病理学改变，继发于急性肝功能不全的肝性脑病病理学表现为星形胶质细胞肿胀及明显的细胞毒性脑水肿，临床表现为颅内压明显增高，常有脑疝形成；而继发于慢性肝功能不全的肝性脑病病理学特征为 Alzheimer Ⅱ 型星形胶质细胞增多症及轻度脑水肿，而其急性发作时亦有颅内压增高。因而目前认为肝性脑病时脑组织主要受累细胞为星形胶质细胞。目前有数个学说试图解释肝性脑病的发生机制，有氨中毒学说、γ-氨基丁酸（γ-aminobutyric acid，GABA）学说、假性神经递质学说及血浆氨基酸失衡学说等，每个学说都能从一定角度解释肝性脑病的发病机制，并指导临床治疗，但每个学说都不完善。现将肝性脑病发病机制的几种学说简述如下。

（一）氨中毒学说（ammonia intoxication hypothesis）

正常情况下，血氨的来源和去路保持着动态平衡，使血氨浓度稳定，一般不超过 $59\mu mol/L$。氨在肝中合成尿素是维持此平衡的关键，当肝功能严重受损时，尿素合成发生障碍，因而血氨水平升高。增高的血氨通过血脑屏障进入脑组织，从而引起脑功能障碍。此即氨中毒学说的基本论点。

1890 年，研究者发现行门静脉-下腔静脉吻合术后，动物喂饲肉食可诱发肝性脑病，并且尿中铵盐水平增高。随后研究发现摄入含氨物质，实验动物昏迷并死亡，其脑内氨水平增加约 3 倍，故提出肝性脑病的发生与肝衰竭后血氨水平升高有关。此年，首次出现肝性脑病的提法。此后几十年间，一系列的临床研究亦证明氨与肝性脑病相关，针对肝硬化腹水患者采用阳离子交换树脂降腹水过程中，由于树脂吸收钠盐而释放铵离子，患者形成间歇性肝性脑病；肝硬化患者摄入含氨物质出现行为异常及近似于肝昏迷的症状；临床上约 80％ 的肝性脑病患者血及脑脊液中氨水平升高，而且采用各种降血氨的治疗措施有效。这些研究结果为氨中毒学说的确立提供了充分支持证据。

1. 血氨增高的原因

（1）尿素合成减少，氨清除不足：体内产生的氨一般均在肝脏进入鸟氨酸循环，合成尿素而解毒，肝性脑病时血氨增高的主要原因是由于肝脏疾病所致的鸟氨酸循环障碍。鸟氨酸循环有如下特点：① 这一过程的酶促反应是依照 Michaelis-Menten 模式进行的，即其反应速度随底物（鸟氨酸、瓜氨酸、精氨酸）浓度的增高而加快；② 氨经鸟氨酸循环生成尿素过程中消耗了大量的能量，即 2 分子氨经鸟氨酸循环生成 1 分子尿素，最终消耗 4 分子 ATP。

肝功能严重障碍时，一方面由于代谢障碍，供给鸟氨酸循环的 ATP 不足；另一方面，鸟氨酸循环的酶系统严重受损以及鸟氨酸循环的各种底物缺失等均可使由氨合成尿素明显减少，导致血氨增高。

（2）氨的产生增多：血氨主要来源于肠道产氨，正常时，每天肠道约产氨 4g，经门脉入肝，转变为尿素而被解毒。肠道内氨的主要来源：① 肠道里的蛋白质经消化变成氨基酸，在肠道细菌释放的氨基酸氧化酶作用下可产氨；② 经尿素的肠-肝循环弥散入肠道的尿素，在细菌释放的尿素酶作用下也可产氨。

肝功能障碍时有许多使氨产生过多的因素：① 肝衰竭患者常见上消化道出血，血液蛋白质在肠道内细菌作用下可产生大量氨。在临床上对这类患者除口服新霉素以减少细菌作用外，必须及时排出滞留在肠道的血块，否则血氨不易下降。② 肝硬化时由于门静脉血流受阻，致使肠黏膜淤血、水肿，或由于胆汁分泌减少，食物消化、吸收和排空都发生障碍，细菌丛生，氨的生成显著增多。③ 肝硬化晚期可因并发肾功能障碍而发生氮质血症，使弥散至胃肠道的尿素大增，经肠内细菌尿素酶作用，产氨剧增。④ 目前认为，肌肉中腺苷酸分解也是重要的产氨方式。当肌肉收缩加剧时，这种分解代谢增强，因而产氨增多。肝性脑病前期，患者高度不安与躁动，肌肉活动增强，故产氨增多。

正常时，肾脏也可产生少量氨，主要是在肾小管上皮细胞的谷氨酰胺酶作用下分解产氨。如果尿 pH 偏低，则进入管腔的 NH_3 与 H^+ 结合成 NH_4^+ 而被排出。但如果患者由于通气过度，造成呼吸性碱中毒，则由于肾小管腔中 H^+ 减少，生成 NH_4^+ 减少，而 NH_3 弥散入血增加，也可使血氨增高。

此外，肠道 pH 对氨的吸收也有类似的作用。肠腔内 pH 降低，可减少从肠腔吸收氨，因而，临床上常应用在肠道不易吸收的乳果糖等，使其在肠腔内被细菌分解产生乳酸、醋酸，降低肠腔 pH，减少氨的吸收，而达到降低血氨的目的。

2. 氨对脑的毒性作用　氨进入脑内与很多因素有关。NH_3 呈弱碱性，血中仅为 1％，主要以铵离子（NH_4^+）形式存在，而 NH_4^+ 不易通过血脑屏障，当血浆 pH 增高时，NH_3 增多，可自由通过血脑屏障，进入脑内。此外，血脑屏障的通透性直接影响氨的入脑，如血脑屏障通透性增高，即使血氨不升高，但进入脑内的氨也可增多。细胞因子、自由基等可使血脑屏障通透性增高，氨入脑增多，从而加重肝性脑病，这也是部分病例循环中氨浓度不高，但发生严重的肝性脑病的原因。

进入脑内的氨增高，可产生如下作用：

（1）氨使脑内神经递质发生改变：正常状态下，脑内兴奋性神经递质与抑制性神经递质保持平衡。而脑内氨水平升高则直接影响脑内神经递质的水平及神经传递。目前研究可证明氨可影响谷氨酸能、GABA 能等神经元的活性。在肝性脑病的发生、发展过程中，神经传递障碍所起的作用要强于且早于能量代谢障碍。

氨水平增高可介导抑制性神经元活动增强，如 GABA、甘氨酸等神经活动变化等。谷氨酸为脑内主要兴奋性神经递质，氨入脑可直接影响谷氨酸能神经传递。肝性脑病早期一定范围内氨水平升高，谷氨酸能神经元兴奋性增强，而在肝性脑病晚期则抑制谷氨酸能神经元兴奋性。氨对谷氨酸代谢及谷氨酸能神经传递的影响与氨的解毒作用有关。在肝性脑病进展到昏迷前期以前，氨可明显抑制 α-酮戊二酸脱氢酶（α-ketoglutarate dehydrogenase，αKGDH）活性，但对丙酮酸脱氢酶（pyruvate dehydrogenase）作用相对较小，因而在葡萄糖代谢过程中造成 α-酮戊二酸蓄积，累积增多的 α-酮戊二酸在其他氨基酸提供氨基前提下经转氨基作用生成谷氨酸，或与脑内增高的氨合成谷氨酸，随后在谷氨酰胺合成酶（只表达于星形胶质细胞）作用下，谷氨酸与氨生成谷氨酰胺，以解除氨毒性作用。但这一解毒过程使脑内谷氨酰胺累积增多，发挥近似于抑制性神经递质作用，同时诱导星形胶质细胞肿胀、大量自由基生成等变化。而肝性脑病晚期，当脑内氨水平极度增高时，丙酮酸脱氢酶及 α-酮戊二酸脱氢酶活性均受到抑制，α-酮戊二酸水平降低，因而三羧酸循环过程受抑制，谷氨酸生成减少，神经传递发生障碍（图 15-1）。

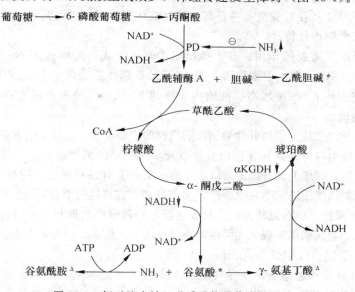

图 15-1   氨对脑内神经递质及能量代谢的影响

PD 丙酮酸脱羧酶；αKGDH α-酮戊二酸脱氢酶

* 中枢兴奋性递质；△ 中枢抑制性递质；⊖ 抑制作用

此外，在整个肝性脑病发生、发展过程中，虽然全脑谷氨酸水平降低，但突触间隙谷氨酸水平增高，这可能与氨刺激的钙依赖性的谷氨酸过度释放或神经元及胶质细胞谷氨酸转运体 EAAT2 表达降低所致的谷氨酸摄取减少有关。

在肝性脑病晚期，由于氨抑制丙酮酸脱氢酶活性，NH_3 抑制了丙酮酸的氧化脱羧，使乙酰辅酶 A 减少，结果乙酰辅酶 A 与胆碱结合生成的中枢兴奋性递质乙酰胆碱减少。此外，脑内氨水平增高，可引起脑内多巴胺、去甲肾上腺素等神经递质水平发生变化，并与肝性脑病的发生、发展相关。

综上所述，进入脑内的氨增多，与谷氨酸结合生成谷氨酰胺增多，使中枢兴奋性递质谷氨酸减少，而谷氨酰胺（近似于中枢抑制性递质）增多。此外，中枢兴奋性递质乙酰胆碱减少，中枢抑制性递质 GABA 及其受体信号通路变化。因此，氨的增多使脑内的神经递质平衡失调，兴奋性递质减少，而抑制性递质增多，导致中枢神经系统功能紊乱。

（2）干扰脑细胞能量代谢：大脑皮质是人类精神和意识活动的高级中枢，皮质细胞本身的代谢和功能正常是保持意识清醒和精神正常的基本条件。由于脑功能复杂、活动频繁，需要能量特别多，而能量多来自葡萄糖氧化。因脑内储存的糖原甚微，无中性脂肪，因此脑组织随时都依赖血液输送的葡萄糖供给。肝性脑病发生、发展过程中，尤其是肝性脑病晚期，脑内葡萄糖代谢率明显降低，主要表现为糖酵解增强，乳酸堆积，而 ATP 和磷酸肌酸水平降低。进入脑内的氨增多，多可引起如下后果：① 抑制丙酮酸脱氢酶的活性，妨碍丙酮酸的氧化脱羧过程，使 NADH 和乙酰辅酶 A 生成减少，进而三羧酸循环过程停滞，可使 ATP 产生减少；② 肝性脑病晚期由于丙酮酸脱氢酶和 α-酮戊二酸脱氢酶活性均受抑制，表现为 α-酮戊二酸水平降低，三羧酸循环反应过程不能正常进行，ATP 产生减少；③ α-酮戊二酸经转氨基过程生成谷氨酸或与自由氨合成谷氨酸过程，消耗了大量 NADH，NADH 是呼吸链中完成递氢过程的重要物质，其大量消耗可使 ATP 产生减少；④ 大量的氨与谷氨酸结合生成谷氨酰胺时，消耗了大量 ATP。

此外，脑内氨增高可抑制细胞质及线粒体天冬氨酸转氨酶和线粒体苹果酸脱氢酶活性，使细胞内谷氨酸水平明显降低，从而破坏苹果酸-天冬氨酸穿梭过程，能量生成出现障碍。同时由于细胞内谷氨酸水平降低及谷氨酰胺水平升高，从而破坏了两者在神经元和星形胶质细胞间穿梭既影响能量代谢，又影响神经传递。

（3）氨对神经细胞质膜的作用：有人提出氨增高可干扰神经细胞膜 Na^+-K^+-ATP 酶活性，影响细胞内外 Na^+、K^+ 分布。但细胞膜上对 NH_4^+ 的选择性通透强于 K^+，NH_4^+ 可与 K^+ 竞争入胞，综合结果是细胞外 K^+ 浓度增高。细胞内、外的 Na^+、K^+ 分布不同直接影响膜电位、细胞的兴奋及传导等活动。

总之，氨中毒学说已成为解释肝性脑病发病机制的中心学说，比如氨引起的神经递质及其受体的变化、星形胶质细胞与神经元相互作用异常以及最近提出的氧化应激等均参与了肝性脑病的发生、发展过程。但是，临床上又有许多难以解释的事实：① 肝性昏迷患者约有 20% 血氨是正常的，有的肝硬化患者血氨虽然很高但不发生昏迷；② 有些患者在昏迷初期血氨虽然明显升高，但经处理（血液透析、异体肝灌洗）后血氨转为正常时昏迷程度与脑电图波形却无相应好转；③ 暴发性肝炎患者的动脉血氨水平与其临床表现无相关性，减氨疗法也无效果。因而氨中毒学说受到了挑战。

（二）GABA 学说 （GABA hypothesis）

GABA 属于抑制性神经递质，介导突触后及突触前神经抑制。GABA 学说的主要内容：肝衰竭时，肝不能清除肠源性 GABA，使血中 GABA 浓度增高，通过通透性增强的血脑屏障进入中枢神经系统，导致脑突触后膜 GABA 受体增加并与之结合，使细胞外 Cl^- 内流，神经元即呈超极化状态，造成中枢神经系统功能抑制。与其他学说相比，GABA 学说是从大脑主要抑制性神经递质 GABA 和相应受体相互作用上探讨肝性脑病发病机制的，而不仅限于神经活性物质及其代谢物的含量，因而逐渐受到人们的注意。

研究证明，一定浓度范围内氨可增强 GABA 能神经活动，当突触前神经元兴奋时，GABA 从囊泡中释放，通过突触间隙与突触后神经元胞膜上的 GABA 受体结合，使细胞膜对 Cl^- 通透性增高，由于细胞外的 Cl^- 浓度比细胞内高，因而，Cl^- 由细胞外进入细胞内，产生超极化，从而发挥突触后的抑制作用。同时 GABA 也具有突触前抑制作用，这是因为当 GABA 作用于突触前的轴突末梢时，也可使轴突膜对 Cl^- 通透性增高，但由于轴浆内的 Cl^- 浓度比轴突外高，因而，Cl^- 反由轴突内流向轴突外，进而产生去极化，使末梢在冲动到来时释放神经递质的量减少，从而产生突触前抑制作用。

（三）假性神经递质学说（false neurotransmitter hypothesis）

在脑干网状结构存在着具有唤醒功能的系统，这一系统称为脑干网状结构上行激动系统。在脑干网状结构上行激动系统的唤醒功能中，作为神经突触间传递信息的神经递质具有十分重要的作用。脑干网状结构中的神经递质种类较多，而去甲肾上腺素和多巴胺等为主要神经递质，在维持脑干网状结构上行激动系统的唤醒功能中具有重要作用。当这些正常的神经递质（称为真性神经递质）被结构相似但生理效应极弱的物质（称为假性神经递质）所取代时，则使上行激动系统的功能活动减弱，大脑皮质将从兴奋转入抑制状态，产生昏睡等情况。

食物中的蛋白质在消化道中经水解产生氨基酸，其中芳香族氨基酸——苯丙氨酸和酪氨酸，经肠道细菌释放的脱羧酶的作用，分别被分解为苯乙胺和酪胺。正常时，苯乙胺和酪胺被吸收后进入肝脏，在肝脏的单胺氧化酶作用下，被氧化分解而解毒。当肝功能严重障碍时，由于肝脏的解毒功能低下，或经侧支循环绕过肝脏直接进入体循环，这些均可使其血中浓度增高；尤其是当门脉高压时，由于肠道淤血，消化功能降低，使肠内蛋白腐败分解过程增强时，将有大量苯乙胺和酪胺入血。

血中苯乙胺和酪胺的增多，使其进入脑内增多。在脑干网状结构的神经细胞内，苯乙胺和酪胺分别在 β-羟化酶作用下，生成苯乙醇胺（phenylethanolamine）和羟苯乙醇胺（octopamine）。苯乙醇胺和羟苯乙醇胺在化学结构上与正常神经递质——去甲肾上腺素和多巴胺相似，但不能完成真性神经递质的功能，被称为假性神经递质（false neurotransmitter）（图 15-2）。

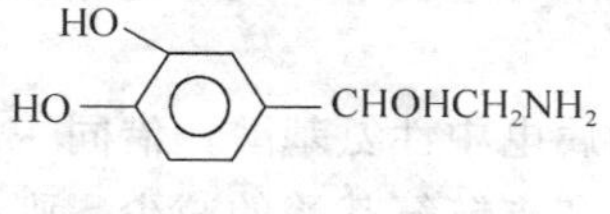

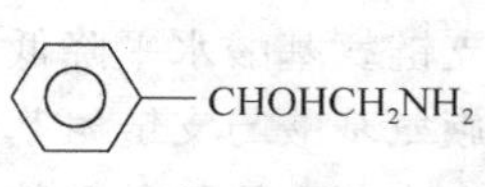

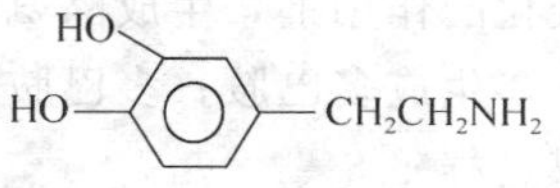

图 15-2　假性神经递质的产生过程

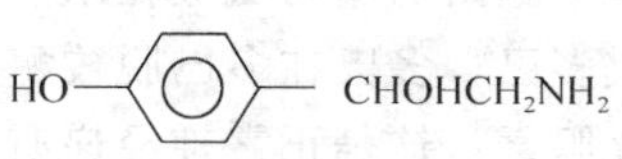

因此，当假性神经递质增多时，可取代去甲肾上腺素和多巴胺被肾上腺素能神经元所摄取，并储存在突触小体的囊泡中，但其被释放后的生理效应则远较去甲肾上腺素和多巴胺弱，因而脑干网状结构上行激动系统的唤醒功能不能维持，从而发生昏迷（图 15-3）。

（四）氨基酸失衡学说（amino acid imbalance hypothesis）

在实验观察中发现，正常人、狗和大鼠的血浆支链氨基酸（branched chain amino acids，BCAA）/芳香族氨基酸（aromatic amino acids，AAA）之比值接近 $3\sim3.5$，而肝性脑病患者和肝性脑病动物为 $0.6\sim1.2$；若用中性氨基酸混合液将此比值矫正到 $3\sim3.5$，中枢神经系统功能即会得到改善。

血浆氨基酸失衡的原因可能与肝脏功能严重障碍时肝细胞灭活胰岛素和胰高血糖素的功能降低，使两者浓度均增高有关，但以胰高血糖素的增多更显著，使血中胰岛素/胰高血糖素比值降低，体内的分解代谢增强。其中胰高血糖素的增多使组织的蛋白分解代谢增强，致使大量芳香族氨基酸由肝和肌肉释放入血。芳香族氨基酸主要在肝脏降解，肝功能严重障碍，一方面，芳香族

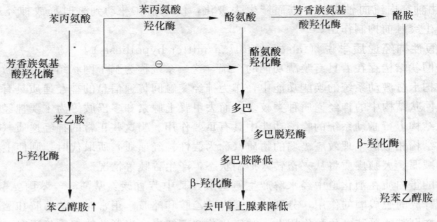

图 15-3　假性神经递质

氨基酸的降解能力降低；另一方面，肝脏的糖异生作用障碍，使芳香族氨基酸转为糖的能力降低。这些均可使血中芳香族氨基酸含量增高。

支链氨基酸的代谢主要在骨骼肌中进行，胰岛素可促进肌肉组织摄取和利用支链氨基酸。肝功能出现严重障碍时，血中胰岛素水平增高，支链氨基酸进入肌肉组织增多，因而使其血中含量减少。此外，血氨增高可直接加强支链氨基酸代谢，这一过程主要发生在骨骼肌及脑组织。当血氨水平升高时，支链氨基酸的氨基通过转氨基作用与 α-酮戊二酸结合生成谷氨酸，而谷氨酸则与自由氨结合生成谷氨酰胺而发挥解毒作用。在这一解毒过程中，大量支链氨基酸由于提供氨基而转化为相应的酮酸，造成支链氨基酸水平降低。

在生理情况下，芳香族氨基酸与支链氨基酸同属电中性氨基酸，借同一载体转运系统通过血脑屏障并被脑细胞摄取。血中芳香族氨基酸的增多和支链氨基酸的减少，则必然使芳香族氨基酸进入脑细胞增多，其中主要是苯丙氨酸、酪氨酸。

正常时，脑神经细胞内的苯丙氨酸在苯丙氨酸羟化酶作用下，生成酪氨酸；酪氨酸在酪氨酸羟化酶作用下，生成多巴；多巴在多巴脱羧酶作用下，生成多巴胺；多巴胺在多巴胺 β-羟化酶作用下，生成去甲肾上腺素，这是正常神经递质的生成过程。

当进入脑内的苯丙氨酸和酪氨酸增多时，增多的苯丙氨酸可抑制酪氨酸羟化酶的活性，从而使正常神经递质生成减少。增多的苯丙氨酸可在芳香族氨基酸脱羧酶作用下，生成苯乙胺，进一步在 β-羟化酶作用下生成苯乙醇胺。而增多的酪氨酸也可在芳香族氨基酸脱羧酶作用下生成酪胺，进一步在 β-羟化酶作用下生成羟苯乙醇胺。因而，苯丙氨酸和酪氨酸进入脑内增多的结果可使脑内产生大量假性神经递质，而产生的假性神经递质又可进一步抑制正常神经递质的产生过程，这样使脑内假性神经递质明显增多（图 15-3）。

由此可见，血中氨基酸的失平衡可使脑内产生大量假性神经递质，并使正常神经递质的产生受到抑制，最终导致昏迷。

事实上，氨基酸失衡学说是假性神经递质学说的补充和发展。氨基酸失衡学说提出的基础是针对临床患者及实验动物研究发现，脑内支链氨基酸减少而芳香族氨基酸增加，肝性脑病患者补充支链氨基酸可缓解患者的神经精神症状。但多数学者反对氨基酸失衡学说，认为支链氨基酸/芳香族氨基酸比值降低，并不是发生肝性脑病的原因，而可能是肝损害的结果，更可能是氨中毒所诱导支链氨基酸水平降低的结果，而肝性脑病患者补充支链氨基酸，只能缓解部分患者的症状，且不能改善患者存活率。总之，假性神经递质学说和氨基酸失衡学说尚待进一步深入研究和验证。

（五）肝性脑病的研究进展

肝性脑病的发病机制较为复杂，并非单一因素所致。随着研究的深入，诸多因素间的内在联系及其相互作用得以揭示。氨中毒学说已成为解释肝性脑病的发病机制的中心环节，与其他学说之间的联系越来越密切。

（1）脑内氨增高，诱导突触间隙 GABA 水平增高，增强 GABA-A 受体复合物与其配体结合能力，诱导神经类固醇类物质生成增多，并变构调节 GABA-A 受体活性，从而使中枢抑制作用增强；

（2）血氨增高可引起血浆氨基酸的失衡，因为胰高血氨可使胰高血糖素增多，进而使胰岛素也分泌增多，促使血中芳香族氨基酸含量增高，胰岛素增加及氨的解毒作用促使支链氨基酸减少；

（3）胰高血氨所致的脑内谷氨酰胺的增多可促进中性氨基酸进入脑内，而减少其从脑内流出，入脑的支链氨基酸通过转氨基作用参与氨的解毒过程，而芳香族氨基酸则可能参与假性神经递质的生成，因而这一过程与假性神经递质生成及氨基酸失衡均相关。

同时，研究还发现许多神经毒素可能参与肝性脑病的发生、发展过程，其中主要有硫醇、脂肪酸、酚等物质。含硫的蛋氨酸经肠道细菌作用后，可产生毒性较强的一些含硫化合物，正常时可被肝脏解毒，肝功能严重障碍时，可产生毒性作用。硫醇可抑制尿素合成而干扰氨的解毒；抑制线粒体的呼吸过程等。肝脏功能严重障碍所致脂肪代谢障碍，肝脏清除脂肪酸不足，可使血中短链脂肪酸增多。短链脂肪酸可抑制脑能量代谢及氨的分解代谢。酪氨酸经肠道细菌作用可产生酚，正常时经肝解毒，肝脏解毒功能降低，则血中酚增多。此外，色氨酸经肠道细菌作用可产生吲哚、甲基吲哚等，由于肝解毒功能障碍而产生毒性作用，此与肝性脑病的发生也可能有一定关系。正是由于氨中毒学说与其他学说明显相关，且氨水平与肝性脑病严重程度密切相关，有人提出氨中毒为肝性脑病发病的唯一机制，而其他学说所涉及的变化均为氨增高所引起的继发性变化。

目前对肝性脑病的发病机制虽然尚未定论，随着研究的深入，观点基本趋向一致。肝性脑病发病机制的确立将有助于指导临床治疗。

三、肝性脑病的诱因

1. 氨的负荷增加　氨的负荷过度是诱发肝性脑病的最常见的原因，肝硬化患者常见的上消化道出血以及过量蛋白质饮食、输血等外源性负荷过度，可促进血氨增高而诱发肝性脑病；肝肾综合征等所致的氮质血症、低钾性碱中毒或呼吸性碱中毒、便秘、感染等内源性氮负荷过重等，也常诱发肝性脑病。

2. 血脑屏障通透性增强　正常时一些神经毒素不能通过血脑屏障，血脑屏障通透性的增高，可使神经毒素入脑增多，参与肝性脑病发病过程。

实验表明，TNF-α 可使血脑屏障内皮细胞骨架重组，使其通透性增高。此外，IL-6 同样也能改变血脑屏障的通透性，增强氨的弥散效果，其能力并不低于 TNF-α，在肝性脑病中也有一定作用。能量代谢障碍等所致的星形胶质细胞功能下降可使血脑屏障通透性增强。

严重肝病患者并发的高碳酸血症、脂肪酸以及饮酒等也可使血脑屏障通透性增高。

3. 脑敏感性增高　严重肝病患者，体内各种神经毒素增多，在毒性物质的作用下，脑对药物或氨等毒性物质的敏感性增高，因而，当使用止痛、镇静、麻醉以及氯化铵等药物时，则易诱发肝性脑病；感染、缺氧、电解质紊乱等也可增强脑对毒性物质的敏感性而诱发肝性脑病。

总之，凡能增加毒性物质的来源、提高脑对毒性物质的敏感性以及使血脑屏障通透性增高等因素，均可成为肝性脑病的诱因，引起肝性脑病的发生。

四、肝性脑病防治的病理生理学基础

1. 确认并去除诱因 在肝硬化基础上的急、慢性肝性脑病多有各种各样的诱因，积极寻找诱因并及时排除可有效地制止肝性脑病的发展。例如食管静脉曲张破裂大出血后可发展成肝性脑病，积极止血、纠正贫血、清除肠道积血等可以制止肝性脑病的发生；其他如积极控制感染、纠正水和电解质紊乱、消除便秘、限制饮食蛋白质、改善肾功能等措施有利于控制肝性脑病的发展。

2. 减少或拮抗氨及其他有害物质，改善脑细胞功能 减少肠道内氨及其他有害物质的生成和吸收：①导泻或灌肠来清除肠道内的积血、积食及其他毒性物质，或应用不吸收双糖[如乳果糖（lactulose）、乳梨醇（lactitol）]口服或灌肠，使肠腔 pH 降低，减少 NH_3 的形成并抑制氨的吸收。②有机微粒的增加使肠腔渗透压增加及酸性产物对肠壁的刺激作用可产生轻泻的效果，有利于肠道内氨及其他毒性物质的排出；同时还可抑制产氨、产尿素酶的细菌的生长，减少氨的产生。③含双歧杆菌、乳酸杆菌的微生态制剂可通过调节肠道菌群结构，抑制产氨、产尿素酶细菌的生长，故可用益生菌制剂减少肠道氨及其他毒性物质的产生及吸收；与益生元制剂合用可增强其疗效，促进氨的代谢及清除、减少和拮抗假性神经递质，改善氨基酸平衡。

精氨酸是肝脏合成尿素的鸟氨酸循环的中间代谢产物，可促进尿素的合成而降低血氨。临床所用的制剂为其盐酸盐，呈酸性，可酸化血液，减少氨对中枢的毒性作用。

支链氨基酸可纠正氨基酸代谢的不平衡，抑制大脑中假神经递质的形成，摄入足量富含支链氨基酸的混合液对恢复患者的正氮平衡是有效和安全的。有脑水肿时，应予以脱水治疗；纠正水、电解质及酸碱的失衡；保持呼吸道通畅；积极抗感染，控制内毒素血症；防治消化道出血与休克；预防和治疗肾功能、心功能及呼吸功能的衰竭。

3. 肝移植 对于肝硬化、慢性肝衰竭基础上反复发作的肝性脑病，肝移植可能是唯一有效的治疗方法。

第 4 节 肝肾综合征

肝肾综合征（hepatorenal syndrome，HRS）指肝硬化失代偿期或急性重症肝炎时，继发于肝衰竭基础上的功能性肾衰竭，故又称肝性功能性肾衰竭。急性重症肝炎有时可引起急性肾小管坏死，也属肝肾综合征。

大多数肝硬化晚期（失代偿期）患者和少数暴发性肝炎患者多伴有功能性肾衰竭，起病时肾并无器质性病变，但肾血流量明显减少，肾小球滤过率降低，而肾小管功能正常，所谓的肝肾综合征即指此类而言，此类患者大多数有黄疸、肝脾肿大、低清蛋白血症及顽固性腹水等肝衰竭的表现。但如果持续时间较长，可因肾小管缺血、缺氧，或由于并发消化道出血引起休克等原因，也可引起急性肾小管坏死，产生肝性器质性肾衰竭。

有些急性肝衰竭患者可直接导致急性肾小管坏死，引起肝性器质性肾衰竭，其机制可能与肠源性内毒素血症有关。

肝硬化患者在失代偿期发生的少尿是功能性的，主要表现：死于肾衰竭的肝硬化患者，其肾经组织学检查未见任何异常；死于肾衰竭的肝硬化患者的肾移植给尿毒症患者，被移植的肾可迅速发挥正常功能；将功能正常的肝移植给发生肾衰竭的肝硬化患者，肾的功能可恢复正常。

这种肾衰竭发生的原因可能是：

1. 肾交感神经张力增高 ①肝硬化晚期大量腹水形成或放腹水以及因消化道大出血、大量利尿等可使有效循环血量减少；②肝硬化晚期，由于大量的扩血管物质的作用，使周围血管扩

张以及门脉高压所致的大量血液淤滞在门脉系统的血管床内，也可使有效循环血量减少。

有效循环血量减少，交感-肾上腺髓质系统兴奋，儿茶酚胺增多，使肾小动脉收缩，肾内血液重分布，流经皮质肾单位的血流量减少，肾小球滤过率降低；而近髓肾单位的血流量减少较少，肾小管重吸收功能可正常。

2. 肾素-血管紧张素-醛固酮系统激活　肾血流量减少使肾素释放增加，而肝衰竭可使肾素灭活减少，该系统激活导致肾血管收缩，GFR 降低，醛固酮增多使尿钠排出减少，这些在 HRS 的发病中有一定的作用。

3. 激肽系统活动异常　有资料表明，在 HRS 患者血浆和尿中检测不到缓激肽和激肽释放酶及其前体，提示 HRS 发生时，肾内缩血管物质——血管紧张素Ⅱ活性增强，而舒血管物质——缓激肽活性不足，使肾血管收缩。

4. 前列腺素合成不足　现已证明，肝硬化腹水患者在不伴肾衰竭时，肾素-血管紧张素系统和交感神经活动虽然增高，但因肾产生前列腺素增多，肾血液灌注仍可维持。肾脏可产生前列腺素类（PGs），其中 PGE_2、PGI_2、PGA_2 有舒血管作用，而 TXA_2 则可收缩血管，正常时两者维持平衡，以保证肾脏血管的正常舒缩功能。

5. 内皮素　内皮素-1（ET-1）具有缩血管作用，HRS 患者血中 ET-1 增加。目前认为，虽然肝和肾脏是降解和清除 ET-1 的主要器官，但 HRS 患者 ET-1 增多不是因为清除不足所致，而是由于 ET-1 的生成增多。HRS 时的组织缺氧、内毒素血症以及儿茶酚胺增多等均可促进 ET-1 的生成增多。ET-1 除可收缩血管外，也可刺激肾小球系膜细胞收缩，减小滤过面积，促使 GFR 降低。

6. 内毒素血症　肝硬化伴 HRS 患者血浆内毒素水平明显增高，且与肌酐清除率、血清尿素氮密切相关，说明内毒素血症在 HRS 发病机制中有一定的作用，但其详细机制不明。有人认为，内毒素引起的细胞因子的产生有一定的作用，特别是 LTs 和 TXA_2 的产生增多可促进肾血管收缩。

总之，重症肝病患者由于腹水和门脉高压等原因，引起有效循环血量的减少，导致肾血流量的减少，同时交感-肾上腺髓质系统、肾素-血管紧张素-醛固酮系统的活性增强；此外，肝功能严重障碍所致的内皮素、TXA_2 等物质的产生增多或清除减少，使肾血管收缩、GFR 降低，直接影响 HRS 的发生发展。

（章　乐）

参 考 文 献

金惠铭. 2000. 病理生理学［M］. 5 版. 北京：人民卫生出版社，226-244.

金惠铭. 2011. 病理生理学［M］. 7 版. 北京：人民卫生出版社，232-247.

第16章
肾功能不全

    肾脏是人体的重要生命器官，具有排泄体内代谢产物、药物、毒物和解毒产物，调节体内水、电解质、酸碱平衡的功能。此外，肾脏还能分泌肾素、前列腺素、促红细胞生成素、1,25-(OH_2)维生素 D_3（1,25-$(OH)_2$-VD_3）等，灭活甲状旁腺激素和促胃液素等，借以调节机体的重要生理功能，因此，肾脏又是一个多功能器官，它在维持人体内环境的稳定性中起着重要的作用。当各种病因引起肾功能严重障碍时，人体内环境发生紊乱，主要表现为代谢产物在体内蓄积，水、电解质和酸碱平衡紊乱，并伴有尿量和尿质的改变以及肾脏内分泌功能障碍引起的一系列病理生理变化，这就是肾功能不全（renal insufficiency）。

    引起肾功能不全的原因如下：

    1. 肾脏疾病（原发性）   如急性、慢性肾小球肾炎，肾盂肾炎，肾结核，毒物引起的急性肾小管变性、坏死，肾脏肿瘤和先天性肾脏疾病等。

    2. 肾外疾病（继发性）   如全身血液循环功能障碍（休克、心力衰竭、弥散性血管内凝血、高血压、动脉粥样硬化等），全身代谢障碍（如糖尿病），免疫性疾病（红斑狼疮、过敏性紫癜、硬皮病、类风湿性关节炎等）以及尿路疾患（尿路结石、肿瘤压迫），重金属（铅、汞、铜等），某些药物等。

第1节　肾功能不全的基本发病环节

    各种病因引起肾功能不全的基本发病环节是肾小球滤过功能障碍和（或）肾小管功能障碍，以及肾脏的内分泌功能障碍。

一、肾小球滤过功能障碍

    肾脏滤过功能可用肾小球滤过率（glomerular filtration rate，GFR）来衡量，正常约为 125ml/min，GFR 受肾血流量、肾小球有效滤过压及肾小球滤过膜的面积和通透性等因素的影响。

（一）肾脏的血流量减少

    正常成人两肾共重约 300g，血灌流量高达心排血量的 20%～30%，即两侧肾脏的血液灌流量约为 1200ml/min，其中约 94% 的血液流经肾皮质，6% 左右的血液流经肾髓质。实验证明，当全身平均动脉压波动在 10.7～24kPa（80～180mmHg）时，通过肾脏的自身调节，肾脏血液灌流量仍可维持相对恒定；但当平均动脉压低于 8.0kPa（60mmHg）（例如休克、心力衰竭时）时，肾脏血液灌流量即明显减少，并伴有肾血管收缩，因而可使 GFR 减少，并可使肾小管因缺血、缺氧而发生变性、坏死，从而加重肾功能不全的发展。

（二）肾小球有效滤过压降低

    肾小球有效滤过压＝肾小球毛细血管血压－（肾小球囊内压＋血浆胶体渗透压）。在大量失血、脱水等原因引起休克时，由于全身平均动脉压急剧下降，而肾小球毛细血管血压也随之下降，故肾小球有效滤过压降低，GFR 减少。此外，肾入球及出球小动脉的舒缩状态，也会影响肾小球有效滤过压及滤过率。当入球小动脉舒张或出球小动脉收缩时，可提高肾小球毛细血管血压，故 GFR 增多；反之，当入球小动脉收缩或出球小动脉舒张时，则会降低肾小球毛细血管血压而使 GFR 减少。

肾小球囊内压一般比较恒定，然而在尿路梗阻、管型阻塞肾小管以及肾间质水肿压迫肾小管时，则会引起囊内压升高，肾小球有效滤过压降低，原尿形成减少。

血浆胶体渗透压与血浆清蛋白含量有关，其变化对肾小球有效滤过压的影响并不明显。因为血浆胶体渗透压下降后，组织间液的形成增多，可使有效循环血量减少，进而通过肾素-血管紧张素系统使肾脏入球小动脉收缩而降低肾小球毛细血管血压。可见在血浆胶体渗透压下降时，肾小球有效滤过压不会发生明显改变。在大量输入生理盐水，引起循环血量增多和血浆胶体渗透压下降时，则会造成肾小球有效滤过压及 GFR 增高，出现利尿效应。

（三）肾小球滤过面积减少

单个肾小球虽然很小，但成人两肾约有 200 万个肾单位，肾小球毛细血管总面积估计约为 1.6 m^2，接近人体总体表面积，因而能适应每天约 180L 的肾小球滤过量。在病理条件下，肾小球大量破坏，可引起肾小球滤过面积和 GFR 减少，但肾脏具有较强的代偿储备功能。切除一侧肾脏使肾小球滤过面积减少 50% 后，健侧肾脏往往可以代偿其功能。在大鼠实验中，切除两肾的 3/4 后，动物仍能维持泌尿功能。但在慢性肾炎引起肾小球大量破坏后，因肾小球滤过面积极度减少，故可使 GFR 明显减少而导致肾衰竭。

（四）肾小球滤过膜的通透性改变

肾小球滤过膜具有 3 层结构，由内到外分别为内皮细胞、基底膜和肾小球囊的脏层上皮细胞（足细胞）。内皮细胞间有小孔，大小为 500～1000Å，小的溶质和水容易通过这种小孔。基底膜为连续无孔的致密结构，厚度为 3200～3400Å，表面覆有胶状物，胶状物的成分以黏多糖为主，带负电荷。肾小球囊的脏层上皮细胞（足细胞）具有相互交叉的足突，足突之间有细长的缝隙，宽 100～400Å，长 200～900Å，上覆有一层薄膜，此薄膜富含黏多糖并带负电荷。过去认为肾小球滤过膜小孔的大小是决定其通透性的因素，而小孔只允许相当于或小于清蛋白相对分子质量大小（约 68 000）的分子滤过，因而滤过的蛋白质主要为清蛋白以及其他低相对分子质量蛋白如溶菌酶（相对分子质量 14 000）、β_2-微球蛋白（相对分子质量 11 800）及胰岛素等，这些滤过的蛋白质绝大部分又都在近曲小管被重吸收。当炎症、缺氧等因素使肾小球滤过膜通透性增高时，滤过的蛋白质就增多并可出现蛋白尿。但是近年发现某一物质能否经肾小球滤过，不仅取决于该物质的相对分子质量，而且还和物质所带的电荷有关。因为肾小球滤过膜表面覆盖一层带负电荷的黏多糖，所以带负电荷的分子如清蛋白因受静电排斥作用，正常时滤过极少，只有在病理情况下，滤过膜表面黏多糖减少或消失时，才会出现蛋白尿。抗原-抗体复合物沉积于基底膜时，可引起基底膜中分子聚合物结构的改变，从而使其通透性增高，这也是肾炎时出现蛋白尿的原因之一。肾小球滤过膜上皮细胞的间隙变宽时，也会增加肾小球滤过膜的通透性。肾小球滤过膜的通透性增高是引起蛋白尿的重要原因。

在肾小球毛细血管之间，存在一种由系膜细胞和系膜基质组成的特殊间充质，称为肾小球系膜。系膜细胞具有许多重要的功能：① 收缩作用：调节入球动脉和出球动脉的收缩作用，进而影响毛细血管襻的内压和肾小球滤过率；② 支持作用：填充于毛细血管襻之间以支持毛细血管的位置；③ 吞噬作用：能吞噬被阻留在基膜内的大分子物质和蛋白质；④ 分泌肾素：肾缺血或免疫复合物沉积时，系膜细胞增生且分泌肾素。

二、肾小管功能障碍

肾小管具有重吸收、分泌和排泄的功能，在肾缺血、缺氧、感染及毒物作用下，可以发生肾小管上皮细胞变性甚至坏死，从而导致泌尿功能障碍。此外，在醛固酮、血管升压素（antidiuretic hormone，ADH）、利钠激素及甲状旁腺激素作用下，也会发生肾小管的功能改变。

由于肾小管各段的结构和功能不同，故各段受损时所出现的功能障碍亦各异。

（一）近曲小管功能障碍

肾小球滤液中 60%～70% 的钠以等渗形式由近曲小管主动重吸收，同时，近曲小管上皮细胞分泌 H^+ 以利碳酸氢钠的重吸收。而葡萄糖、氨基酸、磷酸盐、尿酸、蛋白质、钾盐等经肾小球滤过后，绝大部分也由近曲小管重吸收。因此近曲小管重吸收功能发生障碍时，可引起肾小管性酸中毒（renal tubular acidosis）。而近曲小管具有排泄功能，能排泄对氨马尿酸、酚红、青霉素以及某些用于泌尿系造影的碘剂等。近曲小管排泄功能障碍时，上述物质随尿排出也就减少。

（二）髓袢功能障碍

髓袢重吸收的钠占肾小球液中钠含量的 10%～20%。当原尿流经髓袢升支粗段及其相邻部分的远曲小管（称为远曲小管稀释段）时，Cl^- 被肾小管上皮细胞主动重吸收，而 Na^+ 则属于被动重吸收。由于此处肾小管上皮细胞对水的通透性低，因此原尿逐渐转变为低渗，而髓质则呈高渗状态，且越到髓质深部，高渗程度越高。此高渗状态是造成尿液浓缩的重要生理条件。髓袢功能障碍可致钠、水平衡失调。慢性肾盂肾炎使肾髓质高渗状态破坏时，可出现多尿、低渗尿和等渗尿。

（三）远曲小管和集合管功能障碍

这两部分重吸收的钠占肾小球滤液中钠含量的 8%～10%。远曲小管在醛固酮的作用下，具有重吸收 Na^+ 和分泌 H^+、K^+ 和 NH_3 的功能，其功能障碍可导致钠、钾代谢障碍和酸碱平衡紊乱。远曲小管和集合管在髓质高渗区受 ADH 的调节而完成肾脏对尿浓缩与稀释的功能。集合管的功能障碍可引起肾性尿崩症。

三、肾脏内分泌功能障碍

肾脏具有分泌肾素、前列腺素、促红细胞生成素和形成 $1,25\text{-}(OH)_2$-维生素 D_3 等内分泌功能。

1. 肾素-血管紧张素-醛固酮系统（renin-angiotensin-aldosterone system，RAAS）　肾素由近球细胞分泌，全身平均动脉压降低、脱水、肾动脉狭窄、低钠血症、交感神经紧张性增高等，可分别通过对入球小动脉壁牵张感受器、致密斑钠受体，以及直接对近球细胞的作用而引起肾素释放增多。肾素进入血液循环后，即由肝细胞生成的血管紧张素原（angioten sinogen）（一种 α_2-球蛋白）分解成为血管紧张素 I（angiotensin I）；后者在转化酶的作用下形成血管紧张素 II（angiotensin II）；血管紧张素 II 在血管紧张素酶 A 的作用下，分解而形成血管紧张素 III（angiotensin III）。血管紧张素 II、III 均具有明显的生理效应，主要具有收缩血管（血管紧张素 II ＞ 血管紧张素 III）和促进肾上腺皮质分泌醛固酮（血管紧张素 III ＞ 血管紧张素 II）的作用。血管紧张素 II、III 除可被靶细胞摄取外，主要为血浆中血管紧张素酶所灭活。在休克、脱水等肾前性因素作用时，肾素-血管紧张素-醛固酮系统活性即可增加，从而可提高平均动脉压，促进钠、水潴留，因而具有代偿意义。但如血管紧张素形成过多，作用延续过久，则也可因肾脏血管的过度收缩而使肾小球血液灌流量和 GFR 显著减少，从而造成肾脏泌尿功能严重障碍。肾脏疾病如肾小球肾炎、肾小动脉硬化症等，均可使肾素-血管紧张素系统活性增强，从而引起肾性高血压；醛固酮分泌过多，则是造成体内钠、水潴留的重要发病因素。

2. 前列腺素（prostaglandin）　肾髓质间质细胞可形成前列腺素 E2（prostaglandin E2，PGE2）、

A2 (prostaglandin A2，PGA2) 和 F2α (prostaglandin F2α，PGF2α)，其中 PGE2、PGA2 具有扩张肾血管和促进排钠、排水的作用，因此有人认为肾内 PGE2、PGA2 形成不足可能是引起肾性高血压的发病因素之一，它们对体内钠、水潴留可能也起一定的作用。

3. 促红细胞生成素（erythropoietin，EPO） 促红细胞生成素是一种多肽类激素，90％ 由肾脏（毛细血管丛、肾小球近球细胞、肾皮质和肾髓质）形成，具有促进骨髓造血干细胞分化成原始红细胞、加速幼红细胞增殖分化、促进血红蛋白合成等作用。因此当肾脏疾病使这种激素减少时，就可引起贫血，这是慢性肾炎引起贫血的重要原因之一。但在两侧肾脏切除后依赖透析疗法生存的患者，其血红蛋白浓度仍可保持在 10％ 左右，因此有人认为，肾脏以外的组织也可产生促红细胞生成素。

4. 1,25-(OH)$_2$维生素 D$_3$ 维生素 D$_3$本身并无生物学活性，它在体内首先必须在肝细胞微粒体中经 25-羟化酶系统在 C-25 中羟化而生成 25-(OH)-VD$_3$，然后 25-(OH)-VD$_3$在肾脏近曲小管上皮细胞线粒体中，经 1-羟化酶系进一步羟化生成 1,25-(OH)$_2$-VD$_3$，才具有生物学活性。1,25-(OH)$_2$-VD$_3$进入血液循环后，就能作用于远隔靶组织而显示其生理功能，例如促进肠道对钙、磷的吸收和转运，促进成骨和溶骨双重作用，促进肾小管上皮细胞对钙、磷的重吸收。因此可以把肾脏形成 1,25-(OH)-VD$_3$看成是肾脏的内分泌功能。在慢性肾衰竭时，由于肾脏生成 1,25-(OH)-VD$_3$减少，故肠道对钙的吸收减少，因而可发生低钙血症。这种低钙血症用维生素 D 治疗并无效果，故肾脏生成 1,25-(OH)$_2$-VD$_3$减少是慢性肾衰竭患者具有抗维生素 D 作用的重要原因。

5. 甲状旁腺激素（parathyroid hormone，PTH）**和促胃液素**（gastrin） 肾脏可灭活甲状旁腺激素和促胃液素。甲状旁腺激素是由甲状旁腺主细胞分泌的碱性单链多肽类激素，由 84 个氨基酸组成，它的主要功能是调节体内钙和磷的代谢，促使血钙水平升高，血磷水平下降（抑制肾脏重吸收磷的作用）。血钙降低可刺激 PTH 分泌增加，反之则分泌减少。促胃液素是由胃窦部及十二指肠近端黏膜中 G 细胞分泌的一种胃肠激素，主要刺激壁细胞分泌盐酸，还能刺激胰液和胆汁的分泌，也有轻微地刺激主细胞分泌胃蛋白酶原等作用。慢性肾衰竭时易发生肾性骨营养不良和消化性溃疡，即与这两种激素在肾脏的灭活减少有关。

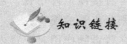

知识链接

肝肾综合征

肝肾综合征指肝硬化失代偿期或急性重症肝炎时继发于肝衰竭基础上的功能性肾衰竭，故又称肝性功能性肾衰竭。大多数肝肾综合征表现为功能性肾衰竭，一般并无器质性损害，如果肝病病情得到改善，则肾功能可恢复。但如果持续时间较长，可因肾小管缺血、缺氧，或由于并发消化道出血引起休克等原因，也可引起急性肾小管坏死，产生肝性器质性肾衰竭。

肝肾综合征的发病机制有以下几个：① 肾交感神经张力增高；② 肾素-血管紧张素-醛固酮系统激活；③ 激肽系统活动异常；④ 前列腺素、白三烯的作用；⑤ 内皮素；⑥ 内毒素血症。

第 2 节　急性肾衰竭

急性肾衰竭（acute renal failure，ARF）是由于各种原因引起肾脏泌尿功能在短时间内急剧降低，以致机体内环境出现严重紊乱的临床综合征。临床上主要表现为氮质血症、高钾血症、代谢性酸中毒、水中毒，并常伴有少尿或无尿。

一、急性肾衰竭的原因与分类

根据发病原因可将急性肾衰竭分为肾前性、肾性和肾后性 3 大类。

（一）肾前性急性肾衰竭（prerenal acute renal failure）

肾前性急性肾衰竭是由于肾脏血液灌流量急剧减少所致，常见于各种休克的早期。此时，有效循环血量减少和血压降低除直接导致肾血流量减少外，还可通过交感-肾上腺髓质系统和肾素-血管紧张素系统使肾脏小动脉强烈收缩，从而进一步降低肾脏血液灌流量和有效滤过压，故 GFR 显著减少。GFR 急剧减少，还可引起高钾血症和酸碱平衡紊乱。

由于肾前性急性肾衰竭时尚无肾实质的器质性损害，故当血容量、血压及心排血量因及时治疗而恢复正常时，肾脏泌尿功能也随即恢复正常。因此，一般认为这是一种功能性急性肾衰竭，但若肾缺血持续过久就会引起肾脏器质性损害，从而导致肾性急性肾衰竭。

（二）肾性急性肾衰竭（intrarenal acute renal failure）

肾脏器质性病变所引起的急性肾衰竭称为肾性急性肾衰竭。例如，急性肾小球肾炎和狼疮性肾炎（见于全身性红斑狼疮）时，由于炎性或免疫性损害，可使大量肾小球的功能发生障碍，故可引起急性肾衰竭；双侧肾动脉栓塞亦可引起急性肾衰竭；此外，急性肾盂肾炎、子痫、结节性多动脉炎等也都能引起急性肾衰竭。

但是，临床上较为常见的是肾缺血及肾毒物引起的急性肾小管坏死所致的急性肾衰竭。急性肾小管坏死的原因可分为以下两类。

1. 肾缺血　多见于未得到及时有效的抢救的各种原因引起的休克病例，此时，严重和持续性的血压下降和肾小动脉的强烈收缩，可使肾脏血液灌流量显著而持续地减少，因此，肾小管可发生缺血性损害，甚至发生坏死。在已经出现肾小管器质性病变后，即使纠正血容量并使血压恢复正常，也不能使肾脏泌尿功能迅速恢复。患者尿中含有蛋白质，红、白细胞及各种管型；尿钠浓度一般可升高到 40～70mmol/L 或更高，说明肾小管已因受损而致保钠功能减退。

2. 肾毒物　重金属（汞、砷、锑、铅），抗生素（二甲氧苯青霉素、新霉素、多黏菌素、庆大霉素、头孢霉素等），磺胺类，某些有机化合物（四氯化碳、氯仿、甲醇、酚、甲苯等），杀虫药，毒蕈，某些血管和肾脏造影剂，蛇毒，肌红蛋白等经肾脏排泄时，均可直接损害肾小管，甚至引起肾小管上皮细胞坏死；此时若并发肾脏血液灌流量不足，则更会加剧肾小管的损害。

在许多病理条件下，肾缺血与肾毒物经常同时或相继发生作用。例如在肾毒物作用时，肾内可出现局部血管痉挛而致肾缺血；反之，肾缺血也常伴有毒性代谢产物的堆积。一般认为肾缺血时再加上肾毒物的作用，最易引起急性肾衰竭。

（三）肾后性急性肾衰竭（postrenal acute renal failure）

从肾盏到尿道口任何部位的尿路梗阻，都有可能引起肾后性急性肾衰竭。膀胱以上的梗阻，多由结石引起。然而由于肾脏的代偿储备功能强大，因此只有当结石使两侧尿路同时梗阻或一侧肾已丧失功能而另一侧尿路又被阻塞时才会引起肾后性急性肾衰竭。膀胱及尿道的梗阻可由膀胱功能障碍（如脊髓痨、糖尿病假性脊髓痨等引起的慢性尿潴留）或前列腺肥大、前列腺癌等引起。

在肾后性急性肾衰竭的早期并无肾实质的器质性损害，及时解除梗阻，可使肾脏泌尿功能迅速恢复。因此对这类患者，应及早明确诊断，并给予及时的、正确的处理。

二、急性肾衰竭的发病机制

急性肾功能不全的发病机制复杂，目前仍未完全阐明。不同病因引起的急性肾功能不全，其发病机制不尽相同，但不管何种原因引起的急性肾功能不全，其中心环节是 GFR 降低。肾前性及肾后性急性肾功能不全时 GFR 降低及少尿的机制已如前述，下面着重讲述急性肾小管坏死引起 GFR 降低及少尿的机制。

（一）肾血流动力学异常

急性肾小管坏死时血流动力学异常的表现：①肾血流量急剧减少，GFR 显著降低；②肾内血流重分布，肾皮质缺血，肾髓质则充血，尤以外髓质充血最为显著。

1. 肾血流量急剧减少　引起肾血流量急剧减少的机制包括肾灌注压降低、肾血管收缩和肾血管阻塞 3 个方面。

（1）肾灌注压降低：如果急性肾小管坏死是由于有效循环血量减少引起的，则当动脉血压降至低 10.6kPa（80mmHg）时，肾血流失去自身调节功能，使肾血液灌注压降低，肾血流量显著减少，出现 GFR 降低。

（2）肾血管收缩：①交感-肾上腺髓质兴奋，儿茶酚胺增多。②肾素-血管紧张素系统激活：有效循环血量减少引起肾缺血，可使肾素-血管紧张素系统激活；另一方面，肾缺血、中毒使近端小管和远端小管直部功能受损，对 Na^+ 与 Cl^- 的重吸收减少，原尿中 Na^+ 与 Cl^- 的含量增多，刺激致密斑，通过信号传导，使肾小球旁细胞分泌肾素，引起血管紧张素 II 增多，导致肾血管收缩（管-球反馈）。③内皮素与一氧化氮（NO）的产生失衡：肾缺血使肾血管内皮细胞受损，引起内皮素释放增多；此外，肾小管内皮细胞和肾系膜细胞也可合成和释放内皮素，引起肾血管收缩。血管内皮受损还使 NO 释放减少，内皮素与 NO 的失衡被认为是持续性肾血管收缩及肾血流量减少的重要原因。肾小动脉收缩使肾血管阻力提高，肾血流量减少；入球小动脉收缩使肾小球有效滤过压下降，致 GFR 降低。

（3）肾血管阻塞：①肾血管内皮细胞肿胀：肾缺血、缺氧使 ATP 生成减少，钠泵运转障碍，细胞内钠、水增多，休克复苏后的再灌注过程可产生大量氧自由基，损伤血管内皮，使内皮细胞肿胀，血管管腔变窄，加之肾内血管收缩，可引起或促进血管阻塞；②血管内微血栓形成：部分急性肾小管坏死患者肾小球毛细血管内可见微血栓形成，微血栓形成可增加肾血流阻力，甚至阻塞肾血管。肾血管阻塞多见于败血症、休克和严重烧伤等原因引起的急性肾小管坏死。

上述肾灌注压降低、肾血管收缩和肾血管阻塞均可引起肾血流量减少，一般可减少 40%～50%，导致 GFR 降低和少尿。

2. 肾内血流重分布

（1）肾皮质缺血：正常情况下，肾血流量的 94% 流经皮质肾单位，肾脏的泌尿功能主要由皮质肾单位完成。当各种原因引起肾血流量急剧减少时，皮质肾单位的血流量显著减少，较多的血液转入近髓肾单位。这是由于皮质肾单位对儿茶酚胺等缩血管物质比较敏感，肾素含量也较高，因而肾血管收缩主要为皮质肾单位入球小动脉收缩，血流量显著减少，GFR 降低，引起少尿或无尿。

（2）肾髓质充血：在有效循环血量严重不足、肾脏低灌注时，流入肾脏的血液大多流经近髓肾单位，主要通过髓质区的直小血管经弓形静脉返回体循环，肾髓质出现充血，尤其以外髓质部分充血最为显著。其机制尚未最后阐明。正常情况下，外髓质的血液灌注就比较差，PO_2 也比较低，肾缺血后，外髓质可发生血液淤滞，引起缺氧。血液淤滞的发生被认为是微静脉红细胞聚集所致。值得注意的是，这种充血的程度与 GFR 降低的程度呈平行相关，迅速升高血压或降低血细胞比容可使髓质充血减轻，使 GFR 和肾血流量增多，提示肾髓质充血在急性肾功能不全的发生中起重要作用。肾缺血后再灌注，在肾皮质血流量恢复甚至增加的情况下，外髓部的血液灌流仍严重不足，PO_2 仍低，因而缺氧持续存在。近端小管及远端小管直部位于外髓质，尤其是近端小管直部，由于此处肾小管上皮细胞的糖酵解功能较差，因而对肾血液灌流量减少和缺氧就比肾单位的其他部分更为敏感，持续而严重的肾外髓部缺氧可导致肾小管功能障碍甚至坏死。

（二）肾小管损伤

1. 形态学变化 肾缺血、肾中毒引起的肾小管损伤，突出的改变有两个：① 肾小管上皮细胞呈斑片状脱落，上皮细胞顶端膜上的刷状缘缺失或变薄。② 远端小管腔内有大量管型形成，管型的组成成分多种多样，如蛋白质、细胞、脱落的刷状缘及其他细胞碎片等；此外，肾间质中有炎性细胞浸润。由缺血引起的肾小管损伤呈节段性，并非每一个肾单位都出现损伤，虽然肾小管各段都可受累，但以髓襻受损最显著，细胞脱落后基底膜裸露甚至断裂。肾毒物主要损伤近端肾小管，表现为广泛性肾小管坏死，可累及所有肾单位，但基底膜完好无损。必须指出，急性肾小管坏死患者肾小管出现明显坏死者仅占 $10\%\sim20\%$，大多数病例肾小管的病理形态改变十分轻微，以肾缺血所致急性肾小管坏死为例，80% 以上的病例仅见肾小管上皮细胞慢性散在的单个细胞或细胞群脱落，近端小管上皮细胞顶端膜刷状缘的微绒毛丢失，这两种损伤就足以导致急性肾功能不全的发生。至于肾小球系膜细胞和内皮细胞等仅在电子显微镜下显示明显病变。肾小管上皮细胞受损与缺血以及再灌注损伤等引起 ATP 耗竭、氧自由基生成增多、细胞内钙蓄积及磷脂酶活性增高（见缺血-再灌注损伤）等有关。目前认为，上述病理改变的关键环节是细胞骨架的完整性被破坏，使肾小管上皮细胞质膜中与细胞骨架相连的黏附分子、β-整合素及调节细胞黏附的跨膜蛋白极性改变，从基底膜侧再分布到顶端膜，使得细胞与细胞、细胞与基质间黏附功能丧失，最终导致活的细胞从基底膜脱落。已有研究证实，脱落的肾小管上皮细胞仍具备生存能力。此外，细胞骨架完整性破坏还可使与细胞骨架紧密相连的刷状缘或其组成成分——微绒毛脱落。细胞骨架完整性破坏的机制仍未最后阐明，目前认为，主要机制是缺血及再灌注损伤时，外髓部持续的低灌注及缺氧，使近端小管直部上皮细胞 ATP 耗竭所致。细胞骨架的改变是可逆性细胞损伤，如果细胞 ATP 水平能恢复，细胞骨架也能恢复，则细胞仍能存活，刷状缘也可在恢复血液灌流后再生。这些至少可以部分解释急性肾小管坏死逆转的机制。

2. 功能受损 由于急性肾小管坏死患者肾脏形态学变化与临床症状不平行，因此，肾小管的功能紊乱被认为更重要。肾小管功能紊乱主要表现为肾小管阻塞和原尿返漏。

（1）肾小管阻塞：肾缺血、肾中毒时，从肾小管上皮细胞脱落的刷状缘及其微绒毛、坏死脱落的上皮细胞、远端小管直部细胞分泌的 Tamm-Horsfall 蛋白、异型输血出现的血红蛋白、挤压综合征及横纹肌溶解释放的肌红蛋白等，可在肾小管内形成管型，阻塞肾小管；另一方面，肾缺血、肾中毒使肾小管上皮细胞肿胀，促进阻塞发生。肾小管阻塞使原尿流出受阻，引起少尿；同时，阻塞上方压力升高，使有效滤过压降低，出现少尿或无尿。近年来认为，肾小管上皮细胞由于 ATP 耗竭，细胞骨架完整性被破坏，肾小管上皮细胞的 β-整合素由基底膜侧再分布到顶端膜，使受损细胞顶端面黏附性增加，这样一来，受损但未脱落的上皮细胞顶端膜表达的 β-整合素与存在于脱落细胞基质蛋白质片段上的 β-整合素受体结合，加之脱落细胞在肾小管腔中聚集，是导致管型形成及肾小管阻塞的重要机制。

（2）原尿返漏：原尿返漏指肾小管中的原尿经损伤的小管壁渗漏到肾间质。肾缺血、肾毒物使肾小管上皮细胞坏死、脱落，基底膜裸露甚至断裂，致使肾小管的完整性遭到破坏；另一方面，细胞骨架蛋白解离可破坏肾小管上皮细胞间的紧密连接，使其通透性增高。因此，原尿可通过受损的肾小管壁漏出，引起少尿；另一方面，原尿漏入肾间质引起间质水肿和压力增高，压迫肾小管和管周毛细血管，前者使肾小管阻塞加重、肾小囊内压增高及有效滤过压下降，后者使肾小管血供进一步减少，形成恶性循环。

总而言之，急性肾小管坏死的发病机制主要包括肾血流动力学异常和肾小管损伤两个方面。此外，某些肾毒物（如氨基苷类抗生素）过量使用可使肾小球滤过膜严重受损，引起肾小球超滤系数（Kf）降低（可下降 50%），导致 GFR 降低和少尿（图 16-1）。

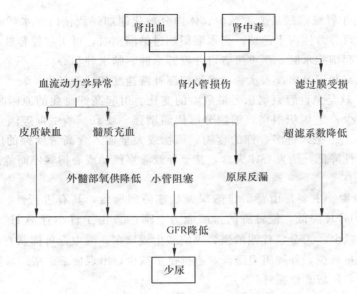

图 16-1 急性肾功能不全发病机制示意图

三、急性肾衰竭发病过程中各期的功能代谢变化

急性肾衰竭少尿型的发病过程一般可分为少尿期、多尿期和恢复期 3 个阶段。

(一) 少尿期

此期尿量显著减少，并有体内代谢产物的蓄积，水、电解质和酸碱平衡紊乱，是病程中最危险的阶段。

1. 少尿、无尿及尿成分变化 ① 少尿、无尿：少尿指尿量<400ml/d 或<17ml/h，无尿是指尿量<100ml/d。少尿及无尿的发生与肾血流量急剧减少、肾小管阻塞和原尿返漏有关。② 尿钠增高，尿渗透压与尿相对密度降低：急性肾小管坏死时，尿钠含量>40mmol/L，有的可高达 400mmol/L（正常<20mmol/L）；尿渗透压<400mmol/L；尿相对密度<1.015。这是由于肾小管上皮细胞重吸收钠、水功能障碍，尿液浓缩功能减退所致。③ 尿中有管型、蛋白质及多种细胞：急性肾小管坏死时，由于肾小球滤过功能障碍和肾小管受损，尿中可出现蛋白质、红细胞、白细胞和脱落的肾小管上皮细胞，还可见到透明管型、颗粒管型和细胞管型。这些改变与功能性急性肾衰竭时的尿液变化有明显差别，功能性急性肾衰竭时，肾小管的功能并未受损，其少尿主要是由于肾小球滤过率显著降低所致，而器质性急性肾衰竭则同时因肾小管和肾小球功能障碍所致。鉴别功能性与器质性的急性肾衰竭，对于判断预后和治疗都具有重要的意义（表 16-1）。

表 16-1 功能性急性肾衰竭与器质性急性肾衰竭少尿期尿液变化的比较

项目	低血流量（功能性肾衰竭）	急性肾小管坏死（器质性肾衰竭）
尿相对密度	>1.020	<1.015
尿渗透压（mmol/L）	>700	<250
尿钠含量（mmol/L）	<20	>30
尿/血肌酐比值	>40∶1	<10∶1
尿蛋白含量	阴性至微量	+
尿沉渣镜检	基本正常	透明、颗粒、细胞管型，红细胞、白细胞和变性坏死上皮细胞

2. 水中毒 由于肾脏排尿量严重减少、体内分解代谢加强致使内生水增多，以及输入或摄入水过多等原因，可导致体内水潴留。当水潴留超过钠潴留时，可引起稀释性低钠血症，水分可向细胞内转移而引起细胞水肿，严重患者可并发肺水肿、脑水肿和心功能不全。因此对急性肾衰竭患者，应严密观察和记录出、入水量，严格控制补液速度和补液量。

3. 高钾血症 这是急性肾衰竭患者最危险的变化。引起高钾血症的原因是：①尿量显著减少，使尿钾排出减少；②组织损伤、细胞分解代谢增强、缺氧、酸中毒等因素均可促使钾从细胞内向细胞外转移；③摄入过多含钾的食物、药物或大量输入含高浓度钾的库存血等。高钾血症可引起心脏兴奋性降低，诱发心律失常，甚至导致心室颤动或心搏骤停而危及患者生命，还可导致酸中毒的发生。

4. 代谢性酸中毒 主要是由肾脏排酸保碱功能障碍所致，具有进行性、不易纠正的特点。其主要的原因：①GFR 降低，使肾脏的排酸能力下降；②由于肾小管泌 H^+ 和泌 NH_4^+ 能力降低，HCO_3^- 重吸收减少；③分解代谢增强，固定酸生成增多。酸中毒可抑制心血管系统和中枢神经系统，使回心血量减少，外周阻力降低，心排血量减少，出现疲乏、嗜睡甚至昏迷等；还能促进高钾血症的发生，形成恶性循环。

5. 氮质血症（azotemia） 正常人的血清尿素氮为 $10\sim15$mmol/L。ARF 时，由于体内蛋白质代谢产物不能由肾脏充分排出，而且蛋白质分解代谢能力增强，故血中尿素、肌酐、尿酸等非蛋白氮（non-protein nitrogen）含量可大幅度增高，称为氮质血症。一般在少尿期开始后几天，就有血中非蛋白氮明显增加。感染、中毒、组织严重创伤等都会使血中非蛋白氮水平进一步升高。

少尿期可持续几天到几周，平均为 $7\sim12$ 天。少尿期持续越久，预后越差。患者如能安全度过少尿期，而且体内已有肾小管上皮细胞再生时，即可进入多尿期。

（二）多尿期

当急性肾衰竭患者尿量逐渐增多至每日 400ml 以上时，提示已进入多尿期，说明病情趋向好转。此期尿量可达每日 3000ml 以上。产生多尿的机制：①肾小球滤过功能逐渐恢复正常；②间质水肿消退，肾小管内的管型被冲走，阻塞解除；③肾小管上皮虽已开始再生修复，但其功能尚不完善，故重吸收钠、水的功能仍然低下，原尿不能被充分浓缩；④少尿期中潴留在血中的尿素等代谢产物开始经肾小球大量滤出，从而增高原尿的渗透压，引起渗透性利尿。

多尿期中患者尿量虽已增多，但在早期由于 GFR 仍较正常为低，溶质排出仍然不足，肾小管上皮细胞的功能也不完善，因此氮质血症、高钾血症和酸中毒等并不能很快改善，只有经过一定时间后，血钾和非蛋白氮才逐渐下降至正常水平，肾脏排酸保碱的功能才恢复正常。多尿期间，患者每天可排出大量水和电解质，若不及时补充，则可发生脱水、低钾血症和低钠血症，对此，应给予充分重视。

多尿期历时 $1\sim2$ 周后病程进入恢复期。

（三）恢复期

此期患者尿量和血中非蛋白氮含量基本恢复正常，水、电解质和酸碱平衡紊乱及其所引起的症状也完全消失，但是，肾小管功能需要经过数月才能完全恢复正常；因而在恢复期的早期，尿浓缩和清除尿素等物质的功能仍可能不完全正常。少数病例（多见于缺血性损害病例）由于肾小管上皮和基底膜的破坏严重和修复不全，可出现肾组织纤维化而转变为慢性肾功能不全。

非少尿型急性肾衰竭患者，肾内病变可能较轻，虽然也有 GFR 减少和肾小管的损害，但因肾小管浓缩功能障碍较为明显，因此虽有血浆非蛋白氮增高，但尿量并不减少，尿相对密度<1.020，尿钠含量也较低，预后较好。由于非少尿型的尿量排出较多，故一般很少出现高钾血症。

四、急性肾衰竭的防治原则

（一）预防

目前尚无特异的治疗急性肾小管坏死的有效措施，因此，预防其发生十分重要。预防措施主要包括：

1. 控制原发病或致病因素　抗休克、抗感染，解除肾血管痉挛，尽早恢复肾血液灌注，解除肾中毒和尿路梗阻，纠正代谢紊乱等。

2. 合理用药　避免使用对肾脏有损害作用的药物。

3. 利尿　降低肾小管内压以增加 GFR。

（二）治疗

1. 纠正水、电解质紊乱　急性肾小管坏死的诊断一经确立，应严格控制水、钠的摄入量，坚持"量出为入"的原则。预防和处理高钾血症：① 促进细胞外钾进入细胞内，如静脉滴注葡萄糖和胰岛素，使细胞内糖原合成增多，从而促使细胞外液中的钾进入细胞内；② 静注葡萄糖酸钙，对抗高钾血症对心脏的毒性作用；③ 应用钠型阳离子交换树脂（如聚苯乙烯磺酸钠）口服或灌肠，使钠和钾在肠内进行交换，钾即可随树脂排出体外；④ 严重高钾血症时，应用透析疗法。

2. 纠正酸中毒

3. 控制氮质血症

4. 防治感染

5. 合理提供营养　包括限制蛋白质摄入量、尽量以糖类供能、全胃肠道外高营养等。

6. 血液净化疗法　血液净化疗法为抢救急性肾小管坏死的最有效措施，是通过选择合适的透析技术，将血液中各种可透析物质进行交换和排出，从而使机体内环境接近正常，达到治疗目的。血液净化疗法可使患者顺利度过少尿期，降低死亡率。

第 3 节　慢性肾衰竭

各种慢性肾脏疾病引起肾单位进行性、不可逆的破坏，使残存的肾单位越来越少，以致不能充分排出代谢废物及维持内环境稳定，进而发生泌尿功能障碍和内环境紊乱，导致体内代谢产物和有毒物质潴留，水、电解质和酸碱平衡紊乱，并伴有一系列临床症状。这一病理过程就叫慢性肾衰竭（chronic renal failure，CRF）。

一、慢性肾衰竭的病因

凡能引起肾实质慢性破坏的疾患均能引起慢性肾功能不全，按其解剖部位可分为：① 肾小球疾病：如慢性肾小球肾炎、糖尿病肾病、系统性红斑狼疮等；② 肾小管间质疾病：如慢性肾盂肾炎、尿酸性肾病、多囊肾、肾结核、放射性肾炎等；③ 肾血管疾病：如高血压性肾小动脉硬化、结节性动脉周围炎等；④ 尿路慢性梗阻：如肿瘤、前列腺肥大、尿路结石等。在我国，慢性肾小球肾炎是引起慢性肾功能不全最常见的原因，约占 60%，其次为肾小管间质疾病。而在西方发达国家，糖尿病肾病（diabetic nephropathy）已成为慢性肾功能不全的首位原因，其次为高血压性肾损害，这两种病因在我国亦呈上升趋势。

二、慢性肾衰竭的发病过程

由于肾脏有强大的储备代偿功能，故慢性肾衰竭的发展过程可以随着肾脏受损的逐步加重而分为下列 4 个时期。

1. 第一期——肾脏储备功能降低期　在较轻度或中度肾脏受损时，未受损的肾单位尚能代偿已受损的肾单位的功能，故在一般情况下肾脏泌尿功能基本正常，机体内环境尚能维持在稳定状态。内生肌酐清除率（clearance rate of endogenous creatinine）仍在正常值的 30% 以上，血液生化指标无明显改变，也无临床症状；但在应激刺激作用下，如钠、水负荷突然增大或发生感染等时，可出现内环境紊乱。

2. 第二期——肾脏功能不全期　由于肾脏进一步受损，肾脏储备功能明显降低，故肾脏已不能维持机体内环境的稳定。内生肌酐清除率下降至正常值的 25%～30%，有中度氮质血症和贫血，肾脏浓缩功能减退，常有夜尿和多尿；一般临床症状很轻，但在感染、手术及脱水等情况下，肾功能即明显恶化，临床症状加重。

3. 第三期——肾衰竭期　肾脏内生肌酐清除率下降至正常值的 20%～25%，有较重的氮质血症，血液非蛋白氮多在 60mmol/L。一般有酸中毒、高磷血症、低钙血症，也可出现轻度高钾血症。肾脏浓缩及稀释功能均有障碍，易发生低钠血症和水中毒，贫血严重。有头痛、恶心、呕吐和全身乏力等症状。临床称为氮质血症期或尿毒症前期。

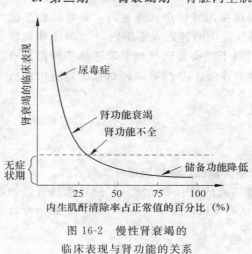

图 16-2　慢性肾衰竭的
临床表现与肾功能的关系

4. 第四期——尿毒症期　第四期为慢性肾衰竭的晚期，内生肌酐清除率下降至正常值的 20% 以下，血液非蛋白氮在 80～100mmol/L 或更高。毒性物质在体内的积聚明显增多，有明显的水、电解质和酸碱平衡紊乱及多种器官衰竭。临床还有一系列尿毒症症状即自体中毒的症状出现，图 16-2 表示内生肌酐清除率（基本上代表 GFR）和临床表现的关系。由此可见，肾衰竭的临床表现和 GFR 的减少有密切关系。

三、慢性肾衰竭的发病机制

慢性肾功能不全是各种慢性肾脏疾患进行性恶化的结果。造成肾脏损害进行性加重的机制目前仍在进一步研究之中，一般可用下列学说解释。

1. 健存肾单位学说（intact nephron hypothesis）　慢性、迁延性肾脏疾患使肾单位结构不断被破坏而丧失功能，其功能由残留下来的损伤较轻的或正常的肾单位（健存肾单位）来承担，健存肾单位通过增强肾小球滤过和肾小管重吸收与分泌功能来进行代偿，并发生代偿性肥大；随着肾单位的进行性、不可逆破坏，健存肾单位数量越来越少以致不足以维持正常的泌尿功能时，机体就会出现内环境紊乱。

2. 矫枉失衡学说（trade-off hypothesis）　慢性肾功能不全时，机体内环境失衡并非完全由于肾脏清除减少所致，也可能是机体为了矫正某些内环境紊乱而引起的新的内环境失衡，导致机体进行性损害。例如，GFR 降低使肾排磷减少，出现高磷血症并进而引起血钙减低，机体通过分泌甲状旁腺素（PTH）抑制近端小管对磷的重吸收，促进磷的排出，这样可使血磷在相当长的时间内维持正常，但因健存肾单位进行性地减少，GFR 越来越低，PTH 的分泌也必定越来越多，引起甲状旁腺功能亢进。PTH 的降血磷作用是依赖健存肾单位增加排磷实现的，慢性肾功能不全晚期，由于健存肾单位数量太少，高水平的 PTH 仍不足以维持磷的充分排出，血磷乃显著增高，而且持续增多的 PTH 还可引起肾性骨病及一系列的自体中毒症状（见尿毒症）。治疗这些"失衡"，设法控制血磷，防止继发性甲状旁腺功能亢进，对减轻或延缓尿毒症发生有重要意义。

3. 肾小管细胞和间质细胞损伤学说（tubular and interstitial cells lesion hypo thesis）　约20％的慢性肾功能不全系由肾小管间质疾病所致，慢性肾小球肾炎等肾小球疾病时也往往伴有肾小管间质损害，其主要病理变化为肾小管肥大或萎缩，间质炎症与纤维化，肾小管管腔内细胞显著增生、堆积，堵塞管腔。肾小管间质损害是多种病理因素综合作用的结果，来自血液、组织液和尿液中的多种损伤因素如尿蛋白、炎症介质、细胞因子和补体成分等使部分肾小管上皮细胞凋亡甚至坏死脱落，引起肾小管萎缩，也可使受非致死性损伤的肾小管上皮细胞活化而发生增殖，并合成多种血管活性物质、趋化因子、生长因子和细胞因子，它们与间质中的淋巴细胞、巨噬细胞及成纤维细胞相互作用，促进炎症和纤维化过程。肾小管间质的损害将使肾功能进一步恶化，并使肾单位的损害持续进展。大量研究表明，肾小管间质病变程度是反映肾功能下降程度和判断其预后的决定性因素。以肾小管间质纤维化机制为切入点，进行早期干预可延缓病程进展。

4. 肾小球过度滤过学说（glomerular hyperfiltration hypothesis）　部分肾单位功能丧失后，健存肾单位的肾小球毛细血管血压和血流量增加，从而导致单个健存肾单位的肾小球滤过率增多。长期负荷过重会导致肾小球发生纤维化和硬化，因而促进肾功能不全的发生。

四、慢性肾衰竭时的功能代谢变化

（一）尿的变化

1. 尿量的变化　慢性肾功能不全的早、中期，主要表现为夜尿、多尿、等渗尿；晚期发展为少尿。

（1）夜尿（nocturia）：夜间尿量增多，接近甚至超过白天尿量，称为夜尿。正常人每日尿量约为1500ml，夜间尿量仅占1/3。慢性肾功能不全早期即有夜尿增多，其发生机制尚不清楚。

（2）多尿（polyuria）：成人24小时尿量超过2000ml，称为多尿。慢性肾功能不全时多尿的发生机制：①原尿流速增快：由于大量肾单位破坏，单个健存肾单位血流量代偿性增多，由于原尿流量大，流速快，与肾小管接触的时间短，肾小管上皮细胞来不及充分重吸收，使尿量增多；②渗透性利尿：健存肾单位滤出的原尿中溶质含量代偿性增多，产生渗透压利尿；③肾浓缩功能降低：慢性肾脏疾患损害髓襻功能，使肾髓质高渗环境形成障碍。

（3）少尿：慢性肾衰竭晚期，健存肾单位极度减少，尽管此时单个健存肾单位原尿生成仍较多，但终因滤过面积太小，每日尿量仍可少于500ml。

2. 尿渗透压的变化

（1）低渗尿：慢性肾功能不全早期，因肾浓缩功能障碍，尿相对密度最高只能达到1.020（正常尿相对密度为1.001～1.035），称为低渗尿。

（2）等渗尿：晚期因肾浓缩与稀释功能均障碍，尿渗透压接近血浆晶体渗透压（266～300mOsm/L），尿相对密度固定在1.008～1.012，称为等渗尿。

3. 尿成分变化

（1）蛋白尿：由于肾小球滤过膜通透性增高和（或）肾小管上皮细胞功能受损，使蛋白质滤过增多而重吸收减少，出现蛋白尿。蛋白尿可以是肾小管上皮细胞损伤的结果，也可以是肾小管上皮细胞损伤的重要原因。过多的蛋白质进入管腔，近端小管大量重吸收尿蛋白可直接导致肾小管上皮细胞受损，并进一步造成肾小管-间质的损害。目前普遍认为，蛋白尿本身即是引起慢性肾脏疾病持续进展的重要因素。

（2）血尿、脓尿：当肾小球基底膜严重受损、破坏时，红细胞、白细胞也可从肾小球滤过，随尿排出，分别称为血尿和脓尿。

（二）氮质血症

当血液中非蛋白氮（NPN）浓度水平超过正常时称为氮质血症。正常人血中 NPN 为 25～30mmol/L，其中尿素氮为 10～15mmol/L，尿酸为 3～5mmol/L，肌酐为 0.9～1.8mmol/L。慢性肾衰竭时，由于 GFR 减少，上述 NPN 浓度均有不同程度升高。

1. 血浆尿素氮（blood urea nitrogen，BUN）**浓度的变化**　尿素是由肝脏合成的蛋白质分解代谢的产物，主要由肾脏排泄。慢性肾衰竭患者，BUN 的浓度与 GFR 的变化有密切关系。

肾衰竭的早期，在 GFR 减少到正常值的 40% 以前，BUN 浓度虽有缓慢升高，但仍在正常范围内；当 GFR 进一步减少时，BUN 浓度就明显上升；当 GFR 减少到正常值的 20% 以下时，血中 BUN 可高达 100mmol/L 以上。由此可见，BUN 浓度的变化并不是反映肾功能改变的敏感指标；而且 BUN 值还与外源性（蛋白质摄入量）及内源性（感染、应用肾上腺皮质激素、胃肠道出血等）尿素负荷的大小有关，因此根据 BUN 值判断肾功能变化时，应考虑这些尿素负荷的影响。

2. 血浆肌酐浓度的变化　血浆肌酐浓度与蛋白质的摄入量无关，而主要与肌肉中磷酸肌酸自身分解产生的肌酐量及肾脏排泄肌酐的功能有关，因此血浆肌酐浓度的改变更能反映 GFR 的变化。但在 GFR 变化的早期，血中肌酐浓度的改变与 BUN 一样，也并不明显。因此，在临床上必须同时测定血浆和尿液的肌酐含量，以计算肌酐清除率（肌酐清除率 $=UV/P$，$U=$ 尿中肌酐浓度，$V=$ 每分钟尿量，$P=$ 血浆肌酐浓度）。肌酐清除率与 GFR 的变化具有平行关系，但在严重肾衰竭并伴有食欲丧失和恶病质时，由于肌肉组织分解代谢明显增强，内生性肌酐形成过多，故血清肌酐浓度可迅速增高，此时肌酐清除率降低，并不能确切地反映 GFR 的变化。

（三）水、电解质及酸碱平衡紊乱

1. 水、钠代谢障碍

（1）水代谢障碍：慢性肾衰竭时水代谢障碍的特点是肾脏对水负荷变化的调节、适应能力减退。多尿如不及时补充水，会导致脱水，严重时还会发生休克；水补充过多，会造成水潴留，甚至发生水中毒，还可引起肺水肿、脑水肿、心力衰竭；当健存肾单位极度减少时，肾小球滤过率明显下降，因少尿而导致水肿的发生。因此慢性肾衰竭时必须严格观察和调整水的出入量。

（2）钠代谢障碍：慢性肾衰竭时的钠代谢障碍，一方面可以继发于水代谢障碍而表现为血钠过高或过低；另一方面肾脏对钠平衡的调节适应能力降低。慢性肾衰竭患者的肾为"失盐性肾"，尿钠含量很高，可能是因为：①渗透性利尿：慢性肾衰竭伴有氮质血症，流经健存肾单位的原尿中溶质（主要为尿素）浓度较高，钠、水重吸收减少，大量的钠随尿排出。②慢性肾衰竭时体内甲基胍蓄积，可抑制肾小管对钠的重吸收。如过分限制钠的摄入，可导致低钠血症；如钠摄入过多，超过健存肾单位对钠的代谢能力，可导致钠水潴留，血压升高，加重心脏的负担。

2. 钾代谢障碍　慢性肾衰竭时，虽有 GFR 降低，但由于多尿、健存肾单位远端小管排泌钾和肠道代偿性排钾增多等原因，可使血钾在相当长的时间内维持正常。如果厌食使钾摄入不足，呕吐、腹泻或长期应用排钾利尿剂引起钾丢失过多，也可出现低钾血症。

慢性肾衰竭患者一般不易出现高钾血症，但在晚期尿量过少（每天尿量低于 600～900ml）以致钾排出过少时，就可发生高钾血症。引起高钾血症的其他因素：①摄入含钾食物或药物过多；②长期使用保钾利尿剂；③代谢性酸中毒；④溶血及感染等。

高钾血症和低钾血症均可影响神经肌肉的应激性，严重时可引起心律失常，甚至心脏骤停。

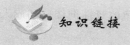

反常性酸性尿

反常性酸性尿指低血钾症时引起代谢性碱中毒，尿液却呈酸性。其发生机制：①细胞外液 K^+ 浓度减少，此时细胞内液 K^+ 外出，而细胞外液 H^+ 内移，引起细胞外液碱中毒；②肾小管上皮细胞内 K^+ 浓度降低，H^+ 浓度增高，造成肾小管 K^+-Na^+ 交换减弱而 H^+-Na^+ 交换加强，尿排钾减少，排 H^+ 增多，加重代谢性碱中毒，且尿液呈酸性，称为低钾性碱中毒反常性酸性尿。

3. 代谢性酸中毒　慢性肾衰竭患者发生代谢性酸中毒的机制如下所述。

（1）肾小管排 NH_4^+ 减少：慢性肾衰竭时，由于肾小管上皮细胞产 NH_3 减少，肾小管排 NH_4^+ 降低，可致 H^+ 排出障碍而发生代谢性酸中毒。

（2）肾小管重吸收 HCO_3^- 减少：慢性肾衰竭时继发甲状旁腺激素（parathyroid hormone，PTH）分泌增多可抑制近曲小管上皮细胞碳酸酐酶的活性，使近曲小管对 HCO_3^- 的重吸收减少。

（3）肾小球滤过率明显下降：当 GFR 降低时，体内固定酸如硫酸、磷酸、有机酸等从肾小球滤过减少而致潴留体内。

酸中毒时 H^+ 对神经肌肉系统具有抑制作用，此时患者虽可有明显低钙血症（详见后文），但因血液 pH 降低可提高钙的离解度，血浆 $[Ca^{2+}]$ 水平可以不低，因此临床上不出现抽搐。但在快速纠正酸中毒后，钙的离解度随即降低而使血浆 $[Ca^{2+}]$ 下降，患者因而发生手足搐搦。酸中毒能使细胞内 K^+ 外移而促进高钾血症的发生，酸中毒又能促使骨盐溶解，引起骨骼脱钙。

4. 镁代谢障碍　体内镁代谢平衡主要受肠道对镁的吸收和肾脏排镁的影响。慢性肾衰竭伴有少尿时，可因尿镁排出障碍而引起高镁血症；若同时用硫酸镁以降低血压或导泻，更易造成血镁升高。但一般血镁升高的程度并不严重，高镁血症对神经肌肉具有抑制作用。

5. 钙、磷代谢障碍　慢性肾衰竭时，钙、磷代谢障碍主要表现为血磷升高、血钙降低及肾性骨营养不良。

（1）血磷升高：血清磷浓度大于 1.6mmol/L，称为高磷血症。在肾衰竭早期，因 GFR 减少而引起的肾脏排磷减少，可引起磷酸盐潴留和血磷暂时性升高。血磷升高可使血钙降低，而血钙降低又可刺激甲状旁腺，引起继发性 PTH 分泌增多。按照 Bricker 所提出的矫枉失衡学说，PTH 就是针对血磷滤过减少而在血液中增多的抑制物，能抑制近曲小管对磷酸盐的重吸收，故可使尿磷排出增多，从而使血磷降低到正常水平，因此慢性肾衰竭患者可以在很长一段时间内不发生血磷过高。由此可见，抑制物 PTH 的增多是一种适应性反应，具有稳定内环境的作用。在慢性肾衰竭的晚期，GFR 和血磷滤过都进一步显著减少，此时，由于残存肾单位太少，继发性 PTH 分泌增多已不能维持磷的充分排出，故血磷水平显著升高。PTH 的增多又可加强溶骨活性，使骨磷释放增多，从而形成恶性循环，使血磷水平不断上升。

（2）血钙降低：血清钙浓度小于 2.25mmol/L，即为低钙血症。慢性肾衰竭出现血钙降低的原因：①血液中钙、磷浓度的乘积为一常数，当血磷浓度升高时，血钙浓度就会降低；②肾实质破坏后，25-(OH)-VD$_3$ 羟化为 1,25-(OH)$_2$-VD$_3$ 的功能发生障碍，肠道对钙的吸收因而减少；③血磷过高时，肠道分泌磷酸根增多，故可在肠内与食物中的钙结合而形成不易溶解的磷酸钙，从而妨碍钙的吸收；④尿毒症时，血液中潴留的某些毒性物质可使胃肠道黏膜受损，钙的吸收因而减少。

（四）肾性骨营养不良（renal osteodystrophy）

肾性骨营养不良是慢性肾衰竭，尤其是尿毒症的严重并发症，包括儿童的肾性佝偻病和成人的骨软化、纤维性骨炎、骨硬化、骨质疏松及转移性钙化等。

其发生机制包括以下几点。

1. 钙、磷代谢障碍及继发甲状旁腺功能亢进　血磷增高引起血钙降低，刺激甲状旁腺功能亢进，分泌大量 PTH，使骨的破坏、旧骨的吸收及新骨的形成均异常活跃，破骨与成骨均处于高速运转的动态平衡中，若骨的纤维化相当突出，则出现骨硬化，若骨的吸收占优势，则出现骨质疏松。

2. 维生素 D 代谢障碍　慢性肾功能不全时，$1,25\text{-}(OH)_2\text{-}VD_3$ 生成减少，进而引起肠钙吸收减少，出现低钙血症，导致骨质钙化障碍。

3. 酸中毒　慢性肾功能不全发展过程中，可出现持续的代谢性酸中毒，机体动员骨盐以缓冲血液中过多的 H^+，致使骨盐溶解，出现骨质脱钙。

甲状旁腺功能亢进、骨肿瘤破坏骨组织、维生素 D 过多摄入等导致骨钙入血引发高血钙，使钙盐可沉积在全身许多未受损伤的组织中，称为转移性钙化；常见的钙盐沉积部位有肾小管、肺泡、胃黏膜等处。

临床上如采取一定措施降低血磷和控制低钙血症，则可减轻继发性 PTH 分泌增多和骨质营养不良。

（五）肾性高血压

高血压是慢性肾衰竭患者的常见症状之一，故称为肾性高血压（renal hypertension），其发病机制与下列因素有关。

1. 钠、水潴留　慢性肾衰竭时，由于肾脏排钠、排水功能降低，钠、水可在体内潴留而引起血容量增高和心排血量增多，从而可导致血压升高，这种高血压称为钠依赖性高血压（sodium-dependent hypertension）。对这种患者限制钠盐摄入，并使用利尿剂以加强尿钠的排出，可以收到较好的降压效果。

2. 肾素-血管紧张素系统的活性增高　慢性肾小球肾炎、肾小动脉硬化症、肾硬化症等疾病引起的慢性肾衰竭，常伴有肾素-血管紧张素系统活性增高，血液中血管紧张素 II 形成增多。血管紧张素 II 可直接引起小动脉收缩，又能促使醛固酮分泌，导致钠、水潴留；并可兴奋交感-肾上腺髓质系统，引起儿茶酚胺释放和分泌增多，故可导致血压上升，这种高血压称为肾素依赖性高血压（renin-dependent hypertension）。对此类患者限制钠盐摄入和应用利尿剂，不能收到良好的降压效果，只有采用药物疗法等减轻肾素-血管紧张素系统的活性，消除血管紧张素 II 对血管的作用，才有明显的降压作用。

3. 肾脏形成血管舒张物质减少　正常肾髓质能生成前列腺素 A_2（PGA_2）和 E_2（PGE_2）等血管舒张物质，此类物质能舒张肾皮质血管，增加肾皮质血流量和抑制肾素的分泌，从而具有抗高血压的作用。此外，这类物质还具有排钠、排水的效应。因此有人认为肾实质破坏引起这类物质形成减少，也可促进高血压的发生，但此问题尚待进一步研究。

肾性高血压的形成机制概括如图 16-3。

（六）肾性贫血（renal anemia）

97% 的慢性肾功能不全患者有贫血，且出现较早，这可能成为部分慢性肾功能不全患者早期就诊的惟一原因。肾性贫血的机制较为复杂，主要有：① 肾脏组织严重受损后，肾脏形成促红细胞生成素减少；② 血液中潴留的毒性物质对骨髓造血功能具有抑制作用，如甲基胍可抑制红细胞生成；③ 慢性肾功能障碍可致肠道对铁的吸收减少，并可因胃肠道出血而致铁丧失增多；④ 毒性物质的蓄积可引起溶血及出血，从而造成红细胞破坏与丢失。

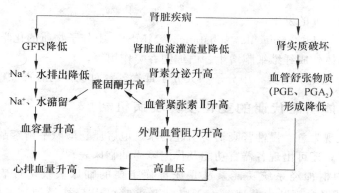

图 16-3　肾性高血压发病机制的示意图

（七）出血倾向

慢性肾衰竭的患者常有出血倾向，其主要临床表现为皮下瘀斑和黏膜出血，如鼻出血和胃肠道出血等。一般认为血小板数量减少不是造成出血的主要原因，而血小板的功能障碍才是其主要病因。血小板功能障碍的表现：①血小板第3因子（磷脂，是凝血因子Ⅸ、凝血因子Ⅹ和凝血酶原活化场所）的释放受到抑制，因而凝血酶原激活物生成减少；②血小板的黏着和聚集功能减弱，因而出血时间延长。上述血小板的功能改变可能是毒性物质在体内蓄积所致，例如尿素、胍类、酚类化合物等都可能有改变血小板功能的作用。

（八）免疫功能障碍

慢性肾衰竭晚期常并发免疫功能障碍，而且以细胞免疫异常为主。如尿毒症患者血中淋巴细胞减少、T淋巴细胞的绝对数降低、迟发型皮肤变态反应减弱、同种异体移植的皮肤和肾脏存活时间延长等。由于中性粒细胞趋化性降低，尿毒症患者对细菌感染的敏感性有所增高。体液免疫变化不大，大多数尿毒症患者的抗体生成未见明显异常，血清补体水平也属正常。慢性肾衰竭时出现细胞免疫功能异常，可能与毒性物质对淋巴细胞的分化和成熟有抑制作用，或者对淋巴细胞有毒性作用等因素有关。

第4节　尿　毒　症

尿毒症是急性肾衰竭和慢性肾衰竭的最严重阶段，即肾衰竭的终末期，它除了可引起水、电解质、酸碱平衡紊乱及内分泌紊乱外，还可引起代谢终末产物和内源性毒物体内蓄积，引起一系列中毒症状，称为尿毒症（uremia）。

一、尿毒症毒素

尿毒症是一个非常复杂的病理过程，研究已发现尿毒症患者血浆中有200余种代谢产物或毒性物质，称为尿毒症毒素（uremia toxin）。这些毒性物质在临床症状中起着重要的作用。

1. PTH　PTH可引起肾性骨营养不良、中枢及周围神经损伤、皮肤瘙痒、高脂血症、贫血、刺激促胃液素分泌等；

2. 胍类化合物　胍类化合物为体内氨基酸代谢产物，其中甲基胍（methylguanidine）毒性最强，可引起嗜睡、体重下降、肌肉痉挛、出血、呕吐、腹泻等；

3. 尿素　尿素的毒性作用与其代谢产物——氰酸盐（cyanate）有关，可引起头疼、厌食、恶心、糖耐量降低及出血倾向；

4. 多胺　多胺为氨基酸代谢产物，可引起恶心、呕吐、厌食、排蛋白尿，促进红细胞溶解，也可促进肺水肿和脑水肿的发生；

5. 中分子物质（middle molecular substance，MMS） 中分子物质的化学结构不明，可能是多肽类物质，可抑制体外成纤维细胞增生、白细胞吞噬作用等；

6. 其他 尿酸、肌酐、酚类、中分子和大分子毒素等，对机体均有毒性作用。

二、尿毒症时机体功能代谢的变化及其发病机制

尿毒症期除了表现为急、慢性肾衰竭所引起的水、电解质、酸碱平衡紊乱，贫血，出血，骨病，高血压等加重外，还可出现各器官功能及代谢障碍的临床表现。

1. 神经系统 中枢神经系统功能紊乱是尿毒症主要的临床表现，可表现为头晕、头疼、烦躁不安、记忆力减退、判断力及理解力下降，严重时可引起神经抑郁、嗜睡及昏迷，称为尿毒症脑病。周围神经系统紊乱表现为乏力、肌无力、手足发麻、腱反射减弱或消失。其机制与毒性物质蓄积导致神经细胞变性、缺氧、脑水肿、脑血管痉挛以及水、电解质和酸碱平衡紊乱等有关。

2. 消化系统 消化系统症状是尿毒症最早出现的临床表现，可表现为恶心、呕吐、腹泻、消化道出血、食欲不振和厌食等。这些症状与体内尿素酶分解尿素产氨增多及促胃液素灭活减少刺激胃黏膜有关。

3. 心血管系统 心血管功能障碍主要与肾性高血压、酸中毒、高钾血症、钠水潴留、肾性贫血及毒性物质在体内潴留有关，表现为充血性心力衰竭及心律失常，晚期可出现尿毒症心包炎，主要是由于尿素可直接刺激心包而引起纤维素性心包炎，患者可有心前区疼痛，听诊可闻及心包摩擦音。

4. 呼吸系统 酸中毒可引起呼吸加深、加快，严重时可引起潮式呼吸或深大呼吸（Kussmaul 呼吸）。尿素因唾液酶分解成氨，故呼出气体可有氨味。严重时患者可发生尿毒症肺炎、肺水肿或纤维素性胸膜炎等。患者可发生呼吸困难，双肺可闻及湿性啰音。肺水肿可能与心力衰竭、低蛋白血症、钠水潴留有关。

5. 免疫系统 免疫系统功能障碍主要以细胞免疫异常为主，而体液免疫变化不大。尿毒症患者可有严重感染，是造成死亡的主要原因之一。

6. 皮肤 患者常表现为皮肤瘙痒、脱屑、干燥及颜色变化，主要是毒性物质刺激皮肤神经末梢及继发性甲状腺功能亢进所致。尿素随汗液排出，在皮肤汗腺开口处有白色尿素晶体存在，称为尿素霜（urea frost）。

7. 代谢紊乱

（1）糖代谢障碍：半数以上患者伴有糖耐量降低，机制可能与毒性物质作用下胰岛素分泌减少、生长激素分泌增多、胰岛素与靶器官结合障碍有关。

（2）蛋白质代谢障碍：患者常出现消瘦、恶病质、低蛋白血症等负氮平衡的体征，机制是毒性物质使蛋白质合成障碍、分解加强及摄入减少有关。

（3）脂肪代谢：患者血中三酰甘油含量增加，出现高脂血症，这与胰岛素拮抗物使肝脏合成三酰甘油增加有关。

三、防治原则

（1）治疗原发病，防止肾实质的进一步损伤。

（2）注意蛋白质的摄入量，低盐饮食。

（3）纠正加重肾衰竭的因素，防止肾功能进一步加重。控制感染，纠正水、电解质和酸碱平衡紊乱，控制高血压，避免使用肾毒性药物等。

（4）采用腹膜透析和血液透析（人工肾），可延长寿命。

（5）肾移植手术是目前治疗尿毒症最有效的方法。

（扎　桑　旦增顿珠　刘　忠）

参 考 文 献

王立军. 2005. 血管紧张素转换酶 2 研究进展［J］. 中国病理生理学杂志，21（9）：1858-1863.

王迪寻，金惠铭. 2002. 人体病理生理学［M］. 2 版. 北京：人民卫生出版社，1154-1187.

金惠铭，王建枝. 2004. 病理生理学［M］. 北京：人民卫生出版社，264-282.

RICHARD E G. 2001. Novel approaches to the progressive renal disease［J］. Current Opinion in Pharmacology，1：183-189.

MASAOMI N. 2006. Chronic hypoxia and tubulointerstial injury：a final common pathway to endstage renal failure［J］. J Am Soc Nephrol，17：17-25.

JOSEF M P. 2006. Angotensin-convertng enzyme Ⅱ in the heart and the kidney［J］. Circ Res，98：463-471.

BONVENTRE J V. 2003. Dedifferentiation and proliferation of surviving epithelial cells in acute renal failure［J］. J Am Soc Nephrol，14（Suppl 1）：S55.

第17章

脑功能不全

人脑（brain）由数以亿计的神经细胞和 10^4 个以上的突触组成，是神经系统的核心部位，具有复杂的结构和功能，调控着各系统、器官的功能，参与学习、记忆、综合分析、意识、行为等高级神经活动。脑功能异常对人的精神、情感、行为、意识会产生不同程度的影响，同时会导致其他脏器功能障碍，甚至是其他脏器的衰竭。

第1节　概　述

一、脑的结构、代谢与功能特征

脑位于颅腔内，颅骨对脑起保护作用。在病理情况下，颅骨对脑组织的限制也常常是颅内高压和脑疝形成的结构基础。脑组织由神经元（neuron）和神经胶质细胞（neuroglia）组成，神经元是神经系统的结构与功能单位，胶质细胞对神经元起营养和保护作用。脑的血液供应来自分支形成血管网的椎动脉和颈内动脉，这就保证脑有充足的血液供应。血液中的物质进入脑组织首先要通过血脑屏障，血脑屏障的解剖学基础包括内皮细胞层、基膜、神经胶质突起与紧密连接等，它对通过的物质具有严格的选择性，以防有害物质进入脑内。凡是与蛋白质结合的物质基本上不能通过血脑屏障，脂溶性强的物质可快速通过血脑屏障，而脂溶性弱或非脂溶性物质进入脑组织极慢或完全不能进入。某些物质进入脑部的速率取决于该脑区对这些特殊物质的代谢需要，例如，当髓磷脂生成时，脑内有胆固醇聚积，一旦髓鞘形成完毕，脑内胆固醇含量即降低。

脑是体内能量代谢最活跃的器官，其血流量与耗氧量大。葡萄糖是脑组织的主要能源，脑所需的能量几乎全部来自葡萄糖的氧化，但由于脑内氧及葡萄糖的储存量很少，故需不断地从血液中摄取。多种损伤因素均可通过影响脑的能量代谢而导致脑的结构和功能异常。

二、脑功能不全的常见原因

脑功能不全指由于某些病因所导致的大脑功能不能完全地发挥出来，或者说不能使机体进行正常的意识、情绪活动，从而对机体产生一定的影响。

多种损伤因素均可通过影响脑的结构和功能而造成脑功能不全，常见原因有以下几方面。

1. **脑外伤**　如脑震荡、脑组织损伤、出血等；
2. **感染**　如细菌、病毒、寄生虫感染等；
3. **中毒**　如重金属中毒、有机磷中毒、化学毒气中毒等；
4. **心血管疾病**　如高血压、心脏病、脑血栓形成、脑出血等；
5. **脑肿瘤**　胶质细胞瘤、脑膜瘤、血管性肿瘤、转移癌等；
6. **其他**　如持续高热、脑水肿、麻醉药大量使用、酸中毒等。

三、脑功能不全的表现形式

（一）常见临床表现

由于脑结构复杂，调控多种功能，因此，脑功能不全时的表现也多种多样，常见临床表现如下。

1. 头疼（headache）　头疼是很常见的症状，由于病因和作用部位不同可表现为胀痛、跳痛、钻痛、割痛、剧痛、隐隐作痛等。

2. 抽搐（twitch）　患者在发作时常有意识障碍，感到身体某处麻木、眼前闪光、怪味、语言不便等。

3. 瘫痪（paralysis）　多发生在脑外伤、肿瘤等引起的脑功能障碍，脑部病损广泛，危及两侧运动区皮质或皮质脊髓束时，出现脑性四肢瘫。

4. 麻木（numb）　感觉减退、感觉缺失、感觉异常等。

5. 眩晕（dizziness）　患者感觉有自身旋转或转动（主观性旋转）、外界旋转或移动（客观性眩晕）的感觉。

6. 晕厥（syncope）　晕厥指由于一时性广泛脑供血不足，导致大脑皮质高度抑制而突然发生短暂的意识丧失。轻者眩晕、恶心、躯体发软；重者常突然丧失意识，全身肌紧张度消失，跌倒在地，有时出现呼吸暂停、心率减慢、瞳孔散大、流涎、尿失禁等。

7. 其他　由于脑神经损伤引起的咀嚼无力、口眼歪斜、耳聋、耳鸣、失语、大小便失禁、意识障碍、精神障碍、昏睡、昏迷等。

（二）特殊规律

由于脑在解剖和生理学上的某些特殊性，故在疾病的表现上具有和其他实质性器官（如肝、肾）不同的一些特殊规律：

1. 病变定位和功能障碍之间关系密切，病变发生在不同的部位，可出现不同的功能障碍　例如，位于左大脑半球皮质的病变，可能有失语、失用、失读、失写、失算等症状；位于皮质下神经核团及其传导束的病变，可能出现相应的运动、感觉及锥体外系功能异常等。

2. 相同的病变发生在不同的部位，可出现不同的后果　例如，发生在额叶前皮质联络区的小梗死灶可不产生任何症状，但若发生在延髓则可导致死亡。

3. 成熟神经元无再生能力　神经系统在老化过程中或受损伤后，神经细胞数量的减少基本不能从自身得到补充。神经细胞的慢性丢失将导致脑不同功能区萎缩，从而出现相应的功能障碍。

4. 病程缓急常引起不同的后果　一般而言，急性脑功能不全常导致意识障碍，而慢性脑功能不全的后果则是认知功能的损伤。

（三）对损伤的基本反应

（1）神经元坏死、凋亡、退行性变性（轴突和树突断裂、缩短、细胞萎缩）。

（2）神经胶质细胞、星形胶质细胞炎性反应、增生、肥大。

（3）少突胶质细胞白质营养不良（髓鞘形成障碍）、脱髓鞘等。

由于脑的结构和功能极其复杂，故受损伤时的表现也千变万化，而且许多科学问题目前尚未能阐明。一般来说，脑功能不全的最主要表现是认知障碍或意识障碍，本章将从这两个方面讨论脑功能不全的有关病理生理学问题。

第 2 节　认　知　障　碍

认知是一个复杂的思维过程，是机体认识和获取知识的智能加工过程，包括学习、记忆、理解、思维、语言、精神、情感等一系列心理和社会行为，是高级神经活动的重要组成部分。

认知障碍（cognitive disorder）指与上述学习记忆以及思维判断有关的大脑高级智能加工过程出现异常，从而引起严重的学习、记忆障碍，同时伴有失语、失用、失认或失行等改变的病理过程。

认知的基础是大脑皮质的功能正常，任何引起大脑皮质功能和结构异常的因素均可导致认知障碍。由于大脑的功能复杂，且认知障碍的不同类型互相关联，即某一方面的认知问题可以引起另一方面或多个方面的认知异常（例如，一个患者若有注意力和记忆方面的缺陷，就会出现解决问题的障碍），因此，认知障碍是脑疾病诊断和治疗中最困难的问题之一。

一、认知的脑结构基础

认知的结构基础是大脑皮质。大脑皮质由主区（primary cortex）和辅助区（associated cortex）组成，主区负责对事物的观察、分析与判断以及对躯体运动的协调，辅助区对主区的行为和智能进行高层次整合。大脑皮质分成 52 个功能区，不同皮质形态区执行的功能也不同。

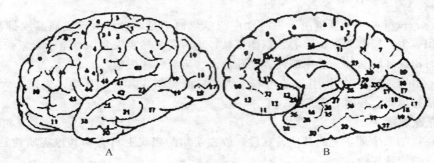

图 17-1　脑功能分区示意图
A. 上外侧面；B. 内侧面

二、认知障碍的分类

（一）感、知觉障碍

1. 感觉障碍（disorders of sensation）　感觉障碍主要包括感觉过敏、感觉减退和内感性不适。

2. 知觉障碍（disturbance of perception）　知觉障碍主要包括错觉和幻觉。

（1）错觉（illusion）：错觉指对客观事实的歪曲的知觉，生理和病理情况下都可能产生。

（2）幻觉（hallucination）：幻觉是虚幻的知觉，指没有外界相应的客观刺激作用于感觉器官时所出现的知觉体验。幻觉是临床最常见而且重要的精神病性症状，常与妄想合并存在。

3. 感知综合障碍（psychosensory disturbance）　感知综合障碍指患者对客观事物的本质属性或整体能正确感知，但对某些个体如大小、形状、颜色、距离、空间位置等产生错误的感知，多见于癫痫。

（二）思维障碍

1. 思维形式障碍（disorder of the thinking form）　思维形式障碍包括思维联想障碍和思维逻辑障碍两大部分。

2. 思维内容障碍

（1）妄想（delusion）：妄想是一种病理的歪曲信念，是病态的推理和判断，是精神病患者最常见的症状之一。

（2）强迫障碍（obsessive idea）：强迫障碍又称强迫思维，指某一观念或概念反复出现于患者的脑海中，自己知道这种想法是不必要的，甚至是荒谬的，并力图加以摆脱，但事实上常常被视为患者的意愿，想摆脱又摆脱不了，患者为此而苦恼。

（3）超价观念（over-valued idea）：超价观念是在意识中占主导地位的错误观念，其发生常常有一定的事实基础，但患者的这种观念是片面的，与实际情况有出入，而且带有强烈的感情色彩，明显影响患者的行为。

（三）注意障碍

注意（attention）是个体的精神活动集中地指向于一定对象的过程，此时，人们对所注意的事物的感知最为清晰，而对周围其他事物的感知相对不清晰。

（四）记忆障碍

记忆障碍指个人处于一种不能记住、回忆信息或技能的状态，有可能是由于病理生理性的或情境性的原因引起的永久性或暂时性的记忆障碍。记忆是非常基本的生理功能，包括识记、保存、认知和回忆 4 个过程；记忆障碍可以在 4 个过程中不同部分发生，但一般都同时受损，只是严重程度不同而已。

（五）智能障碍

1. 精神发育迟缓（mental retardation）　精神发育迟缓也称智力低下，指先天或围生期或在生长发育成熟以前（18 岁以前），由于多种致病因素（遗传、感染、中毒、头部外伤、内分泌异常或缺氧等）使大脑发育不良或发育受阻，智能发育一直停留在某一阶段，不能随着年龄增长而增长，其智能明显低于正常同龄人。

2. 痴呆（dementia）　痴呆是一种综合征，是意识清楚情况下后天获得的记忆、智能的明显受损。

（六）自知障碍

自知力（insight）又称领悟力或内省力，指患者对自己精神疾病的认识和判断能力。

三、认知障碍的表现形式

（一）学习、记忆（learning and memory）障碍

学习、记忆是一种复杂的神经活动。学习指通过训练和经验促使行为发生相对持久变化的过程；记忆是处理、储存和回忆信息的能力，是个体对其经验的识记、保持和再现。记忆与学习和知觉相关，大脑皮质不同部位受损伤，可引起不同类型的记忆障碍，如颞叶海马区受损主要引起空间记忆障碍，蓝斑、杏仁核区受损主要引起情感记忆障碍等。

（二）失语（aphasia）

失语是由于脑损伤所致的语言交流能力障碍，患者在意识清晰、无精神障碍及严重智能障碍的前提下，无视觉和听觉缺损，亦无口、咽、喉等发声器官障碍，却听不懂别人的讲话，也不能说出自己要表达的意思，不理解也写不出病前会读、会写的字句等。

（三）失认（agnosia）

失认指脑损伤时患者并无视觉、听觉、触觉、智能及意识障碍的情况下，不能通过某一种感觉辨认以往熟悉的事物，但能通过其他感觉途径进行辨识。失认包括视觉性失认、触觉性失认、听觉性失认。例如，患者看到一个常用物件而不知为何物，通过触摸物件的外形或敲击物件的声音，便可知其为何物。

（四）失用（apraxia）

失用指脑部疾患时患者在无任何运动麻痹、共济失调、肌张力障碍和感觉障碍，也无意识及智能障碍的情况下，不能正确地使用一部分肢体功能去完成本来已经形成习惯的动作。如不能按要求做伸舌、洗脸、刷牙、梳头、划火柴和开锁等简单动作，但患者在不经意的情况下却能自发

地做这些动作。

（五）痴呆（dementia）

痴呆是认知障碍最严重的表现形式，是慢性脑功能不全产生的获得性和持续性智能障碍综合征。智能损害包括记忆、语言、思维、理解、计算、分析、判断、概括、综合、定向、解决问题等能力的降低，同时患者常常伴有行为、人格异常及情感障碍，这些功能障碍导致患者日常生活、社会交往和工作能力明显减退甚至丧失。

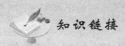

知识链接

阿尔茨海默病

阿尔茨海默病（Alzheimer disease，AD），又称为老年性痴呆，是一种中枢神经系统退行性疾病，起病隐匿，病程呈慢性进行性，是老年期痴呆最常见的一种类型。主要表现为渐进性记忆障碍、认知功能障碍、人格改变及语言障碍等神经精神症状，严重影响社交、职业与生活功能。AD 病因尚未阐明，研究认为，其发病可能与遗传和环境因素有关。痴呆阳性家族史是 AD 公认的危险因素，提示遗传因素在 AD 的病因中起重要作用。流行病学研究显示，AD 患者的一级亲属有极大的患病危险性，是一般人的 4.3 倍，呈常染色体显性遗传及多基因遗传，具有遗传异质性。特征性病理改变为 β-淀粉样蛋白沉积形成的细胞外老年斑和 tau 蛋白过度磷酸化形成的神经细胞内神经原纤维缠结，以及神经元丢失伴胶质细胞增生等。AD 一般在老年前期和老年期起病，早期不易被发现，病情逐渐进展。核心症状为 ABC 3 部分，即日常生活能力（activities of daily living）降低、精神行为（behavior）异常、认知能力（cognition）下降。

四、认知障碍的原因及发生机制

认知是大脑皮质复杂高级功能活动的反映，任何直接或间接导致大脑皮质结构和功能损伤的因素均可引起认知障碍。

（一）脑外伤

脑外伤对学习记忆和智力有不同程度的影响：轻度脑外伤可无症状或症状轻微，常有失眠、健忘，多于数日后恢复；中度脑外伤患者可出现短暂意识丧失和近事遗忘；重度者常有较长时间昏迷，清醒后患者出现学习记忆严重障碍，甚至智力丧失。

（二）脑老化

人在 60 岁以后，认知功能一般随年龄增长而下降，其主要机制：老年人脑的血液供应减少，合成和分解代谢以及对毒素的清除能力降低；脑组织中多种神经递质发生变化，如胆碱能神经元的丧失或破坏，使乙酰胆碱的合成、储存、释放发生障碍，神经递质不能正常传递；一些理化因素（温度、射线、乙醇等）、病原微生物等均可诱导神经元凋亡。

（三）脑组织调节分子异常

1. 神经递质及其受体异常 大多数神经元之间的信息传递是通过神经递质（neurotransmitter）及其相应的受体完成的。这些神经递质或受体的结构、功能改变使神经元之间的信息传递异常，导致不同类型和不同程度的认知障碍，主要包括去甲肾上腺素（norepinephrine）、乙酰胆碱（acetylcholine，Ach）、多巴胺（dopamine）、谷氨酸（glutamate）及其受体异常。

2. 神经肽异常 神经肽（neuropeptide）是生物体内的一类生物活性多肽，位于神经细胞，与神经递质常常共存于同一细胞内。神经肽由无活性的前体蛋白加工而成，相对分子质量大，在脑组织中含量低，酶降解失活，作用缓慢而持久。而神经递质可在胞体或神经末梢直接合成，相对分子质量小，主要通过神经末梢重吸收反复利用，作用快速而精确。神经肽的异常与认知障碍密切相关，如神经降压肽（neurotensin，NT）、血管升压素（vasopressin，VP）含量减少与记忆力减退相关；促甲状腺激素释放激素（thyrotropin releasing hormone，TRH）可引起行为改变，如兴奋、欣快及暴躁等；腺垂体分泌的促肾上腺激素释放激素（adrenocorticotropic hormone，ACTH）水平改变，可影响动物的学习记忆能力，其关键分子区域是第 4～10 位氨基酸残基，该片段能提高大鼠的注意力和记忆力，减轻动物的焦虑行为。

3. 神经营养因子缺乏　神经元和胶质细胞可合成、分泌大量的神经营养因子，如神经生长因子（neurogrowth factor，NGF）、睫状神经因子（ciliary neurotrophic factor，CNTF）、脑源性神经因子（brain-derived neurotrophic factor，BDNF）和胶质源性神经因子（glia-derived neurotrophic factor，GDNF）等。这些神经营养因子对神经元的存活和神经元突起的生长具有重要作用，已发现在多种神经退行性疾病中均有神经营养因子含量的改变，例如帕金森病（Parkinson's disease，PD）患者黑质 NGF、BDNF 和 GDNF 的含量明显降低。

4. 脑组织蛋白质异常聚集　蛋白质合成后的加工修饰赋予蛋白质不同的结构和功能，蛋白质异常修饰导致其结构异常、功能降低或丧失。脑组织中蛋白质异常聚集可见于一大类神经细胞退行性变性疾病中，如 AD、PD 等。蛋白质的异常聚积多与基因变异、蛋白质合成后的异常修饰、脑组织慢性病毒感染、环境毒素中毒等因素有关。

（四）缺血、缺氧性损伤

脑缺血造成大脑皮质损伤是引起不同类型认知障碍的常见原因，脑细胞缺血引起认知异常的机制可能与下述因素有关。

1. 能量衰竭和酸中毒　神经元能量储备极少，正常情况下需要不停地供应血液来满足细胞的能量需求。在缺血、缺氧状态下，细胞的能量代谢由有氧氧化转为无氧酵解，致使细胞内 ATP 生成大大减少，能量匮乏；同时无氧酵解产生大量乳酸，造成代谢性酸中毒，使细胞膜 Na^+-K^+-ATP 酶活性降低，细胞内、外离子分布异常，K^+ 大量外流，同时 Na^+、Cl^- 及 Ca^{2+} 大量流入细胞内引起细胞损伤；乳酸堆积还可造成神经胶质细胞和内皮细胞的水肿，加重缺血性损伤。

2. 自由基损伤　缺血可导致自由基生成增多，引起脑损伤。

3. 细胞内 Ca^{2+} 超载　脑缺血可加速神经细胞膜去极化，启动电压依赖性钙通道，使 Ca^{2+} 内流加速；同时，细胞膜去极化可引起兴奋性递质（如谷氨酸）的释放并使受体操纵性钙通道开放，Ca^{2+} 大量内流。神经细胞 Ca^{2+} 超载导致脑细胞损伤甚至死亡。

4. 神经递质的兴奋性毒性　中枢神经系统的递质包括兴奋性递质和抑制性递质两大类。兴奋性氨基酸（如谷氨酸和天冬氨酸）过度分泌对神经细胞有毒性作用。脑缺血造成的能量代谢障碍直接抑制细胞膜上 Na^+-K^+-ATP 酶活性，使胞外 K^+ 浓度显著增高，神经元去极化，兴奋性氨基酸在突触间隙大量释放，因而过度激活受体，使突触后神经元过度兴奋并最终死亡。

5. 炎症细胞因子损害　严重脑缺血可产生多种细胞因子，致炎细胞因子白细胞介素-1β（IL-1β）和肿瘤坏死因子-α（TNF-α）加重脑缺血损害，而抗炎细胞因子转化生长因子 β1（TGF-β1）对脑缺血有保护作用。此外，神经元释放的细胞因子可促进吞噬细胞明显增加，吞噬细胞既能释放细胞因子刺激修复过程，又可释放神经毒素杀伤存活神经元。

（五）慢性全身性疾病

许多慢性全身性疾病，如高血压、糖尿病、慢性阻塞性肺疾病等，可减少脑的血液供应，大脑因长期缺血、缺氧而导致认知障碍。

（六）精神、心理异常

轻松、愉快、多彩的生活可促进大脑皮质的增长，相反，负性生活事件、处境困难、抑郁均可成为认知障碍的诱因。研究发现：社会心理功能减退患者的有关脑区皮质萎缩；精神失常患者的有关脑区血流呈低灌注，葡萄糖利用率降低；精神分裂症患者的有关脑区神经细胞数目减少，细胞体积变小。

（七）人文因素

受教育程度、社会地位、经济生活状况等均对认知能力有一定程度的影响，认知得分与其呈负相关关系。受教育年限少、社会地位低、经济生活状况较差的群体，认知功能减退程度较高。

五、认知障碍防治的病理生理学基础

（一）病因学治疗

及早治疗引起认知障碍的原发性疾病，针对认知障碍的发生原因，分别应用神经细胞保护剂，如脑循环改善剂、能量代谢激活剂、神经递质和神经生长因子保护剂等。Ca^{2+}拮抗剂、谷氨酸盐受体拮抗剂、抗氧化剂、非甾体类抗炎剂等对不同疾病引起的认知障碍均有治疗作用。

（二）恢复和维持神经递质的正常水平

由于 PD 患者多巴胺能神经元受损，体内合成多巴胺能力降低，因此可用药物补充多巴胺前体 L-多巴；也可用基因疗法植入促进多巴胺合成的酶基因，以促进纹状体内多巴胺的生成；或植入神经营养因子基因，以阻止多巴胺能神经元死亡，使受损的黑质纹状体系统再生和恢复功能。此外，由于 AD 患者胆碱能神经元退化，因此，利用胆碱酯酶抑制剂阻断神经细胞突触间隙乙酰胆碱的降解，以提高神经系统乙酰胆碱的含量，是目前临床用于 AD 治疗的唯一有效策略。

（三）手术治疗

某些认知障碍可采用手术治疗，主要用于 PD 患者的治疗，传统的手术方法有苍白球切除术、丘脑切除术以及立体定位埋植脑刺激器等。国外建立的一种新的立体定位损毁苍白球疗法，在治疗晚期 PD 患者取得了巨大的成功。此种疗法根据苍白球不同部位明显不同的电生理特征，识别 PD 患者脑内不同的核团细胞，在细胞水平确定靶点，使手术更加安全、有效。

第3节 意识障碍

意识（consciousness）指人们对自身状态和客观环境的主观认识能力，是人脑反映客观现实的最高形式。意识包含觉醒状态和意识内容：觉醒状态指与睡眠呈周期性交替的清醒状态，能对自身和周围环境产生基本的反应，属皮质下中枢的功能；意识内容指能对自身和周围环境做出理性的判断并产生复杂的反应，属大脑皮质的功能，包括认知、情感、意志等高级神经活动。认知功能主要依赖于大脑皮质，而意识的维持涉及大脑皮质及皮质下脑区的结构和功能完整。认知和意识的概念不能截然分开，认知功能的完成需要正常的意识状态，而意识内容中也包括一些认知的成分。

意识障碍（conscious disorder）指不能正确认识自身状态和（或）客观环境，不能对环境刺激做出反应的一种病理过程，其病理学基础是大脑皮质、丘脑和脑干网状系统的功能异常。意识障碍包含觉醒状态和意识内容的异常，常常是急性脑功能不全的主要表现形式。

一、意识维持的脑结构基础

目前认为，大脑皮质、丘脑和脑干网状结构是维持意识状态的主要神经结构。意识障碍的发生机制实质上就是网状结构-丘脑-大脑皮质系统发生器质性损伤、代谢紊乱或功能性异常的机制。

（一）大脑皮质（cerebral cortex）

大脑皮质由神经元、神经胶质及神经纤维组成，是机体功能活动的最高调节器。清醒的意识首先要求大脑皮质处于适当的兴奋状态，这种适宜的兴奋性要有脑干网状结构上行激动系统的支持，还取决于皮质本身的代谢状态，尤其是能量代谢状态正常与否。造成脑能量代谢障碍的多种因素，如脑缺血、缺氧及生物氧化酶系受损等，均可导致大脑皮质功能低下而发生意识障碍，重者发生昏迷。

（二）丘脑（thalamus）

丘脑由许多核团组成，根据核团功能可分为特异性丘脑核和非特异性丘脑核：特异性丘脑核组成丘脑特异性投射系统，点对点向大脑皮质传递特异性感觉信息；非特异性丘脑核接受脑干网状结构上行纤维并点对面向大脑皮质部位投射到大脑皮质各叶和各层，构成非特异性投射系统，参与维持大脑皮质觉醒状态。动物实验证明，此系统被破坏时，动物可长期处于昏睡状态。

（三）脑干网状结构（brain stem reticular formation）

脑干网状结构指脑干中轴两旁的广泛区域，由交织成网状的神经纤维和穿插其间的神经细胞组成，是保证大脑清醒状态的结构基础。意识的维持和意识障碍的发生均与脑干网状结构密切相关。网状激活系统包括网状上行激动系统（ascending reticular activating system，ARAS）和网状上行抑制系统（ascending reticular inhibiting system，ARIS），二者之间的动态平衡保证大脑的清醒状态。ARAS 的投射纤维终止于大脑皮质广泛区域的各层细胞，其主要作用是维持大脑皮质的兴奋性，以维持觉醒状态和产生意识活动。ARAS 在网状结构中多次更换神经元，通过的突触及牵涉的神经递质非常多，极易受到致病因素的影响而导致意识障碍。ARIS 神经元发出的上行纤维走行与 ARAS 大体一致，最终向大脑皮质投射，其主要功能是对大脑皮质的兴奋性起抑制作用。

可见，意识的维持是脑干网状结构-丘脑-大脑皮质之间的功能活动相互联系的结果。网状结构主要与觉醒状态相关，丘脑向大脑皮质传递感觉信息，而大脑皮质与意识内容相关，是完整意识的高级中枢，其中任何部位出现异常，均可导致意识障碍。

二、意识障碍的表现形式

由于意识包含觉醒状态和意识内容两种内涵，因此，意识障碍的临床表现可以有以觉醒状态异常为主的表现，亦可以有以意识内容异常为主的表现，或二者兼而有之。由于意识障碍的轻重程度不同，其临床表现形式也多种多样，包括以下几类。

1. 谵妄（delirium） 谵妄是一种以意识内容异常为主的特殊类型的意识障碍，常有睡眠-觉醒周期紊乱以及丰富的错觉、幻觉、注意力丧失、精神活动兴奋性增高（活动增多，对刺激反应增强）的改变。

2. 精神错乱 精神错乱时，觉醒状态和意识内容两种成分均出现异常，患者处于一种似睡非睡的状态，常有睡眠-觉醒周期颠倒。

3. 昏睡（stupor） 昏睡指觉醒状态、意识内容均降低，只有强烈疼痛刺激可使患者出现睁眼、眼球活动等反应，醒后反应迟钝、表情茫然，回答问题答非所问，很快又陷入昏睡状态，患者几乎无随意运动，但腱反射尚存。

4. 昏迷（coma） 昏迷是意识完全丧失，是意识障碍最严重的阶段。按刺激反应及反射活动可分为浅昏迷、中度昏迷、深昏迷。昏迷时患者出现病理反射，强烈的疼痛刺激偶可引出简单的防御性肢体运动，但不能使之觉醒。深度昏迷的患者对身体内、外环境的一切刺激均无反应。

此外，在一些特殊的医学状态下，可出现意识内容和觉醒状态分离的现象，如大脑皮质广泛损伤后患者可有自主睁眼、眼球无目的活动等反应，显示出患者觉醒机制仍保存，但无任何认知、情感和有意义的反应，无完整的意识内容成分，此时脑干植物功能尚处于完整状态。

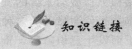 **知识链接**

脑 卒 中

脑卒中（stroke）是脑中风的学名，是一种突然起病的脑血液循环障碍性疾病，又叫脑血管意外。指脑血管疾病的患者，因各种诱发因素引起脑内动脉狭窄、闭塞或破裂，而造成急性脑血液循环障碍，临床上表现为一过性或永久性脑功能障碍的症状和体征。脑卒中分为缺血性脑卒中和出血性脑卒中。缺血性脑卒中大约占所有脑卒中的80%，是指局部脑组织因血液循环障碍，缺血、缺氧而发生的软化、坏死。缺血性脑卒中主要是由于供应脑部血液的动脉出现粥样硬化和血栓形成，使管腔狭窄甚至闭塞，导致局灶性急性脑供血不足而发病；也有因异常物体（固体、液体、气体）沿血液循环进入脑动脉或供应脑血液循环的颈部动脉，造成血流阻断或血流量骤减而产生相应支配区域脑组织软化、坏死者。前者称为动脉硬化性血栓形成性脑梗死，后者称为脑栓塞。出血性脑卒中分为两种亚型：颅内出血和蛛网膜下隙出血。出血量决定了出血性脑卒中的严重程度。出血性脑卒中的死亡率大大高于缺血性脑卒中。

三、意识障碍的原因及发生机制

因为意识障碍的原因繁多，其发生机制复杂、多变。一般来说，各种脑器质性病变、躯体疾病引起的脑中毒、各种精神疾病或病理过程均可通过各自不同的机制破坏脑干网状结构-丘脑-大脑皮质对意识的正常调节功能，引起意识障碍。大致可分为以下几类。

（一）急性脑损伤

急性脑损伤常见于颅内弥漫性感染、广泛性脑外伤、蛛网膜下隙出血、高血压脑病等。这些病因可引起大脑弥漫性炎症、水肿、坏死、血管扩张等反应，导致急性颅内压升高，脑供血减少；间脑、脑干受压下移，使脑干网状结构被挤压，从而导致上行网状激活系统功能受损，出现意识障碍。

（二）急性脑中毒

1. 内源性毒素损伤 体内代谢性毒素（metabolic poisons），如肝性脑病、尿毒症性脑病、肺性脑病、心源性昏迷、水与电解质及酸碱平衡紊乱产生的大量代谢性毒素；或感染性毒素（infectious poisons），如急性肺部感染、流行性出血热、疟疾、伤寒、中毒性痢疾产生的大量感染性毒素等，可通过神经递质异常、能量代谢异常、神经细胞膜损伤等机制导致意识障碍。

（1）神经递质异常：γ-氨基丁酸（GABA）是最重要的抑制性神经递质，GABA含量异常增高或降低均可引起意识障碍。

（2）能量代谢异常：脑急性能量代谢异常引起意识障碍，最常见的有低血糖性脑病和急性缺血、缺氧性脑病。

（3）神经细胞膜损伤：在缺氧性酸中毒时，脑脊液的pH变化比血液更加明显。当脑脊液pH低于7.25时（正常为7.33~7.40），脑电波变慢，pH低于6.8时，脑电活动完全停止，可能与酸中毒导致神经细胞膜损伤有关。

2. 外源性毒素损伤　在神经冲动传递过程中，最易受药物、毒物影响的部位是突触。由于网状结构的多突触传递特性，使网状结构成为特别易受药物、毒物影响的位点，大脑皮质的广泛突触结构也是药物和毒物攻击的重要部位，例如地西泮、氯安西泮、巴比妥类药物、有机磷农药。

（三）颅内占位性病变和破坏性损伤

颅内占位性病变常见于外伤性颅内血肿、脑肿瘤、颅内局灶感染和肉芽肿等。由于脑受压，特别是脑干网状结构受压可引起颅内压升高，使脑干移位、受压，形成不同的小脑幕裂孔疝，压迫网状上行激活系统，引起昏迷。

颅内破坏性损伤多指脑梗死、脑出血等。当破坏性损伤直接伤及脑干网状结构或引起大脑皮质广泛性梗死时可直接造成意识障碍或昏迷；当损伤位于脑桥-中脑的网状结构上行激动系统时，即使损伤小而局限，也可导致深度的昏迷，如脑桥的出血或小梗死灶。

（四）精神性疾病

一些精神性疾病，如癔症（hysteria）、精神分裂症（schizophrenia）等，可通过影响脑干网状结构和大脑皮质的代谢功能，导致不同程度的意识障碍。

四、意识障碍对机体的影响

意识障碍（特别是意识丧失）的患者通常会降低或失去机体的各种自我防御保护机制和对外界环境变化的适应能力，从而出现各种继发性损害；导致意识障碍的病因在损害脑干网状结构和大脑皮质的同时，也常常累及各生命中枢，导致各种生命功能的调控障碍，直接威胁患者的生命。

（一）呼吸功能变化

呼吸功能障碍是出现较早且最常见的变化，主要发生机制如下。

1. 呼吸中枢受损　各种颅内病变及其他弥漫性的脑损害常常导致颅内压升高，压迫脑干、延髓，导致昏迷。脑干受压常引起呼吸节律和深度的改变，通气不足，有的患者在昏迷早期因呼吸中枢受刺激，也可出现过度通气。

2. 肺部感染　意识障碍患者与呼吸有关的反射减弱，且气道的清除能力下降，易于细菌的繁殖、生长；肺部感染并发意识障碍时常有会咽反射迟钝，咳嗽反射减弱，异物呛入气道；昏迷患者常因做气管插管、气管切开等治疗以及吸痰管、吸氧管等各种气道侵入式医疗、护理操作，常常并发肺部感染，并发高热和大量毒素还可加重呼吸障碍。

（二）循环功能变化

在意识障碍的发生、发展过程中，除引起意识障碍的许多原发病因可导致脑灌流不足外，继发性变化，如脑水肿、颅内压升高造成的脑循环障碍、血管活性因子失常导致的脑血管痉挛、继发性呼吸功能障碍引起的脑缺氧等，诸多因素相继或同时作用于循环系统，使脑血流量减少，而脑的供血不足又进一步加重脑损伤。

（三）水、电解质、酸碱平衡紊乱

意识障碍和昏迷患者自身需求的主观感觉和主动调节能力障碍，对与机体物质代谢相关的饥饿感和主动调节饮食行为、对体液容量和渗透压调节相关的渴感和主动饮水行为障碍均可使患者发生水、电解质和酸碱平衡紊乱。而治疗时给昏迷患者使用脱水剂、利尿剂等，更容易加重内环境紊乱。中枢的损害也常常会波及一些与内环境稳定相关的调节中枢，如渗透压调节中枢、口渴中枢等，使患者对内环境稳定的自我调控能力明显下降。

（四）其他

意识障碍和昏迷患者常常波及位于下丘脑的体温调节中枢，导致体温调节障碍，患者体温易受环境影响而改变，出现体温过高或过低。免疫机制障碍易诱发感染，如皮肤破损继发感染出现溃疡、压疮等。由于昏迷患者不能主动进食，加上原发病引起的分解代谢增强，患者基本上处于负氮平衡。脑的病变或毒物蓄积、代谢紊乱等因素可引起抽搐，持续的抽搐又可加重神经细胞的损害，进一步加重意识障碍。

五、意识障碍防治的病理生理学基础

(一) 病因学治疗

脑组织受损后，针对原发病的治疗显得尤为重要，它不但可以减轻脑损害，保护脑组织，也会有效地预防其他并发症发生，甚至挽救患者生命。如针对中毒患者的洗胃治疗及使用相应的拮抗药物；颅内出血、血肿的相应内、外科处理；对急性脑梗死患者，若能在发病后 6 小时内进行有效的脑再灌注和脑保护等治疗措施（"超早期治疗"），有可能最大限度争取神经细胞存活，减少细胞死亡，缩小梗死灶面积，降低致残率和病死率。多数中毒性病因引起的意识障碍，在早期尚未造成脑的实质性损害前，若能及时对因治疗，预后通常较好。

(二) 紧急应对措施

在昏迷原因尚未确定时，为避免可能出现的生命功能障碍和衰竭，需应急处理，如保持呼吸道的通畅，迅速建立输液通路以维护循环功能等。因昏迷患者的呼吸、循环中枢的调控能力常明显受损，且昏迷患者的呼吸道防御反射也多有障碍，因而一旦呼吸、循环功能出现障碍甚至衰竭，病情将急剧恶化。此外，严重感染时常伴有休克发生，抗休克治疗是重要的救治措施，如补液、改善微循环等。急性脑梗死患者在发病后 6 小时内若能进行有效的血液再灌注，则可大大减少细胞损伤，缩小梗死面积，降低致残率和死亡率。

(三) 控制感染

意识丧失的患者极易诱发各种感染，特别是呼吸道、皮肤、黏膜的感染。细菌、病毒通过破损部位，进入体内。严重感染常常引起中毒性脑病，加重脑损伤。

(四) 脑保护措施

除原发病因对脑的损害外，在意识障碍和昏迷的发展过程中还会出现许多使脑组织进一步受损的继发性变化。因此，常常在昏迷的治疗中采取一些措施避免脑组织进一步受损，如解痉，减轻脑水肿，降低颅压，改善脑代谢和脑血流等。

(五) 加强护理和对生命指征、意识状态的监测

对于意识丧失、昏迷的患者，加强护理和监测尤为重要。因为患者缺乏自我保护意识，多种神经反射活动减弱或消失，尤其是昏迷患者，其意识状态和生命指征随时都可能出现急剧的变化，因此，必须对患者加强护理，同时严密监测患者的血压、呼吸、脉搏、体温、瞳孔等生命指征，以便及时应对各种紧急情况。目前已有对意识状态较为客观的计分评定表，可对意识障碍和昏迷作较准确的评定。

（钟　华）

参 考 文 献

王树人. 2001. 病理生理学 [M]. 北京：科学出版社，248-255.

石增立. 2007. 病理生理学 [M]. 北京：科学出版社，108-122.

金惠铭. 2011. 病理生理学 [M]. 7 版. 北京：人民卫生出版社，199-217.

HUETHER S E, MCCANCE K L. 2000. Understanding Pathophysiology [M]. 2nd ed. London：Mosby Inc，350-424.

GOLDMAN H H. 2001. Review of General Psychiatry [M]. 5th ed. New York：McGraw-Hill，189-207.

第18章
多器官功能障碍综合征

第1节 概　　述

　　1975年Baue对抢救失败死亡的部分病例进行了尸体解剖，发现有相当一部分患者都存在多个器官衰竭的表现，就此Baue提出了多器官衰竭（multiple organ failure，MOF）的概念。MOF在临床诊疗工作中曾普遍使用，但容易使人将这类患者器官功能障碍的发生理解为不连续的过程，有些器官损伤早期只有功能障碍，不一定到了衰竭的程度，为了方便临床的早期诊治，1991年美国胸科医师学会和危重病医学会（the American College of Chest Physicians/Society of Critical Care Medicine，ACCP/SCCM）联合会议建议改用多器官功能障碍综合征（multiple organ dysfunction syndrome，MODS）的概念来取代MOF，强调医务人员应早期发现和早期治疗该类患者以提高患者存活率。

　　多器官功能障碍综合征指在感染、休克、创伤、烧伤、中毒、大手术等重创因素作用于机体之后，原来不存在器官功能障碍的患者在短时间内同时或相继出现两个以上器官或（和）系统的功能障碍或者衰竭的临床综合征。此时机体不能维持自身的生理功能和状态，从而影响到机体内环境的稳定。保持内环境的稳定必须依赖临床干预措施才能维持，另外该综合征还包括那些在早期出现了多器官功能障碍，随着病程的进展，发展到晚期成为多器官衰竭的连续性过程。原有某器官衰竭，随着病情发展继发引起另一器官衰竭的慢性病患者，如肺源性心脏病、肺性脑病、慢性心力衰竭引起肾衰竭、肝肾综合征和肝性脑病等，均不属于多器官功能障碍综合征的范畴。

第2节 多器官功能障碍综合征的病因与发病经过

一、多器官功能障碍综合征的病因与诱因

　　引起多器官功能障碍综合征的病因往往是多因素、综合性的，多与休克有关，据报道，约有80％的MODS患者入院时就存在明显的休克表现，而各种类型的休克中又以感染性休克时MODS的发生率最高。在很多情况下，MODS的病因是复合性的。

　　1. 严重创伤、烧伤和大手术　MODS最早发现于严重创伤、烧伤及大手术后的患者，是大手术后的重要并发症，无论是否有感染，并发均会发生。创伤36小时内发生的MODS常伴有低血容量性休克，其结果又加重和加速MODS的发生与发展，常引起心脏、肝脏、肺脏、肾脏、消化道和造血系统等脏器、系统发生衰竭。

　　2. 低血容量性休克　各脏器常因血流不足而呈低灌流状态，组织缺血、缺氧导致各器官的功能受损，尤其是创伤性大出血引起的休克更易发生MODS。严重的休克，尤其是到休克的晚期，当动脉血氧分压降低，血中肿瘤坏死因子、溶酶体酶等细胞因子明显增多，休克并发DIC

时 MODS 的发生率尤其高。目前创伤或休克后器官缺血-再灌注损伤在 MODS 发病中的作用成为研究的热点之一。

3. 脓毒症及严重感染　据报道 70％左右的 MODS 是由感染所引起的，特别是严重感染引起的败血症。脓毒症时菌群紊乱、细菌移位及局部感染病灶是产生 MODS 的主要原因之一，临床上以腹腔脓肿、急性坏死性胰腺炎、化脓性梗阻性胆管炎、绞窄性肠梗阻等疾病更易导致肝脏、肺脏、肾脏及胃肠道等脏器功能的衰竭。导致败血症的细菌主要为大肠杆菌和铜绿假单胞菌。老年人中以肺部感染作为原发病因者最多，青壮年患者在腹腔脓肿或肺部侵袭性感染后 MODS 发生率较高。腹腔内有感染的患者手术后发生 MODS 者占 30％～50％，且死亡率较高。但某些患者发生 MODS 后，找不到感染病灶或血细菌培养阴性，有些 MODS 甚至出现在感染病原菌被消灭以后，有人称其为非菌血症性临床败血症（non-bacteremia clinical sepsis）。

4. 大量输血、输液及药物使用不当　大量输血后微小凝集块阻塞在微血管中可导致肺功能障碍，凝血因子的缺乏会导致出血倾向；大量输液则容易引起急性左心衰竭、肺间质水肿发生；大剂量使用去甲肾上腺素等血管收缩药物加重了微循环功能障碍；长期大量使用抗生素亦能导致肝功能损害、肾功能损害、菌群紊乱；大剂量激素的应用容易造成免疫抑制、应激性溃疡和出血、继发感染等副作用。

5. 诊疗失误　主要是对病情判断错误，特别是一些器械损伤，如内镜检查导致脏器穿孔；高浓度氧吸入致使肺泡表面活性物质被破坏、肺血管内皮细胞受损伤；呼吸机使用不当造成心肺功能障碍；血液透析和床旁超滤吸附会引起不均衡综合征，可出现血小板减少和出血。

6. 毒物和中毒　如急性化学性中毒，毒物一般通过呼吸道进入人体内，急性期时可出现全身炎症反应综合征和急性呼吸窘迫综合征，主要表现为肺衰竭，最终出现其他器官的损伤而导致 MODS。

另外，如果患者已经存在心脏、肝脏、肾脏的慢性疾病则更容易发生 MODS，糖尿病、免疫功能低下或者受到抑制、机体抵抗力明显低下（如晚期肿瘤患者存在明显的营养不良）、单核吞噬细胞系统功能明显降低等情况均可诱发或促进 MODS 的发生。

二、多器官功能障碍综合征的分类

从多种病因作用于机体到 MODS 出现的过程是一个有规律的发病过程，根据临床发病形式一般可将 MODS 分为两种类型：

1. 单相速发型（rapid single-phase）　单相速发型又称原发型或一次打击型，往往是由损伤因素直接引起，原无器官功能障碍的患者同时或短时间内相继出现两个以上器官、系统的功能障碍。严重的损伤直接引起两个以上的器官功能障碍，或原发损伤先引起一个器官功能障碍，随后又导致另一个器官功能障碍。在休克和严重创伤后迅速发生的 MODS 就属于这种类型，有些患者休克复苏后 12～36 小时发生呼吸衰竭，随后相继出现其他器官功能的障碍甚至衰竭。此型病情发展较快，病变的进程只有一个时相，多个器官功能损伤只有一个高峰，所以称为单相速发型，又可称为原发型 MODS（primary MODS）。

2. 双相迟发型（delayed two-phase）　双相迟发型又称继发型或两次打击型，常出现在创伤、失血、休克等原发因子第一次打击（first hit）一定时间后，或经过支持疗法的作用，患者病情得到缓解，甚至在休克复苏后有一个相对稳定的缓解期，但患者遭受致炎因子的第二次打击（second hit）之后发生多器官功能障碍甚至衰竭。第一次打击所导致的病情可能较轻，可以恢复；而第二次打击属于继发因素，所导致的病情较重，常常出现病情的严重失控，可能有致死的危险。此型的发生过程出现两个时相，病程中存在两个高峰，此型不是由原发因素直接引起，继发出现的脓毒症（sepsis）可能是造成此型 MODS 的主要因素。

第 3 节　多器官功能障碍综合征的发病机制

原发型 MODS 与继发型 MODS 的发病机制不尽相同：原发型 MODS 的器官功能障碍主要由损伤性因素直接引起，与患者的抗损伤-防御反应关系不大；继发型 MODS 不完全是由损伤性因素本身引起，MODS 的发病机制非常复杂，涉及神经、体液、内分泌和免疫等诸多方面的变化。目前我们尚不清楚 MODS 的确切发病机制，目前的研究提出主要有以下几个机制。

一、失控的全身炎症反应

各种感染与非感染性因素可直接或间接地引起机体组织细胞损伤，突出的表现之一是炎症反应，这是由多种细胞、多种炎症因子参与的复杂反应，即机体在受到严重打击后，局部组织释放炎症介质（包括促炎介质或抗炎介质）增多，使得炎症细胞大量被激活，并在趋化因子的诱导作用下炎症细胞向损伤部位聚集，出现的这种炎症反应在生理状态下有利于对病变部位病原微生物进行清除，同时修复受损伤的组织，但炎症细胞大量被激活导致各种炎症介质过量产生并释放进入血液循环，可导致一种难以控制的全身瀑布式炎症反应，造成机体组织较为广泛的严重损伤。有证据表明，MODS 患者在出现明显的器官功能障碍之前，多表现出较为强烈的全身性炎症反应失控。

1. 全身炎症反应综合征（systemic inflammatory response syndrome，SIRS）

（1）概念：全身炎症反应综合征是感染或非感染等致病因素作用于机体，引起各种炎症介质过量释放和炎症细胞过量激活，继而发生机体失控的自我持续放大和自我破坏的全身性炎症反应临床综合征。这是一种全身性过度炎症反应的状态，这种过度的炎症反应状态属于"瀑布样效应"，其过程为一系列连续反应的过程，它既可以一开始就是全身性的，也可以是局部的，在初始病因打击后有一短暂稳定期，以后出现进行性加重造成自身的持续性损害，最终发展为全身性的。在这一动态的连续反应中，感染或创伤是启动因素，起点和贯穿终始的是 SIRS，终点是 MODS。

炎症细胞被激活后能产生多种炎症介质。一般来说，炎症局限在局部组织中，活化的炎症细胞释放的炎症介质一般仅在发生炎症的局部组织发挥防御作用，在血浆中的含量非常少。然而，炎症细胞激活产生的多种炎症介质往往又可导致炎症细胞进一步激活，形成互为因果的状态，形成炎症瀑布反应（inflammatory cascade），通过自我持续放大的级联反应产生并释放大量促炎介质，炎症反应失控表现为播散性炎症细胞活化（disseminated activation of inflammatory cell）和炎症介质泛滥（inflammatory mediator spillover），大量的炎症介质从局部组织溢出进入血浆，并在远隔炎症的部位引起全身性炎症。各种炎症介质以不同的先后顺序、不同的幅度升高，一般升高的幅度越大、持续的时间越长，患者的预后就越差。随着病情的好转，血浆中的炎症介质逐渐减少，研究死亡的病例发现，血浆中炎症介质的浓度始终维持在较高的状态。

20 世纪 80 年代以来，由于临床诊断技术的日益进步，发现 SIRS 患者共同的特征性变化是血浆中炎症介质增多，而是否存在细菌感染并不是必要的条件。基于上述原因，1991 年美国胸科医师学会和急救医学会（ACCP/SCCM）在芝加哥召开的联合会议上提出了上述全身炎症反应综合征的概念，随着人们对炎症认识的扩展和深入，近年来对一些疾病的认识发生了根本的变化，逐步认识到创伤性休克的多器官功能障碍、皮肤移植的排异现象、心肌梗死后缺血-再灌注损伤等的基本病理变化均属于炎症反应。

（2）典型的病理生理学变化：①多种炎症细胞被激活，细胞因子和炎症介质过量释放；②持续全身性高代谢状态；③高动力循环状态。

（3）临床表现：Bone等学者于1995年提出，具备下列2项或以上指标者，可诊断为SIRS：①体温＞38℃或＜36℃；②心率＞90次/分；③呼吸频率＞20次/分或$PaCO_2$＜4.27kPa（31.93mmHg）；④白细胞计数＞12.0×10^9/L或＜4.0×10^9/L，或幼稚粒细胞＞10%。但是应该指出，上述诊断标准的特异性较差，对临床指导意义有限，难以确认SIRS的存在，所以除上述4项临床指标外还应具备以下6项表现中的2项：①低氧血症：PaO_2/FiO_2≤300；②少尿：尿量＜0.5ml/（kg·h），持续24小时；③乳酸性酸中毒：血浆乳酸＞2mmol/L；④血小板减少：血小板计数＜100×10^9/L及凝血酶原时间延长（＞正常2秒以上）；⑤空腹血糖＞6.4mmol/L；⑥意识改变：如兴奋、烦躁或嗜睡。进入21世纪以来，SIRS作为一个概念仍被广泛应用，炎症介质溢出到血浆并在远隔的部位引起全身性炎症才是真正意义上的SIRS，其诊断应有更为严格的标准，必须有血浆中炎症介质的阳性发现，诊断方可成立。SIRS病因中，感染（尤其是革兰阴性杆菌感染）所引起者占50%左右，其他原因包括多发性创伤、烧伤、急性出血性坏死性胰腺炎、出血性休克、自身免疫性疾病等。

（4）发生机制：全身炎症反应综合征的形成主要是细胞因子的级联放大效应。感染、创伤、休克等原因可通过不同途径激活单核巨噬细胞，释放TNF-α、IL-1等促炎介质，参与机体防御反应，以抵御外来伤害刺激，而另一方面，促炎因子特别是TNF-α和IL-1又可相继激活许多炎症反应相关的细胞，如内皮细胞、嗜酸粒细胞、嗜碱粒细胞、淋巴细胞、中性粒细胞、肥大细胞、单核细胞、血小板等，引起级联放大效应，进一步大量产生、释放炎症介质和细胞因子（如溶酶体酶、氧自由基、白介素、血栓素、PAF、IFN-γ等），TNF-α、IL-1所诱导产生的上述炎症介质又可诱导组织细胞产生下一级炎症介质，同时还可反过来刺激单核-巨噬细胞，使得TNF-α、IL-1产生进一步增加。细胞因子之间的相互作用，导致细胞因子的数量不断增加，形成一个巨大的细胞因子网络体系，使炎症反应不断扩大。这些炎症介质进入血液循环，直接损伤血管内皮细胞，导致血管壁的通透性增高和血栓形成，并且可引起远隔的器官的损伤。这些细胞因子与炎症介质可进一步激活凝血、纤溶、激肽和补体系统，引起各系统功能的平衡失调并释放更多的炎症介质。上述各系统以及细胞因子、炎症介质间的相互作用形成恶性循环，导致炎症反应失控性地放大，并对机体的呼吸、循环、代谢、凝血、免疫及体温调节等各系统功能造成严重影响，最终导致组织、器官严重损伤。

2. 代偿性抗炎反应综合征（compensatory anti-inflammatory response syndrome，CARS）全身炎症反应综合征的概念提出后，对抗炎症介质的研究成为当时研究的焦点，然而遗憾的是几乎所有以对抗促炎细胞因子为目的的研究均未取得良好的临床效果；相反，有些干预措施甚至是有害的。随后，人们认识到在启动促炎症反应的同时，作为一种代偿机制，机体出现抗炎症反应以调节炎症反应的发展，避免炎症反应过度，然而，在一些未知机制的作用下，体内抗炎症反应过度，导致免疫功能低下，宿主对感染的易感性增加，并且失去对感染的控制能力，病死率反而增加。1996年Bone将此现象称为代偿性抗炎反应综合征。

（1）概念：CARS指当机体受到感染和创伤后释放促炎因子，机体可产生引起免疫功能降低和对感染易感性增加的内源性抗炎反应来对抗原发的促炎反应；其目的是下调促炎因子的合成，调节它们的效应，从而恢复体内的自稳态；其诊断标准是外周血单核细胞人类白细胞抗原（human leukocyte antigen-DR，HLA-DR）的表达低于30%，而且伴有炎症因子释放减少。内源性抗炎介质失控性释放可能是导致机体在感染或创伤早期出现免疫功能损害的主要原因。

（2）病理生理：CARS是细胞因子对抗性级联放大反应，这种级联放大反应下调了由于细菌感染所引起的炎症级联放大反应。当 SIRS 发展到 CARS 时，其主要特征为免疫功能广泛受到抑制，不少患者因持续、严重的感染而死亡。

为防止过度的炎症反应对机体的损害，体内存在复杂的抗炎机制。机体内的抗炎介质与促炎介质能在不同的环节上相互作用、相互拮抗，形成极其复杂的炎症调控网络，将炎症控制在一定限度，防止过度炎症反应对组织的损伤。炎症局部促炎介质与抗炎介质之间维持一定水平的平衡，有助于控制炎症，维持机体稳态（图 18-1）。

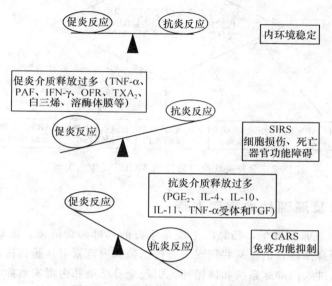

图 18-1　促炎反应和抗炎反应之间的关系

在一些存活的患者中，抗炎机制控制了炎症，此种抗炎反应是一种代偿，但这种代偿反应会像促炎反应一样广泛出现，最后产生免疫抑制。有些患者虽然没有严重的促炎反应，但是只要抗炎介质释放较多或抗炎作用和促炎作用丧失平衡，抗炎作用占优势，同样可以发生免疫抑制。这种免疫抑制被称为"免疫麻痹"。CARS 常在严重烧伤、出血、创伤等患者中存在，患者对感染高度敏感，感染所导致的免疫功能低下在一些病例中可出现在炎症反应的初期，甚至主导整个炎症反应过程，其确切的发生机制尚未被阐明。总之，体内促炎反应和抗炎反应作为对立的矛盾双方，正常时两者之间处于平衡状态，所以内环境保持恒定。SIRS、CARS 均是体内免疫平衡自我稳定状态被打破的结果，当促炎作用强于抗炎作用，即炎症反应占优势时，表现为 SIRS，可导致细胞死亡和器官功能障碍；而抗炎作用强于促炎作用，即抗炎反应占优势时，表现为 CARS（图 18-1），导致免疫功能抑制，增加对感染的易感性。无论是 SIRS 还是 CRAS 均是机体免疫自稳态被打破所引起免疫亢进或抑制。SIRS/CARS 失衡的后果是炎症反应失控，使其由具有抗损伤性反应的保护性作用转变为损伤性反应的自身破坏性作用，不但损伤局部组织，同时攻击远隔的器官，而炎症反应失控最终引起多器官功能障碍，这是导致多器官功能障碍的根本原因。在MODS 发生、发展过程中，CARS 与 SIRS 并存，有报道称，在 MODS 的早、中期，SIRS 占主导地位，而后期则出现 CARS，SIRS 与 CARS 彼此间的作用相互加强，则最终形成对机体损伤作用更强的免疫失衡，这种变化称为混合性拮抗反应综合征（mixed antagonists response syndrome，MARS）（图 18-2）。

SIRS、CARS 和 MARS 均是引起继发型 MODS 甚至 MSOF 的发病基础，也有学者将其视为继发型 MODS 和 MSOF 发展的不同阶段，其发病机制基本相同，均源于炎症反应失控，最终发展成为多器官功能障碍甚至衰竭。

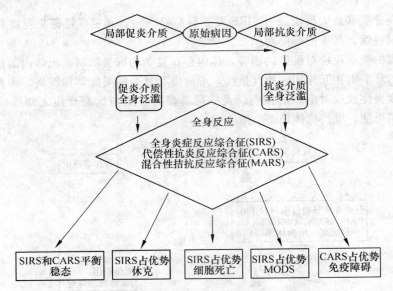

图 18-2　全身炎症反应失控与 MODS 发生的关系

二、肠道细菌移位及肠源性内毒素血症

1. 肠道细菌移位　正常情况下，肠黏膜上皮是主要的局部防御屏障，能够防止肠腔内存在的细菌和内毒素进入全身循环，但在某些情况下肠内细菌和内毒素可从肠内逸出，进入肠淋巴管和肠系膜淋巴结，继而进入门静脉系统和体循环，引起全身感染和内毒素血症，这种肠内细菌进入肠外组织的过程称为细菌移位。正常情况下，肠道细菌和内毒素即使进入门静脉也会在肝脏内由库普弗细胞所清除，但如果库普弗细胞功能受损，就不能有效阻止自肠道来的细菌和内毒素进入体循环，而其本身还可释放多种炎症介质和细胞因子，加重全身炎症反应。所以说，在肠源性感染的发生中，肝脏库普弗细胞的活性起着关键作用。严重创伤、休克、烧伤、大手术等临床危重患者，常因肠道屏障功能衰竭而引起全身性感染或内毒素血症，导致 MODS 发生。

2. 内毒素参与 MODS 形成的病理生理反应过程

（1）内毒素的来源：① 外源性：由原发或继发的感染病灶释放；② 内源性：肠道中内毒素的转移。各种非感染因素导致机体处于危重状态时往往会出现内毒素血症，此种内毒素血症是内源性的，主要来自肠道细菌或毒素的转移。

（2）肠源性内毒素血症发生的条件：① 多种因素导致机体处于应激状态，使肠黏膜缺血、缺氧，肠黏膜的屏障功能受损，大量肠道内毒素转移、吸收进入血液和淋巴系统。② 肝功能障碍和单核-巨噬细胞系统功能障碍，内毒素不能被有效地灭活和清除。③ 危重患者使用大量广谱抗生素，致使肠腔中菌群失调，革兰阴性杆菌过度生长；另外危重患者长时间经静脉输入营养液，因不从胃肠道进食也会使肠黏膜萎缩，肠道屏障的屏障功能降低。④ 机体免疫、防御功能受损，肠道细菌可通过肠黏膜屏障进入体循环的血液中，引起全身感染和内毒素血症。

（3）内毒素引起 MODS 的机制：① 激活补体，生成 C3a、C5a 等多种补体裂解产物，激活的补体成分再启动"瀑布样效应"，导致前列腺素、白三烯、氧自由基、TNF、内啡肽、溶酶体酶、PAF、细胞因子等炎症介质的释放，使微循环功能障碍、细胞代谢紊乱和结构损害；② 内毒素可刺激单核-巨噬细胞、内皮细胞、中性粒细胞等，合成、释放多种炎症介质、蛋白酶类物质等，介导机体多种组织、细胞的损伤；③ 内毒素可直接损伤血管内皮细胞，促进血小板聚集，激活凝血、纤溶系统，引起微循环弥散性血管内凝血。内毒素的上述作用引起机体一系列的病理生理改变，出现多种器官功能障碍，最终导致 MODS 的发生。

三、器官缺血及缺血-再灌注损伤

各种严重损伤因素作用于机体后，通过不同途径激活的神经-内分泌反应使机体组织血管处于极度收缩状态，伴随进一步发生的微循环功能障碍，导致器官、组织处于持续的缺血、缺氧状态。由缺氧引发的代谢障碍和细胞结构的损害是多器官功能障碍或衰竭的基础，但临床研究发现，危重症患者经临床抢救成功后，随着患者极度应激状态的缓解和逆转，由交感-肾上腺髓质系统、肾素-血管紧张素系统、血管升压素系统兴奋性升高所导致的器官持续缺血状态也被有效地遏制，组织、器官的供血得到了改善，然而多数情况下仍不可避免地出现多器官功能障碍，并呈进行性加剧的趋势，最终导致多器官衰竭，即发生再灌注损伤。再灌注后出现多器官功能障碍的机制尚不清楚，可能与自由基大量产生、钙超载以及内皮细胞与白细胞的相互作用等有关。缺血-再灌注损伤除直接加重或引起组织细胞的损伤外，还加重器官组织的微循环障碍。再灌注时引起白细胞趋化、聚集和黏附进而引起无复流现象；白细胞激活、释放溶酶体的阳离子蛋白以及内皮细胞的损伤，使血管壁通透性增高，加之毛细血管内灌注压增高，可加重组织水肿，甚至发生渗血或出血。因此，MODS 时，多个系统器官的组织细胞发生严重缺氧和能量代谢障碍是引起功能障碍的重要原因（图 18-3）。以肠道为例，在休克、严重感染患者，开始时肠黏膜明显缺血、缺氧，肠黏膜上皮细胞富含的黄嘌呤脱氢酶大量转化成黄嘌呤氧化酶，当复苏治疗后，微循环灌注得到恢复，则在次黄嘌呤变成黄嘌呤排出体外的过程中，黄嘌呤氧化酶可催化氧分子形成大量氧自由基，后者损伤细胞引起器官功能障碍。

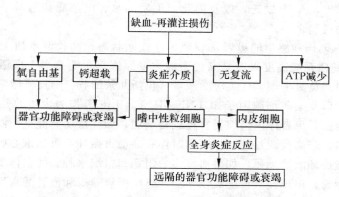

图 18-3　缺血-再灌注损伤引起多器官衰竭的机制

大量研究发现器官微循环血流量灌注不足是 MODS 发生、发展的重要机制之一，血细胞、血管内皮和微血管舒缩活性的变化是微循环灌注障碍发生的重要基础。越来越多的证据表明血管内皮细胞的功能非常广泛和复杂，它不仅仅作为屏障结构保持血管内壁的平滑与完整，而且能分泌和释放多种生物活性因子，在维持和调节血流动力学及血液流变学方面也起着极其重要的作用。正常情况下血管内皮细胞有抗多形核白细胞黏附的功能，多形核白细胞在血管内自由流动，不会出现附壁和聚集现象。近年证实，血管内皮细胞在遭受各种致病因素刺激后能主动参与疾病的发生，已经观察到在缺血-再灌注组织中，血管中可出现多形核白细胞的附壁与聚集，这种黏附与聚集是在多种细胞黏附分子及炎症介质的作用下产生的，另外当血管内皮细胞与多形核白细胞遭受各种因素刺激时，多种黏附分子被激活，这些黏附分子单独或交叉与血管内皮细胞及多形核白细胞相互作用，导致多形核白细胞在血管内皮细胞表面黏附、聚集，同时在黏附分子的作用下血管内皮细胞之间的间隙扩大，多形核白细胞可游出血管壁进入间质，随之出现间质水肿和细胞损伤。多形核白细胞在血管壁表面的黏附与聚集，阻塞微血管而导致"无复流"现象，"无复流"造成组织的持续缺血、缺氧。因此，血管内皮细胞与多形核白细胞的相互作用导致微循环障碍和实质细胞受损，参与了 MODS 的发生与发展过程。

另外病情危重时重要器官微循环血液灌注减少，引起缺血、缺氧，使微血管内皮细胞肿胀、微血管壁通透性升高，如同时伴有输液过多，则组织间隙水分潴留，使毛细血管到实质器官细胞内线粒体的距离增加，氧弥散发生障碍，导致氧分压下降。当线粒体氧分压降低到 $0.013\sim$ $0.026kPa$（$0.1\sim0.2mmHg$）时，线粒体的氧化磷酸化功能即停止；各种酶系统受抑制，从而抑制葡萄糖、脂肪及酮体进入三羧酸循环，ATP 生成减少，腺苷酸环化酶受抑制，又影响了 cAMP 的生成，从而导致细胞功能障碍。

四、能量和物质代谢障碍

MODS 时，机体往往出现 ATP 生成减少和全身高代谢状态，此时能量和物质代谢的特点如下。

1. 能量代谢障碍，ATP 生成减少　创伤、失血、感染、休克等引起交感-肾上腺髓质系统、肾素-血管紧张素系统兴奋性增高，外周小血管广泛收缩，同时组织恢复血供后表现的"无复流"现象，均导致机体各组织、器官处于持续的缺血、缺氧状态。线粒体结构和功能受到损害，引起氧化磷酸化障碍，线粒体中 NAD^+ 少，而 NADH 增多，$NAD^+/NADH$ 比值降低使三羧酸循环发生障碍，ATP 生成减少。

持续的缺氧以及自由基、钙超载、细菌毒素等可导致线粒体的结构和功能受损，影响其对氧的利用，能量代谢障碍，ATP 缺乏，以及因此而引发的水、电解质和酸碱平衡紊乱是器官功能障碍甚至衰竭发生的机制之一。

2. 高代谢状态　创伤和感染的患者常表现为高代谢状态，高代谢本质上是一种防御性应激反应，交感-肾上腺髓质系统高度兴奋是高代谢的主要原因。主要是由于应激激素分泌增多，使蛋白质分解增强，引起负氮平衡。这类应激激素（包括儿茶酚胺、糖皮质激素、生长素、胰高血糖素、甲状腺素等）以及某些细胞因子如 TNF、IL-1、IL-6 等作为内生致热原引起发热，并使组织分解代谢明显增强，患者体内组织器官耗氧量增加。如代偿功能健全，尚可通过增加氧供或提高氧摄取率来代偿；若高代谢过甚，加上同时伴有高动力循环，可加重心肺负担，能量消耗加剧；同时患者多有微循环灌注障碍，如微血管痉挛阻塞、组织水肿、线粒体氧化磷酸化功能障碍等，细胞摄氧功能障碍，出现耗氧量随氧供增加、组织摄氧减少和血乳酸水平升高等组织缺氧表现，这些变化又进一步加重细胞损伤和代谢障碍，促进器官功能障碍的发生、发展。

五、细胞凋亡的发生导致器官功能损害

正常机体存在细胞凋亡，它参与维持内环境的稳定，凋亡不足或凋亡过度都会出现异常生命现象。越来越多的研究证据表明，细胞凋亡过程也参与 MODS 的发生。研究结果表明，严重创伤后机体的各个脏器均发生了细胞凋亡，而且这种凋亡过程主要发生在创伤早期阶段，而细胞坏死主要在后期发生。胸腺、脾脏、骨髓、淋巴结及全身的淋巴组织等最易发生细胞凋亡，这种现象可能是导致创伤后机体免疫功能低下的直接原因。此外，创伤后全身微血管内皮细胞的凋亡可能是微循环功能障碍的基础，也可能是 DIC 发生的原因之一。研究表明，各脏器在创伤早期大量出现细胞凋亡，可能也是脏器在早期发生功能损害的基础，创伤后所发生细胞的凋亡可能与创伤后糖皮质激素急剧增多、内毒素血症、氧化应激、各种细胞因子的大量释放以及由此而引起的细胞内钙超载、各类酶活性的改变、核内相关基因的诱导或抑制、线粒体功能的改变及细胞膜表面受体变化等有关。

六、细胞内信号转导通路的活化

感染、创伤、缺血、缺氧等引起休克的原始病因，可导致微循环障碍、细胞损伤、微血管通透性增加、炎症介质泛滥等多种复杂的病理生理变化，这些变化与细胞内信号转导通路的活化有关，目前受到关注较多的通路如下。

1. NF-κB/I-κB 信号通路的活化　核因子-kappa B（nuclear factor-kappa B，NF-κB）是调节炎症因子基因表达的关键转录因子之一，能与许多基因启动子区特异的 DNA 序列（kappa B 位点）结合而调控这些基因的表达。诱导型一氧化氮合酶（iNOS）、TNF-α 和 IL-6 等细胞因子基因启动子上均存在 NF-κB 的结合位点，其参与了大多数细胞因子基因表达的转录调节，在调节免疫应答以及炎症反应、应激反应以及细胞凋亡、增殖、分化等病理过程中均发挥重要作用。正常情况下，NF-κB 的主要形式为 P50 和 P65 的二聚体，它们通常与其抑制蛋白 I-κB（inhibitory-kappa B）结合形成复合物，以非活性形式存在于细胞质中。I-κBα 与 P65 亚单位结合时导致 P65 的空间构象发生改变，从而使其与靶 DNA 结合的关键氨基酸残基被隐蔽，这样就抑制 NF-κB 与靶 DNA 调节区的特异性结合。但是当细胞受到严重的病因或细胞因子的信号刺激时，通过一个或多个信号转导途径，激活一系列激酶，使 I-κB 降解，NF-κB 与 I-κB 发生解离，并迅速从胞质易位到胞核，在胞核内与多种促炎细胞因子、趋化因子及黏附分子基因启动子区的 kappa B 位点发生特异性结合，激活这些基因的转录活性，调控相关基因表达，导致炎症介质的泛滥。

2. 丝裂原活化蛋白激酶信号通路的活化　丝裂原活化蛋白激酶（mitogen-activated protein kinase，MAPK）是细胞内的一类丝氨酸/苏氨酸蛋白激酶。MAPK 信号转导通路存在于大多数细胞内，是细胞外信号引起细胞核反应的重要通路，参与了细胞生长、发育、分化及凋亡等。MAPK 家族由 4 个主要成员组成，即细胞外信号调节激酶（ERK）、应激活化蛋白激酶（JNK/SAPK）、p38MAPK 和 ERK5 通路。MAPK 信号通路的激活采用高度保守的三级激酶级联反应，即 MAPK 激酶的激酶（MAPKKK）→MAPK 激酶（MAPKK）→MAPK，MAPK 被激活后作用于靶蛋白，介导细胞产生炎症反应、细胞应激反应、细胞迁移、凋亡等生物学效应。细胞在静息时，MAPK 位于胞浆内，在感染、创伤等因素的刺激下，MAPK 被磷酸化而激活，即可迅速转移到细胞核内，直接激活多种转录因子，启动或关闭特定基因的转录。受 MAPK 调控的转录因子主要有活化子蛋白-1、活化子蛋白-2、血清反应因子、活化转录因子 2、肌细胞增强因子 2 等，这些转录因子都可调控 TNF-α、IL-1、IL-8、IL-10、IL-12、iNOS、MCP-1、ICAM-1 等炎症介质的表达，是内毒素性休克、全身炎症反应综合征和多器官衰竭等的致病因素。

总之，机体是一个繁杂的网络系统，各系统、器官之间从结构和功能上关系密切，上述各种可能的机制之间存在着非常密切的联系和相互影响，体现了 MODS 发生机制的复杂性。

在 MODS 中，不同器官发生功能障碍的频率和时间顺序是不同的，以肺和肾功能障碍发生频率最高且出现的时间也较早，其后为肝脏、胃肠道、心脏、中枢神经系统和血液系统等功能障碍。但由于患者间存在很大的个体差异，器官功能障碍发生的先后顺序也有差别。MODS 的病死率与功能障碍器官的数目和严重程度有明显的相关性，功能障碍器官的数目越多、越严重，其病死率也越高。而且，发生功能障碍器官的数目相同而种类不同，病死率也有差别。需要指出的是，如果抢救及时且处理措施得当，MODS 也是可以逆转的。

第 4 节　多器官功能障碍综合征防治的病理生理学基础

MODS 的防治应在去除病因的前提下采取综合措施，以维持各个器官的血液灌流和防止细胞损害，最大限度地保护各器官、系统功能，切断它们之间可能存在的导致因果转化的恶性循环，更应该注重预防 MODS 的发生。根据 MODS 的发生机制和病理生理学变化，主要的防治原则如下。

一、病因学防治

积极防治引起 MODS 的原发病，如控制感染病灶，正确、及时使用有效的抗生素，预防和治疗败血症。

二、发病学防治

（一）阻断炎症介质的有害作用可以有效防治 MODS 的发生

基于 MODS 的炎症反应失控学说，应用炎症介质的阻断剂和拮抗剂，阻断炎症介质的有害作用，可以有效防治 MODS 的发生。

1. TNF-α、IL-1 等炎症因子的单克隆抗体，对逆转病情具有一定的作用 尽管从理论上说，采用炎症因子的单克隆抗体阻断体液因子的受体，从而减弱体液因子的损害作用会减轻病情的严重程度，但 20 世纪 90 年代以来的多个大样本、随机、双盲、多中心的临床研究却并未证明上述抗炎症因子治疗能降低脓毒症患者的死亡率。

2. 糖皮质激素的抗炎作用 动物实验观察到用糖皮质激素治疗 MODS 有一定的效果，但采用大剂量糖皮质激素抑制炎症反应的同时，也可降低机体的免疫功能，削弱机体的抗感染能力，并且抑制创面的再生和修复，因此临床使用仍有争议。近年发现，采用小剂量糖皮质激素既可抑制 SIRS，又不至于完全抑制免疫系统功能，在治疗脓毒症等 SIRS 的大规模临床试验中获得了较满意的效果。

3. 非类固醇抗炎药 前列腺素环氧酶抑制剂布洛芬、吲哚美辛等可抑制前列腺素和 TXA_2 产生；纳洛酮拮抗内啡肽的作用；卡托普利等拮抗肾素-血管紧张素系统；抑肽酶减少激肽的生成等，这些措施对治疗感染性休克、改善创伤和感染时的肺损伤均有一定的效果，而且不会抑制免疫功能，可提高 MODS 患者的生存率。

特别应该注意的是，促炎症介质与抗炎症介质之间不平衡，则将出现 SIRS 或 CARS。当机体抗炎反应不足、SIRS 为主时，患者将对感染的易感性增加，抗炎治疗是有益的；而当 CARS 占优势时，抑制 T 淋巴细胞和 B 淋巴细胞活化，引起免疫抑制，采用免疫刺激治疗，刺激免疫系统产生粒细胞刺激因子、INF-γ、IL-13 是有帮助的，所以仔细区分患者所处的炎症反应状态（SIRS 或 CARS）而采取不同治疗措施至关重要。

（二）防止细胞损伤

对细胞功能的保护应予足够重视。MODS 时细胞损伤有的是原发的，有的则继发于微循环障碍，那么改善微循环是防止细胞损伤的措施之一，此外尚可应用能量补充的方法进行治疗。

临床应用糖皮质激素治疗败血症及败血症性休克有一定疗效，以往有人认为是由于糖皮质激素有稳定细胞膜的作用，目前认为更有可能与糖皮质激素可上调抑制性抑制蛋白 κB 水平，阻断核因子 κB 核移位，从而抑制细胞因子的合成和表达有关。

（三）防治多器官功能障碍与衰竭

应积极预防 DIC 及缺血-再灌注损伤的出现，必要时可酌情使用细胞保护剂、小分子抗氧化剂及自由基清除剂。如一旦发生 MODS，除采取一般的治疗措施外，还应针对不同器官功能障碍采取不同的治疗措施。如出现急性心力衰竭，除减少和停止补液外，还应及时强心、利尿，并适当降低心脏的前、后负荷；若出现 ARDS，则进行人工辅助呼吸正压给氧，改善呼吸功能；如出现肾衰竭，应尽早利尿和进行透析，以防止出现多系统器官衰竭。

三、支持与保护疗法

（一）营养与代谢支持

对一般患者，应作营养支持治疗以确保热量平衡；对危重患者，则应作代谢支持治疗以确保正氮平衡。针对体内出现的高代谢状态，应提高患者蛋白质和氨基酸摄入量，特别是提高缬氨酸等支链氨基酸的比例，促进肝合成蛋白质，并借支链氨基酸与芳香族氨基酸、含硫氨基酸间的竞争，减轻后两者对器官的损害。为维持和保护肠黏膜的屏障功能，应缩短患者禁食时间，尽可能及早鼓励经口摄食。

（二）连续性血液净化（continuous blood purification，CBP）

近年采用连续血液净化疗法预防和治疗 MODS 取得一定进展，通常采用连续性血液滤过、内毒素吸附柱血液灌注等技术。连续血液净化防治 MODS 主要有以下作用：① 有效地清除循环血液中的炎症介质；② 通过消除肺间质水肿，改善微循环和实质细胞的摄氧能力，从而改善组织对氧的利用；③ 调整水、电解质代谢和酸碱平衡，清除有害的代谢产物；④ 由肠外输入营养并排出过多的水分；⑤ 通过 CBP 和内毒素吸附柱直接血液灌注，可清除血中的内毒素。临床研究结果显示，CBP 比传统的间歇血液透析疗效更好，对血流动力学不稳定的患者，CBP 更安全，危险性更小。CBP 已是当今治疗危重患者的主要措施之一，其价值与机械通气和肠道外营养同样重要。

（李桂忠）

参 考 文 献

金惠铭，王建枝. 2012. 病理生理学［M］. 7 版. 北京：人民卫生出版社，172-177.

李桂源. 2010. 病理生理学［M］. 2 版. 北京：人民卫生出版社，280-290.

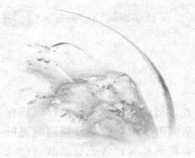

英汉对照词汇表

A

acetylcholine，Ach　乙酰胆碱

acid-base balance　酸碱平衡

acid-base disturbance　酸碱平衡紊乱

acid-base imbalance　酸碱失衡

acquired immunodeficiency syndrome，AIDS　获得性免疫缺陷综合征

actin　肌动蛋白

actomyosin　肌-动球蛋白

actual bicarbonate，AB　实际碳酸氢盐

acute heart failure　急性心力衰竭

acute mountain sickness，AMS　急性高山病

acute phase protein　急性期蛋白

acute Phase Protein，AP　急性期反应蛋白

acute psychogenic reaction　急性心因性反应

acute pulmonary injury，ALI　急性肺损伤

acute renal failure，ARF　急性肾衰竭

acute respiratory distress syndrome，ARDS　急性呼吸窘迫综合征

Addison disease　肾上腺皮质功能减退

adenylyl cyclase，AC　腺苷酸环化酶

adhesion molecule，AM　黏附分子

adrenaline　肾上腺素

adrenergic receptor　肾上腺素能受体

alarm phase　警觉期

aldosterone，ALD　醛固酮

allergy　变态反应

alveolar PCO_2，P_ACO_2　肺泡内二氧化碳分压

alveolar PO_2，P_AO_2　肺泡内气体的氧分压

Alzheimer's disease，AD　阿尔茨海默病

American College of Cardiology，ACC　美国心脏病学会

American Heart Association，AHA　美国心脏学会

anaphylactic shock　过敏性休克

anasarca　全身性水肿

androgen insensitivity syndrome，AIS　雄激素抵抗征/雄激素不敏感综合征

androgen receptor，AR　雄激素受体

anemic hypoxia　贫血性缺氧

angiotensin Ⅱ，Ang Ⅱ　血管紧张素Ⅱ

angiotensin conversing enzyme inhibitor，ACEI　血管紧张素转换酶抑制剂

animal study　动物实验研究

anion gap，AG　阴离子间隙

annexin　膜联蛋白

antidiuretic hormone，ADH　血管升压素

anti-inflammatory mediators　抗炎介质

antiphospholipid antibody　抗磷脂抗体

anti-thrombin Ⅲ　抗凝血酶Ⅲ

apoptosis body　凋亡小体

apoptosis　细胞凋亡

apoptosis-inducing factor，AIF　凋亡诱导因子

aquaporins，AQP　水通道蛋白

arcuate nucleus，ARC　弓状核

arginine vasopression，AVP　精氨酸升压素

arterial oxygen content in blood，CaO_2　动脉血氧含量

arterial oxygen saturation，SaO_2　动脉血氧饱和度

arterial partial pressure of oxygen，PaO_2　动脉血氧分压

atmospheric hypoxia　大气性缺氧

ATP receptor　ATP受体

atrial natriuretic peptide，ANP　心房钠尿肽

autocrine　自分泌

autoimmune disease　自身免疫病

autophosphorylation　自主磷酸化

azotemia　氮质血症

B

B cell lymphoma/leukemia-2　B细胞淋巴瘤/白血病-2

backward failure　后向衰竭

base excess，BE　碱剩余

blebbing　空泡化

blood pressure，BP　动脉血压

blood urea nitrogen，BUN　血浆尿素氮

body fluid　体液

brain death　脑死亡

brain derived neurotrophin factor，BDNF 脑源神经营养因子

brown adipose tissue，BAT 棕色脂肪组织

budding 出芽

buffer base，BB 缓冲碱

burn shock 烧伤性休克

C

cadherin 钙离子依赖的细胞黏附素

calcitonin，CT 降钙素

calcium mobilization 钙动员

calcium oscillation 钙振荡

calcium overload 钙超载

calcium combining troponin，TnC 钙结合亚单位

calcium paradox 钙反常

calcium-sensing receptor，CaSR 钙敏感受体

calmodulin，CaM 钙调蛋白

calmodulin-dependent kinase Ⅱ，CaMK Ⅱ 钙调蛋白依赖性激酶Ⅱ

calpains 需钙蛋白酶

captopril 卡托普利

carbon monoxide，CO 一氧化碳

carbonic anhydrase，CA 碳酸酐酶

carboxyhemoglobin，HbCO 碳氧血红蛋白

cardiac asthma 心源性哮喘

cardiac dysfunction 心功能障碍

cardiac index，CI 心脏指数

cardiac insufficiency 心功能不全

cardiac output，CO 心排血量

cardiac reserve 心力储备

cardiogenic shock 心源性休克

caspase 半胱天冬酶

caspase-activated deoxyribonuclease，CAD 脱氧核糖核酸酶

catalase，CAT 过氧化氢酶

CDK inhibitor，CKI CDK 抑制因子

CDK-activating kinase，CAK CDK 活化激酶

cell adhesion molecule，CAM 细胞黏附分子

cell cycle 细胞周期

cell signal transduction 细胞信号转导

cell-substratum 细胞与基质

cellular pathology 细胞病理学

central venous pressure，CVP 中心静脉压

ceruloplasmin 铜蓝蛋白

checkpoint 检查点

chemokine receptor 趋化因子受体

chemokine 趋化因子

Chinese Association of Pathophysiology，CAP 中国病理生理学会

chromosomal aberration 染色体畸变

chronic heart failure 慢性心力衰竭

chronic renal failure，CRF 慢性肾衰竭

ciliary neurotrophic factor，CNTF 睫状神经营养因子

circulatory hypoxia 循环性缺氧

c-jun N-terminal kinase，JNK c-jun N 端激酶

clearance rate of endogenous creatinine 内生肌酐清除率

clinical study 临床实验研究

cognitive disorder 认知障碍

colloid osmotic pressure 胶体渗透压

compensatory anti-inflammatory response syndrome，CARS 代偿性抗炎反应综合征

mixed antagonist response syndrome，MARS 混合性拮抗反应综合征

complement 补体

complete recovery 完全康复

concentric hypertrophy 向心性肥大

condensation 固缩

condition 条件

conditional renewing 条件性更新

congenital thymic aplasia 先天性胸腺发育不全

congestive heart failure 充血性心力衰竭

congestive hypoxia 淤血性缺氧

constitutive activation 组成型激活

consumption coagulopathy 消耗性凝血病

continuous blood purification，CBP 连续血液净化

co-receptor 辅受体分子

corticotrophin releasing hormone，CRH 促肾上腺皮质激素释放素

corticotropin；adrenocorticotropic hormone，ACTH 促肾上腺皮质激素

cross-bridge 横桥

cross-talk 交互通话

crystalloid osmotic pressure 晶体渗透压

Cushing syndrome 库欣综合征

cyanosis 发绀

cyclic adenosine monophosphate，cAMP 环磷酸腺苷

cyclin dependent kinase inhibitor，CDI 细胞周期素依赖性蛋白激酶抑制因子

cyclin dependent kinase，CDK 细胞周期素依赖性蛋白激酶

cyclin 细胞周期蛋白

cyclin-dependent protein kinase 4，CDK4 细胞周期素依赖性激酶 4

cyclooxygenase 环加氧酶

cyclosporin A 环胞霉素 A

cystein-containing aspartate-specific protease caspase 天冬氨酸特异的半胱氨酸蛋白酶

cytokine cascade 细胞因子级联反应

cytokines　细胞因子

D

$1\alpha,25$-dihydroxy vitamin D，1,25-（OH）2-VD$_3$　1,25-二羟维生素 D$_3$

D-dimer，DD　D-二聚体

death domain，DD　死亡域

death effecter domain，DED　死亡效应域

death receptor，DR　死亡受体

death　死亡

death-inducing signaling complex，DISC　死亡诱导信号复合物

degradative enzyme　钙依赖性降解酶

dehydration　脱水

delayed after depolarization，DAD　延迟后除极

delayed two-phase　双相迟发型

desensitization　脱敏

diabetic nephropathy　糖尿病肾病

diacylglycerol，DAG　二酰甘油

diastolic heart failure　舒张性心力衰竭

dimer　二聚体

2,3-diphosphoglyceric acid，2,3-DPG　2,3二磷酸甘油酸

disease cause　病因

disease　疾病

disease-associated gene　疾病的相关基因

disorder of the thinking form　思维形式障碍

disorders of sensation　感觉障碍

disseminated activation of inflammatory cell　播散性炎症细胞活化

disseminated intravascular coagulation，DIC　弥散性血管内凝血

distress　劣性应激

disturbance of homeostasis　自稳态失衡

disturbance of perception　知觉障碍

disturbances of water and electrolyte metabolism　水、电解质代谢紊乱

double acid-base disturbance　双重性酸碱平衡紊乱

down-regulation　受体下调

dysoxidative hypoxia　氧利用障碍性缺氧

dyspnea on exertion　劳力性呼吸困难

E

early after depolarization，EAD　早期后除极

eccentric hypertrophy　离心性肥大

edema　水肿

ejection fraction，EF　射血分数

elastin　弹性蛋白

electrolyte　电解质

endocrine　内分泌

endogenous opioid peptide　内源性阿片肽

endogenous pyrogen，EP　内生致热原

endonuclease　核酸内切酶

endorphin　内啡肽

endothelin，ET　内皮素

endotoxic shock　内毒素休克

enkephalin　脑啡肽

enterogenous cyanosis　肠源性发绀

epidemiologic study　流行病学研究

epidermal growth factor receptor，EGFR　表皮生长因子受体

epidermal growth factor，EGF　上皮生长因子

equal pressure point　等压点

erythropoietin，EPO　促红细胞生成素

etiocholanolone　本胆烷醇酮

eustress　良性应激

evidence based medicine　循证医学

exhaustion phase　衰竭期

exogenous pyrogen　外致热原

experimental pathology　实验病理学

external factors　外环境因素

external lamina　细胞膜外板

extracellular signal-regulated kinase，ERK　细胞外信号调节激酶

extracellular fluid，ECF　细胞外液

extracellular matrix，ECM　细胞外基质

extracellular-signal regulated kinase，ERK　细胞外信号调节的蛋白激酶

exudate　渗出液

F

false neurotransmitter　假性神经递质

familial hypomagnesemia with hypercalciuria and nephrocalcinosis，FHHNC　伴发高钙尿和肾钙质沉着症的家族性低镁血症

familial hypocalciuric hypercalcemia，FHH　家族性低钙尿性高钙血症

Fas-associated death domain，FADD　Fas 相关死亡结构域

febrile ceiling　热限

febrile convulsion　高热惊厥

fever　发热

fibrin（-ogen）degradation products，FDP　纤维蛋白（原）降解产物

fibroblast growth factor，FGF　成纤维细胞生长因子

fibronectin，FN　纤维连接蛋白

filtration fraction，FF　肾小球滤过分数

first hit　一次打击

fixed acid　固定酸

forward failure　前向衰竭

frank edema　显性水肿

free radical　自由基

functional renal failure　功能性肾衰竭

G

G protein-coupled receptor，GPCR　G 蛋白偶联受体

gastrin　促胃液素

gene mutation　基因突变

general adaptation syndrome，GAS　全身适应综合征

general concept of disease　疾病概论

generalized Shwartzman reaction　全身性施瓦茨曼反应

genetic predisposition　遗传易感性

genic disease　基因病

glomerular filtration rate，GFR　肾小球滤过率

glomerular hyperfiltration hypothesis　肾小球过度滤过学说

glomerulo tubular balance　球-管平衡

glomerulo tubular imbalance　球-管失衡

glucocorticoid receptor，GR　糖皮质激素受体

glucocortricoid，GC　糖皮质激素

glutamate/aspartate receptor　γ-氨基丁酸受体

glutamic acid decarboxylase，GAD　谷氨酸脱羧酶

glutathione peroxidase，GSH-Px　谷胱甘肽过氧化酶

glycocalyx　糖被

glycoprotein，GP　血小板糖蛋白

glycosyl phosphatidylinositol，GPI　糖基磷脂酰肌醇

G-protein　G 蛋白

G-protein-coupled receptor kinases，GRKs　G 蛋白偶联受体激酶

G-protein-coupled receptor，GPCR　G 蛋白偶联受体

granulocyte colony-stimulating factor，G-CSF　粒细胞集落刺激因子

growth factor　生长因子

growth hormone，GH　生长激素

growth-related oncogene/melanoma growth stimulating activity，GRO/MGSA　生长相关癌基因/黑素瘤生长刺激活性

guanine nucleotide-binding protein，G-protein　鸟苷酸结合蛋白

guanylate cyclase，GC　鸟苷酸环化酶

H

health　健康

heart failure　心力衰竭

heat shock protein，HSP　热休克蛋白

hemic hypoxia　血液性缺氧

hemoglobin，Hb　血红蛋白

hemolytic uremic syndrome，HUS　溶血性尿毒症综合征

hemorrhagic shock　失血性休克

hepatic failure　肝衰竭

hepatic insufficiency　肝功能不全

hepatorenal syndrome，HRS　肝肾综合征

high altitude cerebral edema，HACE　高原脑水肿

high altitude pulmonary edema，HAPE　高原肺水肿

high anion gap metabolic acidosis　AG 增高型代谢性酸中毒

high molecular weight kininogen，HK　高分子激肽原

high output heart failure　高排出量性心力衰竭

histamine　组胺

histogenous hypoxia　组织性缺氧

histotoxic hypoxia　组织中毒性缺氧

homeostasis　稳态

homeostatic control　自稳调节

hormone response element，HRE　激素反应元件

hormone　激素

human immunodeficiency virus，HIV　人免疫缺陷病毒

human leukocyte antigen-DR，HLA-DR　人类白细胞抗原

humoral factor　体液因子

hydrops　积水或积液

5-hydroxytryptamine receptor　5-羟色胺受体

hypercalcemia　高钙血症

hypercoagulability　血液高凝状态

hyperdynamic shock　高动力性休克

hyperkalemia　高钾血症

hypermagnesemia　高镁血症

hyperphosphatemia　高磷血症

hypersensitivity　超敏反应

hyperthermia　过热

hypertonic dehydration　高渗性脱水

hypertonic water excess　高渗性水过多

hypoaldosteronism　低醛固酮症

hypocalcemia　低钙血症

hypocapnia　低碳酸血症

hypocoagulability　低凝状态

hypodynamic shock　低动力性休克

hypoglycemia　低血糖

hypokalemia　低钾血症

hypokalemic periodic paralysis　低血钾型周期性麻痹

hypokinetic hypoxia　低动力性缺氧

hypomagnesemia　低镁血症

hypophosphatemia　低磷血症

hypothalamus-pituitary-adrenal cortex system，HPA　下丘脑-垂体-肾上腺皮质激素系统

hypotonic dehydration　低渗性脱水

hypotonic hypoxemia　低张性低氧血症

hypotonic hypoxia　低张性缺氧

hypotonic water excess　低渗性水过多

hypovolemic shock　低血容量性休克

hypoxanthine　次黄嘌呤

hypoxia 缺氧

hypoxia inducible factor-1，HIF-1 缺氧诱导因子-1

hypoxic hypoxia 乏氧性缺氧

hypoxic pulmonary vasoconstriction，HPV 缺氧性肺血管
收缩

I

IL-1 receptor associated kinase，IRAK IL-1 受体相关激酶

IL-1 receptor，IL-1R IL-1 受体

immunodeficiency disease 免疫缺陷病

immunoglobulin superfamily 免疫球蛋白超家族

incomplete recovery 不完全康复

inducible nitric oxide synthase，INOS 诱导性一氧化氮
合酶

infectious shock 感染性休克

infirmity 衰弱状态

inflammatory cascade 炎症瀑布反应

inflammatory mediator spillover 炎症介质泛滥

inhibitor of κB，IκB 抑制性亚基

inhibitor troponin，TnI 抑制亚单位

inhibitors of apoptosis protein，IAP 阻断凋亡抑制蛋白

inhibitory hormone receptor，Ri 抑制性激素受体

inhibitory regulative G-protein，Gi 抑制调节性 G 蛋白

inhibitory-kappa B 抑制蛋白 I-κB

insensible water loss 不感蒸发或不显性失水

insulin receptor substrate1，IRS-1 胰岛素受体底物-1

insulin receptor tyrosine kinase，IRTK 胰岛素受体酪氨酸
激酶

insulin receptor，IR 胰岛素受体

intact nephron hypothesis 健存肾单位学说

integrin 整合素

intercalated cells 闰细胞

interferon，IFN 干扰素

interferon-γ inducible protein-10，IP-10 干扰素诱导蛋白-10

interferon-γ，IFN-γ γ-干扰素

interleukin-1，1L-1 白细胞介素-1

interleukin-10，IL-10 白细胞介素-10

interleukin-6，IL-6 白细胞介素-6

interleukin-2，IL-2 白细胞介素-2

interleukin-8，IL-8 白细胞介素-8

internal factors 内环境因素

International Society for Pathophysiology，ISP 国际病理生
理学会

interstitial brain edema 间质性脑水肿

interstitial brain edema 细胞毒性脑水肿

interstitial fluid 组织间液

intracellular fluid，ICF 细胞内液

intracellular receptor 胞内受体

intrarenal acute renal failure 肾性急性肾衰竭

invasiveness 侵袭力

ischemia injury 缺血性损伤

ischemia reperfusion injury 缺血-再灌注损伤

ischemic hypoxia 缺血性缺氧

ischemic postconditioning 缺血后适应

ischemic preconditioning，IPC 缺血预适应

islet cell antigen，ICA 胰岛细胞抗体

isotonic dehydration 等渗性脱水

isotonic hypoxemia 等张性低氧血症

isotonic hypoxia 等张性缺氧

isotonic water excess 等渗性水过多

IκB kinase，IKK IκB 激酶

K

killer gene 自杀基因

kinin 激肽

Klinefelter's syndrome 先天性睾丸发育不全

L

lactulose 乳果糖

laminin，LN 层黏蛋白

latent membrane protein，LMP 潜伏膜蛋白

lectin 凝集素

left heart failure 左心衰竭

left ventricular end diastolic pressure，LVEDP 左心室舒张
末期压力

leukotriene，LT 白三烯

ligand-gated ion channel receptor 配基门控性离子通道受体

ligand 配基

lip oxygenase 脂加氧酶

lipid free radical 脂性自由基

lipid peroxidation 膜脂质过氧化

lipocortin-1 脂皮质蛋白-1

lipopolysaccharide binding protein，LBP 脂多糖结合蛋白

lipopolysaccharide，LPS 脂多糖

lipoxin 脂氧素

local edema 局部性水肿

locus ceruleus-norepinephrine /sympathetic-adrenal medulla
axis，LC/NE 蓝斑-去甲肾上腺素/交感-肾上腺髓质轴

low output heart failure 低排出量性心力衰竭

M

macrophage inflammatory protein-1，MIP-1 巨噬细胞炎性
蛋白-1

malondialdehyde，MDA 丙二醛

margination 染色质边集

matrix metalloproteinase，MMP 基质金属蛋白酶

mechanism 基本机制

medial amygdaloid nucleus，MAN 中杏仁核

medical model　医学模式

melatonin　褪黑激素

membrane attack complex，MAC　膜攻击复合物

metabolic acidosis　代谢性酸中毒

metabolic alkalosis　代谢性碱中毒

methemoglobin，$HbFe^{3+}OH$　高铁血红蛋白

methylguanidine　甲基胍

microvascular stunning　微血管顿抑

middle molecular substance，MMS　中分子物质

mitochondrial permeability transition pore，mPTP　线粒体通透性转换孔

mitogen-activated protein kinase，MAPK　丝裂原活化蛋白激酶

mixed acid-base disturbances　混合型酸碱平衡紊乱

mixed antagonists response syndrome，MARS　混合性拮抗反应综合征

molecular disease　分子病

molecular police　分子警察

mongolism　先天愚型

monocyte chemoattractant protein-1，MCP-1　单核细胞趋化蛋白-1

mono-gene disease　基因病

multifactorial disease　多因子疾病

multiple organ dysfunction syndrome，MODS　多器官功能障碍综合征

multiple organ failure，MOF　多器官衰竭

muscarinic acetylcholine receptor，mAchR　毒蕈碱型乙酰胆碱受体

myeloid differential protein-2，MD-2　髓样分化蛋白-2

myeloid differentiation factor 88，MYD88　接头蛋白髓样分化因子 88

myocardial contractility　心肌收缩性

myocardial depressant factor，MDF　心肌抑制因子

myocardial failure　心肌衰竭

myocardial hypertrophy　心肌肥大

myocardial remodeling　心肌细胞重塑

myocardial stunning　心肌顿抑

myocyte apoptosis　心肌细胞凋亡

myocyte necrosis　心肌细胞坏死

myocyte phenotype　细胞表型

myogenic dilatation　肌源性扩张

myosin　肌球蛋白

N

nAChR　N 型乙酰胆碱受体

naloxone　纳洛酮

neonatal respiratory distress syndrome，NRDS　新生儿呼吸窘迫综合征

nephrogenic diabetes insipidus，NDI　家族型肾性尿崩症

nerve growth factor，NGF　神经生长因子

nerve mediator　神经递质

neurogenic shock　神经源性休克

neurotrophin-3，NT-3　神经营养因子-3

neurotrophin　神经营养因子

New York Heart Association，NYHA　纽约心脏学会

nicotinic acetylcholine receptor，nAChR　烟碱型乙酰胆碱受体

nitric oxide synthase，NOS　一氧化氮合酶

nitric oxide，NO　一氧化氮

no reflow　无复流

nocturia　夜尿

no-reflow phenomenon　无复流现象

non-bacteremia clinical sepsis　非菌血症性临床败血症

nonpitting edema　非凹陷性水肿

non-protein nitrogen　非蛋白氮

nonsaturable paracellular passive transport route　非可饱和的旁细胞被动转运途径

normal anion gap metabolic acidosis　AG 正常型代谢性酸中毒

nuclear factor-kappa B，NF-κB　核因子-κB

nuclear receptor　核受体

nuclear transcription factor　核转录因子

O

obstructive hypoventilation　阻塞性通气不足

opioid receptor　阿片样受体

organ pathology　器官病理学

organum vasculosum laminae terminalis，OVLT　终板血管器

orthopnea　端坐呼吸

osmosis　渗透作用

osmole　渗量或渗透摩尔

overloading hypertrophy　超负荷性心肌肥大

over-perfusion　超灌注

oxidative stress　氧化应激

oxygen burst　氧爆发

oxygen binding capacity in blood　血氧容量

oxygen content in blood　血氧含量

oxygen free radical，OFR　氧自由基

oxygen intoxication　氧中毒

oxygen paradox　氧反常

oxygen saturation，SO_2　血氧饱和度

P

paracrine　旁分泌

paradoxical acidic urine　反常性酸性尿

paradoxical alkaline urine　反常性碱性尿

parallel hyperplasia　并联性增生

parathyroid hormone，PTH　甲状旁腺激素

parenchyma renal failure　器质性急性肾衰竭

Parkinson's disease，PD　帕金森病

paroxysmal nocturnal dyspnea　夜间阵发性呼吸困难

partial pressure of CO_2，$PaCO_2$　动脉血二氧化碳分压

partial pressure of oxygen，PO_2　血氧分压

pathogen-associated molecular pattern，PAMP　病原体相关分子模式

pathogenesis　发病学

pathogenetic cause　发病学原因

pathologic process　病理过程

pathological stress　病理性应激

pathophysiology　病理生理学

pattern recognition receptor，PRR　模式识别受体

percutaneous coronary angioplasty，PTCA　经皮冠状动脉球囊血管成形术

percutaneous coronary intervention，PCI　经皮冠状动脉介入治疗

permanent myopathy，PM　永久性肌病

permeability transition pore，PTP　线粒体通透性转换孔

permeability transition，PT　线粒体膜通透性

pH paradox　pH 反常

pharmacologic preconditioning　药物预适应

phosphatidylinositol 4，5-bisphosphate　磷脂酰肌醇 4，5-二磷酸

phosphoinositide 3-kinase，PI_3K　磷酸肌醇 3 激酶

phospholipase　磷脂酶激活

phospholipase A_2，PLA_2　磷脂底物的结合抑制磷脂酶 A_2

phospholipase C，PLC　磷脂酶 C

phospholipase　磷脂酶

physical stress　生理性应激

pitting edema　凹陷性水肿

plasma protamin paracoagulation test　3P 试验

platelet activating factor，PAF　血小板活化因子

platelet factor-4，PF-4　血小板因子-4

platelet-derived growth factor，PDGF　血小板源性生长因子

platelet-endothelial cell adhesion molecule，PECAM　血小板内皮细胞黏附分子

PO_2 of inspired gas，PiO_2　吸入气氧分压

poly（ADP-ribose）polymerase-1，PARP-1　多聚 ADP-核糖聚合酶

polygenic disease　多基因病

polymorphonuclear neutrophil，PMN　中性粒细胞

polyuria　多尿

postrenal acute renal failure　肾后性急性肾衰竭

post-traumatic stress disorder，PTSD　创伤后应激障碍

precipitating factor　诱因

prekallikrein　激肽释放酶原

preoptic anterior hypothalamus，POAH　视前区下丘脑前部

prerenal acute renal failure　肾前性急性肾衰竭

pressure load　压力负荷

primary infantile hypomagnesemia　原发性婴儿低镁血症

primary MODS　原发型 MODS

proinflammatory mediators　促炎递质

prostacyclin，PGI_2　前列环素

prostaglandin E_2，PGE_2　前列腺素 E_2

prostaglandin，PG　前列腺素

protease　蛋白酶

protein C　蛋白 C

protein kinase　蛋白激酶

protein kinase A，PKA　蛋白激酶 A

protein kinase C，PKC　蛋白激酶 C

protein kinase G，PKG　蛋白激酶 G

protein serine-threonine kinase，PSTK　丝/苏氨酸蛋白激酶

protein tyrosine kinase，PTK　酪氨酸蛋白激酶

proteoglycan　蛋白聚糖

psychological dwarf　心理性侏儒

psychological stress　心理应激

psychosensory disturbance　感知综合障碍

psychosocial factors　心理-社会因素

pulmonary artery wedge pressure，PAWP　肺小动脉楔入压

pulmonary capillary wedge pressure，PCWP　肺毛细血管楔压

pulmonary edema　肺水肿

pulmonary encephalopathy　肺性脑病

pump leak　泵-漏

pyrogenic activator　发热激活物

R

rapid single-phase　单相速发型

reactive hypertrophy　反应性心肌肥大

reactive oxygen species，ROS　活性氧

receptor operated calcium channels，ROC　受体操纵性 Ca^{2+} 通道

receptor tyrosine kinase，RTK　受体酪氨酸蛋白激酶

receptor　受体

recessive edema　隐性水肿

regulated on activation normal T cell expressed and secreted，RANTES　调节活化正常 T 细胞表达和分泌因子

renal anemia　肾性贫血

renal blood flow，RBF　肾血流量

renal hypertension　肾性高血压

renal insufficiency　肾功能不全

renal osteodystrophy　肾性骨营养不良

renal plasma flow　肾血浆流量

renal tubular acidosis　肾小管性酸中毒

renin-angiotensin-aldosterone system，RAAS　肾素-血管紧张素-醛固酮系统

renin-dependent hypertension　肾素依赖性高血压

reperfusion injury　再灌注损伤

resistance phase　抵抗期

respiration quotient，R　呼吸商

respiratory acidosis　呼吸性酸中毒

respiratory alkalosis　呼吸性碱中毒

respiratory burst　呼吸爆发

respiratory failure index，RFI　呼吸衰竭指数

respiratory failure　呼吸衰竭

respiratory hypoxia　呼吸性缺氧

respiratory insufficiency　呼吸功能不全

restrictive hypoventilation　限制性通气不足

retinoblastoma　儿童视网膜母细胞瘤

rheumatoid arthritis，RA　类风湿性关节炎

rhodophane receptor，RhR　视网膜视紫红质受体

right heart failure　右心衰竭

right ventricular end diastolic pressure，RVEDP　右室舒张末期压力

risk°factor　危险因素

rotational atherectomy　冠状动脉旋磨术

S

saline-resistant alkalosis　盐水抵抗性碱中毒

saline-responsive alkalosis　盐水反应性碱中毒

saturable active transcellular transport route　可饱和的主动跨细胞途径

schistocyte　裂体细胞

second hit　二次打击

selectin　选择素

sensible perspiration　显性出汗

sepsis　脓毒症

septic shock　败血症休克

series hyperplasia　串联性增生

serpentine receptor　七次跨膜受体

set point，SP　调定点

severe acute respiratory syndrome，SARS　严重急性呼吸综合征

Sheehan's syndrome　席汉综合征

shock cell　休克细胞

shock kidney　休克肾

shock lung　休克肺

simple acid-base disturbance　单纯型酸碱平衡紊乱

single gene disorder　单基因病

singlet oxygen，$1O_2$　单线态氧

slow exchange fluid　慢交换液

sodium polystyrene sulfonate　聚苯乙烯磺酸钠

sodium-dependent hypertension　钠依赖性高血压

spectrum of disease　疾病谱

standard bicarbonate，SB　标准碳酸氢盐

stead y-state renewing　稳态更新

steroid-responsive element，SRE　类固醇反应元件

steroid-responsive gene　类固醇反应基因

steroid　类固醇

stimulative hormone receptor，Rs　刺激性激素受体

stimulative regulative G-protein，Gs　刺激调节性G蛋白

stress　应激

stress activated protein kinase，SAPK　应激激活的蛋白激酶

stress related disease　应激性疾病

stress response　应激反应

stress ulcer　应激性溃疡

stressor　应激源

stroke volume，SV　每搏量

sub-health　亚健康

sudden death　猝死

superoxide dismutase，SOD　超氧化物歧化酶

supersensitization　超敏

susceptibility gene　易感基因

sympathetic nervous system SNS　交感神经系统

syncytia　合胞体

syndrome of inappropriate ADH secretion，SIADH ADH　分泌异常增多综合征

system inflammatory repose syndrome，SIRS　全身炎症反应综合征

systemic lupus erythematosus，SLE　全身性系统性红斑狼疮

systemic pathophysiology　系统病理生理学

systolic heart failure　收缩性心力衰竭

T

testicular feminization　睾丸女性化

TGF-β activated kinase 1，TAK1　TGF-β活化激酶1

TGF-β receptor，TPR　TGF-β受体

TGF-β receptorⅡ，TPR　TGF-βⅡ型受体

the American College of Chest Physicians/Society of Critical Care Medicine，ACCP/SCCM　美国胸科医师学会和危重病医学会

the reperfusion injury salvage kinase，RISK　再灌注损伤补救激酶

thirst　渴感

thrombin-activatable fibrinolysis inhibitor，TAFI　凝血酶激活的纤溶抑制物

thrombomodulin　血栓调节蛋白

thrombospondin　凝血酶敏感蛋白

thromboxane A_2，TXA_2　血栓素A_2

thyrotropin-releasing hormone receptor，TSHR　促甲状腺